U0200226

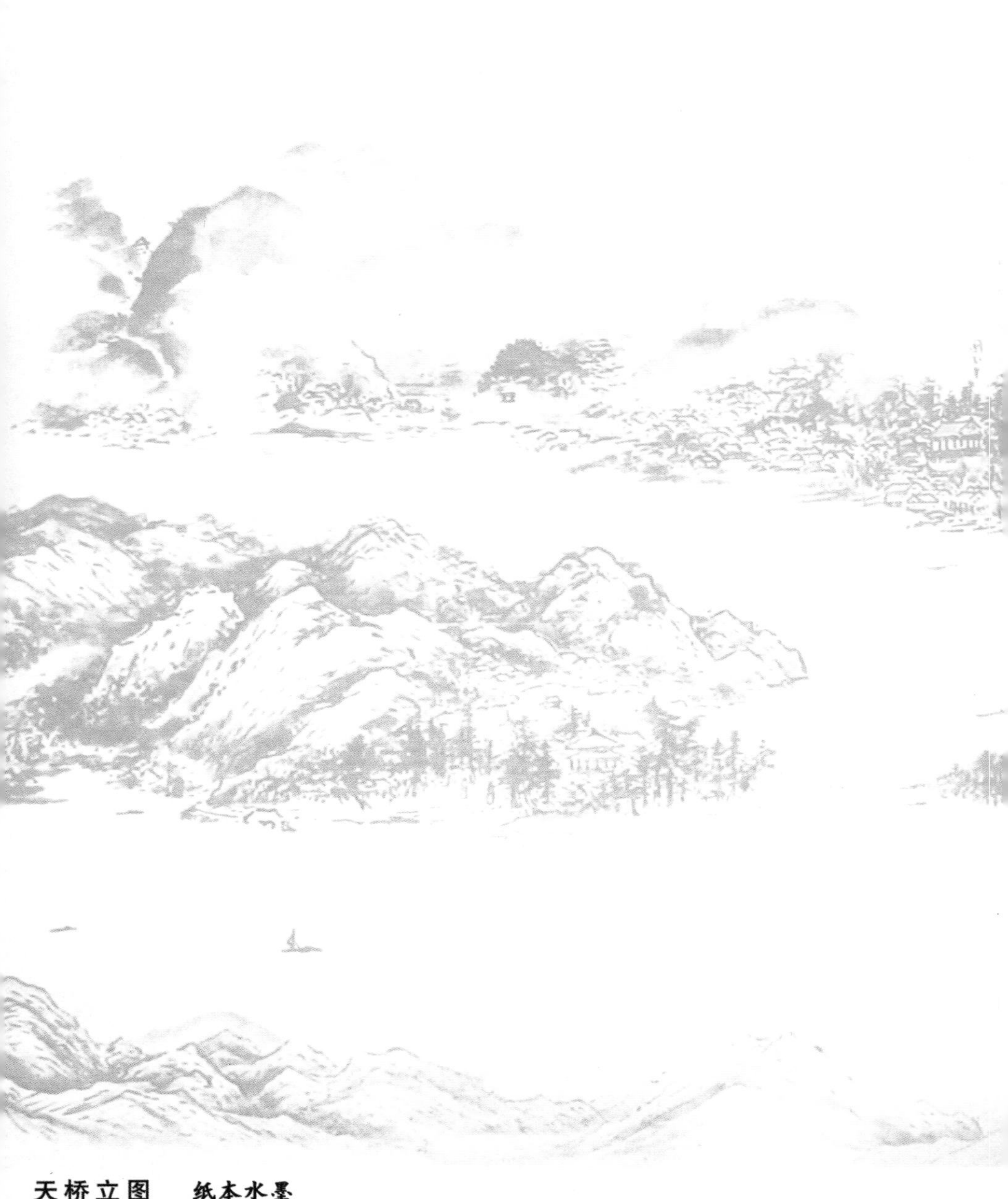

天桥立图　纸本水墨

日本漢方腹診選编

汉方腹诊之源流，于16世纪江户时代（1603年～1868年）汉方医家尊《内经》、《难经》和《伤寒杂病论》等中国古医籍中的腹诊、腹候和腹证记载，应用于临证，且在实践中不断总结经验，逐渐形成了理论体系，从而兴起著书立说并形成流派。余后又日本分为三个派系，即"难经派"、"伤寒派"和"折衷派"。三派对日本汉方腹诊的发展各有千秋。现存腹诊书约150～180余部之多，其中部分正式刊行；大部分为手抄本；尚有少部分誊写本。这些书籍，散在日本各级图书馆和私人珍藏。

折衷派腹诊

主编 李文瑞 李秋贵

主译 李文瑞

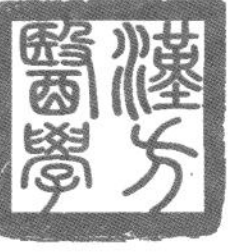

學苑出版社

图书在版编目(CIP)数据

折衷派腹诊：日本汉方腹诊选编/李文瑞，李秋贵主编.
北京：学苑出版社，2017.2(2021.12 重印)
ISBN 978-7-5077-5187-1

Ⅰ.①折… Ⅱ.①李…②李… Ⅲ.①腹诊-方书-汇编-日本
Ⅳ.①R241.26

中国版本图书馆 CIP 数据核字(2017)第 043362 号

责任编辑：付国英
出版发行：学苑出版社
社　　址：北京市丰台区南方庄 2 号院 1 号楼
邮政编码：100079
网　　址：www.book001.com
电子信箱：xueyuanpress@163.com
电　　话：010-67603091(总编室)、010-67601101(销售部)
印 刷 厂：北京市京宇印刷厂
开本尺寸：890×1240　1/32
印　　张：22.5
字　　数：484 千字
版　　次：2017 年 2 月第 1 版
印　　次：2021 年 12 月第 4 次印刷
定　　价：98.00 元

《折衷派腹诊》编委会

主　编　李文瑞　李秋贵

主　译　李文瑞

编译者　王　凌　石　杨　李小丹

李文瑞　李　怡　李秋贵

吴翥镗　张　军　张根腾

范　婷　赵展荣　黄　飞

常婧舒

总　　目

序

日本汉方医家，在16世纪江户时代遵《内经》、《难经》和《伤寒杂病论》中有关腹诊、腹候和腹证的记载，逐渐形成了腹诊理论和操作方法。日本汉方医的腹诊，沿用至今而不衰，仍被广泛用于临证。据文献报道，日本现存腹诊古医籍150～180余部，这些文献是中日医家学术交流源远流长的结晶，实为可贵。

北京医院中医科主任医师李文瑞教授，潜心于汉方腹诊，多次应邀赴日讲学和交流中医学术，搜集了大量的腹诊古籍。喜闻李文瑞同志把这些文献摭其精华，编译《日本汉方腹诊选编》丛书，并将付梓出版。通观这套编译本，不论在腹诊理论阐述或临证应用方面，都有实用价值，于是乎欣然序之。

希望中医界同道深琢腹诊，并把它逐渐推广于临证，在实践中总结提高，使这一诊断手段日臻完善。

中华人民共和国卫生部　副部长
国家中医药管理局　局　长
胡熙明
1988年2月5日

前　言

日本汉方腹诊之源流，起于平安时代（794～1192），发展于江户时代（1603～1868）。汉方医家有志之士，遵《内经》、《难经》和《伤寒杂病论》等中国古医籍中的腹诊、腹候和腹证记载，应用于临证，并在实践中不断总结经验，逐渐形成了理论体系，从而兴起著书立说。而后，汉方腹诊家又分为三个派系，即“难经派”、“伤寒派”和“折衷派”，这三派对日本汉方腹诊的发展贡献各有千秋。经查阅日本有关资料，现存腹诊书约 150～180 余部，其中部分正式刊行，大部分为手抄本，尚有少部分誊写本。这些书籍，散在日本各级图书馆或私人珍藏。

李文瑞教授潜心学习和搜集汉方腹诊书籍，于 1978 年初次访问东京以后，多次赴日访问。他于 1980 年 10 月访问北里东洋医学综合研究所期间，其恩师矢数道明先生赠送珍藏汉方腹诊书 30 部复印本，大塚恭男先生赠送家藏腹诊书 20 余部复印本，加上其他友人赠送和在几家图书馆复印，先后共搜集到手 100 余部。

编译《日本汉方腹诊选编》，李文瑞教授是在已搜集到的100余部汉方腹诊书籍中，依据3个原则：①遴选三派之代表作；②目前在日本汉方界影响较大者；③有实用价值者。我们选中各派腹诊书多达60余部，如再以字数计算，多达150余万字。为此，如将其全部印刷为一册，阅读不方便，成本价格亦甚高。经与出版社协商，拟分《难经派腹诊》、《伤寒派腹诊》和《折衷派腹诊》三册，以《日本汉方腹诊选编》系列丛书出版。

《伤寒派腹诊》、《难经派腹诊》已分别于2010年和2013年正式出版，今次出版《折衷派腹诊》。此书共选用《百腹图说（内题：众方规矩秘录百个条)》、《医学典刊》、《浅井南溟先生腹诊传》、《腹诊略》、《腹诊辨》、《腹证诊法前编》、《腹诊口诀》、《腹诊讲义》《腹诊秘录》、《愿亭腹诊》、《三越先生腹诊传》、《古训医传·腹候辨》、《丛桂亭医事小言》、《东郭诊诀》等14部折衷派系腹诊书籍。

编译以上各种古本腹诊书，原则上是按原文译之，个别为摘译。尚有方言、俗语之难译者，语气暧昧不明了者，则以意译或直译。其例不一，唯要以不失原意。在翻译过程中，恪守“信达雅”译文准则，力求保持原著之本色，文词通顺，简明易懂。原著中所引用经典原文，均系日本之版本，其中有舛错，与我国之版本有出入，但基本保持原貌，留以待查。

编译《日本汉方腹诊选编》系列丛书之目的，在于将中国古代医学经典中的腹诊“一朵鲜花”，在日本“结了果”的汉方腹诊理论体系和临证应用经验，介绍给国内中医界同道，采长补短，为我所用，以期在临证实践中，完善腹诊理论，提高临证诊断水平，更好地服务于疾病之治疗。

担任主译及审校的李文瑞教授，通晓日文，自小学直至大学时代，均接受日本语授业。1978 年初次应邀访问日本，在东京逗留 1 个月，与日本汉方界、西医界广泛交流学术，同时还与原日籍老师、老同学相继会面，恢复了师生和老同学关系。其后，由 1982 年至今，每年都多次应邀访问日本，进行医学学术交流，有时参加学术研讨会，有时在大型学术研讨会上进行专题演讲，深受日方医界欢迎，颇得好评，堪称中日医学交流的一位使者。

编译组成员张根腾、李秋贵、赵展荣、王凌、张军、吴翥镗等 6 人，均在正规的卫生部北京医院东方日语培训中心，脱产 1 年时间专攻日本语。李怡博士、主任医师在日本北海道札幌医科大学附属病院研修 1 年；王凌主任医师随后又在该院研修 3 年，并获得日本医学博士学位；李秋贵主任医师在大阪蓝野病院门诊部进行汉方医学授业与诊治疾病 1 年；张根腾主任医师短期 15 日访问东京，并参加了第 39 届日本糖尿病学会年度

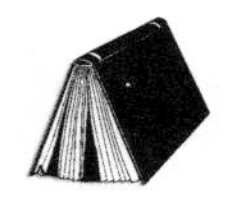

集会，发表“中医治疗糖尿病经验”论文。再者，黄飞、范婷、常婧舒、李小丹、石杨等主治医师担任了大量扫描、复印、打印、整理和编辑工作。

尽管我们编译组成员为清一色的临证医生，虽有较强的阅读日本汉方书籍、文献和笔译能力，但毕竟日本语不是我们的母语，况且，这批腹诊书籍都是日本语文言体、日本古医籍，文词古奥。在翻译过程中，确实有很多难点，如生僻字、生僻词句，甚至还出现一些古怪字词。经过查阅有关古典文献和中国古籍辞典，虽然大都翻译出来，但也不免出现一些语句不顺，甚至舛误。敬请读者谅之，并给予批评指正。

《日本汉方腹诊选编》系列丛书，所以能够在国内出版并与广大读者见面，得益于日本友人的热情帮助和大力支持，是我们永远不能忘记的。在即将付梓之际，要深深感谢李文瑞教授之恩师矢数道明先生（1905～2006）资助部分复印经费，特别难能可贵的是他老人家亲自写介绍信，使李文瑞教授能够顺利分赴各图书馆借阅腹诊资料，以及向私人珍藏腹诊书籍者借书，并获赠珍藏腹诊书，从而帮助李文瑞教授尽早组织人力编译汉方腹诊书在中国出版；感谢老友大塚恭男先生赠送数种腹诊书复印本，同意并鼓励李文瑞教授将这些赠书早日在中国出版；受原卫生部副部长胡熙明之命，李文瑞教授专程赴日本搜集腹诊书籍之任务，1985 年在东京逗留4个月期间，寄寓于日本中国中医学研究所，感谢该所所长佐藤乙四郎先生（1933～2007）资助活动经费；这些都是中日医学交流的具体体现。

矢数道明老人家、佐藤乙四郎先生已先后作古，让我们在一衣带水的中国北京遥祈二位冥福！

承蒙谷牧副总理生前关怀和鼓励，给此书题署《日本汉方腹诊选编》。在此即将付梓之际，深表敬意，以慰老人家在天之灵！

李文瑞全国名老中医专家传承工作室

编译组

2015年5月5日

主译者简介

李文瑞，主任医师，教授，男，1927年11月29日出生，黑龙江呼兰县人。1950年毕业于中国医科大学医学系（5年制），1964年8月毕业于北京中医学院（今北京中医药大学）中医系（6年制）。从医60余载，德才兼备，默默奉献，为人恭谦，医德高尚，爱惜人才，重视培养。精通中西医系统理论，临床经验丰富，具有较高的学术水平和科研能力，是当代颇具众望的中医、中西医结合专家。1992年被国务院授予首批医疗卫生事业特殊津贴（终生）、有突出贡献的高级知识分子，1991年中华人民共和国人事部、卫生部、国家中医药管理局公布的首批500名老中医药专家之一，2008年北京市中医药管理局“3+3”薪火传承项目，建立李文瑞名老中医工作室，2009年被评为首批先进名老中医工作室，2014年被国家中医药管理局列为全国名老中医药专家传承工作室。

社会任职：中日友好协会理事、中日医药学会理事、中国保健科技学研究会专家委员会委员、北京医药卫生学会理事、《北京医学杂志》编委、《中国全科医学

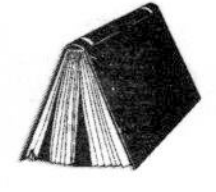

杂志》编委、《日本医学介绍》杂志编委、日本东洋学术出版社特邀编审、韩国《医林杂志》特邀编委。

主要著作：主编《伤寒论汤证论治》（中国科学技术出版社）、《金匮要略汤证论治》（中国科学技术出版社）、《伤寒论方证论治》（日文版，日本アィピーシー出版社）、《金匮要略汤证论治》（韩文版，国安圭锡翻出版）、《中西医结合癌症的治疗》（日文版，丸山学坛图书社）、《临床应用汉方处方解说》（日人矢数道明著，中文翻译版，人民卫生出版社）、《实用针灸学》（人民卫生出版社）、《中医别名辞典》（中国科学技术出版社）、《医方化裁》（人民卫生出版社）、《经方化裁》（学苑出版社）、《日本汉方腹诊选编》（光明日报出版社）、《难经派腹诊》（学苑出版社）、《伤寒派腹诊》（学苑出版社）、《消渴病古今证治荟萃》（人民卫生出版社）等，在国内外医学杂志上发表论文50余篇。

李文瑞全国名老中医药专家传承工作室

2016年10月15日

编 写 说 明

一、本书以临证实用价值，并适当结合出版时间顺序而编排。

二、全书统一编排目录。原腹诊书，每章为一部。其中，有的章或酌情分节或述详，各节或项之标题，有的直接用原书之卷或篇名；有的根据内容命名，则为编译者所加。原各部“腹诊书”之目录全部删除。

三、所选用的每部“腹诊书”前，编译者对该书加以简略介绍，冠为“简介”，以使读者了解原书之梗概。

四、除导论之图外，其余之图均为原“腹诊书”之图，未加修正。

五、为进一步说明折衷派腹诊与各派腹诊及查找方便，书后附有《诸病源候论》腹候摘摭、《通俗伤寒论》与腹诊、回顾、腹诊腹证腹候图索引。

导 论

——日本汉方腹诊考

常婧舒 范 婷 石 杨 黄 飞
李秋贵 李文瑞

中医学的腹征、腹症和腹证在经典著作《内经》、《难经》、《伤寒杂病论》和《诸病源候论》里有大量记载，后世医家有继承和发扬，故在撰写各种医籍中亦有众多记载，这说明中医学自古以来，上述“征、症、证”是通过腹诊的手法得出的。也就是说，中医学之腹诊自古即已用之于临证。

日本医史学家富士川游的《日本医学史》也印证了中国古医学已有腹诊术，书中“诊科”记述：“按腹之法，观察疾病，最为重要者……中国医籍中有《上古黄帝》、《岐伯经》、《按腹十卷》等腹诊书籍，均已佚，未传于后世（《日本医学史》第八章江户时代医学·诊科 387 页）。”这些古籍腹诊之佚，殊为可惜。

据有关文献考证，中医学腹诊法，始于《内经》、《难经》，发展于《伤寒杂病论》。宋代以前由于封建礼教的束缚，医者以手直接触摸腹部，尤其对女性，不许有失节之弊，致使不能提倡和实施腹诊，因而逐渐萎缩，未能发扬光

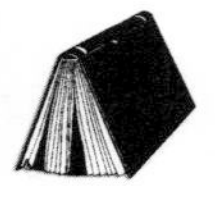

大。据文献记载，清末民初有学者重新整理腹诊。如清末1888年张振鋆完稿之《厘正按摩要术》和1916年俞根初之《通俗伤寒论》重新提倡腹诊，书中列有专门条目论述腹诊之证治和临证应用。

中医学之腹诊在祖国大地虽已绽放，但并未结成熟之果，却被日本医者移植于汉方医学。他们经长年的临证和理论研究，在江户时代（1603～1868）中末期渐放光彩，终于结成了果实，虽不能称之为完美成熟之果实，但也被中日两国医者所接受和称赞。这个果实不仅是日本汉方医者切磋琢磨、良苦用心之结果，更重要的是中日医学源远流长发展之结果，值得庆幸哉。

日本汉方医学由中国中医学输入，此者，中日医学界公认而无异议。早在前219年，徐福（即徐市）赴东瀛采“长生不老药”，带百工技艺（其中有医者和携带有大量医书与药材者）；562年，吴人知聪携《明堂图》共164卷赴日；608年日本遣小野妹子使隋，得《四海类聚方》300卷而归。因此说，早始于前219年至江户时代，日本医者摄取中医学，经过精研消化吸收，渐而形成汉方医学。编译者认为，此汉方医学，乃中医学在日本繁衍的一个分支，亦可谓中医学在日本形成之另一派别。

日本汉方医学兴旺发达时期为江户时代，百家争鸣，百花齐放，逐渐形成日本汉方三大派别，即古方派（以《伤寒杂病论》为主）、后世方派（以金元四大家为主）和折衷派。

日本汉方腹诊发展鼎盛时期亦同处于江户时代，汉方医家有志之士宗《内经》、《难经》和《伤寒杂病论》记载有关腹诊腹证之旨蕴，深琢精研腹诊理论以及腹征、腹症和腹证，逐渐形成了独特的腹诊理论和腹诊方法。在汉方医界，经过百家争鸣，以及由于医家继承门户和汉方体系之不同，从而分成“难经派腹诊”、“伤寒派腹诊”和“折衷派腹诊”。三个派系之学术和临证腹诊之特点各有千秋，目前，汉方医界“伤寒派腹诊”较为盛行。

现仅就日本汉方腹诊之起源、派别、目的、方法及辨腹证等考证如下。

一、腹诊之起源

日本汉方腹诊之起源，其说不一。据日本医学史和有关文献记载，大致分为以下几种之说。

1. 按摩女、禅僧与针师

据日本当代汉方医界“古方派”代表——大塚敬节（1900～1980）“腹诊考”（《日本东洋医学会志》1960年11卷1号、2号、3号）所述：早在平安时代（794～1192），以按摩为业“按腹女”之称者，是腹诊之雏形；其后在町室时代（1333～1573），禅僧给病人诊病时，为了安抚病人情绪，使其受诊治时平心静气，以手掌在腹部行寻摩、按压之法，是腹诊法形成之前奏；此后由针师之按腹而逐渐发展为腹诊之初始。因此，按摩女、禅僧和针师等与腹诊之起源有不可分割的因缘关系，故说他们是汉方腹诊的启蒙者。

2. 曲直濑玄朔《百腹图说》

据文献考证，日本汉方腹诊书籍出现最早者，应为《百腹图说》（内题：众方规矩秘录一百条）。其成书于庆长七年（1602），作者为曲直濑道三（1507～1594），名正盛，又称

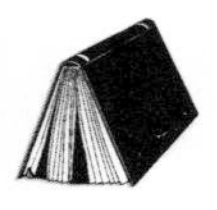

正庆，字一溪，号虽知苦斋、静翁、守固，院号为翠竹院、亨德院；又有说，此书为其子曲直濑玄朔（1549～1631），本名正绍，纳名大刀之助，通称道三（第二代），号东井之作。此者，据《百腹图说》序言中有“一溪道三著”的记述，落款时日为“庆长壬寅年春正人日”，庆长七年为1602年。按此记载，是年（1602年）曲直濑道三已故八年，因之此书非曲直濑道三之完稿；另据大塚敬节先生考证，初代曲直濑道三所著为《五十腹图说》，乃手写稿，而后由第二代曲直濑玄朔增补而成《百腹图说》，此者为定论，即《百腹图说》作者为曲直濑玄朔是也。兹将其“序”录于下，读之可理解作者之良苦用心。

“夫造化之机，水火而已，人身之要，气血而已，气血之本，元气而已。在阳为天、为火，在阴为地、为水；阳以阴为体，阴以阳为用，无阳则阴无以生，无阴则阳无以化，此本然之理也。故以胃为阳，以肾为阴，是谓先天之气与后天之气也。然而，诊之法有腹候，故腹者，有生之本，百病根于此。因著图说也，学者思诸。”

据日本汉方医家考证，《百腹图说》被认为传授腹诊者所必宗之，如濑丘长圭的《诊极图说》、稻叶克文礼的《腹证奇览》均受其启发和影响。吉益东洞的《医断》论腹诊，仿《百腹图说》之“序”曰：“腹者，有生之本，故百病根于此焉。是以诊病，必候其腹，外证次之。盖有主腹状焉者，有主外证焉者，因其所主，各殊治法。”此之议论，为东洞门人所宗之训言。

3. 竹田定快《腹诊精要》

据文献考证，著《腹诊精要》之竹田定加为最早倡导腹

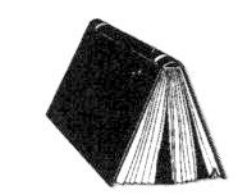

诊者。浅田宗伯（1815～1897）著《皇国名医传》载：“候腹之法，其起久矣。天正庆长年间，竹田定加（号雄誉）首倡。……竹田宗圭（名誉，号了光，法印）之子竹田定加……元龟二年（1570）正亲町帝患痢，定加奉药验，叙法眼；天正九年（1581）宫女截疟，众治无验，定加予药一剂而善，进法印。织田氏、奉臣氏以其良工，皆异待之。”另据富士川游著《日本医学史》亦载有竹田定加为倡导腹诊之始者，且著有《腹诊精要》；藤井吉久著《明治前日本医学史》，也载记竹田定加为最初提倡腹诊者。

《皇国名医传》、《日本医学史》、《明治前日本医学史》三部权威著作均公认，竹田定加是首倡腹诊者，其著作《腹诊精要》为腹诊书籍的嚆矢，应为定论。但是，据大塚敬节氏的考证，认为竹田定加（1573～1614）是当时著名医者（《医学天正记》载有其事迹，已如上述）。定加其人在其数代以后，有竹田定快（号阳山）的人物出现，其人是著名腹诊书籍《腹诊精要》的作者。其根据是该书序文言明宣永七年（1706）成书，是由作者偶获不明的腹诊小册子，经其编纂而成；不仅如此，在其序言中未提定加是腹诊提倡者，作为其祖先是日本腹诊最早提倡者，在其序言中必定要宣演的；《腹诊精要》是《诊家要诀》其中一部分，即《诊家要诀》是由“察脉神诀”、“古训诊式”、“腹诊精要”三部分组成，由定加之曾孙竹田谦豫（号公丰）作序，卷之末宽政元年（1789）岩田一作书之跋。以上三则“序”和“跋”均未涉及定加一句。

另据，《继兴医学报》第十六号连载之《腹诊法略抄》述及浅田宗伯将《腹诊精要》原作者竹田定快，误为竹田定

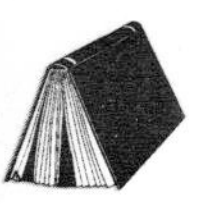

加，并予以错。《腹诊法略抄》作者为宗伯门人卢越屠龙氏，其论文摘述如下："浅田栗翁曰：皇国腹诊之法，其起久矣，天正庆长间，竹田定加（号阳山，著《腹诊精要》）始倡之"。阳山是定快的号，定加的号为雄誉。据此，宗伯以定加号阳山著《腹诊精要》是明显的错误，且对后世影响很大。

以上所述，为大塚先生考证竹田定加不是日本最早提倡腹诊者，同时也否定《腹诊精要》非其所著，书之作者应为竹田定快。《腹诊精要》完稿于宽永三年（1626），其四世孙竹田公丰于宽政五年（1793）付梓。

编译者追述，曾详读《腹诊精要》几遍，受益匪浅，确是一部上佳腹诊之作。《腹诊精要》卷末跋有两则，一则是上述岩田一元之跋，前已述明；另一跋，为卷末的竹田公丰所述，在此跋文中，首句即书"曾祖阳山君，性敏好学……悉契《素问》、《难经》之要，深穷活人之术……刀圭之暇，手不舍卷，赏忧和汉方技家，腹诊之法无传于今，寤寐求之，竟得斯书，而删定之。更折诸家之衷，命之曰《腹诊精要》。其书稿藏之于家，百有余岁于今，其人已殁，其德可想。今再校订之，传之不朽者，亦绍述之志云"，落款年月为天明八年（1788）戊申仲春朔。据此则《腹诊精要》当为竹田定快之作，而非定加之作。

又据《腹诊精要》序（竹田定快）："余尝以医之要，在推穷脉理也，退而求之于《素问》、《难经》诸家，研究之久渐而有得，而又以为脉理微妙，难以神领。在意而不在象，疑难可决焉者，无不要于腹诊之法也。……偶获斯篇于某隐士家，实我本邦之前贤，穷轩岐之蕴奥，抄扁仓之精粹，引而伸之，独以长之，以立腹诊法之书也。实可谓发前人之未发者也。然惜其流传久远，篇次失序，鲁鱼误真，是故不顾鄙陋，今删正之，其或所阙如者，求之于方伎家，而折诸说之衷，间有窃附愚意，而抄其指趣，题四言之举要，以使子侄易吟诵。命之曰《腹诊精要》。”此者，叙述作者竹田定快，由偶得“腹诊小册子”，加以增补修整，间亦加其已意而成《腹诊精要》。

综上述各家考证，《腹诊精要》原作者应为竹田定快。此书虽较《百腹图说》晚100年，但《腹诊精要》由原始某隐士家藏“腹诊小册子”，加以补阙编纂成书于1626年，故“腹诊小册子”要早于1626年若干年，据此“腹诊小册子”亦是较早的汉方腹诊佳作。

4. 五云子《五云子先生口授腹诊法》（即《五云子腹诊法》）

据文献考证，在日本古医籍中，早期腹诊提倡者和腹诊书籍，有五云子为始者之说。此者，与《五云子腹诊法》之流传相关连之故也。五云子（1588～1660），姓王，名域，字宁宇，号紫竹道人，中国明朝人，因避内乱先遁逃朝鲜，而后奔赴日本并加入日籍。五云子在日本古医籍记载，有称他为汉方腹诊最早提倡者，其著作《五云子先生口授腹诊法》、《五云子腹候论》、《五云子腹候》和《腹诊总论及各论》，是日本腹诊书籍最早者，其书籍及论著有以下记载。

浅田宗伯著《皇国名医传》曰：“五云子，名域，字宁宇，系处于大原王氏，庆安中投化住江户，以医行一时，从游极众，万治三年（1660）庚子殁。门人数辈列于医官一派，

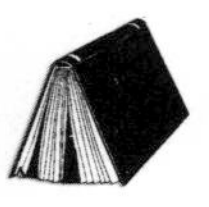

传授至今弗衰”；“五云子来江户，日怀药裹行，呼曰‘持脉’，俗谓诊曰持也。友松子出大阪，亦应呼街上，曰‘难候之候吾善候，难治之病吾善治’。名医创业，发迹各异。”

《皇国医事年表》载：“五云子殁之于1660年，姓王，字宁宇，中国福建人，庆安加入我籍，在长崎行医，后转至奥州秋田，更在江户名声大振。”

《诊病奇侅》附录《五云子腹诊法》跋曰：“腹诊之法，唐山久无其说，五云子之于此术，岂有独得，抑入我籍之后，观我医之伎，固有发明乎。”

其腹诊著作《五云子先生口授腹诊法》，约在1655年前后（日本明历年代）完稿。书中首论平人之腹及手法，次则阐述腹诊法、腹证和腹候等，并以图文并茂为呼应，共分十二则条目。其理论所据，主以《难经》之“动气学说”、“肾间动气”、“命门”，同时也涉及李东垣“脾胃学说”之痞气、疝气等。

据日本汉方学者考证，有说五云子上述之著作，非其本人之手笔，是其在讲述中医学理论和腹诊法之口授笔记整理成册。如有人说，是其门人森养竹（1630～1712，名道益，后改友益，号寿全）及其弟金森云仙（1633～1725，后改为森云仙），接受五云子教惑时的笔记整理成书。如说“此《五云子腹诊法》者，并非五云子所发明，乃其门人森云仙之笔记，森枳园（森立之，1807～1885）之文章也说明此者”，另有枳园之言：“《五云子腹诊法》者，乃森养春院法印云仙君所发明者，另云统按五云子授课之笔记整理成册，非五云子自笔之作，所谓《五云子之诀》者为误传也。”以上说法，否定了《五云子腹诊法》是其本人之手笔。尽管此说成立，但《五云子腹诊法》之内容，是五云子口授，由弟子们的笔记整理成书，由此考证，五云子所授的腹诊法是不可否认的。

五云子在江户时代中期，对日本汉方发展，特别对腹诊的发展功不可没。如江户时代中期荻野台州（元凯）著之《台州腹诊》，后来还形成了荻野台州流派，是受五云子腹诊术之启发而编成册，再如当时的名针师御薗意斋等之腹诊学说也是受他影响而传后代矣。

5. 松岗意斋《意斋玄奥》

日本古文献记载，松岗意斋即御薗意斋是也（1557～1616），是日本汉方腹诊最初发明者。《意斋玄奥》由森共之（1669～1746）诠次御薗意斋流针术秘传书，不分卷为一册，成书于元禄九年（1696），手写本，现存于大塚秀琴堂文库。

森氏家族：初代森宗纯（？～1634），生于京都，从师于御薗意斋学习针术，得其秘奥后名著于世。二代森仲和（1603～1663），名吉成，亦为御薗意斋门人，为当时京都名医。三代森养竹（1630～1712），名道益，后改名为友益，号寿全，字云荣，后改云竹，晚年以子息养竹为号，又自号为愚然居士。该氏研究御薗意斋之“腹诊秘诀”颇有心得，从师于五云子，为五云子之传人。四代森养竹（1669～1746），生于江户（今之东京），名共之、嘉内，幼名摠十郎，剃发后父命名养竹，号中虚，又为额浪，老后称竹翁，继承父业之医者，故为五云子流而鸣声于东京。

森共之诠次之《意斋玄奥》曰：“观察病人之腹，切识肾间动气之所在，以决生死吉凶。云所谓腹诊，乃腹候，腹部是也，如此事实，日本和中国未曾有之，所以称意斋为腹

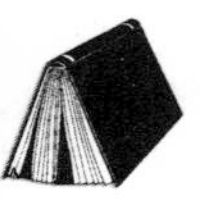

诊始祖也。其后，医术讲读之师，味岗三伯所传说，腹诊也是由意斋流发起之开端，但其真传未能流传下来（按以上所述，森氏家族与御薗意斋、五云子的关系，即御薗意斋、五云子、森氏四代之间的关系业已明白——编译者注）。”传播松冈意斋（即御薗意斋——编译者注）腹诊发起之开端之由者，因他与前述之曲直濑道三（1596 年殁），同是江户时代初期在汉方界最有影响人物，道三是《百腹图说》著者（前已述及，此书为其子曲直濑玄朔所著——编译者注）。因此，以年代而论，意斋腹诊法，应为江户时代早期著作。

《日本医谱》和《御薗家传略记》二者所述意斋事迹大同小异。《日本医谱》曰：“御薗常心，姓源，最初为源吾称之，后意斋为其号，常心是其名也。六系工经基三男从四位上，武藏守满季之后裔。花山皇帝摄州三田之华园赐予‘满季’，因之以氏之称。细川三斋曾在丹波居住时，常心每每访之，当时梦分斋亦来，与常心邂逅。三人友善相处，梦分斋遂将法印流针术授予常心。其术精究，成为本朝打针（打针：为日本针灸手法之一——编译者注）重兴之祖。”

另据《御薗家历传略记》：父无分为针科有名之士，细川三斋为意斋之门人，无梦分事迹记载。成为此问题者，即梦分和无分同为一人也。在《明治前日本医学史》第三卷（西川义方著），也载为梦分和无分同为一人也，其他人所述，只是揣测而已。然而，关于无分的记载，只有意斋之父之称，别无他说。依《古今腹诊论》述之，无分和梦分为同一人。此书中载有梦分流医统条目中“医祖梦分”，《针道秘诀集》［作者不详，初刊贞亨二年（1685），再刊安永二年（1772）——编译者注］有梦分，原田先生曰：无分文字不详，住江府，以禅意始开腹诊术，且为打针术之祖。由此言明，梦分初始以禅意提倡腹诊术于世间。此梦分何许人也，其生卒年月不明，但可以肯定的事实，意斋与梦分为同一时代人物，即安土桃山时代（1537～1603）生存者为之明确也。以下述及与松岗意斋有关的几位腹诊家，也称之谓最早期之腹诊家。

6. 梦分斋

关于梦分斋事迹，在《针道秘诀集》序中有以下的记述："梦分斋为江州之僧，或说为奥州二本松之人。初以禅僧为称，其母久病腹痛不愈，百方治之无效，梦分忧之在怀，也曾祈祷神佛无验。后来，赴京都紫野大德寺闭松院，从师多贺法印学习针术。学成后返里，给其母行针术，沉疴痊愈。自此飘然（飘然：形容飘摇的样子；浮云飘然而过；形容轻松愉快的样子；飘然自在。日文文言词亦有此飘然，与中文意相同，如飘然而来，飘然而去——编译者注）西方，在游历中以针术医治疾病，众多人之病苦者得救治。最后其针术传给常心。"此处的常心，即松岗意斋是也。

如按上述之说，意斋之针术由梦分传授，腹诊之术也同时传授之。后人记载，不论梦分之腹诊术，还是意斋之腹诊术，均属于"难经派"，其内容大同小异。此处言明，梦分的针术求学于多贺法印，所以有人认为，多贺法印又为腹诊之始者。

7. 多贺法印《多贺药师腹诊法》

多贺法印其人，乃多贺药师别当法印见宜白行院人是也。上述梦分者师于此人，而得以传授腹诊术。多贺腹诊

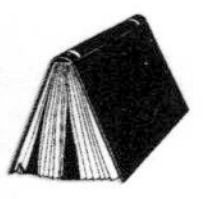

之作《多贺药师腹诊法》，为手写传抄本，大塚敬节和北村静夫二人有珍藏本。此书之作者为“多贺之药师别当法印见宜白行院之称，谓腹诊抄传人而侍奉”，其开卷记有50条目之传，记载此书为16世纪早期之古籍腹诊，为腹诊初始之作。

综上所述，日本最先倡导腹诊家，究属冠之于何人，其说纷纭，莫衷一是。诚然，上述各腹诊大家，不管谁为始倡人，他们均为日本汉方腹诊发展做出了重要贡献。

日本汉方医家自江户初期起，对腹诊著书立说者，如雨后春笋。据有关文献记载，日本现有腹诊专著书籍竟达150余部，有说180余部。而我们收集到171种，其中属于“难经派”56部、“伤寒派”57部、“折衷派”46部；有书名并有作者或仅有书名，而均未发现其书者12部。这些书籍大多藏于各大图书馆中，也有部分为私家收藏。日本汉方医家对腹诊之重视，不言而喻矣。

二、难经派腹诊

日本汉方医界认为，此派系腹诊源于《难经·十八难》、《难经·十六难》和《素问·刺禁论》三篇，《内经》、《难经》其他篇章也涉及之，但不如此三篇翔实，故称之为《难经》《内经》派腹诊，通称难经派腹诊是也。

难经派腹诊形成于江户时代早期，也可以追溯至安土桃山时代（1537～1603）中后期，早期由针师、按摩师和禅师所开启。

按摩师：早期之按摩师，在平安时代（794～1192）有

"按摩女"之称者服务于士大夫族群，以按摩为业。此者似有日本艺伎性质，既有按摩之行为，使受按摩者心身舒适，解除疲劳，又有治疗某些疾病之意。而后，按摩业在日本每朝每代均有之。

印证"按摩女"之出现，在太田晋斋氏所著《按腹图解》（1827）序中有言：我医道不仅由唐土传来，其后又有导引按蹻界术传人，而且我国也有所发展，于世间流行……尚有七百余年前所谓"茶花故事"，其中就有"按摩女"之典故。

后世医家还有一说，金代张子和《儒门事亲》："饮之后，频与按摩其腹，则心下自动。若按摩其中脘，久则止心痛云云。"据以上之记述，按摩师谓后世医家发展腹诊之开启。故一些医家，如香川修庵（1682～1755）等腹诊家认为，腹诊是由按摩术开拓按腹，按腹即为腹诊是也。

针师：德川时代（1592～1624）初期之针师如何运用腹诊诊断疾病，杉山和一氏（？～1694）有论。如该氏撰写的《选针三要集·论缪针第四》中有以下记载，诊师不懂经络，"百病皆由腹推测"。此乃当时诊师无视经络，也不懂经络之循行，而将脏腑和胸腹相应划分之，即脏腑配置于相应的胸腹部位，以此诊断邪气之位置，判定脏腑虚实、寒热、预后和治疗方法。在当时虽有医者批判此论，但其发展却渐渐兴盛之。

有关脏腑与胸腹配置之说，梦分斋之门徒，以梦分斋讲课授业之笔记整理而撰写之《针道秘诀集》（贞亨二年，1685年完稿）有明确的论述和解说，并绘出了"梦分流脏腑之图"，借以标明五脏六腑在胸腹配置的位置（见图1）。

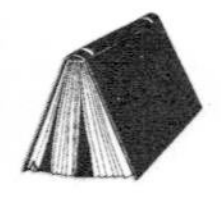

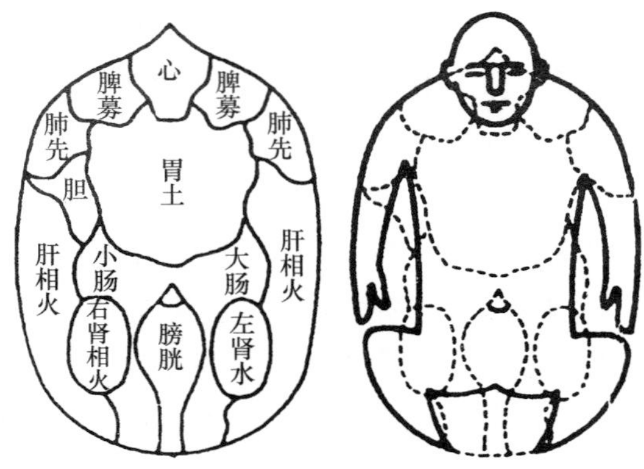

图 1　梦分流腹诊脏腑配置

梦分斋针术传于松岗意斋（1557～1616），意斋撰书《意仲玄奥》，传扬梦分斋学术。此书为森立之之珍藏本。森立之（1807～1885），号枳园，医学造诣深渊，又为考证家。此“脏腑图”于元禄九年（1696），由森立之之祖辈森宗纯和森仲和（二者均为意斋门人——编译者注）以及仲和门人大槻泰庵考证诠次而成书。书中“腹部配置脏腑”，列有虚实、邪正之诊，生死吉凶之判断。如此有先以南面分上下左右，左为东方属木，肝胆也；右为西方属金，肺大肠也；鸠尾为南方属火，心小肠也，水分者午火，与心相对而受其气，故主小肠；脐下为北方属水，肾膀胱也；中脘位中央属土，脾胃主之。此《梦分流脏腑之图》流传甚广，日本现代针灸家之腹诊仍在延用之。与《意仲玄奥》刊行之前，元禄八年（1695），高松敬节著《针灸溯洄集》有如下论述：肺为胸之候，心为鸠尾之候，脾胃为下脘至脐间之候，肝为左右季肋下之候，肾为脐下丹田之候。与上记《意仲玄奥》有相似之处。再如渡边秀富氏于延宝七年（1680）出版之《合类诊法奇览》论述脏腑与腹部相配，治疗诸疾，其中引用“意斋脏腑图”治五脏疾病，同书还有“梦分五脏图”将脏腑之疾分区治疗。

以上诸针灸家，脏腑与腹部相配置，各家虽不尽相同，但对难经派腹诊，从初始之萌，渐渐形成以脏腑与腹部相配的腹诊术。此者的出现，为腹诊的发展起到开端与开拓促进之作用。

禅僧：禅僧是禅宗之僧人，专修禅学，亦称为坐禅。禅宗是日本佛教派系之一，以坐禅达到修化顶点之宗派。禅学除修真养性之外，尚行济世活人之事，有者以医或针术为病家解除痛苦。据有关文献记载，禅僧每当给病人治疗时，首先以手掌按摩腹部，待病人安静下来，再行详细察问病情，继而投药或行针术治之，由此逐渐形成了诊腹之法，使腹诊得以兴盛起来。

综上所述，虽禅僧是比较早期行腹诊法者，但最有成就者，乃针师梦分斋翁也。难经派腹诊家们，继按摩师、禅僧和针师各自形成腹诊之初型，经长期熟读《内经》、《难经》，领悟经旨精髓之奥窍，发挥了腹诊、腹证理论，诸家之论相互争鸣，立论著书，从而使腹诊渐得成熟，服务于临证。

（一）立论所据并发挥

1. 肾间动气

难经腹诊家均重视肾间动气，故阐发其论，争鸣不已，并有所发挥，但因门户之别，各自观点则不尽相同。

堀井元仙熟读《难经》八难、十六难、六十六难，领悟

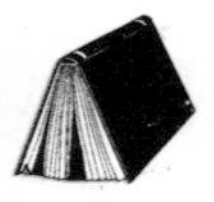

肾间动气之奥蕴。在其著《腹诊书·据难经以解腹之说》曰："脏象者，腹部之体也；色脉之诊者，腹部之用也。两者相互发明，诊脏腑之义自明矣。《内经》之内，别举之论，虽有待之，但不如《难经·八难》言之腹诊最为明确，学者宜着眼于此，今试观其论。《难经·八难》曰：'谓肾间动气也。此五脏六腑之本，十二经脉之根，呼吸之门，三焦之原。'所谓肾间动气者，乃天所受之原气也。经脉脏腑呼吸三焦之四者，均由肾间动气所发动，通行内外，如树有根，茎叶则茂生矣。……《难经·六十六难》所谓'脐下肾间动气者，人之生命也，十二经之根本，故名曰原'，乃原气之所居。是所谓三焦之原应诊也。是皆出根本未远，所以亲切也。"元仙之论，阐明了腹诊肾间动气，其意义即所谓肾间动气，乃天所受之原气，故经脉脏腑呼吸三焦之四者，均由其所发动，通行内外；同时明确其位在脐之下，原气之所居是也。

难经派腹诊家，对肾间动气之位，各持己见。如有引明代虞天民撰著之《医学正传》："肾间动气者，脐下气海丹田之地也。或曰：脐下中行，乃任脉所属，与肾何相干哉？曰：各开寸半为第二行，皆属足少阴肾经。其脐与背后命门穴相对，各开寸半，肾腧穴也。故丹田气海与肾脉相通，为肾之根也。又若有生之初，先生二肾，胞系在脐，故气海丹田实生气之源，十二经之根本也。"此论既定位肾间动气在气海丹田之处，也阐明肾间动气为人身生命之源。

森中虚氏（1669～1746）对肾间动气定位另有说法，在其诠次《意仲玄奥》中，有以下之述："肾间动气者，病家脐之上或左或右均诊得。……脐左之动气，为诊肝之机能；右侧为肺区，此处出现动气，为死期已近；再者尾屋至上脘之间出现动气，其动象飘飘，恍恍惚惚，时隐时现，或若有若无者，为不治之证；中脘动气出现，可诊脾胃之强弱；脐下之动气出现，诊肾之机能。”森中虚此论，将肾间动气扩大至脐周围，与虞天民氏之论相异是也。

肾间动气诊法，难经派腹诊家高津敬节撰辑之《针灸溯洄集》如下论述：“肾间动气者，密排右之三指袭腹，左之三指以按脐间，和缓有力，一息二至，绕脐充实者，肾气之足也。一息五六至，属热；手下虚冷，其动沉微者，命门之火虚也；手下热燥不润，其动细数，上至中脘者，阴虚之动也（有积聚之人，或有寸口不细数，而诊决于此者，宜详审焉）。脐至小腹轻手陷下，重手如按龟板者，肾气虚脱也；脐下之曲骨，按之下陷者、痛者，真水不足也；按之分散者、一止者，肾积也。女子脐间坚实者，妊娠有也；否者，无病之候也。临产脐间冷者，多知死胎也。带下之病，少腹囊如盛蛇者，不治。”此者，阐述肾间动气之手法、位置和出现之各种腹候。

诊肾间动气之手法，难经腹诊家，虽其说众多，但均大同小异而已。

2. 脐与脐动

难经腹诊家，注目脐及脐动，为腹诊所据之一。他们深得《难经·六十六难》脐下动气者、人之生命的奥蕴。脐者，脾土在上，肾水在下，脐中分居，固密至阴，非阳气则不能也；上下不乱，万象由之，亦皆阳气之用也。故腹中阳气，别脾胃交会之诊所是也。

下列诸家论脐与脐动，均为中肯之言。

①论脐：竹田阳山氏曰：“人之寿夭，相脐可知也。疾

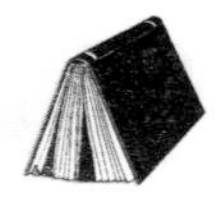

之浅深，按脐可察也。故诊腹之要，以脐为先。盖人身之有脐，犹天之有北辰也。故名曰天枢，又名曰神阙。传曰：天枢之上天气主之，天枢之下地气主之，气交之分人气从之，三才之所统，诊之为要，岂不亦宜乎。夫脐之凹者，神气之穴也，为保生之根。环中幽深，轮廓平整，徐徐按之有力，其气应手者，内有神气之守也。若软柔如纩（纩 kuang：如丝绵絮——编译者注），按之其气不应者，其守失常也。突出而凸，气势在外者，其守不固也。至于弱如泥者，其命必不远，何得永保天年乎。”

荻野台州氏（1737～1806）撰写《腹脉诊奥》中述曰：“脐者，通五脏，为真神往来之门也，故名之以神阙。脐对当于肾，如南北极是也。凡脐者，深大而坚固，左右上下推之不移，轮廓约束者，为真神安全（虽有大病，亦可治也，但暴病非此例）。”

浅井南溟氏（1741～1789）曰：“脐上下左右，推之而不动者，常也。然气弱者，推之移于一方。右移者左绝也，左移者右绝也，上下亦然，是之谓脐切。”

上述三腹诊家论脐之生理、病机和诊腹方法。阐明腹诊家对腹部之众疾虚实寒热乃至生死吉凶之兆，实为可佳之述也。

②论脐动：竹田阳山氏曰：“古人以脐中之动，为君火之应。其平稳者，可以候气，不可以候动；唯遭其变，而后可以候动，且知病之浅深也。禀气虚弱之人，或不知节涩，徇情纵欲，则脐中每日有动者，是二气不平，真阴不足之候也。肾气盈余之人，或爱精慎欲，则偶尔施泄，亦唯翌日有动已矣。《难经》谓当脐有动气，则脾气不足故也。脐立中

焦之候，亦不可不审也（公丰按：伤寒邪在阳明者，平人伤饮食者，或脐中有动；妊娠亦或脐中有动也）。”此论脐动，既言明平人之脐动和患疾者之脐动是也。

浅井图南氏（1706～1782）曰：“腹诊将脐之动气立为君火，亦称动气。其所见，脐上脐下、脐之左右有动气，在脐中有动也。无根者上下左右许许分离有动气，将此称无根之动气，此为死证也，乃元气分散之故也。……若见其《难经》脐之左有动气者，肝之证；在右有动气者，肺之证；在膀胱中，乃病在脾胃。此意义应参考《难经》，没有什么症状所谓轻病人应予区别。另外，患痢疾病，左右离开部位亦多如此，其必死也。此乃噤口痢也。”此论脐动，亦既论病机，又述脐周之动，涉及肝、肺、脾胃等疾之腹诊之法以及治疗。

3. 论虚里动

难经派腹诊家，依据《素问·平人气象论》论虚里之动，亦为其腹诊重要之一也。如曰：“胃之大络，名曰虚里，贯鬲络肺，出于左乳下，其动应衣，脉宗气也。盛喘数绝者，则病在中；结而横，有积矣；绝不至曰死。乳之下其动应衣，宗气泄也。”是故以此为腹诊之据。常态之动，乃宗气之谓也，数绝病在中，结则成积，绝不至为死候，乳下其动应衣，乃宗气泄。以此论诊，辨平人之动和病态之动，以决生死。以下几位腹诊家，领悟《素问》“虚里动”之奥蕴，施之腹诊之术，以辨胸腹之疾。

竹田阳山氏曰：“夫人之身，以胃气为本，故虚里之动，可以辨疾病之轻重。按之应手，动而不紧，缓而不迫者，宗气积于膻中，是为常也。其动洪大而弹手，宗气外泄，上贯

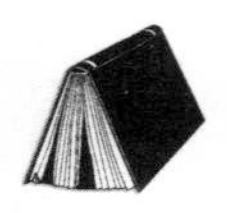

膻中，气势及缺盆者，宗气外泄也。诸病有此候者，死证也。若虚里动数而时绝者，病在胃中之候也。若动结涩者，内有癥瘕之候也。凡此动大者，与绝而不应者，俱胃气绝也。在病为凶兆。”

浅田南溟氏曰：“腹诊先诊虚里之动否。虚里者，左乳下三寸，有动是也。其动甚者应衣内。《内经》曰：虚里无动脉者，必死。然世人多不知焉，以虚里之动，为邪气之动，殊属可笑。夫邪气之动，应手有根蒂；虚里之动，乃动摇与皮肉之间，其应手甚轻；或诊其动甚者，为胸悸，此亦非也。胸悸者，其动在乳上下也。而虚里之动者，不问男女，皆在左乳之下也。或风寒，或痘疮，或食滞，虚里动甚者，俄顷昏倒也。此证多于小儿，稀于大人。小儿久泄泻后而卒倒死者，其证胸膈上有热，而虚里动甚，是元气脱之故也。”

浅田图南氏曰：“盖乳者下虚里之动，特在左旁，而今诊动气，亦多在脐左旁，乃知其乳而外者，循腹右行，而其伏冲之脉者，盖行于脊骨之左边，而先发现于肋首间者，为虚里之动，俗谓虚里之眼，固当然。……虚里，乳根穴分也。俗称为之气眼，顾英白曰：乳根二穴，左右皆动气，经何独言左乳下，益举其动之甚者耳，非左动而右不动也，其动应手，脉余气也。《素问》本无二义，马玄台因仿刻之读，而为‘应衣’，应衣者言病人肌肉瘦弱，其脉动甚而应衣也，亦通。始读《素问》则心窃疑之，至读《甲乙经》，而疑遂释然”。编译者按：《甲乙经》引此条为：“胃大络名虚里，贯鬲络肺，出于左乳下，其动应手，脉之余气也。”此之“应衣”，乃玄台误抄所为。《甲乙经》“应手”为正确。

4. 论积与聚

难经派腹诊家，读《素问》、《灵枢》和《难经》积与聚之论述，获其内涵，发扬了腹诊学术并应用于临证。如《素问·五脏生成篇》：“能和脉色，可以万全。赤，脉之至也，喘而坚，诊曰有积气在中，时害于食，名曰心痹……白，脉之至也，喘而浮，上虚下实，惊，有积气在胸中，喘而虚，名曰肺痹……青，脉之至也，长而左右弹，有积气在心下支胠，名曰肝痹……黄，脉之至也，大而虚，有积气在腹中，有厥气，名曰厥疝……黑，脉之至也，上坚而大，有积气在小腹与阴，名曰肾痹。”堀井元仙氏，以此论衍化为“三凭之法，以色脉诊积，是以五诊云，参伍决者之义一也。乃是医者巧拙之所分，病人之安危之所出也，不可不谨也”。编译者按：三凭者：一曰脉，二曰证，三曰腹是也。

《灵枢·百病始生篇》曰：“其着孙络之脉而成积者，其积往来上下，臂手孙络之居也，……其着于缓筋也，似阳明之积，饱食则痛，饥则安。……其着于伏冲之脉者，揣之应手而动，发手则热气下于两股，如汤沃之状。其着于膂筋，在肠后者，饥则积见，饱则积不见，按之不得。”此论为积气着脏腑其痛与不痛之别。此篇提及之“揣之应手而动”和“按之不得”者，言明难经派论腹诊法具体而明，为难经派派腹诊之据也。

《灵枢》同篇又曰：“积之始生，得寒乃生，厥乃成积也。……厥气生足悗，悗生胫寒，胫寒则血脉凝涩，血脉凝涩则寒气上入于肠胃，入于肠胃则䐜胀，䐜胀则肠外之汁沫迫聚不得散，日以成积。……卒然外中于寒，若内伤于忧

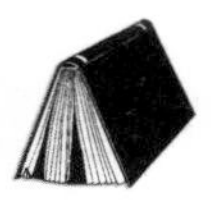

怒，则气上逆，气上逆则六输不通，温气不行，凝血蕴里而不散，津液涩渗，著而不去，而积皆成矣。”此论积证起始，乃受寒气所伤，寒气厥逆于上，则为形成积证的主要因素。

难经派腹诊家宗上述经旨之论，认为积证乃寒气之受，致而为积，本为外来之邪，因其邪之轻重其病变则相异。

浅田图南氏在理解积之生成基础上，以腹诊辨五脏与腹之积。如曰：全腹之积，主于五脏，聚主于六腑，此五脏六腑积聚之义已备。总之，若详分之者，则其痛转动，忽上忽下，痛无定处，或上浮于皮肤为聚。积，痛无移处，为五脏所主，故不可见于皮肤，此候以手按痛处，以求其形，硬而凝者为积。其中又有五积之别，或为肾所主，或为脾所主，其转动盖肺主诸气，肾藏真阴，故可转动，但并不是似聚之动。可上浮皮肤，故现于外者，不痛者，或痛而泻，分为积聚。

积与聚之鉴别，如《难经·五十五难》曰：“病有积有聚，何以别之？然：积者，阴气也；聚者，阳气也。故阴沉而伏，阳浮而动。气之所积名曰积，气之所聚名曰聚。故积者，五脏所生也；聚者，六腑所成也。积者，阴气也，其始发有常处，其痛不离其部，上下有所终始，左右有所穷处；聚者，阳气也，其始发无根本，上下无所留止，其痛无常处，谓之聚。故以是别知积聚也。”

和田东郭氏学习此经旨，多有启悟，腹诊察积之说为更具体。如曰：“夫谓积者阴气也，聚者阳气也，是以血气分阴阳也。殊不知阴血阳气也，皆能成积，但脏腑所主之不同耳。积聚者，腹内不问上下左右有动累然按之，移者为聚也，不移者为积也。积聚皆有动，如弹指者是气为积聚所支，滞而动也。”

《难经·五十六难》曰：“肝之积，名曰肥气，在左胁下，如覆杯，有头足；久不愈，令人发咳逆痞疟，连岁不已，以季夏戊己日得之……心之积，名曰伏梁，起脐上，大如臂，上至心下；久不愈，令人病烦心，以秋庚辛日得之……脾之积，名曰痞气，在胃脘，覆大如盘；久不愈，令人四肢不收，发黄疸，饮食不为肌肤，以冬壬癸日得之……肺之积，名曰息贲，在右胁下，覆大如杯；久不已，令人洒淅寒热，喘咳，发肺壅，以春甲乙日得之……肾之积，名曰贲豚，发于少腹，上至心下，若豚状，或上或下无时；久不已，令人喘逆，骨痿，少气，以夏丙丁日得之。”难经派腹诊家，以《难经·五十六难》中所提及之“如覆杯，有头足”、“大如臂”、“覆大如盘”、“覆大如杯”等之词，为腹诊之据而衍生之为“按之如覆杯”、“推之如臂”……腹诊术语之典范也。

难经派腹诊家飧庭氏注解上述之经旨并发挥之曰：论肝积肥气也，夫肥气者，言其皮里膜外有块，以致皮肤有肥满之状。所谓疟母者，乃肝外之疾，非肝内之积。所谓肺积息贲者，息者气之息也，是阳气亦能成积。此阳气生积，与其积阴之说不相合矣。又谓积者五脏之所生也，聚者六腑之所成也。殊不知有形质之物，积滞不行，则为之积，五脏六腑俱有之。是故六腑之位，亦有其积，岂为积于脏乎。又谓脾积痞气，夫脾居于右胁，今积在于心膈之位，与此“难”积之本位之说不相合矣；又谓肾积奔豚，发于少腹，上至心下，若豚状，或上或下，无时，乃与聚证走动相类，与此“难”积属阴沉伏之说不相合矣；且五脏之积，未言所因，治何据哉；又谓肝积于季夏戊己日得之类，其说失明者，自

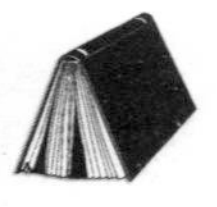

当知之。此者谓积伏而有常处，其证静也。因于血气、痰食、水火之所成。聚者对散而言，散而无形，或集为有象，其证动也。因于气虚不能运行之所致，作于腹中者属内，作于皮肤者属外。如血积，左胁作痛，日轻夜重，其脉沉涩者，所谓在左属血；又有里热蓄水，在于左胁下而作痛者；又有食积，右胁而作痛者，所谓在右属食；又有痰饮积于心膻作痛，而脉沉滑；又有气积胸中而为胀痛、喘急，脉沉者。飨庭氏上述，对肥气、息贲、奔豚之论，耐人寻味，宜探讨之也是。

《腹诊总论》（1802 年手写本，作者不详）对《难经·五十六难》之注解佳，并有发挥。如曰："左腹之积者，多属肾虚也。有肝积，《难经·五十六难》曰：'肝之积名曰肥气，在左胁下，如覆杯。'然亦有疝积而相类。妇人左腹有积块者，多血积也。亦可考部位也，左天枢之旁及大横、腹哀部者，血积也；右腹之积块者，多属气虚也。有肺积，《难经·五十六难》曰：'肺之积名曰息贲，在右胁下覆大如杯。'然亦有食积痰积气积也，宜考证焉。食积者，在脾方连胃脘。痰积者，在肺尖天枢之上。气积者，不定上下之部位。独聚肺积者，在右胁下也。中脘者，后天元气之诊处也，脉之会太阴者，其原起中脘也。善诊者，按中脘而致于经气闭郁散滞也。故曰上根本也，按之则孔孔乎无力者，必死也。或有左腹弱无力而右腹强有力者，或有右腹弱无力而左腹强有力者，皆似凶而不凶也。宜须知阳气之厚薄。经曰：阳气者，若天与日，失其所则折寿而不彰。诊之法已欲下掌于腹上，而暖气充掌中者，阳气厚也；暖气徹掌中微者，阳气薄也。若点掌于腹上，按之而暖气犹微，动气亦微而无力者，虽不病，但不年而死也。”

5. 以外揣内，以内揣外

难经派腹诊家以《难经·十六难》和《灵枢·外揣》篇为据，谓其腹诊之纲要也。如：“假令得肝之脉，其外证，面青，善洁，善怒；其内证，脐左有动气，按之牢若痛；其病四肢满闭，淋溲便难，转筋。有是者肝也，无是者非也。假令得心脉，其外证，面赤，口干，喜笑；其内证，脐上有动气，按之牢若痛；其病心烦，心痛，掌中热而啘。有是者心也，无是者非也。假令得脾脉，其外证，面黄，善噫，善思，善味；其内证，当脐有动气，按之牢若痛；其病腹胀满，食不消，体重节痛，怠惰嗜卧，四肢不收。有是者脾也，无是者非也。假令得肺脉，其外证，面白，善嚏，悲愁不乐欲哭；其内证，脐右有动气，按之牢若痛；其病喘咳，洒淅寒热。有是者肺也，无是者非也。假令得肾脉，其外证，面黑，善恐欠；其内证，脐下有动气，按之牢若痛；其病逆气，少腹急痛，泄如下重，足胫寒而逆。有是者肾也，无是者非也。”

难经派腹诊家不但熟谙此《难经·十六难》，领悟其以外揣内，以内揣外旨蕴，而且以《灵枢·外揣》篇相互对应，使其腹诊术理论之据真切也。兹引之与上论述互为发明之。如曰：“合而察之，切而验之，见而得之，若清水明镜不失其形也。五音不彰，五色不明，五脏波荡，若是内外相袭，若鼓之应桴，响之应声，影之似形，故远者，司外揣内，近者，司内揣外，是谓阴阳之极，天地之盖也。”

福井枫亭氏阐述上之经旨曰：“疾病者外在显现出诸般征象，推测内在之脏腑病机变化，故《内经》以桴击鼓，必

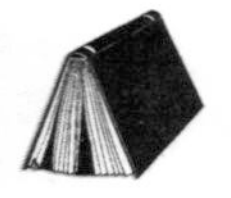

有音鸣之；日月照物，必有影子；水镜监人，必能显出形者之理论，以内外相揣之论明矣。吾侪当为腹诊之纲纪哉。”

和田春长氏纂辑之《诊肚遗说》，解释《难经·十六难》引滑氏《难经本义》之说，甚为可佳。如曰：得肝脉，为弦脉，肝与胆相表里，为清净之府，因而善洁，肝为将军之官，故善怒，面青乃肝之色，此皆其“外证”也；脐左，肝之部也，按之牢者，若为其动气按之坚牢而不移或痛也，肝气膹郁，则四肢满闭，乃风淫末疾是也，厥阴脉循阴器，肝病则溲便难，转筋者，肝之筋也，此皆其“内证”之属是也。

难经派腹诊家领会《灵枢·揣外》和《难经·十六难》对疾病之诊相互发照，互相印证之旨意，从而发展了腹诊学说和临证应用，总而言之，腹诊五脏六腑之疾，可谓胸腹城廓之大要也，故难经派称“以外揣内，以内揣外”为腹诊之纲要是也。

（二）代表人物与著作

难经派腹诊家辈出，不仅将习得之腹诊运用于临证，而且著书立说，发扬腹诊，传播腹诊，从而发展了腹诊学术。

1. 竹田定快《腹诊精要》

竹田定快，号阳山，生殁年月不详。编纂《腹诊精要》，于宽永三年（1626）完稿，宝永三年（1706）刊行；后又经其四世孙竹田公丰重新编辑加工，于宽政五年（1793）再版（详参前之腹诊起源）。

《腹诊精要》为定快腹诊之代表作，乃汉方腹诊书籍之佳作。全书分总论和诊病举要两部分。

总论阐述腹诊之要，并引《内经》、《难经》论腹诊、腹证以印证之："诊病之道，先要详其常也。常之不详，因何明其变乎？故曰观人之勇怯骨肉皮肤，能知其情。又曰：五脏坚固，血脉和调，肌肉解利，皮肤致密，营卫之行，不失其常，呼吸微徐，气以度行，六腑化谷，津液布扬，各如其常是也。而欲详其常者，诊腹为要已矣。……腹之失常，疾已萌芽，焉有久而不危者乎。……凡腹诊之法，人有体之肥瘠，气之虚实，皮肤之润燥，肚腹之大小，男女小少壮老之异，不可不熟察哉。"

诊病举要，共分"诊腹之要"、"肾间动气"等23条目，并逐一阐述其腹诊见证，如以"脐上下之软坚，少壮之人，上虚下实为常。然其禀赋素强壮，虽老腹小理而皱纹少，平和温润，上下有神气应于手者，是尽天寿，而无邪僻之病者，又其上也"。又如"按之轻重"阳实阴虚之人，按其腹外牢坚腹急，而内濡弱无神者，其人必死。……或其表和腹皮薄而有泽，按其中脘牢且痛者，阳虚阴实之候也，亦为凶兆。

2. 堀井元仙《腹诊书》

堀井元仙，号对时，生殁年月不详。著《腹诊书》，宽保二年（1742）完稿，后经其子堀井元隆校正，于宽延三年（1750）刊行。对时大力提倡腹诊，宗《难经》腹诊和腹证之法，深得其蕴奥，并有所发挥，编辑成书。

《腹诊书》亦为难经派腹诊较早之佳作，全书分上下二册。其师竹田知鲜氏为书作序曰："我门人堀井元仙，刀圭之暇，不舍寸阴，潜心于典籍，而钩深索隐，牛渚犀然，阐发幽秘，手录成篇，名曰《腹诊书》。言虽出于己法，正本于古，读者其知之，兹不喋喋焉。"此乃其师歌功对时为探索《难经》、《内经》腹诊、腹证之内涵，从而阐发《内经》、

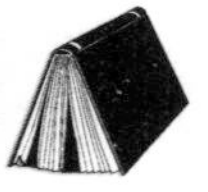

《难经》二经腹证、腹诊之“幽秘”成篇。

对时自序曰：“夫望闻问切而诊腹者，察病之大则也，不可不知其征证，盖达于腹诊之本，则其旨自明矣”。以下五段均为凡例之言。

“凡腹诊者，乃诊腹之法也。盖是本朝先达，建法之号，其来亦久矣，故其仍旧贯，以命此书也”。言明此书之来由。

“夫腹诊者，中华有说，而无明教矣；今世有其法，而不得正证也。故首论本源，施及委流，以述古今所同也。盖其源洁，则流自清矣”。阐明腹诊之溯源求本。

“观脏腑之法，散在诸篇者，不可枚举也。然而《素问·脉要精微论》者，圣旨至明，法亦全备，学者潜心于此，则引而不发者，随眼跃如矣。其于精密今不尽释也”，告诫后人学习腹诊必精读《内经》、《难经》二经之旨意，以求其蕴奥，方能有所发挥，而用之于临证。

“腹诊以察百病，非证脉互发明之，则有得其正者鲜矣，故篇中多述参伍之法也。其初说三凭五诊之事，终引《难经》以结之于诸诊合一之义，别附法天为范，以举其有生之变，是吾编辑之微意也。然《难经·八难》者，先达所谓腹诊之证，因而得言外之妙趣者焉。今所言者，至愚之管见而已”，阐明临证腹诊宜“三凭参伍”之法，即脉证、腹证相互参伍之忠告学者。

“法天为范篇者，阴腹阳腹以为纲也，男女少小壮老肥瘠以为目也；皆本之于自然，故命之曰法天也。《灵枢·天年篇》谓十岁至百岁，逐时有内脏外形之盛衰，其说最详密也，故多证焉”，阐明《内经》法天篇阴阳之腹和天年篇人身内脏盛衰，为腹诊之纲要。

3. 北山泰安《北山友松子腹诊秘诀》

北山泰安，号友松子，仁寿庵逃禅堂，北山道长。生殁年月不详，据文献考证，其生殁年月约在1670～1770年之间。友松子著医书甚多，如《北山友松子腹诊秘诀》、《增广医方口诀集》、《北山医话》、《删补众方规矩》、《方考绳愆》等十余部，这些书籍大多撰写于元文二年（1736）至延享二年（1745）。行医于大阪，学术富赡，被誉为具有“旷世之才，授闽医之传，善以法外之法。故治术别开生面，自有神识超迈，触手着春之妙矣”。他善长象胥学，融道儒释三教，并从中领会，学习仲景《伤寒杂病论》，深得其奥旨。还师从戴曼公而深得《内经》、《难经》精蕴；后又师从于小仓医员原长庵（冈本玄治之高徒），遂大成其业。该氏为华裔，其父马荣宇原为清之通事，1627年加入日籍。

《北山友松子腹诊秘诀》为其腹诊之代表作，成书于天明甲辰年（1784）（经考证，此书为友松子所口授之记录，由后人传抄成书，成书年月为手抄者横田氏抄完稿之日期——编译者注）。书中论述腹诊之法，以诊治脾胃肾、痢病泄泻、水肿胀满、中风脐动、诸病腹、疟、顿死、嗝证、痘疮、妊娠等脏腑之疾，尤以对“肾间动气”之论，气水火之神，万物始于肾间动气，颇有见解。

4. 草刈三悦《腹诊传法》

草刈三悦著《腹诊传法》，成书于宝永三年（1706）。此书以《难经》之肾间动气立论，论肾间动气之辨、肾间动气诊法秘诀、虚里动之诊法、腹诊要传等九项。其中尚有批判滑伯仁《难经本义》注解肾间动气为臆造，实为牵强。赞扬明代虞天民著《医学正传》，指明肾间动气发生处和决生死

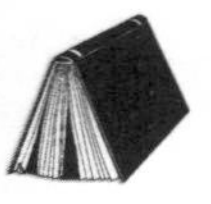

之诊。如引曰："肾间动气者，脐下气海丹田之地也。……凡见人之病剧者，人形羸瘦，大肉已脱，虽六脉平和，犹当诊候足阳明之太冲与足少阴之太溪。二脉或绝，更候脐下肾间之动气。其或动气未绝，犹有可生之理；动气如绝，虽三部平和，其死无疑矣。医者其何不详察乎。"

5. 荻野元凯《台州先生腹诊论》

荻野元凯（1737～1806），金泽人，字子元，通称左仲，号台州。青年时代从学于奥村良竹，出徒后行医于京都。宽政六年（1794）任药典大允，宽政十年（1798）任尚药、河内守。

台州先生重视汉方腹诊学术，著有一系列腹诊书籍，如《台州先生腹诊论》、《台州先生腹诊秘诀》、《台州翁口授腹诊书》、《台州腹诊》、《台州翁腹诊辨》、《台州先生腹候记闻》、《腹诊口诀杂记》等各有不相同的腹诊学术特点。这些腹诊书籍，大多其口授之讲稿，课后由门人整理成书。

除上述腹诊书籍之外，尚有《腹诊书》为荻野元凯自作，成书于弘化三年（1864）。此书亦由门人校正后，于其殁后60年出版。

台州先生精于针灸学之刺络，其名著《刺络编》为刺络疗法解释之作，全一卷。明和八年（1771）出刊，为中文版。有高道昂（号葛坡）之序，元凯识语，为木村恒德之跋。台州先生还精通《温疫论》，其名著有《吐法编》和《温疫余论》，1764年出版。

台州先生曾积极接受荷兰医学，故有学者将其列入汉方医学之折衷派。台州先生有几本腹诊书，亦列入折衷派腹诊书之中，如《台州腹诊》（然我们在编译《难经派腹诊》书时，则一并列入难经派——编译者注）。

6. 多纪元坚《诊病奇侅》

多纪元坚（1795～1857），幼名纲之进，后称安叔，字亦柔。自立门号为存诚药室、茝轩主人、万海书屋、三松斋、西城直余等。其祖父姓丹波，故或称丹波元坚，因其系华裔，自命名为刘元坚。

《诊病倚侅》为其腹诊之代表作，成书于天保十四年（1843）。元坚采江户时代以来腹诊大家32人（其中大多为难经派）论腹诊之精要，集之大成。可谓难经派腹诊书之总代表作，流传至今，仍为汉方医家必读之腹诊书。

《诊病倚侅》之命名者，元坚谓四诊为正法，其以外者，则为奇侅。即所谓腹诊者，乃望闻问切四诊以外之诊法是也。如曰："我国候腹之诀，于古今诊法之外，另辟门径，实与望闻问切，足以相表里。盖是二百年前，名医之所发悟，而后人推演其说稍繁。余尝戢孴为编，以资日用。……以其非四诊正法，故以《诊病奇侅》名焉。"

《诊病倚侅》有四种版本：其一，天保四年（1833）元坚编辑时，收纳17名腹诊家；其二，又增加10名腹诊家；其三，汉译本，由松井操氏译为汉文，此之译稿又增加5名腹诊家，明治二十一年（1888）完稿并刊行；其四，石原保秀校订几多之异本，校订并校合，成为完璧之作，昭和十年（1935）刊行于世。

本书之内容，共分22条目，阐述正常人之腹状和腹部各个位置之腹证生理现象、病理腹象，通过腹诊之法，以定决生死之机，其具体内容简述如下。

叙说项：选堀井对时等6名腹诊家，各自叙述腹诊之要、腹诊概要等。

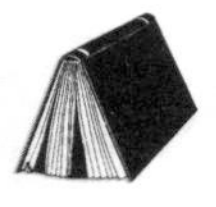

下手法项：选森中虚等 14 名腹诊家，各自论述腹诊步骤、腹诊手法以及注意事项等。

平人腹形项：选久野玄悦等 16 名腹诊家，各自论述正常人的腹象，如腹形、腹皮薄厚、上中下焦各段腹象以及少老、壮年、妇人等正常之气质和缓者，腹亦和缓；刚强者，腹亦坚实；气豁者，腹亦豁；气滞者，腹亦滞；气之大小，腹亦现大小；气弱者，腹亦弱等以腹诊诊之。

部位项：选鸟巢道人等 4 名腹诊家，各自阐明腹之各个部位出现之腹象并附 4 幅图绘，表明腹象，如心下动气、宿食、留饮、血块、燥屎等。

通腹形证项：选香川秀庵等 27 名腹诊家，各自论述各种各样腹象，如腹软与腹坚，腹皮厚与柔，阴实阴虚之人腹形、皮肉相离之候、膨胀、动胀、胸满、腹筋、疝、积聚、肉挛、津液、痞……

虚里项：选浅井南溟等 6 名腹诊家，各自分析虚里之变，即正常人之虚里，病人之虚里各种征象。

动气通说项：选飧庭等 30 余位腹诊家，各自论述动气之发生病理、生理出现动气的征象，如按之浮、按之紧、按之牢、动与脉象、风动、筑筑动悸、啄啄动气、贲动种种动气之候。

胸上项：选无名氏三则论胸上，引《素问·诊肺刺禁论》曰：“膏肓之上，内有父母者，心肺之谓也。”故胴者肺之候云……胸中肌肉虚实、柔弱、手陷否等征象。

心下项：选白竹子等 15 名腹诊家，阐发心下之腹象，如髃骬陷者，心之城廓恶故也；酒客之腹，鸠尾歧骨处，皮肉积聚者，恶候也；上中下脘痞之征象等。

中脘项：选橘玄悦等 8 名腹诊家，叙述中脘处之腹象，如脾胃之虚实，是否有悸动，上中下脘，以指抚之，平而无涩滞者，胃中平和，而无宿滞也等。

水分项：选和田东郭等 10 名腹诊家，论述水分之腹象，如水分有动为肝肾之虚火，水分之动有强有弱等。

脐中项：选福井枫亭等 12 位腹诊家，论述脐中之变，以察元气之虚实，脐之大小、凹凸各种脐象。

少腹项：选浅田南溟等 14 名腹诊家，论述脐与少腹各种腹象、腹候，如脐下甲错、脐下动、贲动；老人脐下，左旁动气者必死等。

腹中行项：选荻原春庵等 9 名腹诊家，论述腹中之任脉正常和异常之象，如任脉怒胀强大者，或为恶候，或不然等。

腹两旁项：选高村良务等 21 名腹诊家，论述腹两旁之腹象，如诊肝之法，痞证、脾胃、食滞、便闭、虫疝等腹证，以腹诊法诊断之。

肋下项：选荻野台州等 6 名腹诊家，论述肋下之腹象，如痞有为大事者，脾胃之气衰，运行无力，不能克化饮食，邪气滞集，遂成痞。

腹痛项：选原南阳等 10 名腹诊家，论述腹痛之腹诊、腹证、腹象等，如腹痛有六，曰积痛、曰食痛、曰蛔痛、曰饮痛、曰瘀血痛、曰肠痈痛。此六痛不易辨，故以腹诊法辨之。

腹满项：选竹田阳山等 3 名腹诊家，阐述腹满之腹诊，如鼓胀与水肿之别，腹满之按诊方法等。

妇人与妊娠项：选堀井对时等 11 名腹诊家，阐述正常妇人腹象和妊娠腹象之诊法，以及妊娠与血块、带下、经

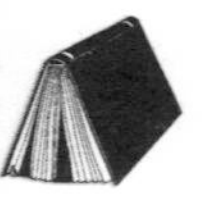

水、死胎等，如腹中胎儿死则脐下冷，不死则为温。温者，胎儿阳气存故也。

小儿项：选粟屋宗柳等 8 名腹诊家，阐述小儿常态和病态腹诊、腹证和腹象之别，如四五岁后，中脘胀者，因饮食之多少也。脏腑未实，故因饮食而腹象变……

众疾腹候项：选太田隆元等 50 余位腹诊家，论述众疾之腹诊法，如中风、中气、发热、疟、痢病泄泻、脚气水肿胀满、心虚、痨瘵、血疾、积聚、伤食、澼囊、呕吐、噎嗝反胃、蛔虫、痹证、痿证、腰痛、消渴、淋病、小便闭、卒死、中恶、结毒疮毒湿毒、痘疹等腹候。

生死项：选森中虚等 6 名腹诊家，阐述生死之腹诊法。如邪气祛后，腹之上下左右，平和而壮实者生；邪气祛后，腹中累累如布袋盛丸石者死……

编译者按：多纪元坚为《医心方》作者丹波康赖之后裔。丹波康赖集我国隋唐以前百余家医论之大成，编纂《医心方》，完稿于永观二年（984），随之进献圆融天皇，赐姓丹波宿祢。康赖之祖，汉灵帝（168～184）五世孙阿智王，为避难率七姓之民移居日本，在应神天皇年代（相当于平安时代 794～1192）加入日籍，被封为大和国桧隈郡使主，其子移居丹波国，赐姓丹波。其孙长男丹波重明从医，成为医系施药院之贵称，三男俊雅继承医系之典药头，至丹波元孝，移居兵头县多纪郡多纪町改姓多纪。多纪元坚为丹波姓改多纪姓后之八代者，自其祖丹波康赖世称医祖者之后，延续至元坚，代代名医世家。自改姓多纪，誉为考证派以来，连续 11 代，亘医宦之要职，称为江户时代“医学馆”执牛耳者。多纪元坚 37 岁时，天宝二年（1831）入医学馆，天宝六年（1835）获奥医师之贵称。奥医师为江户时代医师职称最高者，后晋法眼、法印等医学界职称之尊称。该氏一直掌管此之官学“医学馆”，医界称为“江户医学馆”之巨峰，殁于安政四年（1857），享年63岁。殁后誉称为谥：显照院继述温雅居士。

综上概述，难经派腹诊在江户时代初期或回溯至安土桃山时代，即出现腹诊雏形。后经各个时期，汉方后世方派之腹诊家们，熟读《难经》、《内经》，谙练其根柢，探其内涵，切磋琢磨，逐渐启悟经旨，乃至领悟经蕴之深邃，使难经派腹诊丰羽。随之，诸难经派腹诊家，兴起著书立说，陆续完稿50余部难经派腹诊书。其中虽有良莠之别，但其主流，坚持以《内经》、《难经》二经腹诊理论和操作手法，并有所发挥和发展。因之，汉方医学望闻问切之切诊法增填腹诊，则另有奇侅之法，用于临证，服务于人世间，为人类繁衍做出贡献。

难经派腹诊，理论之论证虽比较翔实，但很少提及方药和治疗，此之有别于伤寒派腹诊是也。总括难经派腹诊家，宗《难经》、《内经》旨奥，对“以外揣内，以内揣外”加深理解，形成难经派腹诊之纲要；《难经》、《内经》之肾间动气，脐旁动，虚里动，积聚等论，为其理论基础，从而形成种种别开生面论说，真乃耐人寻味矣。国人之医，不可不深切思斯哉。

三、伤寒派腹诊

日本汉方医界认为，此派腹诊源于《伤寒杂病论》。仲景继承《内经》腹证和腹诊之论述，发展了腹证理论和腹诊

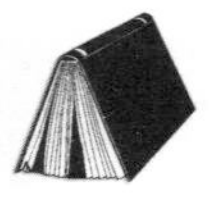

之术。汉方医学在江户时代，一批精英有志之士，奉仲景为医圣，持《伤寒杂病论》为医门之经典，文简而旨奥，不可言一字之褒贬，通篇颂之；孜孜熟读而不殆，习之垫之（垫之：填补空缺之意——编译者注），日积月累，显其微而幽，究役其骨（即深究其理之意——编译者注），发腹证和腹诊之精蕴，“方证相对”、“随证治之”之深邃；阐明腹诊之要，手得知之，而心知之，诊视胸腹，受上冲、心烦、结胸、苦满、拘挛、急结种种等，而定方证论治，从而发扬了按腹以候证之腹诊学术，而后渐渐形成派别，故称此派为“伤寒派腹诊”之谓也。

伤寒派腹诊初始于江户时代中期，虽略晚于难经派腹诊，但其精英众多，故发展之快，如雨后春笋般茁壮成长。

（一）立论所据并发挥

伤寒派腹诊诸家，熟读深研细琢仲景诸篇章中论述腹证和腹诊特征之由来，而领略其旨。如《伤寒论·平脉法第二》：“太过可怪，不及亦然。邪不空见，终必有奸，审察表里，三焦别焉。知其所舍，消息诊看，料度脏腑，独见若神。”其中“消息诊看，料度脏腑”之论，腹诊家们领悟曰：“诊看者，云脉知证；脏腑者，云胸腹消息，料度三五之也，证脉不明之病，可云候腹。”又曰：“百病之变，不可疑似之，虽证脉之恐，有不能尽之，与此由腹诊而多得矣。”此者由腹诊而多得之谓也。

伤寒派腹诊家，不仅在仲景论病、论证中求得腹诊之内涵，而且诸种腹证，如“胸胁苦满”、“少腹不仁”、“脐下悸”、“心下悸”等之诊断获得腹诊之要旨，如“按之濡”、

"按之不硬"、"按之痞"等诊断手法，从而得出先证不先脉，先腹而不先证，"随证治之"。然如留饮家，积聚脉，千状万形，或有或无，不可得而审，脉不先证若此焉。

此派系执仲景论治腹证之腹诊法，以及对"病"、"证"论治和方药之规矩，撰写了大量的腹诊论著。如稻叶克文礼、和久田寅叔虎师徒编著之《腹证奇览》、《腹证奇览翼》论腹诊之巨著，不仅以文字叙述仲景方意之翔实，还绘图示意腹证之要点，图文并茂，以指方证之正鹄。

伤寒派腹诊家不仅宗《伤寒杂病论》腹诊之内涵立论为据，还以《内经》、《难经》论腹诊、腹证之主旨，印证了仲景之方证论治为腹证之据和腹诊之定位等。下面再综述伤寒派腹诊家，对"论疾诊迟"、"脉要精微"和"方盛衰论"之蕴奥，是如何领悟和发挥的，具体是对"论尺诊尺，尺脉相应"、"四诊合参，腹诊之据"和"重视腹证，胸胁苦满"之论述更加明晰，从而以腹诊指导和应用于临证实践，服务于人类。

1. 论尺诊尺，尺脉相应

稻叶与和久田师徒论腹诊，"病之所根在腹，探以知其壅滞，古谓之'诊尺'自鸠尾至脐一尺"。其源，乃《灵枢·论疾诊尺篇》："黄帝问岐伯曰：余欲无视色持脉，独调其尺，以言其病，从内知外，为之奈何？岐伯曰：审其尺之缓急、大小、滑涩，肉之坚脆，而病形定矣"；《素问·脉要精微论》："尺内两旁，则季胁也"；《素问·方盛衰论》："按脉之动静，循尺滑涩，寒温之意，视其大小，合之病态。"二氏宗《内经》诊尺之旨，将腹诊之定位于"自鸠尾至脐一尺"，宗《内经》论诊腹法，"审其尺之缓急、大小、滑涩，肉之坚脆……合之病能"，而定腹证之论治。

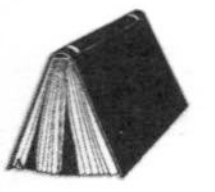

和久田氏心领神会地学得诊腹理论之源，来自《内经》“论尺”之经旨，刻苦精研，对诊尺、诊脉有他独特见解，并有所发挥。如曰：盖古诊之法，不只寸关尺，三指按之处（见图 2），仅寸许，名为寸口，候病之所在，病之动静之门户，故称“寸口”。大指、食指分开按之（见图 3）定为一尺，称尺中口，候腹内一身之中央，诊动脉之源，知病之所在，消息中焦，当为“尺中”是也。

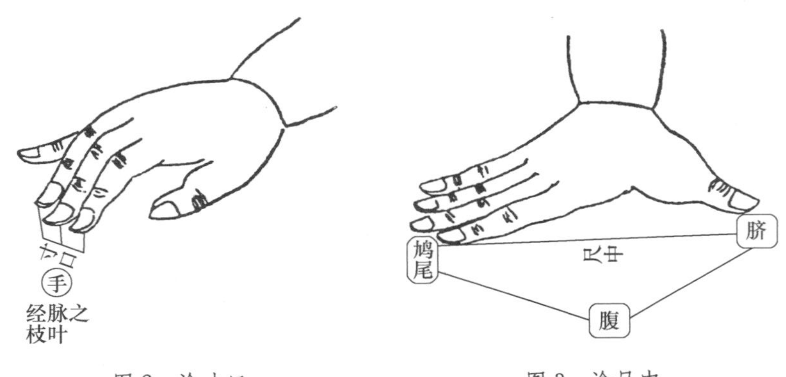

图 2　诊寸口　　　　图 3　诊尺中

此者，其说有二：一为臂之尺，诊臂之肌肤；一为腹中之尺，行腹诊也。诊臂之肌肤，后世不传其说，舍而不论。行腹诊者，乃至极之要，宜详推考之。盖手于脉，医之三指所对之处名“寸口”。与之相对，鸠尾至神阙定为一尺，居一身之中央，故名曰“尺中”。此后，取手脉之名，于寸口又分三部，医之无名指所对之处定为“尺中”，名义相混纷纷矣。虽然手脉有尺中之名，由臂名“尺”而得，但不符“尺中”之义，因之“尺中”之名无据也。

《素问·脉要精微论》印证了上述之论。如曰：“尺内两

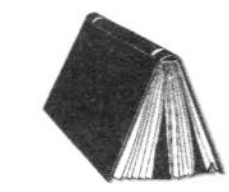

旁，则季肋也。”鸠尾至脐中为一尺，其两旁则为季肋之下端也。季者末也，为肋之末。内与外相对之字，脐下称“尺外”，与之相对而称“尺内”，即“尺中”是也。

《素问》同篇又曰：“尺外以候肾，尺里以候腹。中附上，左外以候肝，内以候鬲；右外以候胃，内以候脾。上附上，右外以候肺，内以候胸中；左外以候心，内以候膻中。前以候前，后以候后。上竟上者，胸喉中事也；下竟下者，少腹腰股膝胫足中事也。”

“尺外以候肾”，脐以上为尺内，脐下为尺外。尺外者，盖指气海、丹田，故候肾。“尺里以候腹”，尺里即尺内也，泛指心下至脐上之间而称腹。尺里皆指腹也，故曰候腹。“中附上”，身躯分之为三，鸠尾至脐称中，中附上乃由脐而上，附于中部之义也。“左外以候肝，内以候鬲；右外以候胃，内以候脾”。中附上之间分左右，左右各分内外，下亦同，鬲乃膈也，胸腹之分之名也。“上附上”，由鸠尾而上至天突之下。“右外以候肺，内以候胸中；左外以候心，内以候膻中”。膻中者，两乳之间也。此处为候胸腹之处，各有高下，多不细分，“前以候前，后以候后”。前者，前阴及面部之七窍也；后者，肛门及颈项背脊也。候其通塞，利与不利以及凝结等。“上竟上者，胸喉中事也”。上竟上者，竟上四部之上也，盖指天突之上，故言胸喉中事。喉者，咽喉气管也。事者，欲候之事也。“下竟下者，少腹腰股膝胫足中事也”，下竟下者，竟下部之下也，盖言横股，髀关之下，以至于足。

考此条，古称三部九候，将身躯分为上中下三段，各候左中右。天突至鸠尾一尺，鸠尾至脐一尺，脐至横骨一尺。

此之分开而度之，是人身自然之尺度也。

吉益东洞氏（1701～1773）认为窍变，谓不常之开闭；阳窍七，阴窍二。脏动者，纳水谷之所，称之为脏。九者，上中下各有左中右也。夫饮食入口，咽喉至肛门一路也。糟粕不滞，由二阴排出，则诸脏腑而无病。滞留则一身之变，四肢百骸将多病。危在中行，左右次之。此治亦为三部九候及前后所候之变，符合上述经旨。特绘图（见图4），“诊尺左右内外上下三部”，借以参之。

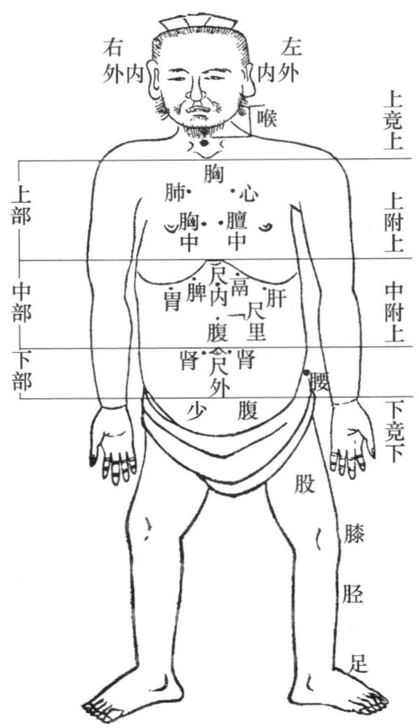

图4　诊尺左右内外上下三部

《素问·方盛衰论》曰："按脉动静，循尺滑涩。"按者，抑也。脉浮数者，动也；沉迟者，静也。循者，抚也。尺者，腹尺也。滑者，平滑也，谓润而流利；涩者，皱也，如抚铁锈干而涩滞，肌肤甲错之类也。

"寒温之意"。寒者，冷也；温者，暖也。意者，思也，为心之意图也。脉动，尺滑，所以知其温，乃阳证也。脉静，尺涩，所以知其寒，乃阴证也。此乃分别阴阳之二途，即意测寒温也。

"视其大小"。视，用心观察也。其者，指尺而言。大小者，形之大小也。故予视字，乃视腹状之大小，别病之轻重也。

"合之病态"。合之者，脉尺及大小三者也；态者，容也。合此三候而定一病之态也。

此之经旨将脉与尺分别对照，即言按脉，又言循尺，观察其大小，诊腹之事已昭然若揭矣。

《灵枢·论疾诊尺篇》曰："黄帝问岐伯：余欲无视色持脉，独调其尺，以言其病，从外知内，为之奈何?"调者调整也，做得恰好且附和。或按或循，详察诸般形状，即谓之调也。此既舍颜色又舍脉候，独调腹尺，言其病情，由外象而知腹内之情之问也。

"岐伯曰：审其尺之缓急、大小、滑涩，肉之坚脆，而病形定矣。"审者，详察也，认真分辨其状况。缓者，松弛也，皮肤缓而松弛也。急者，紧张也。大小滑涩之解如前述。坚者，硬也，如树根盘杂而不动。脆者，脆弱也，言易碎。审明其腹皮之缓急、形之大小、肌肤之滑涩与肉之坚脆，其病形定也。定者，沉着而有条理之判断也。故此经旨

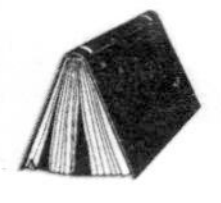

言舍色脉而独调其尺，定其病形。

和久田氏认为，今之能试用于病者，当为仲景之腹诊，可言其大概也。假令腹皮缓者，桂枝去芍药汤、桂枝汤、栀子豉汤、四逆汤是也。其急者，小建中汤、芍药甘草汤、甘麦大枣汤之类是也。

形之大小，于胸者，大小陷胸汤；于胸腹之间者，大小柴胡汤；于腹者，大小承气汤之类是也。肌肤润泽者，桂枝汤；涩滞者，大黄䗪虫丸、薏苡附子败酱散之类是也。黄芪诸剂亦可有肌肤枯燥涩滞之证。坚者，诸心下痞硬、坚、硬满之类，皆坚也。脆者，诸有痞气之腹，如有物状，若按之则碎散者是也。

凡此等腹证，不胜枚举。此仅举其一二例而已。每一方证，皆无不如此分辨。是故，若详察腹证，在切脉、望色及问诊之前，便预知其所患，足以分辨吉凶，而且所谓“未病”，知其毒邪内伏而未发于外。于投药之后，可明病毒之既尽或未尽，信如此经旨所言矣。于是，古诊尺之法，取仲景之腹诊足以证之。

《灵枢·论疾诊尺篇》曰：“尺肤滑，其淖泽者风也。”淖泽者，湿润也，盖微汗出之谓也。此乃太阳中风，汗出，桂枝汤证也，故称“风”也。

“尺肉弱者，解㑊安卧”。解㑊者，疲乏而无精神也。安卧者，安静而寝也。凡阴证之腹，按之不紧张如熟瓜，其人精神衰惫，常安静平卧者，如四逆汤证是也。“脱肉者，寒热不治”。脱肉者，肉已塌陷也。腹皮薄抓之易挑起，按之软如棉絮。比之前述更弱，精神严重衰退是也。此证无论为寒为热，皆属不治之证。

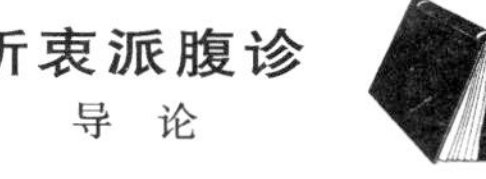

"尺肤滑而泽脂者，风也"。脂者，油滑而腻也。若汗如脂腻者，此亦为太阳中风之证也。"尺肤涩者，风痹也"。痹者麻木也，肤涩者，气血不足，感风而为痹也，即身体不仁之病也。"尺肤粗如枯鱼之鳞者，水泆饮也"。粗者，粗也，如枯鱼之鳞之沙沙有声而不润。此水气溢于皮肤之留饮也，泆者，溢出也，犹谓溢饮。

上述列举仲景之各种"汤证"（桂枝汤证、小柴胡汤证等），与《内经》"论尺"、"尺脉对照"和"审尺肤定病形"相互印证。从而证实仲景发挥并发展了《内经》腹证和腹诊之谓也，是故《伤寒论》、《金匮要略》和《玉函经》论脉证、论治，方药以腹诊而言定病形，靡不赅备，被后世医家遵为至宝，芸芸众生矣。其在分阴阳为至宝之书，其在阴阳、度六经、辨病状之中，多为腹证与外证相对而论，悉随证主法，脉因为次，概为仲景本意，乃为之至要。是故按诊腹状，辨病证，当法遵仲景为之准则者也。

编译者按：初读稻叶《腹证奇览》序中之："诊尺，以自鸠尾至脐一尺也。"即产生此诊尺之释译，耐人寻味，久而不解，经过大量阅读汉方腹诊书籍，并经仔细体会琢磨，渐而理解，并可接受之。考王冰、马莳和张志聪等以降，历代医家，注解论尺"独调其尺"，认为"尺"指尺肤，其部位在肘至腕（手掌横纹到肘内侧横纹）之皮肤。唯独日本汉方腹诊家认为尺的部位应为胸腹，因鸠尾至脐（神阙）之间，约为一尺之距，故"尺"即言胸腹之意。

此之分歧，乃医家学术论证，百花齐放，各持己见而争鸣天下，从腹诊实践角度分析，汉方腹诊家之论尺，有可取之处。从部位而言，《素问·脉要精微论》："尺内两旁，则

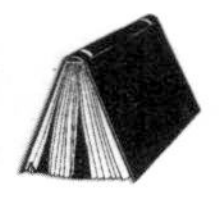

季肋也。”已经明确定位，故汉方腹诊家认为“尺”为胸腹是有根据可证。自从和久田氏撰著《读腹证奇览》序中解读《素问·方盛衰论》论“尺”之意，“按”者，即三指举按之按也。“循”者，拊循之循。言按心者，候脉之动和静；拊循者，拊循尺之滑和涩。此乃脉和尺之对诊是也。从而知其病是寒是温。“意”者，意识之谓也。“大小”者，形状是也，故用视字。“视”者，与相应也，前之诊脉和拊尺，为预测寒温，其腹状大小，与心之相应也。如此，综合之而形成病态之总体，进而知病之本质，此为古之诊病方法也。医者宜深思之，则更明了是也。

2. 四诊合参，腹诊之据

所谓望闻问切四诊者，望与闻，可默而感识；问与切，则教之有物，学之有则也。所谓“切”者，并非专论切脉而言，以腹诊为专要。盖腹诊能详知病之所在，不复臆断阴阳虚实。故若腹证清楚，脉象即可随之而明，于是问有方，闻有物，若下苦功夫，可豁然而得望窍之神明。扁鹊尽见五脏之癥结，岂能初于外耶？故医者岂仅腹诊而已耶？此乃为四诊之阶梯是也。总之，仲景之论治，不拘于病因、经络，一概审之于脉证，故曰“随证治之”。

和久田氏总括《伤寒杂病论》腹诊之据归纳之：凡仲景命名“某病”者，皆枚举其证，乃非臆断。如“肾着”、“肝着”之为病，皆记其位之名也。独于胃有言其腑之内者，此乃饮食自口入而纳之，可自知而非臆断。因此，不得其证而不言。如不大便五六日以上，潮热，若不得腹满证，则不言胃中有燥屎；若无干噫食臭之证，则不言胃中不和；吐下之后腹微满，若无心烦等证，则不投调和胃气之剂；栀子豉汤

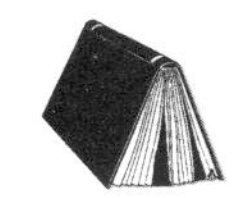

证，若言胃中空虚，又按之心下软；黄连汤证，若言胃有邪气，以腹中痛为其应；若言热结膀胱，在下应有少腹急结；若夫心烦与胸烦之别，乃为广义狭义之异称，乃胸中央旁之称也；小柴胡汤证称“心烦，喜呕，或胸中烦而不呕”。根据呕之有无，以考虑心胸之别；泻心汤证，所谓心气不足，若勉强作“不足”则与泻心汤之名相反，泻者，泻实也，实乃有余也。何得言泻不足耶！以上列举之项，皆为仲景论之腹证所据是也。

3. 重视腹证，胸胁苦满

伤寒派腹诊家，临证重视胸胁苦满，此乃柴胡类方证之正证（主证）之故也。如和久田氏曰：“盖柴胡所主，以胸胁苦满为据。不言而喻，腹诊家亦皆以此，取其证而定之。”此腹证出于《伤寒论·太阳中篇》：“伤寒五六日，中风，往来寒热，胸胁苦满，默默不欲饮食，心烦喜呕，或胸中烦而不呕，或渴，或腹中痛，或胁下痞硬，或心下悸，小便不利，或不渴，身有微热，或咳者，小柴胡汤主之。”与之相对所谓胸胁苦满者有以下三条经文：“伤寒十三日不解，胸胁满而呕，日晡所发潮热，发热已而微利……”；“伤寒五六日，已发热而复下之，胸胁满微结，小便不利，满而不呕……”；“阳明病，发潮热，大便溏，小便自可，胸胁满不去者，与小柴胡汤。”总观此三者胸胁苦满和胸胁满，不论胸胁苦满或胸胁满，均以小柴胡汤为治，也就是说均为小柴胡汤方证。二者只有“苦”字之异，但从患者自觉症状而言，二者无自觉别之。因此，伤寒派腹诊家大多认为“苦”字省略也。如和久田氏曰“胸胁苦满，填补一苦字者，则与下文所谓心烦喜呕，默默不欲饮食，或胸中烦，及胁痛等证相应。

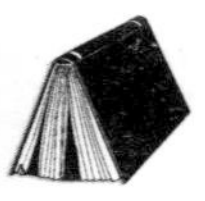

凡于柴胡证，曰胸胁满，胸满，无苦字者，皆据本方证而省略之故。此虽言其一字，当知不可忽略读过”。

胸胁苦满者，伤寒派腹诊家认为既是自觉症状，又是他觉症状之腹证。所谓自觉者，乃觉胸胁季肋部痞塞实满，气不顺畅，闷而不舒之苦痛感者也；他觉症状乃两肋下有触觉压痛，一般以手按压肋弓下缘，有抵抗感，是也。

稻叶氏解读胸胁苦满者，乃胸胁苦满之毒，为浅薄者，按此推测可知。指头触胁下肋骨之端，有应者，是薄苦满之毒。按心下少应者，为有痞硬。世称积聚者，多有此证。凡根据腹证，毒在之处，厚深者多见，浅薄者难见。

奥田宽氏（1811～1849）谓胸胁苦满者，苦满，毒在胸胁也。世医谓苦满在胁下者非矣。《伤寒论》曰胸胁苦满、曰胸胁满、曰胸胁满痛，曰胁下满、曰胁下痞硬、曰胁下硬满。《药征》曰：柴胡主治胸胁苦满，旁治胁下痞硬，可以见已。

汤本求真（1864～1941），古方派代表人物，阐述胸胁苦满，甚为实际。如曰“胸胁苦满有二义，一谓他觉症候，触诊时觉肋骨弓里面有抵抗物，一谓自觉的症候”。《伤寒论集成》云：“懑”与“满”通，闷也。闷而加苦字，更甚之词也，犹苦满、苦痛、苦患、苦劳之苦。又考《小补》注曰：苦者，《集韵》作困。苦满者，便是苦闷也。《伤寒杂病辨证》云胸胁苦满者，胸胁之间气塞满闷之谓，非心下满也。胁满者，谓胁肋之下气胀填满，非腹满也。如是之胸胁苦满，云肋骨弓下部有填满之自觉而困闷也。

编译者按：汤本氏引用两书之意，前者“苦”为更甚之意；后者为苦闷。从字意解之，和久田氏言“苦”字为省略之意。大塚敬节氏认为，胸胁苦满者，其状如何，他既表现于胸，也表现于胁，故指胸胁者也。而胸与胁之区别，胸者在前面，胁者胁下也。苦者痛苦，苦恼是也。如此之考证，胸胁苦满者，谓之胸胁充满填塞感是也。发病已六七日，左右季肋感有塞满之物，察得肝与脾肿大，但肝脾无肿大时，胸胁苦满亦可出现。

伤寒派腹诊家认为，欲辨胸胁苦满，当宜考证小柴胡汤证与其相关之柴胡证。载于《伤寒论》凡九则，计有小柴胡汤、大柴胡汤、柴胡加芒硝汤、柴胡去半夏加栝楼根汤、柴胡加龙骨牡蛎汤、柴胡桂枝干姜汤、柴胡桂枝汤、四逆散、柴胡饮，或谓小柴胡中加桂枝三两，则为柴胡桂枝汤，共十方是也。此十方者，均以小柴胡汤为原方，进行加减之谓也。

和久田氏，首先解读《伤寒论·太阳中篇》小柴胡证之主条。该氏认为柴胡之腹状宜视为全腹、两胁下肋骨之尽处，以手按之胸中应，且觉痛。然虽心下满，但按之却不痞硬，深按则气动，以应指而得之。若按压胸上，则得心烦之状，应手掌扑扑而跳，觉有热气上冲之感。若夫外证，虽言往来寒热为主证，但也不可不随其轻重而定。

小柴胡汤证之病位病机和方解。该氏认为，其病位在胸胁、肋下，其病为热邪水饮所致，故当解之、散之、降之，别无他法。其方意，柴胡半夏相合，以解热降水；黄芩、人参佐之，以解热开痞；生姜、大枣相伍，逐饮和胃；甘草相和而缓急促。

该氏注解条文："伤寒五六日，中风。"名伤寒者邪气重，故五六日为期；名中风者，为邪轻，故不可数日为期。

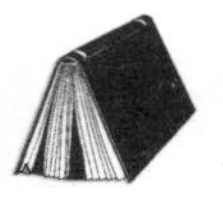

“往来寒热”者，热往寒来，寒来热往，须臾之间反复相互往来，发不定时。“胸胁苦满，默默不欲饮食”。胸胁者，里之位也，若邪气迫之，水饮聚则苦满。苦者，难受之意也；满者，膨胀之意也。默默者，不言也。此乃邪热与水饮相结，填塞胸胁之故，所以精神不爽，且不欲饮食，为邪气伤胃所致也。“心烦喜呕，或胸中烦而呕”。胸乃膈上之总称，心为胸位之中央。中央急迫，有冲逆之意，故喜呕。喜呕者，非不呕之状，而又喜哕也。胸中烦者，胸满而烦，心情不爽也。

“或”，为非必要之辞，以下诸证，或有或无，不定，非主证也。“或渴”，此证乃胸胁水多，虽不欲饮，但可少饮，因热而渴也。“或腹中痛”，邪气聚里之故，此热痛也。“或胁下痞硬”，胸满之余波涉及胁下而痞硬也。若按两胁肋下，则觉痞塞，乃此证之要也。“或心下悸，小便不利”，心下，鸠尾之下也。扑扑而跳，心悬不宁，为之悸；小便不利者，水气所聚也。此二句为连语也，“或不渴，身有微热”，身指肌肤而言，微热者，非表证之热，言肌肤有热，而身热也。非越婢、白虎等所谓无大热者也。若渴，则为白虎证，即石膏所主，故言不渴。“或咳者”，若水气犯胸肺，则亦有咳也。

“小柴胡汤主之”，上述逐节之注解者，乃谓小柴胡汤证变化悉具，其热有轻重，水有多少之分，此乃概而言之也。然而，取得其主证者，则未必问其余，故曰：“伤寒中风，柴胡证，但见一证便是，不必悉具。”即此之谓也。

该氏除注解上述小柴胡汤证之证外，以下还注解与小柴胡汤证相关联诸条文，如胸胁满，腹痛而呕，发黄者；伤寒四五日，邪已入里而身热恶风；阳明病，以胃实为主证；妇人经水行中，中邪气；热痛，邪气迫里所致，似与小建中汤里急之腹痛者……审辨小柴胡汤主证及变证，其旁支多端，必寻其本则为一也。因之，梳理出前后之文理，以求其玄旨，则可无大过矣。

以上诸般论述，均言明“胸胁苦满”为伤寒派腹诊家重视之理由和论证。此之谓重视者，与难经派腹诊家相异者是也。难经腹诊家著述之文章或书籍，均未言及胸胁苦满之腹证。

（二）代表人物与著作

1. 后藤艮山《艮山腹诊图说》

伤寒派腹诊之鼻祖为后藤艮山（1659～1733），名达，字有成，号养庵，江户人。艮山医论，创立“百病生于一气留滞”之说。如曰：“以人为小天地，譬血赤，即象阳色，犹日与火，而其实者，为皮肉为毛发也。精血，即象阴色，犹月与水，而其实者，为筋骨，为齿牙也。所谓两实相合，而保获其气者，谓之形。内外一贯而活养其形者，谓之气，形气二者，不可相离也。……人身之病，不问外感内伤，皆在一气所不充，一气者乃元气也。若人不节谷肉，不慎起居，阴虑暗筹，淫湎过度，是以一气缠留滞也，上下左右，表里前后，彼为有余，此为不足，而见证亦有浅深，久近轻重缓急之不同耳”；又曰：“吾门谓诸病皆在于一气留滞者，则诸病好发之初路门口也，或有自表留滞，或有自里留滞者。其病之已成也，不必曰表曰里，则先按腹以诊之，继则良药灸针。”此论气之留滞于表者，即耳、目、鼻、口、皮

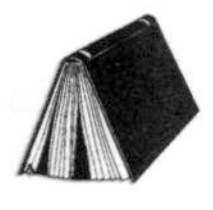

肉、筋骨、咽喉、膀胱、肠中；气之留滞里者，五脏精神之处胸腹也。此之一气留滞，诊法，腹诊施之；治法，乃顺气是也。

良山氏百病一气留滞之说，其门徒如香川修庵等认为，乃本于“百年太平，游惰之人，腹里悉结，癥疝内伤诸疾，因是酿成”。因之观察其腹候，借以施之腹诊和灸治最为重要是也。如曰：“夫治病之术，其方不一，而至沉寒痼冷之证，则唯灸为之最，故病之关于腹内十而七八，即所谓沉寒痼冷者是已。故余之以灸而治也，先按腹部，摸索有积气处，反灸背面，大抵九十俞至十五六俞，若脊中，若脊际，若膂内，若膂外，对察肌所凝与腹底所结而取之要，以指头陷没彻底处为是，则灼之用，真艾陈久者，积日累月，渐致年岁，其数有至，千万壮而止。呜乎，腹底久难奈何向，仅有此方之可赖耳。”

《艮山腹诊图说》为其腹诊之代表作，乃伤寒派腹诊佳作之一。艮山门徒二百余人之多，以松冈恕庵为杰者，仿《艮山腹诊图说》撰写《鉴因方定》，传播艮山“一气留滞”和腹诊论说。

《艮山腹诊图说》全书共计有腹部、背部、心中悸、脐旁凝滞等30条目，并绘制腹诊图30幅，图在文字先，即以图之形象，再加文字叙述腹诊图之腹象、腹候，以示腹诊之要处。例如诊妇人少腹有块之图，曰：如右图之块，按之坚者，为妇人曾患带下证，主方宜猪苓汤、桂枝茯苓丸合方治之；臁疮等足肿或下焦有湿热等，其腹大抵有小块，用家方雁来红剂泻水丸一日三帖，或兼用泄水之剂，大连翘加雁来红为宜；便毒或淋疾或阴囊肿等证，下焦湿热者居多，少腹有块数枚，先用泄水丸一帖，二三日后再投龙胆泻肝丸以清利湿热。

2. 香川修庵《一本堂行余医言》

香川修庵（1683～1755），名修征，字太冲，号修庵、播磨、姬人，为后藤艮山之高徒，称为艮山之器者，后从学于伊藤仁斋，专修经义，寒窗五年，大业成就。尊父之遗志，执儒医为业，创一本堂，其授业门徒多达四百余人，著书《药选》、《行余医言》等五部，尊张仲景《伤寒论》为圣训。修庵对仲景也有言曰：张仲景《伤寒论》虽为医书中之翘楚者，但其论说中混杂了《素问》之邪说阴阳五行。修庵不仅言此，尚斥《内经》、《难经》中邪说众多，极力反对之。如曰："日常之养，万病之治，其他养性、养心、修身、顺受、慎修，《论语》《孟子》中，可以隅反类推者，不一而足，仁者见之谓之仁，知者见之谓之知，假使孔孟为医，决不可从《素问》、《灵枢》之邪说为之。则以此数言为本，引而申之，触类而长之，则虽无《素问》、《灵枢》，医事岂不能为乎哉，其调之一本之道乎。一本而后善读《本草》，明辨药物，审识性味、功能，撰取亲试，有验者，又涉猎古今医籍，唯取的实正当，足以征信，有裨于养生，疗病之言，则亦旁观之资益，修治之广见耳。"不仅如此愤慨斥责《素问》、《灵枢》，借孔孟之道，批驳二千年来医书之妄诞而排斥曰："夫以病配阴阳脏腑也，以予观之，则支离拘泥，特以分配论之，而未知一本之宗旨者也。大凡疾病之在人也，系于全体，岂止一阴一阳，一脏一腑之所偏受乎哉。表病里感，内患外感，脏腑相通，上下相须，一所不和，周身随而不顺。盖满腔子一个元气，何可相离，唯有浅深久近，轻重

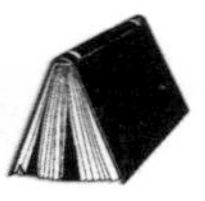

缓急之不同，故当不一耳"；又曰："若以《素问》、《灵枢》、《本草》为所尽信之书，则已若为疑信相半，则可不就平易从容正大光明之说，以决之耶。抑亦以为无《素问》、《灵枢》、《本草》则医事竟不可为耶，医事亦吾修身中之一目焉耳。不可远藉异端之说，以治之矣"；又曰："生克配当之说，予常厌闻之，几欲发呕也。"此之慨然痛言论斥《素问》、《灵枢》以降诸书，实为突出其儒学，立一家之言"圣道医术，其本而无二"论说是也。

编译者引用上述愤慨之论，借以说明汉方医学在江户时代诸家争鸣，各发已见之学派之争。修庵在汉方学派中属古方派大家之一，在汉方腹诊派别中属伤寒派之中流砥柱者。

《一本堂行余医言》为其腹诊之代表作，天明八年(1788)成稿，文化四年(1807)刊行。书之内容以阐述其儒医学为主，其中一部分涉及腹诊法，兹摘要按腹项如下。

"吾门以按腹为六诊之要务，何则？概按诊腹部，可以辨人之强弱也。凡按之腹皮厚，腹部廓大，柔而有力，上低下丰，脐凹入，任脉低，两旁高，无块物，无动气，此为强，为无病人之腹。在病人亦有此数项，为易治。凡按之腹皮薄，腹部狭隘无力，或坚硬，上高胀，下低松，脐浅露，任脉高，两旁低，多块物，有动气，筋挛急，虚里动高，此为弱，为病人之腹。在病中若有此数项，为难治。此其大略也"；"凡腹里之癥及疝，上下左右，及中大小长短，圆扁硬软，手一按着，可直识之。邪热、肌热，可辨别肿胀，可搜知，润泽枯索，满堆低减，肥瘦张弛，可皆候察。虚里可候，动气上下左右及中，应掌即觉。妊胎、血块可试，胸骨之瘦，可循而知。此按腹之所以不可不必为，而有大益于治事也。”

上述之论，腹诊常人和病者之别，更以诊腹里癥瘕之位置、大小、形状、硬软；又辨邪热、肌热，察皮肤之肿胀、润泽、枯燥、肥瘦、弛张，感知动气位置、状态、妊胎等腹诊之基本手法。

修庵尚强调诊背。此者，其他汉方腹诊家很少涉及。如曰：“缓病不可不必熟视背部。何则？大概癥之在腹里也。轻者浮浅，重者沉深，其深重者，沉于腹底，凝于背里，故使背肉或陷或胀，脊背或左曲，或右折，或突出高起，或痛或张。此皆由癥之所倚推使然也。若视其如是，则直点其处，阿是穴灸最好，或候其上下左右，取穴治之。”此段之文，浅田宗伯（1815～1894）著之《医学典刑》以“视背”之项，全文一字不漏而录用。此段之要者，乃阐述背与腹里之关连，诊腹之外也必诊背之为要。

3. 吉益东洞《五诊九候图》等

吉益东洞（1701～1773），名为则，字公言，通称周助，安艺广岛人。祖姓畑山，曾祖父畑山政庆以医为业。东洞少年 15 岁时从于阿川氏学兵法，嗣后继修祖父医学。刻苦研精，日夜不休，熟读《内经》、《难经》和《伤寒杂病论》等中医学之经典。胸怀抱负大志，医业成就，为汉方医学三大学派中倡导古方派一旗者，独立门户，收弟子数百人，形成吉益流派，风靡天下。其子孙和门徒中著名医学家辈出，如其长子吉益南涯（1749～1849），三子吉益嬴斋（1766～1816），南涯嗣子吉益北川（1785～1857），村井琴山（1732～1815），岑少翁（1731～1818），中西深斋（1723～1803）和田东郭（1743～1803）等古方派大家（和田东郭

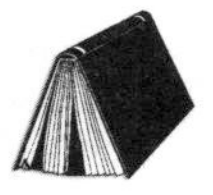

氏，后来由古方派分离，加入折衷派——编译者注）。

东洞医学论说“万病一毒”论，其谓曰：“万病一毒，众药皆毒物，以毒攻毒，毒去体佳，并无益损于元气也。何补云乎哉。”在派系学术争鸣中，批判阴阳五行为邪说而斥责后世方派，成为古方派之鼎足者，其生平论著有《方极》、《医断》、《药征》、《东洞先生遗稿》、《医方分量考》、《方选》、《丸散方》等。

东洞在其医学事业中，批判脉诊，极力主张腹诊，如批判脉诊曰：“脉之不足以证也。如此，然谓五动或五十动，假五脏之气者，妄甚矣。如其浮沉迟数动滑涩仅可辨之耳。三指举按之间，焉能辨所谓二十七脉者哉。”对此，则力主腹诊论曰“腹者，有生之本，故百病根于此焉。是以诊病，必候其腹，外证次之。盖有主腹状焉者，有主外证焉者，因其所主，各殊治法”，批判脉候之据不足论。又曰：“医谓，人身之有脉，犹地之有经水也。知平生之脉，病脉稍可知也，而其平生之脉者十之一二耳。”批诊脉不能观人身之整体。

汉方医学伤寒派腹诊，称东洞为腹诊之泰斗者。上述论腹诊之论，其门徒们都遵之为圣言。东洞论腹诊之“腹者，有生之本，故百病根于此焉”，乃仿之初代曲直濑道三著《五十腹图说》，后由其子二代曲直濑玄朔增补之《百腹图说》序中之“腹诊之法有腹候，故腹者，有生之本，百病根于此，因著图说也”。此腹诊论说之名言，不仅东洞本人引用，其门徒们也多引用此论述腹诊之据，其他腹诊派别论述腹诊之论，也以之为宗。

东洞远支门徒，奥田宽著之《腹诊问答》，成书于弘化

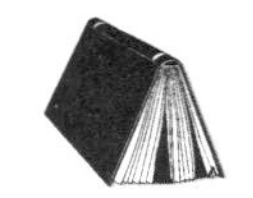

三年（1846），发挥了东洞翁之论曰："夫腹者，生命之腑，万病之舍也，故诸证凑焉，百术系焉。何则饮食止于兹，养于四肢，汤液涵于兹已于百骸。盖疾病变态百出，难而多端乎，唯以腹候为优，总外证论之，则举全体不漏也。"

东洞门徒尊其为倡长沙而兴腹诊，如曰："疾医之道邈矣，唐虞三代益行之。战国以降，其道湮灭。至汉之时，张仲景者，获之古训，书以传之。然六朝以后，阴阳道家说炽，疾医之道遂熄矣。悲夫，独我东洞先生，崛起于数千载之下，取道越人，求方于长沙，以著《类聚方》、《方极》、《药征》诸书。于是，斯道大阐，犹再起秦张于九泉，而聆其提。"又曰："夫医家载籍极博，然除仲景之书外，未尚尝有论腹证者也。且也，吾邦豪杰辈出，如后藤艮山、香川太冲、山胁东洋，亦其无不言及腹证者。吁茫茫天地，俊杰几何，特吾东洞翁异撰出乎类，卓然唱古方，得之长沙之遗篇，始发腹诊之精蕴，可谓千古一人矣。"此者，言明东洞翁发挥了仲景之说，领悟了腹证、腹诊之论旨。如诊曰："是以诊病，必候其腹，外证次之。盖有主腹状焉者，有主外证焉者，因其所主，各殊治法，可以见已。且其为无腹证者，既诊病后，未在不诊之前也，何不思之甚矣！"又曰："先腹不先证，先证不先脉，是谓先腹，而不谓不取脉与外证也。唯其谓有诊病之先后也。盖腹候为本也，脉与外证末也。以本为末，以外为内，执一废百，先贤之所戒也。传曰：事有本末，物有始终，知所先后，则庶几于道乎。"

吉益东洞氏腹诊著作有《五诊九候图》、《东洞先生腹诊论并图》、《吉益腹诊口诀》、《东洞先生诊察腹立录》等，这些腹诊书籍，大多为东洞翁授课腹诊稿底，又经门徒们听课

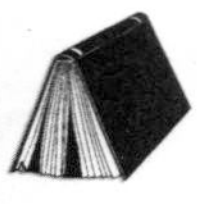

之记录加以整理而成稿。东洞翁门徒中，为得腹诊之奥旨者，没过于村井琴山和岑少翁是也。琴山之门徒，又以亲授腹诊术，悉试之实地，而觉斯述之蕴，无不验矣。另者，东洞高徒濑丘长圭氏著《诊极图说》扬名于汉方医学界，成为其学者著腹诊立论之余蕴而仿者多矣。

4. 村井琴山《邨井琴山先生腹诊传》

村井琴山（1732～1815），名杶，字大年，俗称椿寿、琴山、原诊馆、六清真人、清福道人。其人卓荦不羁，早年即从父学医。父名熊章，为当时之名医，兴办熊本医馆，扶助琴山讲习医学。琴山后赴江户从师吉益东洞，在京师倡古医方，笃信东洞学说，传播东洞学术和腹诊，著书立说，其论著有《医道二千年眼目录》、《类聚方议》、《续医断》、《方极删定》、《药量考》、《诊余漫录》、《和方一万方》等。

《邨井琴山先生腹诊传》为其腹诊之代表作，此者为村井琴山腹诊法，其为手写本，何年完稿不详。全书共论述《伤寒杂病论》104 方证，每首方证，均阐述腹证、腹象和腹诊之法。如小柴胡汤证，而心下痞硬，腹满拘挛急，或呃者。大柴胡汤腹候，如小柴胡汤，而心下急者也，心下拘急，故拘于呼吸，又心下满痛者有之。若夫触之心下屹然，如石硬，而其痛拘于呼吸即手轻按之呼吸短息者，大陷胸汤腹证。大柴胡汤满无定处，或心下，或脐旁无痛，尤以呕吐下利证乃至必有心下痞而烦，里急虽轻，但必恶热。如东洞翁曰：诸家先生心下痞硬小柴胡大柴胡均有之。书之末尚附伤寒厥热及四逆、真武、白虎之腹诊。

5. 濑丘长圭《诊极图说》

濑丘长圭（1733～1781）名埏，字长圭，江户人，从学于吉益东洞门下，为东洞翁高徒之一，称为东方一人者。惜哉，其术大业虽已就，但未尽发挥其智，于天明元年（1781）因病不治而殁，年仅49岁。

《诊极图说》为其腹诊名著，成书于宽政九年（1797），分乾坤两卷，又分上中下三卷。开卷即论其创立诊极图之意义，并探讨古人对腹诊之论述和其本人为什么要立“诊极”。此诊极之立论，乃长圭之医说是也。如云：“方有极，证有极，诊有极，谓之三极，诸证千百皆自一根，证见于表，根结于里。诊极者，此一根结于里者之谓也。”又云：“诊腹有极，腹候与外证相为表里，然外证多而易惑，腹候一二不惑，故腹候为先。”书中不但论述证候、治验、病理等，还附有19幅彩图加以对照，使医者一目了然。

据富士川游《日本医学史》所记载，日本之腹诊，自竹田定加（1553～1614）以来之医家，渐渐形成腹诊初说，将胸腹配当各个脏腑，分成左右之格局，此说未免有牵强附会之意；此后有后藤艮山（1663～1733）、香川修庵（1683～1755）、吉益东洞（1701～1773）等诸家辈出，强调按腹之法重要性，其要点以胸腹部出现之硬软、弛缓、拘急、跳动、磊块等腹状而决病之虚实和生死，此说之言超出临证之实际，其法亦过于简略；此后濑丘长圭者出，毕生专力于腹诊法之研究，阐发腹诊微旨，愈益成熟，而著《诊极图说》公之于世，成为当时腹诊划时代之大法，此书成为后来腹诊家论述和著述腹诊书之余蕴。如稻叶克文礼著之《腹证奇览》、和久田寅叔虎著之《腹证奇览翼》无不称赖丘长圭为祖者。

6. 稻叶克文礼《腹证奇览》

稻叶克文礼（？～1805），名克，字文礼，僦居于浪花

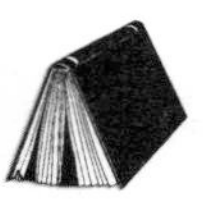

（今之大阪），父名武次，其先祖生于隅河野七郎，住于江州菩提寺村。文礼宗仲景腹证论述之教，直溯其本源，愤然努力，确然精究，是故海隅山陬，无所不及，樵夫渔郎，莫疾不疗，期间颇有得起死骨肉之验，或有噬脐铭心者，每有其奏效者，辄文以论其治，图以明其病，无不视于诸弟子者，终编著成稿，名曰《腹证奇览》是也。其友南阿荒井公廉为之序曰："呜吁，翁之所为，其良医之志也。夫张长沙之医古猿，孙真人之救青蛙，于翁不足深奇；扁鹊之鉴五脏之癥结，丹溪之治女之情病，亦与翁不让也。"

《腹证奇览》为其腹诊之代表作。全书分前篇和后篇，每篇又分为上下册。前篇成书于宽政十一年（1799），后篇成书于享和元年（1801），体裁完全相同。书中腹证方论，颇有濑丘长圭《诊极图说》之蕴。其师鹤秦荣之教惑曰："古有言，'病之根在腹，探以知其壅滞'；古谓之'诊尺'，以自鸠尾至脐一尺也；《灵枢·论疾诊尺篇》曰：'黄帝问岐伯曰：余欲无视色持脉，独调其尺，以言其病，从外知内，为之奈何？岐伯曰：审其尺之缓急、大小、滑涩，肉之坚脆，而病形定矣'；《内经》曰：'尺内两旁，则季肋也'；按脉之动静，且古人言疾，必言腹心。然则，诊腹之于治疗，莫先于斯。今吾所知，悉授汝，翼笃明志辨，以救疾病，为生涯之任焉。"

《腹证奇览》所引用之方证，大多出于《伤寒论》和《金匮要略》方证之腹证腹候，其中也有少数后世方，如六君子汤等。图文并茂，图以形象化解说各该方证之腹证，文字以由浅入深讲解各该方证之腹证。前篇上册所论之方证19张，绘图19幅，下册所论之方证23张，绘图23幅；后篇上册所论之方证 21 张，绘图 21 幅，下册所论之方证 18 张，绘图 18 幅。此书为日本汉方“伤寒派腹诊”家之代表作，现时通用于日本汉方医界。

然而，稻叶克文礼氏平生专修腹诊之术，不善文辞，此书全以口授门人二三人，以笔记整理后，再校订付梓，因而出现一些错误和遗阙。后来，被其徒和久田寅叔虎在书肆中发现此书，仔细读后确实有多处错误，为此，叔虎为保护克文礼翁之名誉，先后著《读腹证奇览》和《腹证奇览翼》，对《腹证奇览》错误之处加以认真校订和补缀遗阙。

7. 和久田寅叔虎《腹证奇览翼》

和久田寅叔虎，生殁年均不详。但考证诸多文献，以及大塚敬节（1900～1980）推测，该人之生年约在明和年代（1764～1771），殁年约在天宝四年（1833）。其师承关系，和久田寅叔虎为稻叶克文礼之徒。二人于宽政五年（1793）在远州（今之静冈县）相会，叔虎当即拜师于文礼门下，从此学腹诊术。文礼于文化四年（1805）在临终前嘱咐叔虎，继其业深入研究腹诊术，并嘱对《腹证奇览》加以补缀和遗阙，完成古方腹诊术之遗言，遂病故于浪花。文礼去世后，叔虎确实忠诚领命于其师临终遗训，并付之于终身实践。为了发扬腹诊术，叔虎将《腹证奇览》所论，精心与《内经》、《难经》和《伤寒杂病论》核对，发现《腹证奇览》中对腹证之论述相违和阐述不足或不清之处，以及语病等，均加以修正和补缀，并有深入研究和发挥。撰稿期间，进行反复推敲，一再易稿，经过 40 余年的深耕细作，终于完成了《腹证奇览翼》，可谓一部撰稿时间最长、名垂千古之巨著。

《腹证奇览翼》为其腹诊之代表作，全书共四篇计八册。

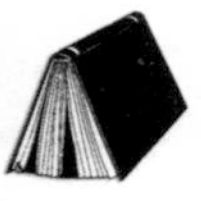

初篇两册成书于文化六年（1809）并发刊，二篇两册成书于24年后，即天保四年（1833）并发刊，而三篇两册、四篇两册则延至20年后，即嘉永六年（1851）方付梓出版。经查阅有关文献记载，二篇发刊时为天保四年（1833），和久田寅叔虎已经过世，此二篇由原田宪子校刊，三四篇由原田养贤校刊。

全书总论部分，以《内经》和《难经》有关篇章论述腹证、腹诊者，为腹诊法立论之源，而设腹诊之部位、腹证和腹候，其中包括“总论并《内经》诊尺图解”、“诊尺左右内外上下三部图解”、“肾间动气之说并图解”、“腹证诊按法并图”，以及《伤寒杂病论》之“仲景腹诊部位及周身名称与三阴三阳表里内外图解”，图文并茂，翔实论述腹诊法。作者首以诊尺图解，并附有作者之领会其邃，次则汇以仲景腹证部位与阴阳表里内外之图加以说明之，图文互相照应，以使腹诊之术，不因其古而失传，腹诊之论，其理自明矣。

各论部分，主要引用《伤寒杂病论》方证及少部分后世方（如补中益气汤、游气汤、槟芎顺气汤等），论述并绘图示意各该方证之腹诊法、腹证、腹候，共约计60多方剂。以由浅入深之解说，为之浅显易懂，而深入思考则有深渊之内涵，并以形象化之图，对照文字而一目了然矣。作者之真实初衷，出于爱护文礼翁之誉，对《腹证奇览》补其阙拾其遗，且加叔虎之“千虑一得”而羽翼之。其图所示之腹状与《腹证奇览》有重复者，亦有重新绘者，虽有重复，但也是补阙。

综上概述，伤寒派腹诊家，人才辈出，后藤艮山、香川修庵、吉益东洞等大家，不仅为江户时代汉方医界三大学派中伤寒派之奠基人，而且是伤寒派腹诊之先驱者，除这些杰出者之外，尚有稻叶克文礼、和久田寅叔虎等又为伤寒派腹诊之中流砥柱。他们精修《内经》旨意，学得腹诊、腹证之精髓，为汉方腹诊之据，论说其源渊而立论，并有所发挥，如汉方腹诊之根源、汉方腹诊之定位，则有其独特见解，为后世汉方家尊为经典之论证。

他们熟读《伤寒杂病论》，不仅学得仲景腹诊、腹证经旨要义，进行阐释和发挥，而且宗仲景诸种腹证，如“胸胁苦满”、“少腹不仁”、“脐下悸”等腹证，学得诊腹之旨蕴，如“按之濡”、“按之不硬”、“按之痞”等腹诊方法，从而得出先证不先脉，先腹不先证，“方证相对”、“方病相对”而“随证治之”。

伤寒腹诊家，在立论基础上，著书立说，撰写出以《腹证奇览》、《腹证奇览翼》为代表等50余部，为后世医家学习腹诊做出有益的贡献。

四、折衷派腹诊

日本汉方医界认为，此派系之腹诊主论和操作手法，介于难经派腹诊和伤寒派腹诊之间，故称折衷派腹诊。此派是江户时代汉方三大派（古方派、后世方派、折衷派）之一者，即由折衷派衍生之腹诊派系。

折衷派腹诊学术既吸收《难经》、《内经》腹诊经旨，又采纳《伤寒杂病论》腹诊之内涵，在治疗方面，既用古方又用后世方；其腹诊理论虽较难经派腹诊理论平庸，但此派引用《内经》、《难经》二经旨之内容蕴奥，其腹诊之据比之难

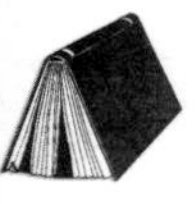

经派腹诊较多。此派人才亦辈出，尤为突显者，此派中有一批考证中国中医学人士，他们既是考证者，又是腹诊大家，汉文功底深厚，中国医学学识造诣渊深。

（一）立论所据并发挥

折衷派腹诊立论，宗《难经》、《内经》和《伤寒杂病论》有关腹诊和腹证的论述，经过比较长时间学习和研究，创立折衷派腹诊学说。其理论基础虽大致相同，但派中有派，尚有不同观点，兹作如下考证。

1. 诊尺论尺

折衷派腹诊家，经过熟读领悟《内经》、《难经》二经旨意之深邃，总结出腹诊之定位，如曰："病之根在腹矣。探以知其壅滞，古谓之诊尺，以鸠尾至脐一尺也。故对寸口谓之尺中，中对旁外言，亦候中脏之义也。《难经》以肘为尺，今尺有二寸，岂谓之尺之寸可哉。且三指候脉，寸口在第一指尺，尺中在第三指而对寸口言之，则当云尺后而不可称之中也。名不正非古诊可知矣，会聚一二明义以示焉。"此之阐述，乃批判马莳、张志聪等将《灵枢·论疾诊尺篇》"余欲无视色持脉，独调其尺，以言其病，从外知内"中之"独调其尺"的"尺"错解为臂之尺，此之"尺"部位在肘至腕（手掌横纹至肘内侧横纹）臂之皮肤。而折衷派腹诊家，将"独调其尺"应鸠尾至脐为一尺之"尺"，以此定位腹诊之诊察之部位，此派之"论尺"与伤寒派腹诊之"论尺"同出一辙。

宗上述之论，《腹证图汇》印证《灵枢·论疾诊尺篇》曰："余欲无视色持脉，独调其尺，以言其病，从外知内，为之奈何？……审其尺之缓急、大小、滑涩，肉之坚脆，而病形定矣。”而曰：“是尺非持脉之义明矣。后以肘为尺，探其肘之缓急、大小，肉之坚脆而考之，则错矣，其何能探脏腑之病。”此印证，言明马莳、张志聪等诠释《灵枢》此段经文为错解是也，从而确定折衷派腹诊之定位应鸠尾至脐为一尺，脐至横骨为一尺。此之腹诊定位概括胸腹，即所谓“胸腹者，乃五脏六腑之宫城者也。”

2. 肾间动气

折衷派腹诊家，也注重“肾间动气”之论，为其腹诊立论之一。论述肾间动气与难经派腹诊所论大同小异也，皆以“肾间动气，乃生命之本，十二经之根本也”。

折衷派腹诊家，经过熟读领悟《内经》、《难经》二经旨意之深邃，总结出腹诊之要，乃腹部之体也，色脉之所诊者，腹部之用也。两者互相发明之，诊脏腑之义则可明矣。认为《内经》虽有述，但不如《难经·八难》阐述之腹诊最明确：“谓肾间动气也，此五脏六腑之本，十二经脉之根，呼吸之门，三焦之原。”此段经文，腹诊家注释甚为深刻，为折衷派腹诊之宗，故曰：“谓肾间动气者，乃天所受之原气也；经脉脏腑呼吸三焦四者，均由肾间动气所发动，通行内外，如树之有根，茎叶则茂生矣。”此形容者，皆由腹部之由来也。故其两叶之始，察其根本，以四诊互为参伍。一者，按脐之上，视上中下焦部位平与不平，即所谓五脏六腑之本应诊也；二者，视皮肤、筋肉之润燥与强弱和经络之盈虚，是所谓十二经脉之根应诊也；三者，重按当脐中，察息数之出入，是所谓呼吸之门应诊也；四者，由上中焦诊下焦，至脐下寻按之，以察肾之虚实，此乃《难经·六十六难》所谓脐下肾间动气，即原气之所居，所谓三焦之原应诊也。依次按之，为诸诊候之为之设，论其所得之根本之谓也。

夫按腹而候动气最为紧要，且务必精核之。《难经·十四难》曰："人之有尺，如树之有根。"此者言动气之根本也。又《灵枢·本输篇》曰："阴尺动脉，在于五里五俞之禁也。"此者言明阴尺者，腹也；动脉者，气动也。五里五俞者，五脏之所在也。故宗此论动气者，乃唯尺之一气而宇宙万物者也。大地之间有气息者，无不受命而活动。命者，乃天之一元气，结于腹内，由夫已有，运行周身而为活动之用也。其形气相结处命名魄，其气即魂也。此魂魄者，乃神明之舍，生命之根本也。元气者，乃天之一元气，人吸入于体内，而产生活动，日日更新，由人之口鼻出入往来，犹鱼之居于水中而得水。因此，元气之盛衰，决定于人体之强弱也。

其形气相结之处所，为之肾间，正当脐底，故以脐底为动脉之根本，所谓肾间动气是也。肾有左右，左为肾，右为命门，其间为脐也。脐名"神阙"，神气往来之门户也，与命门同意。此通气之道，上开于口鼻，至咽喉一直入气管，下达于肾间，气形相结，呼吸往来。而其相结之处，为之血脉，一为动脉，分别上下运行，周流全身而暖四肢百骸也。是故神明之舍在此，思虑之气亦在此，嗜欲之动亦在此。惊则此动跳跳，忧则此气冲冲。若不以腹诊审察此肾间动气而知物，则不能诊疾矣。且常人得此动气者，四肢旺，百骸充，脐下实而有之谓也。

若病笃，若年老，神离其舍，则其动通于心胸，四肢不健，脐下虚寒，按之如絮。虽有动气于上，但气旺于脐下而有力者不为危疾；或虽形状如死或形态枯槁，但其气尚存者，可复。所谓虽形态之荣枯槁，但根本能自生，可谓“可自生者，则能复之”是也。若此气不旺者，其人虽未病，名曰“行尸”，是与死人相同，所谓“虽司命亦无可奈何”也。然而，人处于生危之间，其动气尚存而不止，若藐视按此动气，则难于预决吉凶。故临证腹诊候于气海、丹田之间，观此微动而窥其气之盛衰也。气海、关元动气，虽偶尔应之，本于脐底，并非每人如此，试之可知矣。

折衷派腹诊家，立“肾间动气”为其腹诊要义之一，观他们上述之论，可谓耐人寻味，不可不深思哉。

3. 腹诊之法，观察脏腑

折衷派腹诊家，学习《素问·举痛论》，深得其蕴奥，总结出“观五脏有余不足，六腑强弱，形之盛衰”，奠定腹诊之据和立论基础。他们深深领悟举痛论观察脏腑之形，实则腹诊之意也，故为腹诊之出处。为此，折衷派腹诊家还引张介宾《类经》注解脏腑形之论“观脏腑虚实，以诊其内；别形之盛衰，以诊其外”，即所谓“欲知其内，须察其外”是也。又曰“五脏卒痛，气之使然”，此“五脏”乃指腹也。又曰“言而不知，视而可见，扪而可得”，此乃各有所指，借用腹诊之术求之。是故总括而言，胸腹者，宫城也；脏腑者，胸腹是也；形者，周身也。观腹观形，虽分为二，而腹诊之法，乃以四肢百骸为一体之候也。

折衷派腹诊家认为，除此《举痛论》之外，《玉机真脏论》、《论勇篇》、《阴阳二十五人篇》、《本脏篇》、《师传篇》、《调经篇》、《寿夭刚柔篇》、《五变篇》等对脏腑形和象均论及

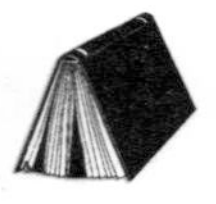

之。故《灵枢·五脏生成篇》曰“五脏之象，可以类推”，何不观脏腑而诊腹哉。《生成篇》类推之法，比类以观五脏之所属，兼论内脏外形，诸篇是也；《素问·脉要精微论》寻按之说，为直接观察脏腑之所居和腹诊法，乃饥饱溲闭便秘等，片时之虚实亦可诊也。

4. 四诊合参，腹诊为要

折衷派腹诊家，学习脉诊，得其旨意，脉者为诸诊之最一。此乃据《素问·脉要精微论》：“切脉动静，而视精明，察五色，观五脏有余不足，六腑强弱，形之盛衰，以此参伍，决死生之分。”何为“脉者为诸诊之最一”，此“一”字，乃言脉之微妙，示与诸形不可相混和必须“参伍”之意也。此“参伍者”即上述经文中“以此参伍”是也，因之临证四诊之项，不分为四术，其归为一也。假令诊得病人，未近之前，先远望之而观察其神色，预知其吉凶浅深；继而至其旁，先闻其语声清浊高低，呼吸之缓急长短，知其轻重剧易；进而问其所患，并切脉、按腹，审其阴阳、虚实及病之部位，然后定其病态，慎处治则，此为四诊之序，也就是“以此参伍”之意明矣。所谓“切”者，并非指切脉而言，以腹诊至为重要。盖腹诊详知病之所在，不复臆断阴阳虚实。故若腹证清楚，脉象安可随之而明，于是问之有方，闻之有物，四诊参伍，则豁然而得望察之明。扁鹊见五脏之癥结，岂能出于是外耶。

5. 遵仲景要旨，并有所发挥

折衷派腹诊家，诵读《伤寒论·平脉法第二》：“太过可怪，不及亦然。邪不空见，终必有奸，审察表里，三焦别焉。知其所舍，消息诊看，料度脏腑，独见若神。为子条记，传与贤人。”从中获得腹诊内涵及其要旨。“太过可怪，不及亦然”，太过不及者，云病脉之大，是云有病而脉难知；“邪不空见，中必有奸”，上四字云证，凡病无故不发也，必有其因，今证脉俱，云不能见定；“审察表里，三焦别焉”，云参伍诸诊之法；“知其所舍”，知其病之所因也；“消息诊看，料度脏腑”，诊看者，云脉知证，脏腑者，云胸腹消息，料度参伍之义也，证脉不明之病，云可候腹；“独见若神”，自得之见，如神者，可得也，是上之“知其所舍”之对应句；“为子条记，传与贤人”，是从师传，获《内经》之奥旨，所传察病之妙诀也，故今条件虽有书记，凡庸医之辈非也，待贤良之人而相传，蓄有秘藏之意也。腹诊家由此段经文之获，是以知病因之法也。然按此经文之意，言为病之治法者，其理明而用亦广也，故此派腹诊家以此有所发挥。夫以四诊虽知其用，治疗之巧，乃至用药遣方，其着眼又有所凭，一曰脉，二曰证，三曰腹也。是皆内伤外感，轻病重病，不论远国异乡，老幼贵贱，正虚邪实，正之所发现也，医者临机应变之所由去也。此者之辨，乃四诊参伍（合参）是也，其何为先，其何为后，治疗之中，何难有哉。

折衷派腹诊家，学习《伤寒论》刻苦精研，从中学得其腹诊蕴旨及临证应用，如学习《太阳病脉证并治上第五》：“观其脉证，知犯何逆，随证治之。……桂枝本为解肌，若其人脉浮紧，发汗不出者，不可与之。常须识此，勿令误也”，此段经文，一些腹诊家，领悟“随证治之”之旨意，总结出心得；“常须识此，勿令误也”，告戒医者，临证慎审病证之变，随机应变，切勿投错方药。

折衷派腹诊家，心领神会曰：夫仲景论治法，不拘于病

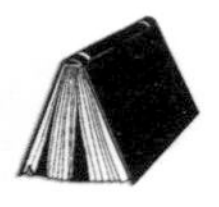

因、经络，一概审之于脉证，故曰“随证治之”。审证之处，在于各个部位，部位者，三阴三阳及三焦之部也，即总结出仲景腹诊部位及周身名称，定为三阴三阳、表里内外之处。曰上焦，膈膜以上，称心胸之位；曰中焦，鸠尾以下，称脐上之位；曰下焦，脐以下，称少腹之位。论曰：“得汤反剧者，属上焦也”；又曰：“理中者理中焦，此利在下焦”是也。腹诊家认为，将三焦作为经络之名并非古义。将焦训为燋，熏焦之义也。盖阳气熏焦而克化食物，运行精气，故咽喉至肛门分三段而有三焦之名。上焦者，水谷进入之道路也；中焦者，克化水谷之锻炉也；下焦者，通利水谷之沟渠也，故经曰：“三焦者，元气之别使也。”此乃识之为“要之，阴阳、表里、内外皆为辨证与分部之记号，以其三阴、三阳、三焦为经络之名，非仲景之本旨也”。又于其各部位，又有细别之名。如胸胁者，膈上之总称，在其内者，有肺、心、缺盆、膈上、膈内等名；腹者，由膈下至脐上总称，在其内者，有心下、胁下、脐上、胃等名；少腹者，为由脐下至横骨之总称，在其内者，有肾、膀胱、肠、血室（唯妇女有之）、脐下、关元、气街等名。

以上皆细别之名目，各有脏腑之名，但并非皆言脏腑者，毕竟亦为细则各部位之记号也，不应与阴阳五行配合脏腑之说等同视之。例如肺痈、肠痈，只记其部，但以发现之专证而定。其肺痈之证，不吐脓者为肺痿，盖此肺痿者，肺疽也。以无脓为疽，乃臆断也，故名谓肺痿。

折衷派腹诊家认为，凡仲景命名“某病”者，皆枚举其证，并非臆断。如肾着、肝着者，皆记其位之名也。独于胃有言其腑内者，此乃饮食自胃口入而纳之，可自知而非臆断，因此，不得其证而不言。不大便五六日以上，潮热，若不得腹满证，则不言胃中有燥屎。若无干噫食臭之证，则不言胃中不和。吐下之后腹微满，若无心烦等证，则不投调和胃气之剂。栀子豉汤证，言胃中空虚，又按之心下软。黄连汤证，言胃有邪气，以腹中痛为其相应。其他，若言热结膀胱，在下应有少腹聚结，以上皆为腹诊之据也。

盖证者，证据也。若身之内有故障，其证据，必外见也。若取其证而治之，宜无臆断之谬误也。是故仲景分三阴三阳，辨中风、伤寒。三阴三阳由发者，等位也。中风、伤寒由外而来者，有轻重也。又论中言及诸发汗吐下之后者，辨病因之由。然以至定论其治法，唯有“随证治之”是也。是故，不仅论而见证，且判断之。

折衷派腹诊家，宗《伤寒杂病论》之旨，学得其蕴，阐述他们熟读仲景之书，深究其方剂，刚柔相济，由浅入深，不失其旨意，但日积月累，觉其深邃，故曰：盖能修善用者，何病不治哉，何方无效哉。缓急相救，不奏其功者，非方剂无效，而在于不善用其方也。兹以“桂枝汤气上冲，腹拘急证”，印证上述心得，而应验于临证，以考证汉方腹诊家们，如何将仲景腹诊发挥为成果者。如曰：吾侪学习桂枝汤气上冲腹拘急之腹证，深得其旨意，窃言之如下，脐上中脘附近有动气，按之浮而筑筑者，为桂枝汤之腹证。此之气上冲，乃动气，筑之谓也。所谓“气上冲心”者，此动气上腾而迫于心也。但言气上冲，不言“心”者，此动在腹，至心胸不上冲，言轻之别也。一旦其腹皮略有拉力，即所谓微拘挛。然而正按之，不硬不实，无底者，动气亦按而有力，但不甚，乃“阳浮而阴弱”者，亦同得于此。凡诊腹证，凡

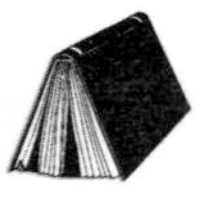

人无不有此动气，阴阳病均相同，此者之分别，当察之于外证，不应妄以动气为凭。盖诊腹者，应先诊其气上冲，中脘动，腹拘急否，方可定桂枝汤之腹证。其有大同小异者，时取斟酌之，勿徒其上冲腹拘急求骥。

若据此腹状，腹拘急者，桂枝加芍药汤；若大实痛者，桂枝加大黄汤；若拘急甚而急痛者，小建中汤；若心下痞硬拘挛者，桂枝加芍药生姜人参汤；若渴而口干者，桂枝加栝楼根汤；若反腹不拘挛，拒按，先由胸上胀满，恶心者，桂枝去芍药汤；若心下满，小便不利，桂枝去桂加苓术汤。其他就悉本方，详审加减之意，或阴或阳，若明其腹证之变化，则无大过也。此之心得，乃以腹诊之诊，诊得胸腹之腹证，并参伍他证，遣方选药，即所谓仲景“随证治之”之谓也。然所谓气上冲者，尚有瓜蒂散证、吴茱萸汤证、厥阴证或少阴病、四逆、真武、理中之证等，而不可言此动气无变化，医者临证应机而变，随证治之哉。

（二）代表人物并论著

1. 曲直濑玄朔《百腹图说》

曲直濑玄朔（1549～1631）继其医学世家，在安土桃山时代（1537～1603）至江户时代（1603～1868）初期，将中国金元李朱医学融为日本汉方，世称其父道三为日本汉方医学中兴之祖。玄朔终生执医，不仅医学造诣深厚，临证经验亦丰硕。庆长二年（1577）后阳成天皇34岁时患痈疽，经多医不治，玄朔灸其壅肿痛处而愈，名声大振。终生著书多达18部，如《医方明鉴》、《常山方》、《惠征方》、《剂民记》等，主论察病辨治，每部书分病门、诊断和治疗。

《百腹图说》为其腹诊之代表作，于前项“腹诊之起源”已阐述清楚，此处不再重复。书首页序，首论水火、气血、阴阳、先天后天等人之生理病理，最后论诊法，“有腹候、腹证者，病根于此，因著图说也，学者思诸”。次则以“众方规矩秘录百条”，逐一论腹候、腹证，其中以论平人腹 4 则，桂枝汤腹候、麻黄汤腹候、大承气汤腹候等古方 17 方，人参养荣汤腹候、槟榔汤腹候等后世方 19 方，论诸脏腑、诸疾腹候等 60 则。

汉方诸腹诊家，公认《百腹图说》为传授腹诊必宗之杰作。后藤艮山之《艮山腹诊图说》，吉益东洞门人濑丘长圭《诊极图说》，稻叶克文礼《腹证奇览》等名著，均受其启发和影响。吉益东洞氏大作《医断》论腹诊条，仿曰：“腹者，有生之本，故百病根于此焉。是以诊病，必候其腹，外证次之。盖有主腹状焉者，有主外证焉者，因其所主，各殊治法”。此之仿论，为东洞人门所宗之腹诊训言。

2. 浅井图南《图南先生腹诊秘诀》

浅井图南（1706～1782）为折衷派腹诊最早提倡者，名惟寅，字夙夜、正直，号笃敬斋、干亭。江户时代名古屋之儒医家，其家序连绵十代医家，初代由浅井盛政至浅井图干（1840～1903）称为尾屋医界之柱石，动誉光跃。十代图干为明治时代汉方存亡运动先锋，在议会斗争中，以悲剧告终一身。图南为浅井家五世，其人敏慧，精力绝人，博学笃志，上起《素》《灵》，下至李朱，为当时医界仰为人之师表。平生著书甚多。

《图南先生腹诊秘诀》为其腹诊之代表作，据有关文献记载，此书初稿为图南自笔，后经其子浅井南溟补阙而问

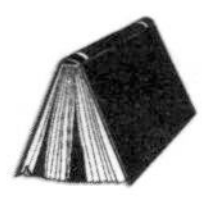

世。其序中自述：腹诊之术，从师味冈三伯先生学得之；书之立论，夫腹者，乃五脏六腑之居处也，为人生荣养之根本，故后世之医不可不诵读《难经》腹诊之圣旨。书之内容分 17 条论述腹诊之诊法，即元气、邪气、妊娠血块、预测中风、食滞积块辨、针刺适应证、可灸不可灸、病人生死远近、虚劳、平人无病腹、小儿疳积、妇人妊娠有子无子之辨……兹摘预测中风："凡常进膏粱厚味，体肥之人；年青淫欲乱，壮年后腠理不密，邪气乃乘之……腹诊预测之秘，凡人肥瘦长短有别，按章门穴方得之。其按法以食中指尖深探季肋，按之即入者，三年内患中风"，此预测乃治未病之良法是也。

3. 和田东郭《东郭诊腹一家传》

和田东郭（1734～1803），名璞，字韫卿、一字泰纯，号东郭、含章斋，少年从学于后世方派户田旭山学习后世方，后入京师，又从学于吉益东洞修学古方。故称折衷派腹诊大家。治术精妙，声名籍甚。治疗不拘古方，后世方亦为良者，于宽政九年（1797），成为御医，宽政十一年进法眼。

东郭医方之说：圣贤在古，用心尽力，我侪生千岁之下，读其书而学其道，各法其所善，而阙其所疑，则古人孰非吾师。《伤寒论》、《金匮要略》，虽为我道之诗书，然而残缺不全；宋元方书，虽旨趣不同，亦孔注郑笺；所谓夏取时，商取辂，周冕韶舞，采择不遗，学医法亦如此而已矣。著书《伤寒正文解》、《蕉窗方案解》和《蕉窗杂话》等，撰写腹诊书《东郭诊诀》、《东郭腹诊一家传》，前者由《蕉窗杂话》、《东郭医读》和《东郭夜话》中摘记其诊诀，均收于《腹诊集说》之中。

《东郭腹诊一家传》为其腹诊之代表作，此书为手写本，完稿年月不详。内容以房后诊、肾虚、动气等22条目，其腹诊主以《难经》论腹诊、腹证为据，而治疗活用古方，也用后世方。论述条目除以文字叙述外尚有些条目加图绘，以示图文并茂。

另一部腹诊作为《腹诊录》（内题：含章斋腹诊录），嘉永三年（1853）发刊。书分上下二卷。上卷载方60首，以腹证解说各方之腹诊法；下卷载方40首，注解桃花汤等之腹诊法。尚有附录14幅腹诊图绘，解说各方证腹诊之要。

4. 浅井周硕《浅井南溟先生腹诊传》

浅井周硕（1741～1789）为浅井家序第六代，字正路、南溟，世称和气正路，任宫中出仕，48岁早殁。继其父业，成为当时之名医大家，有称脉诊、腹诊之祖。自幼攻读《伤寒论》，得圣旨之奥蕴，其腹诊著作有《南溟先生秘传腹诊三十六舌图》，为手写本，书中绘有44幅腹诊图并阐述腹象，处方既用古方又用后世方，使学者易懂；《浅井秘玄腹候书》以图文并茂描绘腹象，尚有应用条目；《浅井秘书》以图示腹象。此书特以抑肝散加陈皮半夏和八味丸图，其为精者，《浅井南溟先生腹诊传》等大作。

《浅井南溟先生腹诊传》为其腹诊之代表作，成书年月不详，但在书末页，有文政十三年庚寅（1830）八月十四日写始，同月十八日写终。分析此写始和写终仅5天，故不为其编书写作之时间，可能是抄初稿5天，也就是说此书正式完稿时间，可否为1830年8月间完稿。全书分乾坤两卷，以及腹诊分论。

书之第一部分乾卷，以《难经》十六难、十七难、五十

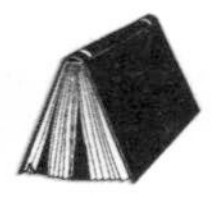

一难、五十七难、六十难、六十一难为据，阐述腹诊论说。且在每论某项时，则引证该项之经文，如论“肾间动气”，不仅引《难经》十六难、八难，还引《灵枢》、《素问》有关“肾间动气”之论述，借以印证之。再如论三焦曰：三焦之义在《内经》亦有论述之处，另外在《难经·六十六难》也有所见，不必多言。所以《难经·三十一难》云：三焦乃气海或元气之所始终也，以皆类之说法，将丹田气海之刺作为三焦之刺法，即此意也。特别是用于水谷之决渎而候三焦，凡脐下有或无湿气味，或推之痛，或脐下之筋膨胀，此皆三焦之气失和也，是以多见大小便涩，故用三和散也。复如论“腹痛”，此腹痛，当分积聚。全腹之积主于五脏，全腹之聚主于六腑。此者《难经》属五脏六腑积聚之义已备。总之，若详分论者，则其痛转动，忽上忽下，痛无定处，或上浮于皮肤为聚。积，痛无移处，为五脏所主，不可见于皮，此候手按痛处，以求其形，硬而凝者为积。其中又有五积之别，或为肾所主，或为脐所主，其转动盖肺之诸气，肾藏真阴，故可转动，但并不是似聚之动，可上浮于皮肤。故现于外者，不痛者，或痛而泻者，分为积聚。其积聚若属热者，与广芪溃坚汤及柴平汤；属寒者，用大七气汤……

书之第二部分坤卷，为“浅井南溟先生秘书”，此者以45幅图绘并加文字解说腹证表现出之症状和治疗，如39图：“心下有物如杯大，不欲食时，腹中苦闷，如有一杯大，常感觉在胸部与腹部如辘轳痛饮，治疗之方，《千金方》曰：癥坚方治之”。

书之第三部分，腹诊分论。列项论述各该项腹诊之据、表现之症状和治疗。共计以“腹诊”、“肾间动气”、“中风”、

“痿证主方”等46项。如“切脐”，此处所云之切脐，即云为凸出之脐，左右上下推之如浮动之物而动，主方只有六君子汤。其切向左方者，其他三方有根底，亦可用干姜、木通；或并不左右移动而上下动者，当加肉桂；若上下左右皆动者难治，此非汤药所及，亦属不治……右脱干姜，左脱木通。脐从左侧右方为脱，脐从右侧左方为脱，上脱用附子，下脱用肉桂。书之末为“腹候传图”。

5. 宇津木昆台《医学警务》

宇津木昆台（1779～1848），名盖夫，字天敬，号昆台，俗称大一郎，尾张国名古屋人。自幼好学，从松田棣园为师，读四书五经；后师从浅井贞庵、平野龙门二家学医，18岁走出家门，赴京都，求学于诸大医学家，学识造诣日益深厚。其为江户时代末期博学多能人才，学贯神、儒、佛、老庄和医学，故称五足斋，平生著书《古训医训》25卷，《日本医谱》70卷，《解庄》24卷，《诗文集》15卷，《和歌集》5卷。

《古训医训》是综合性大部头书籍，其中有“医学警务”6卷、“风寒热病方经”7卷（取自《伤寒论》）、“风寒热病方律篇”6卷（取自《金匮要略》）、“药能方法辨论”6卷。

《医学警务》为《古训医训》中之一部有关医学论著，也是其腹诊之代表作。全书以风寒热为分病之总括，察病治疗，以8条为要目，即所谓一宿、二因、三本、四病、五诊、六证、七名、八治是也。宿者，乃言禀赋、贫贱、男女、老少、住地、环境等之间关系，即素因谓是；因者，乃病所兴始，即原因谓是；本者，乃以宿和本相合起病者，即一身主以内在为主之毒，附着之故也；病者，一身之苦恼，使之不协调，即症状故也；诊者，决病之生死，尤以虚实为法；证者，诊得病情，察明病之疑点，即诊其明确之主证候故也；名者，病名谓是；治者，选方遣药，治疗疾病，使其愈也，尤以腹诊为要。

《医学警务》在总论之“腹诊辨”条目中，阐述腹诊，切腹为切诊之一，乃四诊之要者，强调以虚实为辨万病之训，故宜以诊腹候求攻补治之，勿误之。同时也注重腹诊与脉诊之微妙，相互参伍，以断病证之所在，随证治之。次则论述辨表证（表证乃辨腹证之据）和少阳证，之后论述古方20余首腹候，论述后世方香柴胡汤腹证判断妊娠否，论述谵语、燥屎、血块、水块、蓄血、虫痰等腹候辨，最后论述发汗剂、下剂、和解剂腹候之辨。汉方学家和腹诊家，称此腹诊书为上佳之作。

6. 浅田宗伯《医学典刊》

浅田宗伯（1815～1894），幼名直民，后改为惟常，字识此，号栗园，汉方医界称宗伯为明治汉方最后“巨头”、“一代医杰”。宗伯出生于世医之家，祖父浅田东斋、父浅田济庵均为当时名医大家。宗伯继祖辈医业，少年从师儒学家赖山氏，刻苦学习《四书》、《孝经》、《左传》等，启悟古籍之主旨，为后来读医籍奠定良好基础。之后在京都专心攻读《内经》、《难经》、《伤寒论》，领悟典祖之深奥。

宗伯终生以《论语》之道德为其座右铭，以《伤寒论》医术之玉条金科为指导行医宗旨。宗伯字“识此”者，乃宗《伤寒论·辨太阳病脉证并治第五》：“太阳病三日，桂枝不中与之也。视其脉证，知犯何逆，随证治之。桂枝本为解肌，若其人脉浮紧，发热汗不出者，不可与之也。常需识此，勿令误也。”此之“识此”自命之字号为之杰者。此之

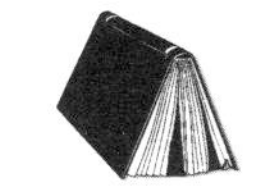

“识此”为字，乃宗伯终生以“识此”为戒，诊治病人时时“勿令误”之“识此”误治之谓也。不仅如此，其药室名命为“勿误药室”，言明遣方投药，绝不发生错误，依此为之戒律。尚有其著书名亦用勿误，故曰《勿误药室方函》和《勿误药室方函口诀》。这些大作影响汉方学界，迄今不衰。宗伯一生著书之量惊人，据统计共80余部，其中医学著书58部，医学史著书7部，文学著书14部。

《医学典刊》为其腹诊之代表大作，也最为名扬，以《难经》、《内经》、《伤寒全生集》、《伤寒五法》、《伤寒集注》、《一本堂行余医言》、《医学院学范》、《产论》、《辨医断》等书为本基说，阐释和论证腹诊立论和操作手法。其论曰：临证按腹之法，依据唐人杨玄操氏（6世纪唐初医家。他以吕广所注之《难经》为依据，凡吕氏未解者，予以注释；吕氏注不尽者，也予以详释，并别为吾义，以彰其旨。经过十年的钻研，撰成《黄帝八十一难经注》5卷——编译者注）和宋人丁德用氏［11世纪北宋医家。因唐代杨玄操之《黄帝八十一难经注》文字深奥，于宋嘉佑（1056～1063）年间加以补注。凡经文隐奥者，均加绘图说明，撰《难经补注》5卷——编译者注］注解《难经·四十八难》观之，腹诊法，中国已失传。而汉方医者，早在200年前有北山寿安，接受闽医学（今之福建）和森中虚氏师承太原（今山西省）五云子之教，开发并阐明中国已失之腹诊之技，著书传于世间。二者相互倡导，使中国失传的腹诊术复活于日本汉方医界，渐渐发达起来。

《医学典刑》中，介绍了香川太冲（修庵）氏所论六诊为要，烟柳安氏写形之候，多纪元坚之《诊病奇侅》有关诊腹内容。另在其名著《后刍言》有如下之论：论脉以《脉法私言》为主，并参照《脉经》、李时珍、吴昆等书籍，论病主以《伤寒辨要》、《杂病辨要》，参照《诸病源候论》、《千金方》、《外台秘要》等，论证主以《伤寒杂病辨要》，参照《明理论》、《续明理论》，论治主以《古方药议》、《伤寒翼方》、《杂病翼方》，参照《证类本草》、《证治要诀》、《证治准绳》，是故以上述论脉、论证、论病、论治，会通编著《医学典刑》。该书之内容以五段论腹诊，摘录如下。

按腹：察脉察证，腹以参之，病斯弗能遁情焉。凡候腹之法，上自胸腹下至脐腹，左右上下，极务周遍，先察虚实，次候冷热，某所有邪，某所则否，或痰或血，或虫或食，手验心得，乃决其病，斯为得耳。然按而察无者，吾尝识之矣，其弹而验焉。始得开诸唐医李氏者，盖手指所弹，有声辄应，或洪或微，或强或弱，呈其虚实，露其真伪，殆奇法也。而闻对人，韩医亦地之云，故曰：百病并以候腹则可，谓必此则不可也。不然，腹乃内容物之顽袋，无能获摄病机于无涯乎。

论动气：引仲景、东垣论动气，论腹诊之征与治疗，引《灵枢》、《素问》为阐明腹诊之论理，如《灵枢》五音五味篇、岁露篇和《甲乙经》等有关论腹之据，更引《灵枢·百病始生篇》："虚邪之中人也，其着于伏冲之脉者，揣之应手而动"；《素问·举痛论》："……视而可见，扪而可得，令验于己而发蒙解惑，可得而闻乎。寒气客于冲脉，冲脉起于关元，随腹直上，寒气客则脉不通，脉不通则气因之，故揣动应手者矣"，为腹诊理论依据。并提出动气三候：轻按候得，重按却不得者，气虚之候；轻按洪大，重按虚细者，血虚之候；有形而动者，积聚之候。

论虚里动：宗《素问·平人气象论》“胃之大络，名曰虚里”之论，阐发为“按动绝不至曰死，此不必也。凡外感初起，暴血过多，惊惕忿怒，过酒胃热，形瘦气实有火等证，虽动甚而不死；凡伤寒阴证，泻痢日久，虚损劳疾，脚气冲心，肩息短气，动甚者，皆为死证。大抵不问何疾，如动如奔马，应手嘎嘎然者，死候也”，为生死之别。

视背：缓病不可不必熟视背部，何则大概之在腹里也。轻者浮浅，重者沉深，其深重者，沉于腹底，凝于背里，故令背肉或陷或张，背骨或左曲，或右折，或突出高起，或痛或胀，是背由癥之所倚推使然也。

7. 山胁东洋《山胁东洋先生腹诊法》

山胁东洋（1705～1762），名尚德，字玄飞、子树，号移山、东洋。东洋为其养寿院之称号，故误为东洋。平生著书《藏志并附录》、《养老院医则并附录》、《山胁东洋先生腹诊法》，其人其书，对后世影响非夷。

《山胁东洋先生腹诊法》为其腹诊代表作，成稿年代不详。全书分因腹候诊脉可察其病事和常人之候，书之首页腹部诊图一幅。前者列出膻中、鸠尾、右脐旁等 58 项腹候，后者列出 10 项腹候。

前者如左脐旁：按之痛，为湿毒后燥屎之腹证；水分动，为肾间动气，乃肾虚或怯虚之人腹证。两胁下：按之筋起，右起者左足痛，左起者右足痛。脐下弱而动：肾虚之腹候。

后者如妇人羸瘦：心动悸，经水不调，带下；心下左侧郁结，大便硬。小儿羸瘦：蛔虫、疳疾、胎毒。

综上概述，在 16 世纪江户时代，日本汉方医在学术争

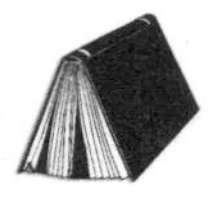

鸣、百花齐放的良境中发展迅速，渐而形成汉方三大派别，即古方派、后世方派和折衷派。在折衷派中，衍生出折衷派腹诊。折衷派中尚有一些考证学家，如森立之等。他们汉学造诣渊深，医学水平高超，考证了一批中国中医古典医籍，并出版问世，如《素问考注》、《伤寒论考注》、《灵枢识》、《难经疏证》、《伤寒论辑义》、《金匮玉函要略辑义》等。

据此，上述诸书，皆为折衷派腹诊家立论之基础，故他们深得《内经》、《难经》和《伤寒杂病论》之内涵，领悟其奥旨，持《内经》、《难经》二经旨蕴和《伤寒杂病论》圣意，探腹证、腹诊之精华，以愈高赞愈坚之志，特于腹候为本而察万病之变，综之则归于腹诊，应诊与临证；学术争鸣，扬商腹诊学术，著书立说，撰写出近50余部腹诊书籍，传承于后代，实为贺哉。

五、腹诊目的

吉益东洞阐述腹诊之目的和重要者，较为中肯，如于《医断》曰："腹者，有生之本，百病根于此焉，是以诊病，必候其腹。"而汤本求真在其著作《皇汉医学·腹证及诊腹法之重要》阐述更为明了，其论述虽较为啰唆，不妨录之，以飨读者，如曰："中医以数千年之经验，不惟熟知此法，且有诊疗此证之方剂，故名此曰腹证，其诊此之法，曰腹诊法。此之诊治之基本，再参以脉证、舌证、外证，即可决定其治法，而确定其方剂，则腹证与方剂恰如影之随行不能离矣。例如小柴胡汤、柴胡姜桂汤、大柴胡汤、四逆散等柴胡剂之方证为胸胁苦满之腹证，即为胃炎、肠炎及肝脏、胆

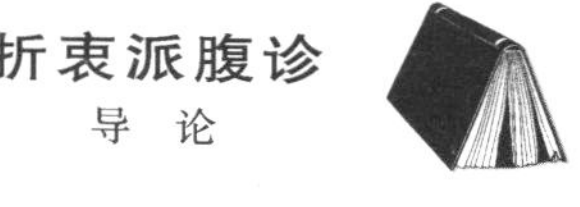

囊、胆管之炎症，疟疾、脚气、心脏病、胸膜炎、肺结核、肾炎、子宫疾患等常见之腹证。若见此类病而有胸胁苦满证，更参脉、舌、外证等后，选用柴胡剂中之适当方剂，则诸证皆能治愈。故假令肺炎误诊为胃炎，右侧胸膜炎误诊为肝脏病，然其腹证不误，只其病名之误诊亦可用其疗法而治愈，与西医之误诊而误治者大相径庭矣。又同此理，以此诊断方法诊察各病之初期因症状不定，诊断困难，虽不能确定病名，但于治疗始终无误，绝不致造成迟延治期及难以挽回之祸害。又同此理，以此诊腹法时，虽有病而不自觉之外观健康者，能触知其潜伏之病根，即消患于未然。仲景云：'上工治未病'，盖此之谓也。”此之论腹证和腹诊，意义明矣，且已中鹄哉。

又曰：“腹者，有生之本，故为百病之根，是以诊病，必候其腹。中医腹证及诊腹法之大纲亦证之西医之理论，何则？腹腔者，身体中最大之空洞也，贮藏胃、肠、肝、胆囊、输胆管、脾、胰、肾、副肾、输尿管、膀胱、前列腺等，于女子则更有卵巢、输卵管、子宫等，他若头盖腔则仅藏脑髓及五官器，脊柱管腔仅藏脊髓，即如胸腔，亦不过气管、支气管、肺、心、食管而已，都不能与腹部相比。故多脏器之腹部，其所发生之病亦比他部为多，且此部之病多为他部病之原因，亦必然之理也。不唯如是，此腔中之胃肠主全身之营养，若此等脏器有障碍时则必影响于全身，是以此部特别重要”。此之论，乃胸腹者，五脏六腑之宫城，一身资养之根本，阴阳气血之发源，外感内伤之原，进一步发挥，且结合现代医学阐明腹证和腹诊之要旨，亲切而中的矣。阐明腹诊目的明晰哉！国人之医不可不深思哉。

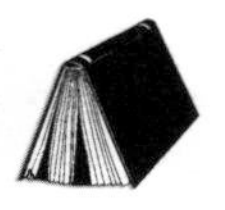

六、腹诊方法

汉方腹诊法之据，根于《内经》、《难经》和《伤寒杂病论》中之腹证、腹诊方法，如堀井元仙氏所著之《腹诊书·腹诊所据》曰："观腹观形，虽分为二，而腹诊之法，乃四肢百骸为一体之候也。脏象者，《类经·脏象类》最详也。其内脏外形兼论之说，《内经》玉机真脏论、论勇篇、阴阳二十五人篇、本脏篇、师传篇、调经论、寿夭刚柔篇、五变篇等均论及之。惜哉！不传此段之循、扪、按、推、视之术，观察脏腑之法亦晦，故后世但以观色脉，乃至不知腹诊之意。盖此章之所设，前之脉、神、色三诊，虽非各尽善，但足以贯通脏腑形体之内外。病者之一身，医者之心重在欲使无不会是生命，严诊其所以，乃是今世之医者，诊得万病之道也。"学者潜心腹诊，以深究经文之旨，其理自明矣。腹诊之法，具体而有所遵哉！

循法：首见于《史记·扁鹊仓公列传》："蛲瘕为病，腹大，上肤黄粗，循之戚戚然。"次见于《素问·方盛衰论》："按脉动静，循尺滑涩，寒温之意，视其大小，合之病能"；《灵枢·周痹》："故刺痹者，必先切循其下之六经，视其虚实，及大络之血，结而不通……"

按法：《内经》、《难经》二经用之较多见。如《素问·脉要精微论》："知内者按而纪之，知外者，终而始之。"《素问·举痛论》："或痛甚不可按者，或按之而痛止者，或按之无益者，或喘动应手者，或心背相引而痛者……寒气客于肠胃之间，膜原之下，血不得散，小络急引故痛，按之则血气散，故按之痛止。"《素问·调经论》："实者外坚充满，不可

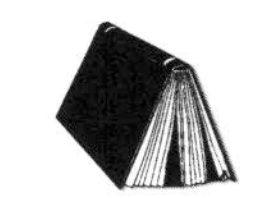

按之，按之则痛；……虚者，聂辟气不足，按之则气足以温之，故快然而不痛。”《灵枢·水胀篇》：“水始起也……足胫肿，腹乃大，其水已成矣。以手按其腹，随手而起，如裹水之状。”《难经·十六难》：“假令得心脉，其外证，面赤，口干，善笑；其内证，脐上有动气，按之牢若痛……假令得肝脉，其外证，面青，善洁，善怒；其内证，脐左有动气，按之牢若痛……假令得脾脉，其外证，面黄，善噫，善思，善味；其内证，当脐有动气，按之牢若痛……假令得肺脉，其外证，面白，善嚏，悲愁不乐欲哭；其内证，脐右有动气，按之牢若痛……假令得肾脉，其外证，面黑，善恐欠；其内证，脐下有动气，按之牢若痛……”

扪法：如《素问·举痛论》：“视而可见，扪而可得……视其主病之脉，坚而血及陷下者，皆扪而可得也。”《素问·离合真邪论》：“必先扪而循之，切而散之。”《灵枢·师传篇》：“《本脏》以身形支节䐃肉，候五脏六腑之大小焉。……谁可扪循之而后答乎？”

推法：如《素问·脉要精微论》：“阳气有余为身热无汗，阴气有余为多汗身寒，阴阳有余则无汗而寒，推而外之，内而不外，有心腹积也。推而内之，外而不内，身有热也。推而上之，上而不下，腰足清也。推而下之，下而不上，头项痛也。”

《内经》对腹诊之腹证的记述虽多，但大多列入某一疾病的症状之中，如《灵枢·邪气脏病形篇》所载五脏之积：心之积“伏梁”，肝之积“肥气”，肺之积“息贲”，脾之积“膈中”，肾之积“奔豚”。这些，对其症状体征的描述比较简单。《内经》对腹诊之腹证论述尚有痛证、疝、癥瘕、痹、内痈、水肿、胀满、积聚……而《难经·五十六难》补充更

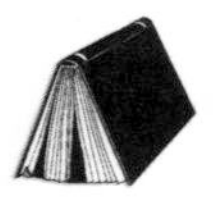

为具体，如“肝之积，名曰肥气，在左胁下，如覆杯，有头足；久不愈，令人发咳逆痻疟，连岁不已……心之积，名曰伏梁，脐上起，上至心下，大如臂；久不愈，令人病烦心……脾之积，名曰痞气，在胃脘，覆大如盘；久不愈，令人四肢不收，发黄疸，饮食不为肌肤……肺之积，名曰息贲，在右胁下，覆大如杯；久不已，令人洒淅寒热喘嗽，发肺壅。肾之积，名曰贲豚，发于少腹，上至心下，若豚状，或上或下，无时；久不已，令人喘逆，骨痿，少气……”上述“如覆杯，有头足”，“大如臂”，“覆大如盘”，“覆大如杯”，“若豚状，或上或下，无时”……虽列其病的一个症状，但这些症状确系腹证，而这些腹证是通过腹诊之手法“循、扪、按、推”而得之谓也。

宗上经旨，欲辨腹证者，宜思腹诊之法矣；以知患者之生死，病之轻重，莫切于诊腹；欲识其法，先须知平人之腹象，然后推考诸般腹证、腹象，朝夕用工揣摩，则必得其精微，不可忽略模棱自矜。此乃学得腹诊之要必以之谓也。

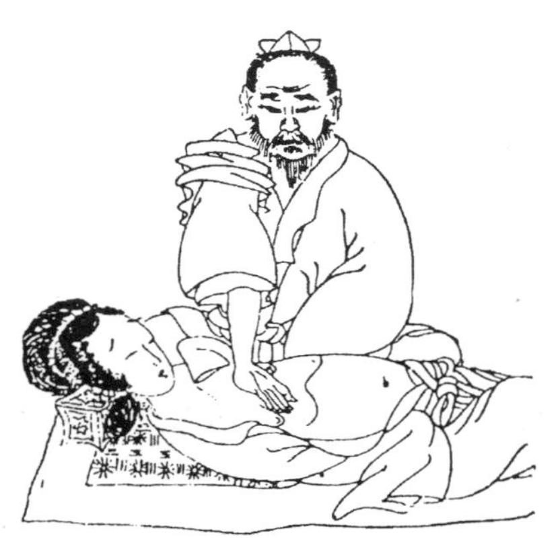

图 5　覆手压按法并揣循法

1. 覆手压按法

如图 5 所示，医者以右手掌覆于患者之胸腹，五指微浮起，先徐徐循抚胸上二三次，然后抚摸腹部。诊时手掌轻轻随患者呼吸行之，无碍其气，再渐渐重压，

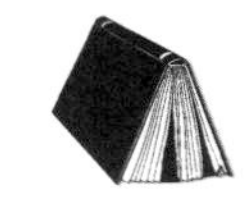

左旋右还，候胸腹内之静躁，诊肌肤之滑涩润燥。《诊病奇侅》曰：“凡按腹专尚左手，右手亦非不可，唯使左为佳，先将左手掌上齐鸠尾，鱼际肌当右肋端，掌后侧肉当左肋端，指根肉当中脘，始轻轻按过，渐渐重压，三肉进推，左旋右还，按动无休，不宜少移，良久掌中与腹皮相合摩，其间似热非热，温润似汗为度。如是则掌下腹里，滞结之气，融合解散，莫不犹开云见日也。唯以久按，静守半时许为妙。若夫苦手温和掌，可谓贤者之富贵矣。然此，因系于天资，非可强求。”

2. 三指深按法

如图 6 所示，医者以右手食、中、无名指之侧，微微推按腹皮，审候凝滞、结聚。若深按有结聚，辨其大小以及痛与不痛；如按有微小之征，再以中指深按之，或以三指直立深探以察腹底之候。《腹证奇览翼》曰：“以右手食、中、无名指之侧，上自缺盆起，逐渐移于右肋骨之间细探之……沿左右季肋，乃至章门，返回胃脘边至脐，探按左中右几行始于任脉，二行三行及两肋下，章门下行而按之……按少腹左中右，亦同前……”

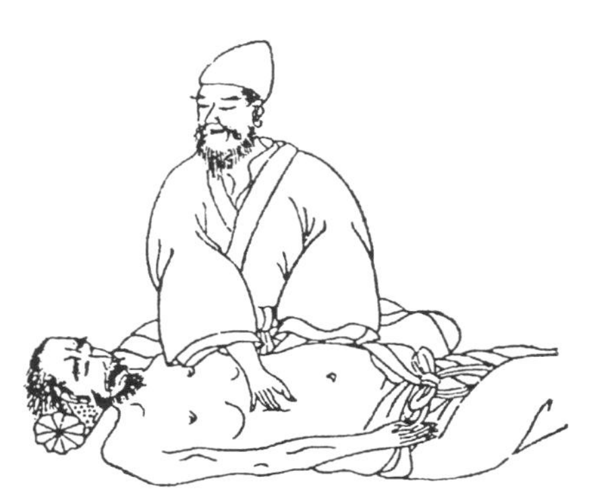

图 6　三指深按法

3. 操作方法（下手顺序）

患者姿态，宜仰卧伸展之体位。《诊病奇侅》如下记述，病人仰卧，两腿伸直，两手附于大腿之两侧，待其安静后，

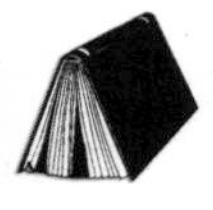

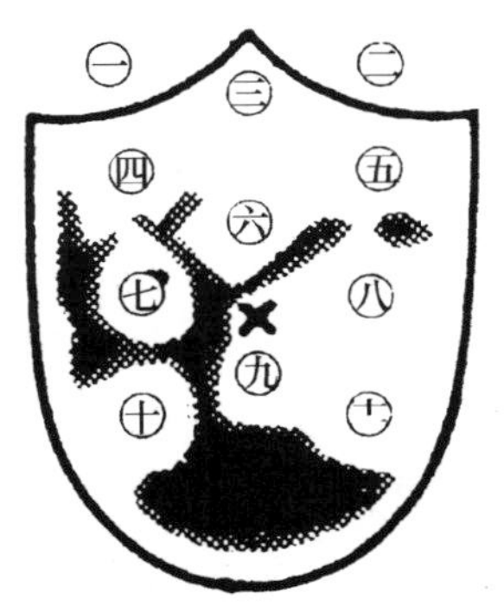

图 7　胸腹部按诊部位顺序

医者可施腹诊之术。医者既严肃又表示亲切，使患者心平气和，待之以诊。医者之位，左侧位以右手诊察之，或右侧位亦为宜，如少腹急结证之诊察，以右侧位为方便，为此，医者之位以各自习惯而行之。腹部全体观察，宜按腹部各个部位顺序诊之（见图7）。此者，诊腹壁各个部位之厚薄、硬软以及弹力判断。以下九条，均如图 7 所示。

①心下（心窝）（三）、脐旁（六、九）者，按诊时，手略微停止少许，以候动气（动脉之搏动）和腹部动悸之判断。

②心下（心窝）（三），以食指、中指、无名指三指按压，触之抵抗之有无，再以略加力，以候有否压痛，此者，诊心下痞硬之有无是也。

③右、左之季肋部（四、五），以三指尖按压之，候抵抗之有无，如有抵抗，再少许加力按压之，方能触诊之有无明显压痛。此者，诊胸胁苦满为之易得，此时如有压痛，再以食指或中指一指于腹侧压迫之，胸胁苦满则显现。

④腹壁之右半分处（四、七、十）以及左半分处（五、八、十一），上下移动按压之，以候全腹壁状态和腹直肌之紧张程度（腹皮拘急）之有无。

⑤以腹直肌之走行，从上至下按寻之，以候脐之凸凹，脐右及左斜三横指处，诊腹壁之抵抗有无，如少许用力压迫之，

判断压痛之有无。此者，诊瘀血（少腹硬满，少腹急结）。

⑥按压腹壁正中，由脐向下（九）以下，脐之上（六），以诊软弱之有否，尤以正中线处之纺锥状部分，如有软弱者，则为脐下不仁（少腹不仁）是也。

⑦尤其以指尖（三指尖）叩鸠尾至脐处。

⑧以指尖（三指尖）叩打鸠尾至脐处之腹壁，如有吧唧吧唧啪嚓啪嚓之声，为振水音，乃胃内停水也。

⑨以平手轻抚摸上腹部，感有椭圆形者，考虑为心下满，心下微满。

以上摘译于《大塚敬节全集》第五卷。

⑩小川新氏绘制腹诊部位图（如图8），耻骨周围处，两侧鼠蹊上部，叩两侧腹按诊所见，以诊瘀血否，应予留意之。再者，心下部之心下和胃上应分别之。

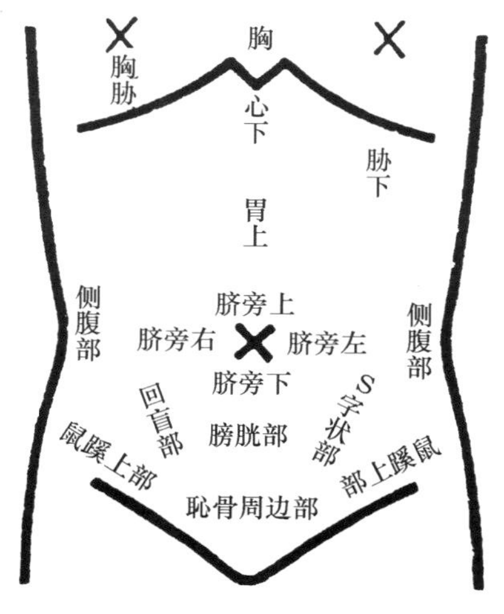

图8 小川新氏绘制腹诊部位

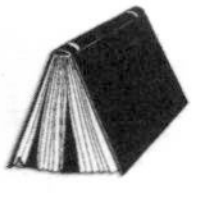

⑪小川新氏腹之肌肉触诊法如图 9 所示，以平手扶寻之滑涩，按诊腹之表皮，用食指、中指和无名指三指，首以 30 度角度压腹壁以诊皮下组织，再以三指 60 度角度轻压皮下组织之筋膜和肌鞘，以诊浅层肌肉之紧张或迟缓之状态。腹腔内触诊法如图 10 所示，着患者曲膝，以三指直角触压腹壁，以诊腹腔脏器。

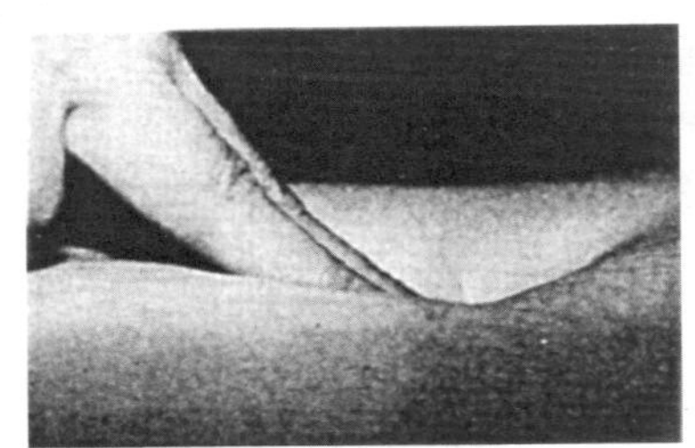

图 9　腹之肌肉触诊法

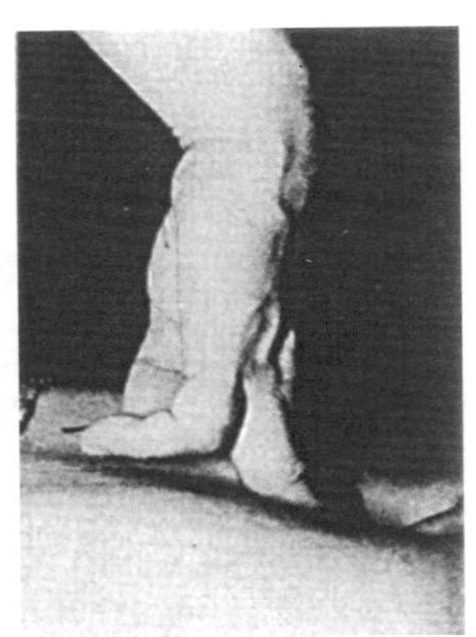

图 10　腹腔内触诊法

4. 腹壁振荡法

医者以拳（右或左）断续对腹壁加压力，使其振荡之，以候心下（心窝）之振水音之方法是也。此者诊胃内是否有停水者，其法如图 11 所示，轻握手为拳，且直腕，以拳之小指，柔软之肌肉在患者腹部轻轻叩打之。此者，宜使患者情绪安定，下肢曲膝，腹壁松弛，其顺序行剑突——脐中——少腹叩之，以求是否有振水音。

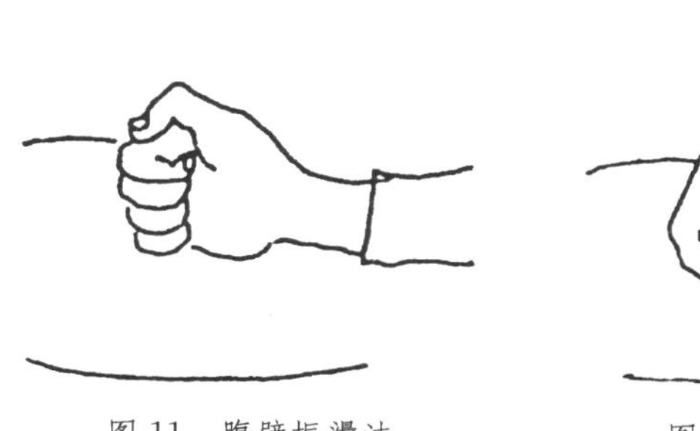
图 11　腹壁振盪法

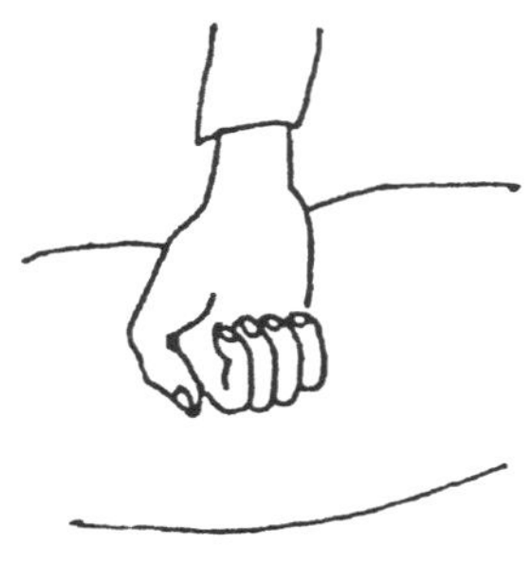
图 12　打诊法

5. 打诊法

此法乃非古之传统腹诊法，现代汉方家多以行之方便顺手之腹诊法。此者如图 12 所示，右手握拳，第二节指之中、无名、小指尖轻叩腹壁。以此法可判断以下三种腹证，候患者之腹满，诊之是否为鼓肠（里急）；腹壁之虚证者，主诉腹痛者，以补充前述之振盪法之不足，以候胃下垂之程度。显著者为胃下垂，腹之虚证是也；或见腹壁紧张者，亦为显著之胃下垂症。

上述之各部腹诊之操作手法，为比较常用之手法，但因医者派别不同，师承有异，故汉方腹诊法形形色色，各有不同之操作方法，学者宜酌之为要。

七、辨腹证

凡腹证者，人有体之肥瘠，气之虚实，皮肤之润燥，肚腹之大小，男女少小壮老之异，不可不熟察哉。其诊详明阴阳之为难，阴阳者何也，人之腹状有二象焉。阳腹

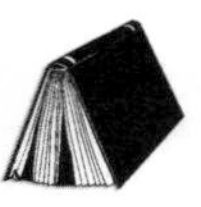

者，大抵皮肤固密不粗，筋经端正，细理条长，胃经两行隆起作堤，左右均分，下及脐旁，任脉微洼至脐，按之有力，扪之不拘挛，少腹充实，肥腻为凝脂，温润如抚玉，肢肉敦敦，血色洁净，不肥不瘦，清阳布扬，浊阴归腑者，名曰阳腹。其如是也，形与气相任，体与象相应，无疾而寿，即是丈夫之腹也。阴腹者，阳腹之反是也。抚之缓慢，按之如囊，形状横广，坦坦平衍，两行不起，筋经不端正，脐旁软弱，便便无力，摩之如薄皮着手者是也，但在女子则为常而不妨也。

经曰："太阴之人，少阴之人，太阳之人，少阳之人，阴阳和平之人。"唯有血气多少之别，腹象亦复如此也。又曰："清阳实四肢，浊阴归六腑。"故手足者属气而阳也，脏腑者属血而阴也。是以腹候为要，四肢充实，肚腹小理者良，即上所谓阳腹之候，无病之人也。又曰："形与气相任则寿，不相任则夭。"盖肥腻之人，气血充实，皮肤固密，气象必快活优长，而腹宽大也，是乃形体与气血相应者，亦无病之人。

上述之论，乃平人之腹和病人之腹之概略也，临证宜详辨腹证，即腹诊之所见，现分述如下。

1. 腹壁膨满

腹壁膨满是肠内充满气体或粪便停滞或因腹水而引起之腹证。全腹膨满为腹满，局部膨满有心下满（心下微满）、少腹满、少腹硬满、少腹肿痞、肠蠕动不安。

①心下满（心下微满）：因胃或大肠食滞而充满。如图13所示，一般指上腹部紧张，即觉有膨满或胀感。诊者手轻按之，皮下有圆形膨满状态。成人之腹，下腹比上腹膨满

为佳，反之为疾。心下满，以实证居多。此者，尚有心下微满之腹证。

②少腹满与少腹硬满：因下腹部之小肠、大肠、膀胱气滞，或便秘或尿滞留或瘀血而充满。少腹满，为下腹部膨满；少腹硬满，除下腹部膨满外，尚有抵抗感，此为瘀血证或尿闭证。

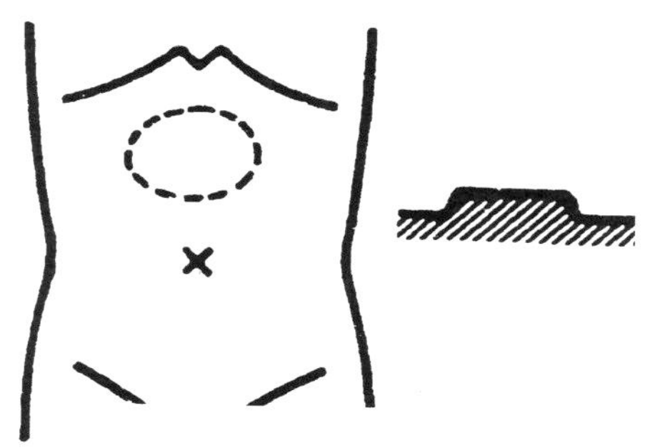

图 13　心下满

③少腹肿痞：下腹部小肠、大肠、腹膜等气滞或便积滞，亦或炎症亦或肿瘤发炎之故而充满。

④肠蠕动不安：胃或大肠，尤以胃下垂、胃扩张发生而充满。

2. 腹壁紧张度

腹壁紧张度有紧张与松弛之分。腹壁紧张，于季肋部有胸胁苦满、胁下硬满，于心下部有心下痞硬、心下支结、心下痞坚、心下痞、结胸，于腹直肌有里急、腹皮拘急，于下腹部有少腹急结、少腹拘急。腹壁松弛有全腹壁松弛，松弛于心下部则心下软，松弛于下腹部则少腹不仁、脐下不仁。

①胸胁苦满：如图 14～16 所示，为自觉胸胁、季肋部痞塞充满，或苦满感，即所谓胸胁处有填满、困闷之感觉。如和久田寅叔虎之意：胸胁者，里之位也，若邪气迫之，水饮聚则苦满。苦者，讹受之意也；满者，膨胀之意也。他觉为两肋有抵抗压痛。一般以指压肋弓下缘，有抵抗感，即所

谓医者以拇指反复触及胸胁处有抵抗时，患者则觉得窒息喘不上气的苦痛感。此证属于柴胡证，诊胸胁苦满之手法如图 17 所示。

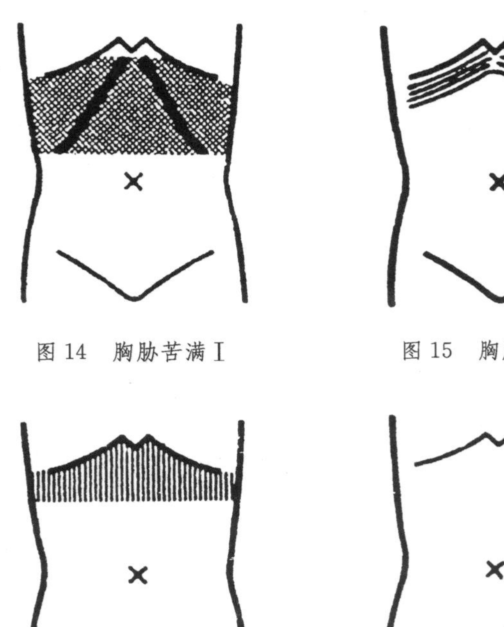

图 14　胸胁苦满Ⅰ

图 15　胸胁苦满Ⅱ

图 16　胸胁苦满Ⅲ

图 17　诊胸胁苦满之手法

②心下痞硬等：心下痞，为心下即胃脘部痞闷堵塞之自觉症状，他觉则为心下部之腹壁紧张。心下痞，无抵抗压痛，有振水音者，多为虚证；心下痞硬，除上述自觉症状外，按之坚硬有物，并有抵抗压痛，此多为虚实夹杂，心下痞硬分痞坚、坚硬、石硬、坚满之别（见图 18、19）。

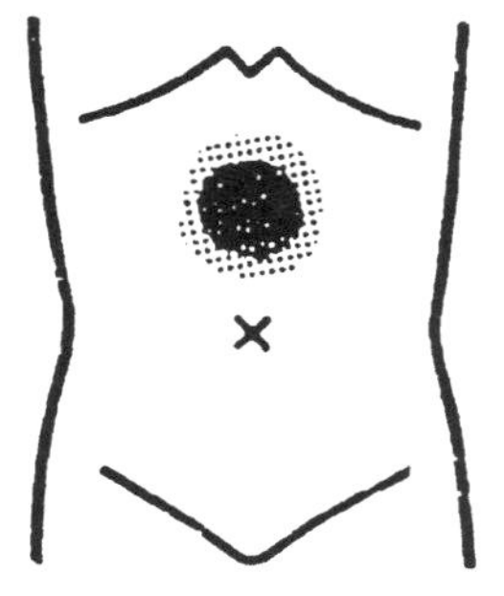
图 18　心下痞硬

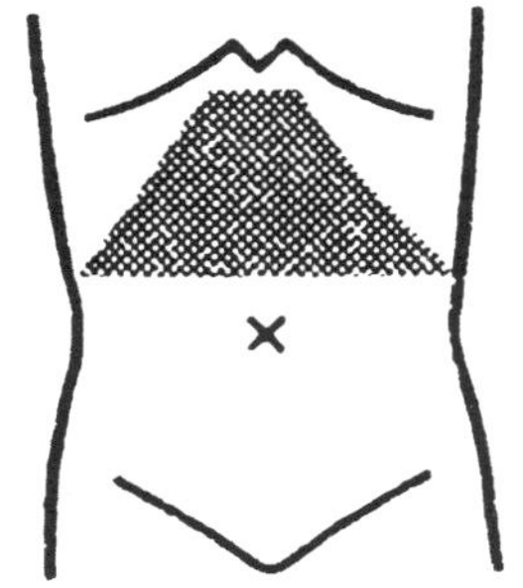
图 19　心下痞坚

③腹皮拘急：中医原典无此词，但《金匮要略》有虚劳里急之词，如曰“虚劳里急，悸，衄，腹中痛，梦失精，四肢酸疼，手足烦热，咽干口燥，小建中汤主之”中之“里急”，日本汉方腹诊家理解为腹皮拘急。尾台榕堂氏著之《类聚方广义》认为“里急”者，即腹皮拘急之谓也；吉益东洞氏则理解为“二根棒”，《腹证奇览》曰“腹皮拘急者，其状如纵横之绳索，按之不滚动，如打弓弦”，《汉方诊疗医典》所言之为腹直肌紧张，此多为虚证（见图 20、21）。

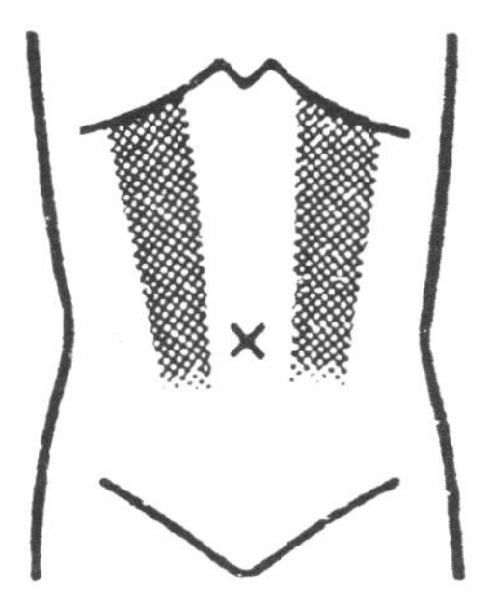
图 20　腹皮拘急Ⅰ

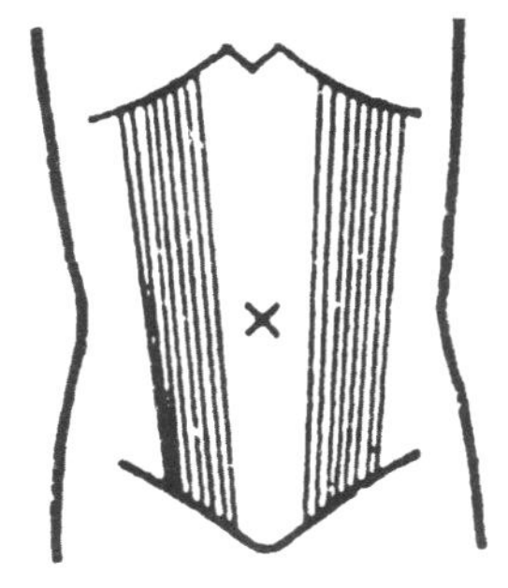
图 21　腹皮拘急Ⅱ

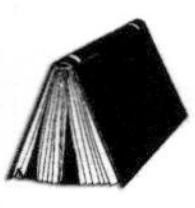

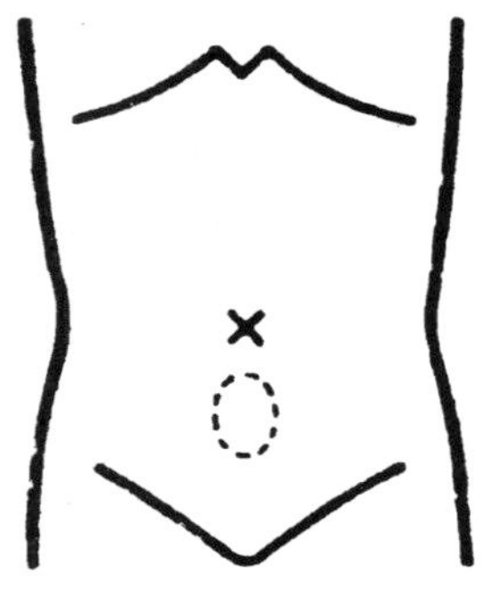

图 22　少腹不仁

④少腹不仁：如图 22 所示，指下腹壁紧张度软弱，且有麻痹之含义。按之下腹空虚无力感，其皮肤又处于知觉麻痹状态。此属肾气虚证，为八味丸证。

3. 腹部深在性变化

腹部深在性变化是由抵抗、硬结、肿块而所致之压痛、腹动、腹鸣、振水声（心下有水气）、少腹拘急。瘀血腹证亦为腹部深在性变化，多发生于脐旁或脐下，诊腹时，有抵抗，压痛阈，尚能触索状物、肿块等。

①脐下坚块：《腹证奇览・大黄牡丹皮汤证》述曰：脐下有毒，若按之则痛者……所谓经闭、血块之类，或乳岩……勿问何证，脐下有坚块按之而痛者，皆属此证；吉益东洞氏认为少腹坚块，不只脐下，脐之斜下左右或脐旁均可发生之；浅井秘玄之《腹候书》述之明确，脐下坚块即瘀血块，其块如敦状，乃多发于妇女，如按脐上微有动气，血块已成。此证产后恶血留滞，或经水残留而生血块，发无定处，或左或右，久则生脓血，少腹痛甚，手不可近……（见图 23）。

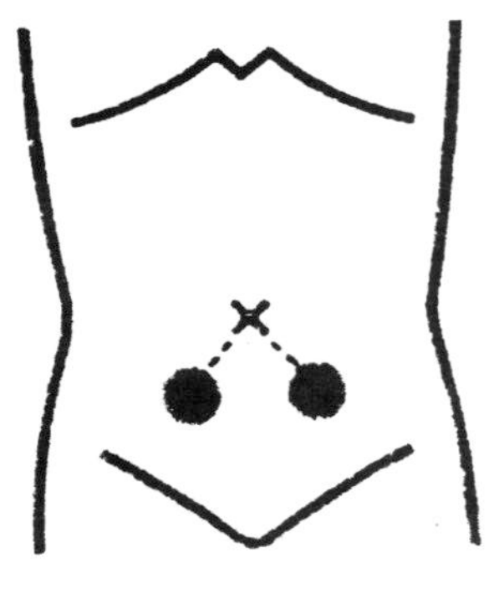

图 23　脐下坚块

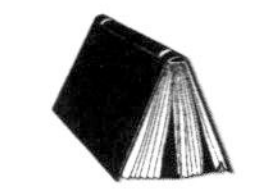

②少腹肿块：如图 24 所示，腹中按之软而膨满有物，其状如鸡子壳浮于水中，按之即沉，手起则即浮；其数一二枚，或五六枚；小便畅，大便反硬；其块在脐下或脐旁，或阴门或阴茎周围；其腹满，其人言“我满”等。吉益东洞氏释之谓，瘀血者，少腹旁有肿物，此乃毒也，故少腹硬满，小便畅，或腹不满，但其人曰“我满”；又脐下有毒而致痛，经水不利，滞而成块也。

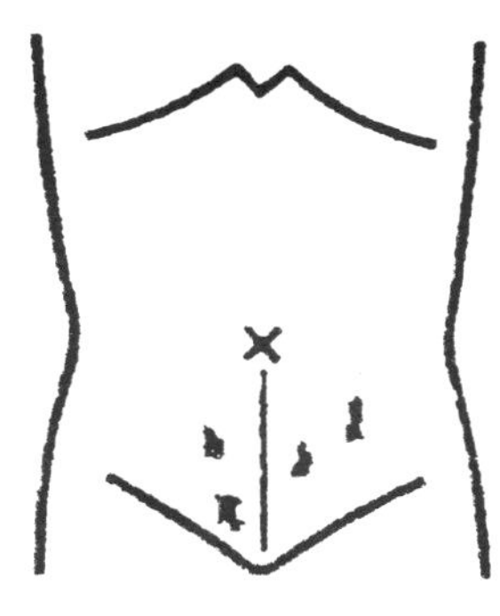

图 24　少腹肿块

③少腹拘急：多发生于少腹左侧肠骨肌处。对擦过性压之，感有急迫性疼痛，触之常有条索状物。诊腹时，患者有曲膝动作，并诉有疼痛，此多为瘀血证。和久田寅叔虎述少腹急结：“右脐旁由天枢边之上下处，以手按之，在二三之间深按则触之有结，再重按则痛甚，且痛引上串之（见图 25、26）。”

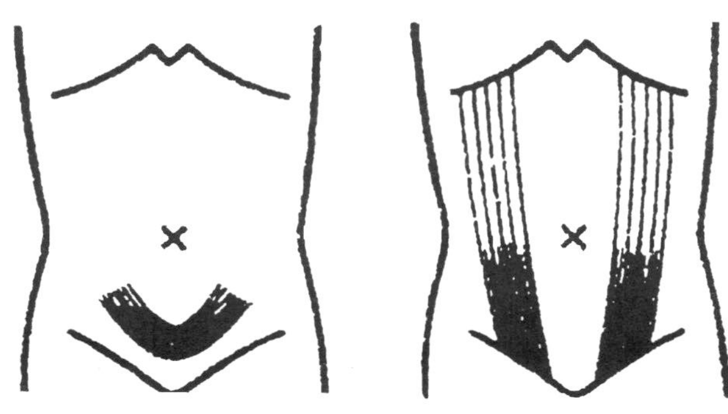

图 25　少腹拘急Ⅰ　　图 26　少腹拘急Ⅱ

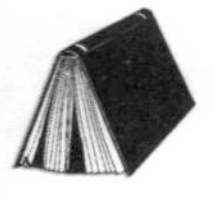

4. 虚里动

《素问·平人气象论》曰："胃之大络，名曰虚里，贯鬲络肺，出于左乳下，其动应衣，脉宗气也。盛喘数绝者，则病在中；结而横，有积矣，绝不至曰死。乳之下其动应衣，宗气泄也。"故腹诊必先诊虚里动否。人之生以胃气为后天之本，"虚里为胃之大络，元气之表旌，生死之分间也"，故虚里之动否，可辨病之轻重。其动在左乳下，按之应手，动而不紧，缓而不迫者，宗气积于膻中，此为常也；其动洪大而弹手，上贯膻中，气势及于缺盆者，宗气外泄，诸病有此候者，为恶兆也；若虚里动数而时绝者，病在胃中之候；若动结涩者，内有癥瘕之候；凡此大动者，欲绝而不应者，俱胃气绝也，亦为凶兆是也。

5. 诊五脏

汉方腹诊家，根据《内经》、《难经》有关论述五脏之经旨应用于腹诊中，借以候腹之虚实。

①诊心：《素问·脏气法时论》曰："心病者，胸中痛，胁支满，胁下痛，膺背肩胛间痛，两臂内痛，虚则胸腹大，胁下与腰相引而痛。"《灵枢·本脏篇》曰："无髑骬（髑骬 hegan：同曷干、髑骭。指蔽心骨，即胸骨剑突。《灵枢·骨度篇》："缺盆以下至髑骬长九寸。"张志聪注："髑骬，骨名，一名尾翳，即鸠尾骨也。"张景岳注："鸠尾，蔽心骨也。"鸠尾穴别名，出于《针灸甲乙经》，属任脉，位于正线脐上七寸——编译者注）者，心高；髑骬小短举者，心下濡；髑骬长者，心下坚；髑骬弱小以薄者，心脆；髑骬直下不举者，心端正；髑骬倚一方者，心偏倾也。"《灵枢·九针十二原篇》曰："膏之原出于鸠尾，鸠尾一。肓之原出于脖

肤，脖肤一。”故心病者，腹诊需候鸠尾。轻按而无动气者，心坚之候；轻按有动气，重按其动无根者，心虚之候；手下跳动，重手却无根者，触物惊心之候；心下动气，牵脐间者，心肾兼虚；心下有动气，身自如摇者，心神衰乏之候；心下有积聚不动者，属痰饮，连其右胁无形者，属食积，其动者，虫积、癥瘕之类；一切久病，周腹柔虚，痞块卒冲心下者，不治之候；一切痛在下部者，动气乍见心下，或心痛如刺，呃逆呕秽者，难治之候。

②诊肝：《素问・脏气法时论》曰“肝病者，两胁下痛引少腹，令人善怒，虚则目䀮䀮无所见，耳无所闻，善恐如人将捕之……气逆则头痛，耳聋不聪”；《灵枢・经脉篇》曰：“其经布胸胁。”故肝病者，腹诊两胁，轻按胁下，皮肉满实而有力者，为肝之平。两胁下空虚无力，为肝虚、中风和筋病之候。据《诊病奇侅》载：“男子积在左胁者，多属疝气。女子积在左胁者，多属瘀血。动气在左胁者，肝火亢也。”

③诊脾：《素问・脏气法时论》曰“脾病者，身重，善肌肉痿，足不收，行善瘈，脚下痛，虚则腹满肠鸣，飧泄，食不化”；《难经・四十四难》曰：“太仓下口为幽门，大肠小肠会为阑门。”此为传送幽阴，分阑化物，输当脐下一二寸之分，名曰下脘水分，胃气之所行也。故此分间，为腹诊脾胃之盛衰。脐上充实，按之有力者，脾胃健实之候；脐上柔虚，按之无力者，脾胃虚损之候；脐上虚满，按如囊水者，胃气下陷之候。

④诊肺：《素问・脏气法时论》曰“肺病者，喘咳逆气，肩背痛，汗出，尻阴股膝髀腨胻足皆痛，虚则少气不能报

息，耳聋嗌干”；《素问·刺禁论》曰：“膈肓之上，内有父母者。”心肺之谓也，故胸者，肺之候；轻摩胸上，腠理枯腊而不密者，肺虚之候；左右膈下柔虚，随手陷者，胃气下陷，肺气大虚之候，其人多为短息。

⑤诊肾：《素问·脏气法时论》曰“肾病者，腹大胫肿，喘咳身重，寝汗出，憎风，虚则胸中痛，大腹小腹痛，清厥，意不乐”；《难经·六十六难》曰：“脐下肾间动气者，人之生命也，十二经之根本也。”故按脐下和缓有力，一息二至，绕脐充实者，肾气之足也。一息五六至属热；手下虚冷，其动沉微者，命门之火虚也；手下热燥不润，其动细数，上支中脘者，阴虚之动也；按之分散，一止者，原气虚败之候；吐血、咯血动甚而溢中脘者不治，虽愈而复发。

6. 候六腑

①候胃：《难经·三十五难》曰“胃者，水谷之腑也”，故其病也，如《灵枢·邪气脏腑病形》曰：“胃病者，腹䐜胀，胃脘当心而痛，上肢两胁，膈咽不通，食饮不下。”夫腹者，乃胃肠之郛郭（郛 fu：古代在城的外围加筑的城墙。郛郭者，外城是也——编译者注）也，胃脘在鸠尾内，正当心处，胃病则䐜胀，故按之则当心而痛。上肢，心肺之分，两胁，肝之分也。食入胃散精于肝，浊气归心，输布于肺，故胃病则气逆而不能转输，是以上肢两胁，膈咽不通，食饮不下也。

②候大肠：《难经·三十五难》曰“大肠者，传泻行道之腑也”，故其病也，如《灵枢·邪气脏腑病形》曰：“大肠病者，肠中切痛而鸣濯濯，冬日重感于寒即泄，当脐而痛，不能久立。”夫大肠者，乃传道之官，故病则肠中切痛，扪

之则鸣濯濯；阳明秉清室之气，故冬日重感于寒即泄，按之则当脐而痛；大肠主津液，津液者淖泽注于骨，故按之则胀满，病不能久立也。

③候小肠：《难经·三十五难》曰“小肠者，受盛之腑也”，故其病也，如《灵枢·邪气脏腑病形》曰：“小肠病者，小腹痛，腰脊控睾而痛，痛窘之后，当耳前热，苦寒甚，若独肩上热甚，及手小指次指之间热。”夫小肠之病，因小肠近小腹之内，后附腰脊，下连睾丸，故按之少腹而痛，腰脊控睾而痛；痛窘之后，病腑气而痛窘而欲去后也。小肠脉自手外侧出踝中，上臂出肘后端，出肩峰，绕肩胛，交肩上，故耳前热，或耳前寒甚，或肩上热甚，及手小指连及次指之间热。

④候三焦：《难经·三十一难》曰“三焦者，水谷之道路，气之所终始也”，故其病也，如《灵枢·邪气脏腑病形》曰：“三焦病者，腹气满，小腹尤坚，不得小便，窘急，溢则水留即为胀。”夫三焦者，下约膀胱，为决渎之腑，故病则气不输化，是以扪腹气满，少腹按之坚，不得小便；不得小便则窘急而水溢于上，留于腹中而为胀。

⑤候膀胱：《难经·三十五难》曰“膀胱者，津液之腑也”，故其病也，如《灵枢·邪气脏腑病形》曰：“膀胱病者，小腹偏肿而痛，以手按之，即欲小便而不得，肩上热。”夫膀胱病者，腑气病也。故小腹按之痛，而不得小便也。

⑥候胆：《难经·三十五难》曰“胆者，洁净之腑也”，故其病也，如《灵枢·邪气脏腑病形》曰：“胆病者，善太息，口苦，呕宿汁，心下澹澹恐人将捕之，嗌中介介然数唾。”胆病，盖以胆气之虚也。嗌中介介然有声，且数唾，

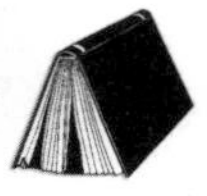

以胆之有邪也。

7. 辨脐

汉方腹诊家领悟《难经·六十六难》："脐下肾间动气者，人之生命也，十二经之根本也，故曰原。三焦者，原气之别使也，主通三气，经历于五脏六腑。原者，三焦之尊号也，故所止辄为原。五脏六腑尽有病者，皆取其原也。"其中之"原气"者，即原气于腹，以脐候之，故云脐为原气之所。此者何也？乃当其人之"中分处"为神阙（脐）也。即脾胃居中焦，而脐也相当于人之"中分处"，所以原气以脐候之，此脐作为原气之所故也。

上述脐相当于人之"中分处"也，此乃印证《素问·六微旨大论》："天枢之上天气主之，天枢之下地气主之，气交之分人气从之，万物由之。"其中之"气交之分"即天地云，则天气降而地气升，气交之处脐也。此者又为何也？此乃人之脐在中分气交之处，心中之阴气下降，肾中之阳气上升，其升降一气廻合之原气是也。即所谓脐乃天地心肾之气合枢之要处也，且脐之两旁又为天枢也，是故脐之周围腧穴，均为候诊原气盛衰之处谓也。

荻野台州曰："脐者，通五脏，为真神往来之门也。故名之神阙，脐对当于肾，如南北极是也。凡脐者，深大而坚固，上下左右推之不移，轮廓约束者，是为真神安全（虽有大病，亦可治也，但暴病非此例）。"

福井枫亭曰："脐浅小者，不尽是短命，但以坚固不动移者，为吉。四十岁以上者，或动移，右推则右移。病人如此，则必死；老人如此者，则无害。此人精气衰以顺序之故也。脐上轮廓者，腹皮相聚为轮，如小酒杯之底为廓。其轮廓坚固者，真元气强也。通常轮廓独坚，轮廓全而脐不动移者，真元气全也，虽患大病而不死。”

和田东郭曰：“凡诸病诊神阙者，其应不浮泛，重按之则沉实而小者，实也。虚甚者，则反之。实者服下剂而不得其中亦无大害，尝欲用攻下之剂，宜诊神阙以考定焉。神阙气口水分之动，脉皆不可不诊焉。诊之用指尖。”

8. 动气

候腹而动应手者，大抵邪气之动也。在鸠尾下，或右胁，或左胁，其动气今日有而明日止，或移他处，或静然而止者，此乃邪气离去也。……若按之，腹势无维持之力而柔者，邪气即去而元气亦脱也。……凡初次候腹，必察邪气移于上下左右否。其邪气应手在何处，其后候腹，再察其邪气易其处否，其邪去否，气动益强否。能分别记清，即易施治。动气止者，邪气离也。左动转于右，右动转于左者，亦邪气离也。可因邪气之离，以定其死生吉凶（浅井南溟）。

动与悸有别也。动为本，悸为末。动有形，悸无形。悸必由动而发，故二者相连而称动悸。然而，有动者，未必有悸，故动与悸又有别，其证候不同，且动者，动脉之根本。证曰：“脐上抽搐者，肾气动也……动在脐上者，为癥痼害……悸者之为病也，其发作出有三：曰心中、曰心下、曰脐下，而证不一。”现代汉方医家之谓，腹部动悸，为腹大动脉搏动之表现。动而应手，腹满充实者，触之难；腹乏力而陷没者，动悸多显著。动悸静者，善候；反之为虚候或恶候。

①心下悸：心下有痰饮水气，按之逆满，气上冲胸（见图 27、28）。

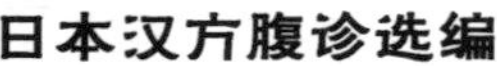
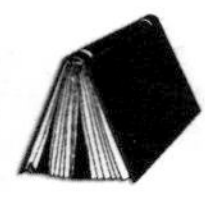

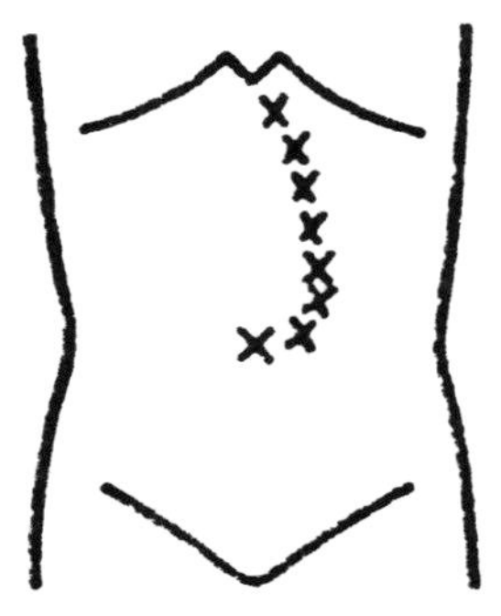
图 27　心下悸

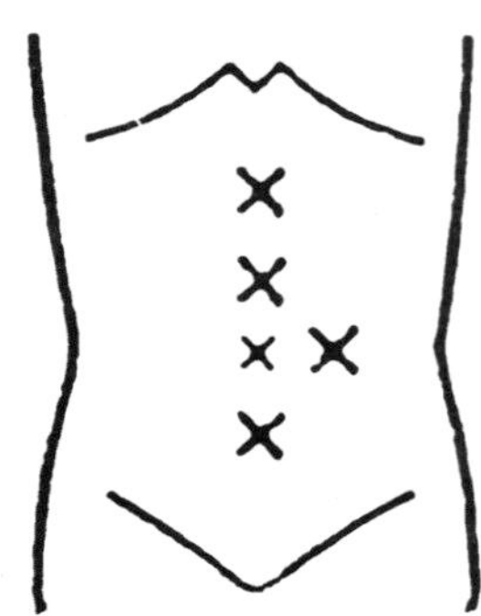
图 28　心下悸·脐下悸

②脐下悸：其动软，按之即陷下者，为肾虚；其动按之陷而痛者，为肾水不足（见图 28、29）。

③水分动：如图 29 所示，其动在脐下，属肝肾虚，水气停留。

④肾间动：又称脐中动、脐下丹田动、气海动，属肾虚证（见图 30）。

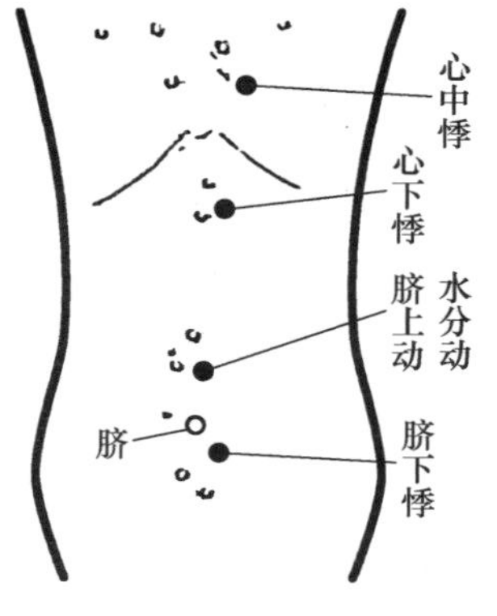

图 29　水分动·脐下悸

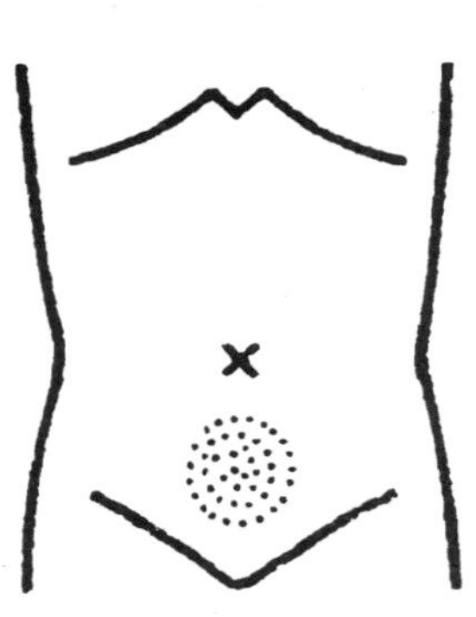
图 30　肾间动

⑤脐旁大动悸：如图 31 所示，肝木虚，痰火旺。

⑥里急（蠕动不安）：《腹证奇览·大建中汤证》曰："蛇式或鳗式游走于腹中，其头所在之处痛，尾处亦觉痛。"此者出于《金匮要略·大建中汤》："……腹中寒，上冲皮起，出见有头足，上下痛而不可触近（见图 32）。"

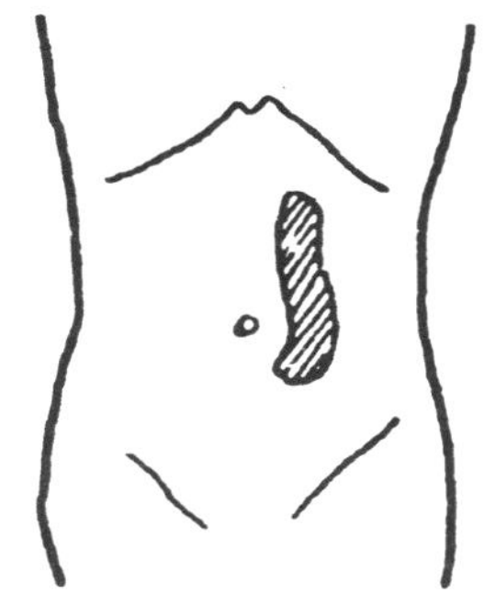

图 31 脐旁大动悸

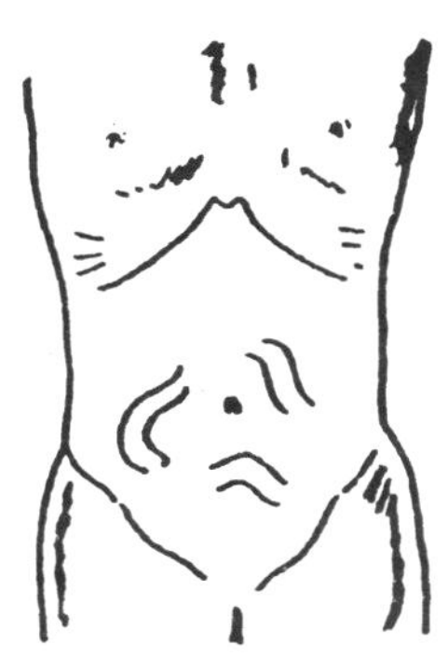

图 32 肠蠕动不安

9. 视背

背部之见证，如项背强、颈项强、头项强痛（见图 33）、肩背拘急（见图 34）等，此乃经络行背，即太阳膀胱经行走之经络，故脏腑腧穴（见图 35）异常，触诊则可察知诸脏腑异常之有无。如浅田宗伯氏曰："缓病不可不必熟视背部，何则大概之在腹里也。经者，浮浅，重者沉深，其深重者，沉于腹底，凝于背里，故会背肉或陷或张，背骨或左曲，或右折，或突出高起，或痛或胀，是皆由癥之所倚推使然也。"

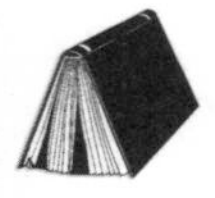

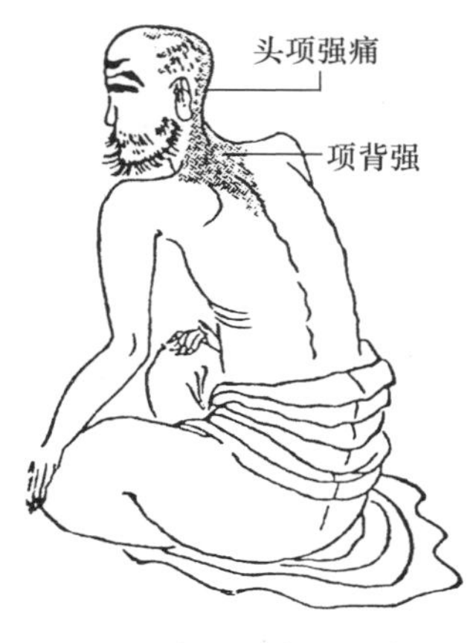

图 33　头项强痛、项背强

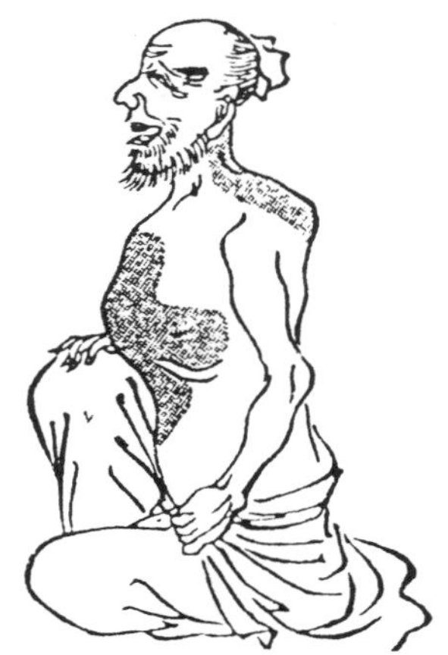

图 34　肩背拘急

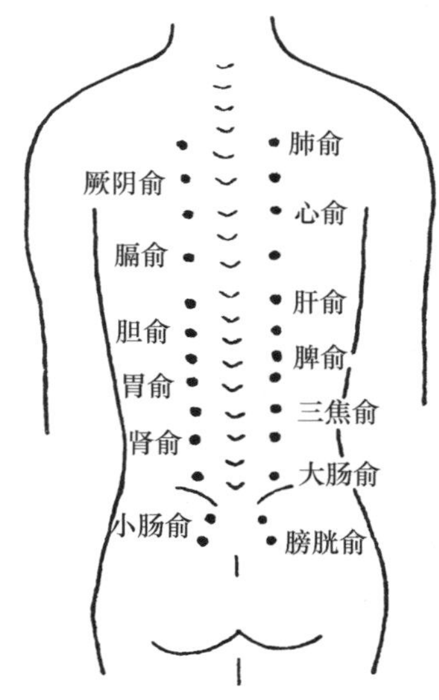

图 35　背俞

结 语

综上诸多之考证，具有汉学丰厚功底，造诣深渊的一批有志之士汉方医者，熟读精研《内经》、《难经》和《伤寒杂病论》以及其他中医古典医籍，领悟经旨要义，对中医学理论研究深获其内涵。在江户时代（1603～1868）展开了汉方学术争鸣，在百花齐放的形势下，人才辈出，著书立说，形成了汉方医界三大学派，即古方派（伤寒论派）、后世方派（金元四大家派）和间取两学派之长的折衷派（考证派）。从而把汉方医学发展，推至三足鼎立兴盛时期，随之一大批汉方论著书籍相继问世。

汉方腹诊发端于平安时代（794～1192），初始由按摩师、针师和其后室町时代（1333～1573）禅僧等开拓。继之，由江户时代汉方后世方派学者，经过研究《内经》和《难经》形成了“难经派腹诊”；江户时代由汉方古方派学者学习与研究《伤寒杂病论》衍生了“伤寒派腹诊”，借取上两派腹诊学术，又形成了“折衷派腹诊”。

汉方腹诊家们，在江户时代学术争鸣时期，著书立说，发展了汉方腹诊，并应用于临证。随之陆续撰写出 170 余部腹诊书籍，从而形成了汉方腹诊果实，真乃使国人敬而仰之哉。然而，这一大批腹诊书籍，虽为可贵之遗文，但正式刊行者，数量尚少，多为手抄本或为传抄本，或为手写本，且各家之论说相异。因门户之见，尚有秘而不传，可以意会，不可言传之戒，良莠不齐，杂乱无章者有之。是故诸腹诊家之立说纷纭，版本之杂，腹诊之意义不一，杂说繁多，自家之说秘而不言真情，又不采他家之长，因此，后人实难核对，腹诊之法更难于统一体系。

上述种种之情况，自江户中末期以来，至昭和时代，汉方再兴之际，乃至现代汉方医学界，都一再呼吁，统一汉方腹诊体系，创立“腹诊学”但一直未果。

汉方腹诊学术，尽管处于上述状态，但其主流，不论难经派腹诊、伤寒派腹诊，抑或折衷派腹诊，其理论所据和各派人物乃至其著作是极可寻的，各家腹诊之法是规律的。汉方腹诊流传至今，可谓独树一帜，不朽之作哉！既阐发《素问》《灵枢》和长沙经典旨奥之论理之酷，又应用于临证实践。现代汉方医界仍在继续应用腹诊服务于临证，但所应用之腹诊法，因其从学于汉方腹诊派系不同，其应用立论和手法则不相同。此者，虽为相异，但现代汉方医界临证诊断腹诊在望闻问切之切腹，仍为诊断之必行，且为常规立法不可缺者。

编译者认为：汉方腹诊，是祖国医学腹诊之花，在日本汉方结果之生态衍生之谓也，即所谓“墙内开花，墙外结果”是也。这个果实，虽不够成熟，但它是中日医学源远流长，学术交流的结果。日本诸腹诊家之学说和论证，以及临证操作方法，对中医诊断疾病，确有实用价值。因此，国人之医者，宜学习彼之长，补我之阙，重视腹诊，学习腹诊，应用腹诊，把他置于临证诊断手段之一，进而总结腹诊之理论和实践心得，在我中医腹诊和汉方腹诊现有成果的基础上，使之真正结为成熟之果，在祖国医学界广为应用，服务于临证，是乃国人寄以众望哉。

参考文献

1. 大塚敬节，矢数道明，清水藤太郎. 汉方诊疗医典. 南山堂，1980.

2. 大塚敬节. 腹诊考（1）（2）（3）. 日本东洋医学会志，1960，11（1）：13—17；（2）：27—31；（3）：22—28.

3. 长滨善夫. 东洋医学概述. 创元社，1961，128—140.

4. 细野史郎. 腹诊发生和传录. 中医の临床，1982，（3）：63.

5. 藤平健. 腹诊讲座. 东洋医学. 1983，（72）：117；（73）：12；（75）：107.

6. 矢数道明. 奥田多门和浅田宗伯. 汉方の临床，1990，（9）：37.

7. 山田广胤. 日本汉方腹诊. 汉方の临床，1975，（2）：32—42.

8. 中村昭. 腹诊总论及各论（作者不详）. 汉方の临床，1988，35（1）：167—172.

9. 中村昭. 五云子腹候论. 入日本籍明人の腹诊书. 汉方の临床，1988，35（9）：62—69.

10. 小曾户洋. 森家传来史料のにあたって之附录. 汉方の临床，1988，35（9）：50—53.

11. 户出一郎. 王宁宇五云子传. 矢数道明先生退任纪念《东洋医学论集》. 医圣社，1986.

12. 一刀齐. 医断. 和汉药，1961，（7）：103.

13. 矢数道明. 汉方治疗百话. 第二集，1965.

14. 富士川游. 日本医学史. 日新书院，1944.

15. 石原保秀校刊. 六诊提要. 和汉医学社，1935.

16. 石原保秀校刊. 诊病奇侅. 和汉医学社，1935.

17. 木下繁太郎. 汉方处方和腹诊. 株式会社，平成六年.

18. 大塚敬节. 东洋医学史. 帝都印刷株式会社，1941.

19. 南宫良三等. 汉方用语大辞典. 燎原出版社，1984.

20. 原桃介.《腹候要诀》解. 矢数道明先生悉寿纪念文集，1983.

21. 矢数道明. 汉方脉诊和腹诊. 汉方の百话第四集.

22. 小川新. 我之腹证研究. 日本东洋医学会志，1987，（4）：37.

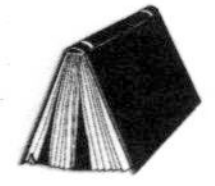

23. 池田政一. 小川流腹证之追试报告. 汉方の临床，1985，（3）：25—30.

24. 僧梦分. 针集秘诀. 盛文堂，1980.

25. 龙野一雄. 汉方医学体系. 汉方入门讲座. 雄浑社，1978.

26. 李文瑞. 日本汉方腹诊选编. 光明日报出版社，1990.

目　　录

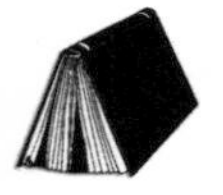

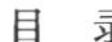
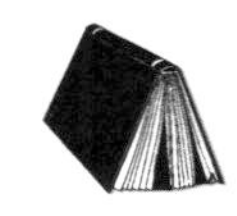

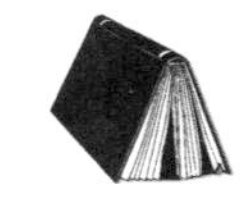

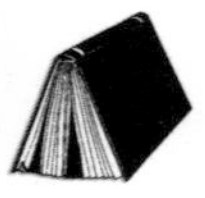

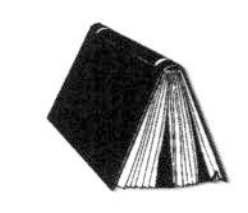

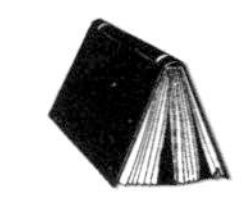

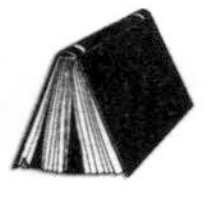

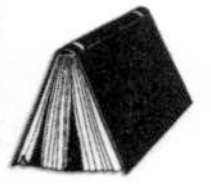

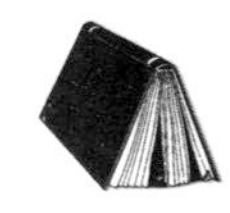

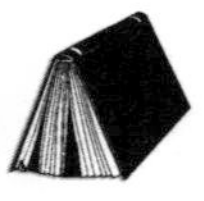

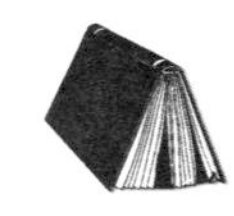

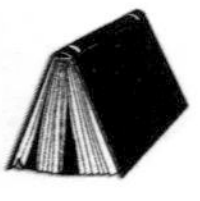

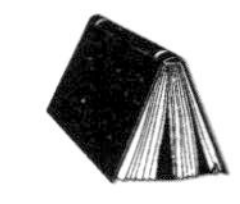

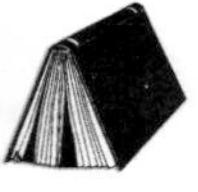

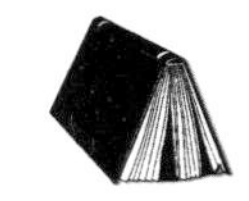

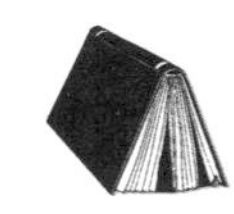

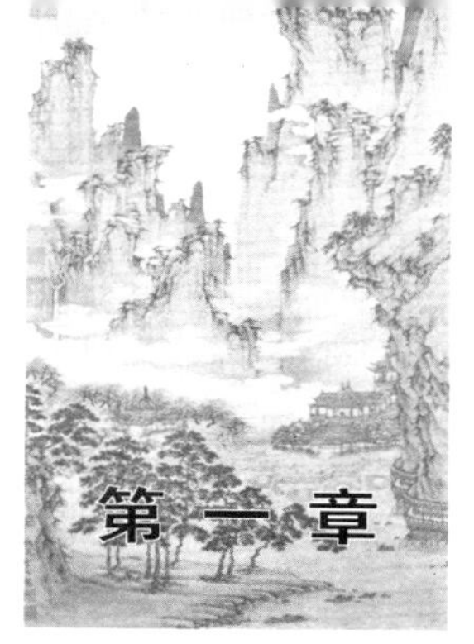

百腹图说

（内题：众方规矩秘录百个条）

曲直濑玄朔 著

李 文 瑞 译

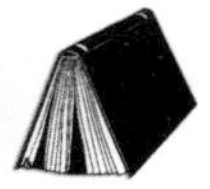

简　介

经文献考证，《百腹图说》作者为曲直濑玄朔（1549～1632），本名正绍，纳名大刀之助，通称道三（第二代）。

此书原名《五十腹图说》，作者是曲直濑道三（1507～1594），字一溪，晚年称盍静翁，院号翠竹院、亨德院。原书乃手写本，而后经由曲直濑道三增补，于日本庆长七年（1602）成书，更名为《百腹图说》。全书不分卷，一册，绘有一百种彩色腹候图，附有治方、症候，并加注释。

《百腹图说》之内题《众方规矩秘录百个条》，作者、成书年代不详，手写本。原书无图，只举一百条项文字说明。书中搜集了古方和后世方，同时也记述了各种腹候，如肝之腹候、气郁之腹候、虫之腹候……。

《百腹图说》绘有一百张图，其图之说明、编号恰与《众方规矩秘录百个条》逐条相刎合，故将此二书合编而译之，以示图文并茂而偿读。

书中之条目序号与部分标题均系编译者所为，借以使主题层次更加明晰。

李文瑞

2015年2月15日

百腹图说序

一溪道三

夫造化之机，水火而已，人身之要，气血而已，气血本元气而已。在阳为天、为火，在阴为地、为水，阳以阴为体，阴以阳为用，无阳则阴无以生，无阴则阳无以化，此本然之理也。故以胃为阳，以肾为阴，是谓先天之气，后天之气也。然而诊之法有腹候，故腹者，有生之本，百病根于此。因著图说也，学者思诸。

庆长七年（1603）壬寅年春正人日

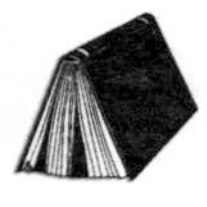

一、秀才秀艺之人腹候

如图 1-1 所示，腹候必心下无物，推之柔和，胁腹和协，丹田有力，膈膜之间宽广声大而脉缓者，此为秀才秀艺之人或贵人也。

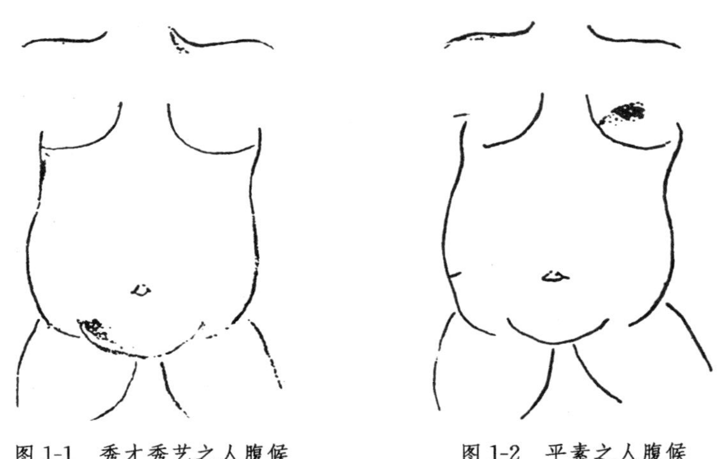

图 1-1　秀才秀艺之人腹候　　　　图 1-2　平素之人腹候

二、平素之人腹候

如图 1-2 所示，任脉左右和胀，肾间丹田按之有力，虚里之动应脉而至寸口，此乃谷气之神脉也。其和缓以知胃气与肾间之气，皆为生命之源也。《内经》曰虚里胃气来复，《难经》云肾间动气，二者为先天后天也，是一元之气也，太极也，乃扁鹊所言病见大表即为此也。虚里为清阳于上部附会之处，肾间固守浊阴于下部。一而然二也，此二者动之太过不及则病矣。和缓者则生，柔濡者为素常之形，知其常者，医之上工也。

三、平腹候Ⅰ

如图 1-3 所示，膈膜之间紧迫懑闷，性情抑郁者，多为病气者也，宜灸四花。膜厚，心壅塞，虚里与任脉阻隔，清阳速升以应之，故气郁懑闷，妇人多患此证。

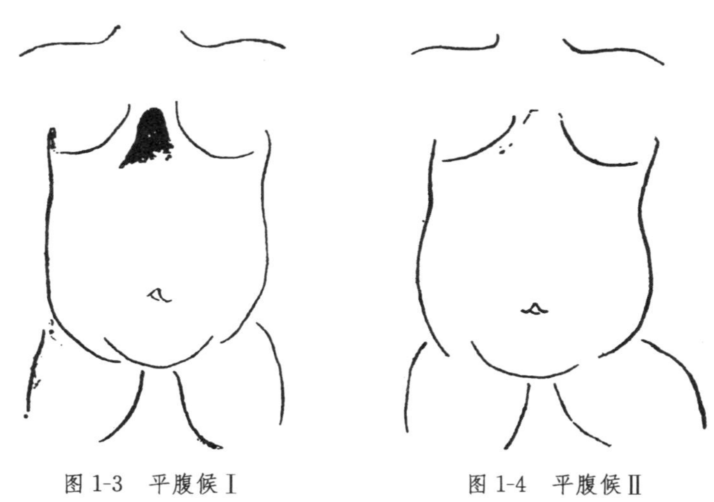

图 1-3　平腹候Ⅰ　　图 1-4　平腹候Ⅱ

四、平腹候Ⅱ

如图 1-4 所示，勇力健夫或劳力之人等，因其常用力，左右手皆运动，故心下胁腹如块，厚重如板也，无病心情悠然自得，施诊于此连同右旁皆坚硬。

五、桂枝汤之腹候

如图 1-5 所示，桂枝汤，《伤寒论》太阳中风之药也。风伤卫气，邪居体表，上焦尤甚，故肩背淅淅恶风，鼻鸣；虚里邪争，则干呕；甚者，阳明气逆，胸中之邪气有余，心下如有变硬之处；无论伤寒中风，若有汗出而恶风者，皆为表虚，则可用也。称作阴弱阳浮，所谓阳浮者，乃腠理开而肌肤不固也。

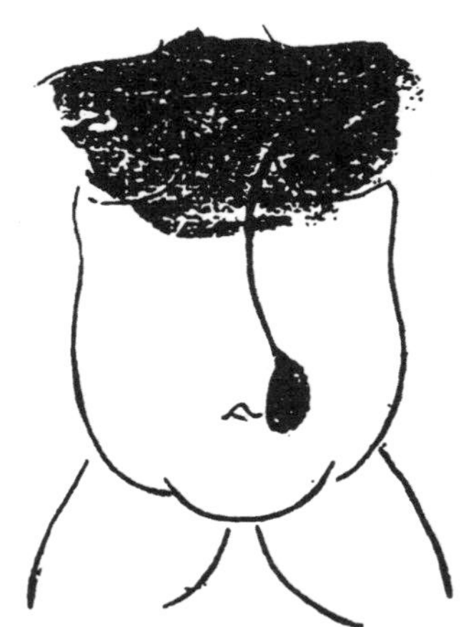

图 1-5　桂枝汤之腹候

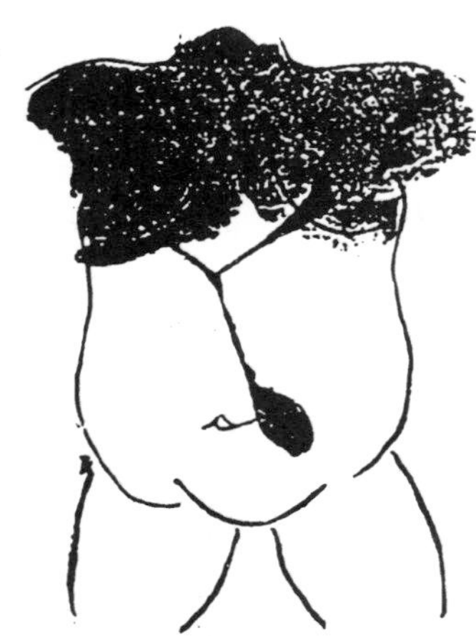

图 1-6　桂枝汤不可与之腹候

六、桂枝汤不可与之腹候

如图 1-6 所示，虚里甚者，桂枝汤不可与也。经曰：“阳明逆者，则吐血衄血。”《伤寒论》云：“与桂枝汤吐者，

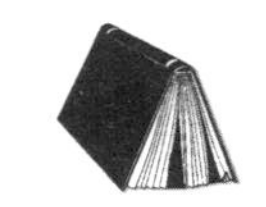

其后必吐脓血也。”虚里甚者，下部肾间不守，故阴弱而阳升，阳浮为内伤病。伤寒乃感冒之重证，为外邪也。杂病，乃内伤也。吐脓之证，乃外伤内伤俱有也。传云以不换金正气散以青皮代陈皮，加黄芩、葛根、浮小麦可也。

七、麻黄汤之腹候

如图 1-7 所示，寒邪伤于表，营气凝郁，卫气闭塞，则汗不出；胸中之阳与寒邪相搏，则作喘。用麻黄发表散寒，桂枝通虚里，甘草缓和调理。服后汗出而虚里升，脉随之浮缓。即可停药，以八解散调补之。传云：八解散去人参加桔梗名万安汤，具有宣肺气与调胃气之功。痰盛而喘甚者，大青龙汤主之。

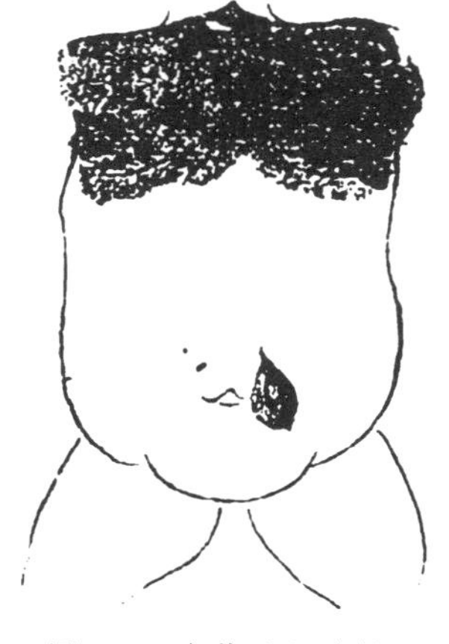

图 1-7　麻黄汤之腹候

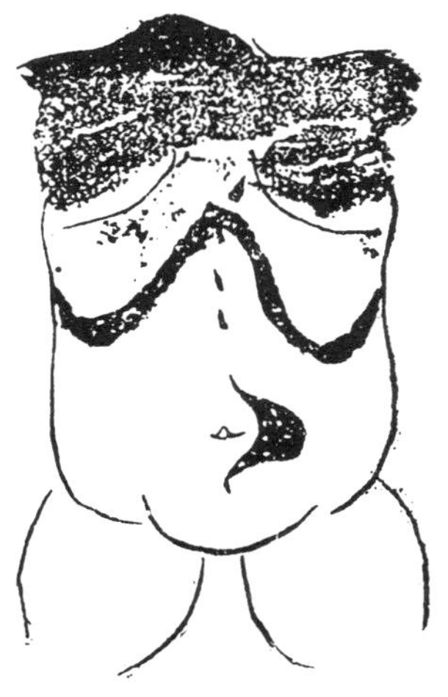

图 1-8　小柴胡汤之腹候

八、小柴胡汤之腹候

如图 1-8 所示，伤寒五六日，邪在半表半里，胸中之邪气入于中部之半分也。邪与元阳相争入中焦，故胁腹壅塞，满闷或有疼

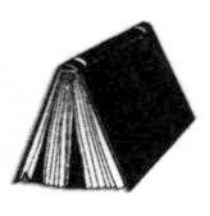

痛，胸满口苦，食味不香。虚里上升而呕吐者，加青皮、枳实，以拒于虚里，抑制邪气。半夏、黄芩降气归于下焦。柴胡非升阳而唯取其和解之用也，可据舌色加减用之。色黄者加大黄，色焦干而渴者加石膏，恶寒甚者加肉桂、五味子、芍药。胸满散解则立即停药，遂服补中益气汤加五味子麦门冬补之。予撰以《众方规矩》可参照其加减，舒肝木之郁。柴胡、桂枝为仲景学说之精华，表现在其治法上，起发补中益气汤、十全大补汤二方的形成，仲景实为方剂之始祖也。

九、大柴胡汤之腹候

如图 1-9 所示，用于误下之证，方意不仅与小承气汤之证相似，而且有表证，并有胸满胁痛之柴胡证。有燥屎，或无燥屎而有胸下满者，可用枳实、大黄、黄芩下之也。无燥屎者，宜用枳实和调也。小承气者，以厚朴消胃之实，大黄、枳实消心下痞，故不得燥屎，下之可也。凡小柴胡之重证者，胸腹坚满，寒热往来，脉沉实有力，即可称为大柴胡之证，后可用逍遥散加半夏竹茹酸枣仁调理，或用补中益气汤。用大黄之脉者，左寸浮而有力，右关尺沉实而有力也，用柴胡之脉者，左有力也。

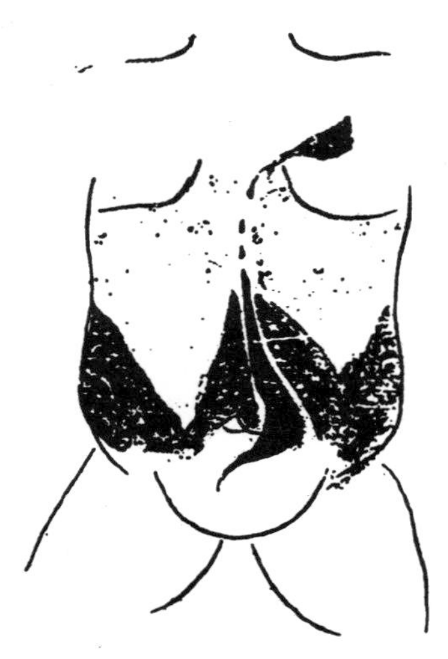

图 1-9　大柴胡汤之腹候

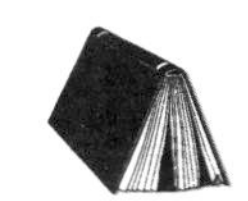

十、小承气汤之腹候

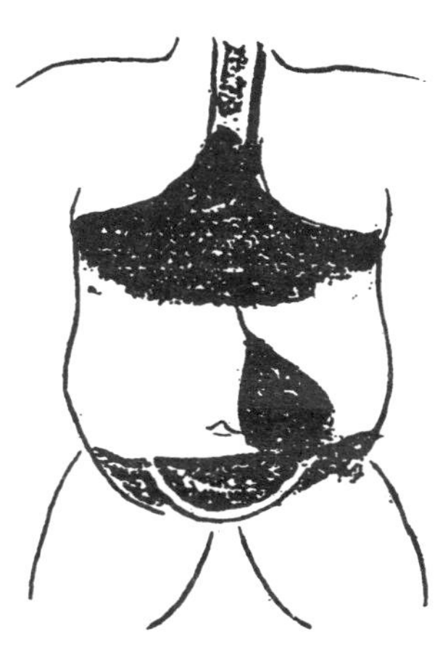

图 1-10　小承气汤之腹候

如图 1-10 所示，虚里有邪或无，不恶寒，热有升降，手足心及尺泽热，汗出而黏，腹满而喘者，先与小承气汤，转矢气后再用大承气汤。谵语，脉沉实而数，有痞满实三证而腹痛者，小承气汤主之。痞者，胸闷不食也。满者，胸腹满也。实者，腹满不大便也。服药后大便通而热退者，先投平胃散加黄芩，后用六君子汤加减调理。因腑中燥热，恐有燥屎。谵语者，始可言燥屎为真，后妄言妄语，掌中汗出多者，为胃腑壅而不通之故也。仲景云，与小承气汤以和胃气即为此意也。所以鱼际有青纹者忌大黄，以八解散加枳实山栀下之。

十一、大承气汤之腹候

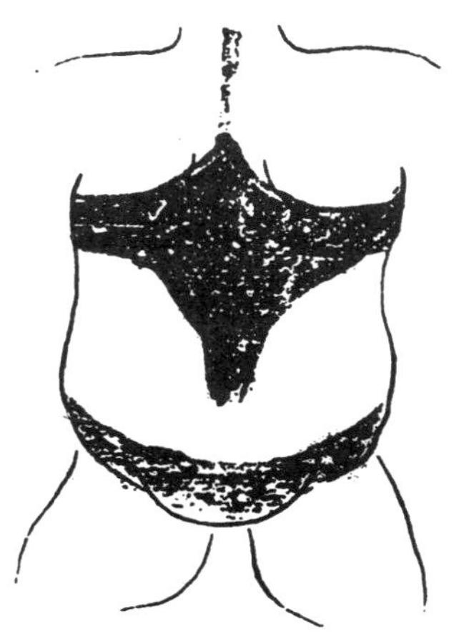

图 1-11　大承气汤之腹候

如图 1-11 所示，痞满燥实坚。痞者，胸闷不食也。满者，腹胀也。燥者，烦满谵语，大便燥，肌肤干燥也。实者，实满而腹痛也。坚者，腹坚硬也。陶氏、张景岳、吴昆、徐春甫、愈纯、马氏皆云此也。芒硝软坚，枳实、厚朴以消胃胀，大黄泻热。芒硝主去燥坚，若汗出多而烦躁谵语者，则可用之。因虚里之邪隐而不知，故服后更衣则药止，虚里明显应手者则可用，应详考用之。若虚里显现，以八解散加山栀调理。喘，谵语，手足腋下有汗，详察舌苔。传曰病人困倦欲卧而少寐，肠中无糟粕而欲便，似水样之黏物，不知不觉而下，详细诊察腹部而可知之也。

十二、调胃承气汤之腹候

本方中，芒硝软坚，大黄泻实热，甘草和中。如图 1-12 所示，沿其燥实坚而胀满于心，此也如前二方，虽无痞满，但有烦渴甚者可用之。虚里显现，便下利，宜以八解散加栀子当归调理之。

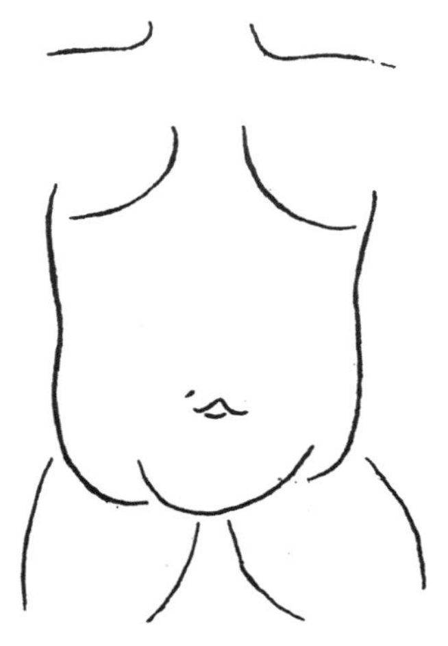

图 1-12　调胃承气汤之腹候

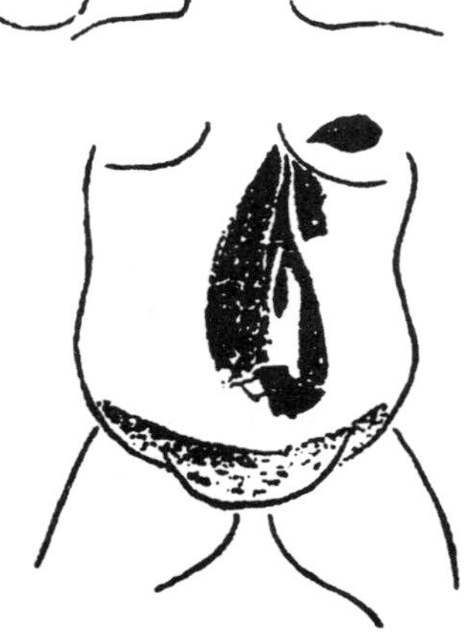

图 1-13　桃核承气汤之腹候

十三、桃核承气汤之腹候

如图 1-13 所示，神门之脉大而实，尺部有力，膀胱蓄血有热，小便频数也。若小腹坚硬，小便不利者，不可与之。若渴者，可用溃坚汤加大黄。如图之腹候久不下而脓成者，难治。诊其下后动静变化，若神门和者，宜以逍遥散调理之。

十四、抵当丸之腹候

桃核承气之证，少热发狂，小便数，如图 1-14 所示之腹候，产后等有此证。甚者立卧不安，痛引至背，抵当丸主之；或家方达经丸主之，红花桃核桂枝之煎汤下之。

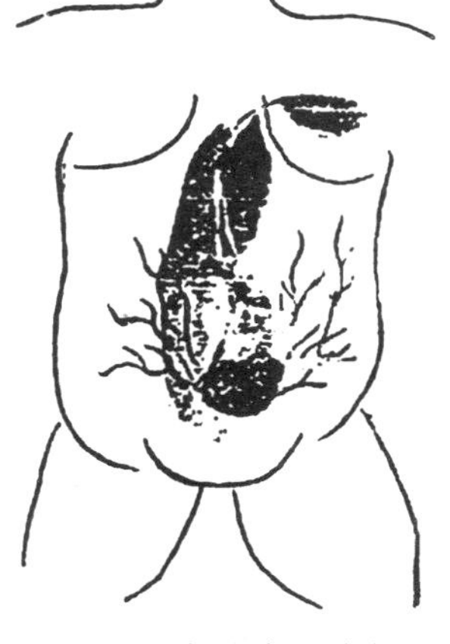

图 1-14　抵当丸之腹候

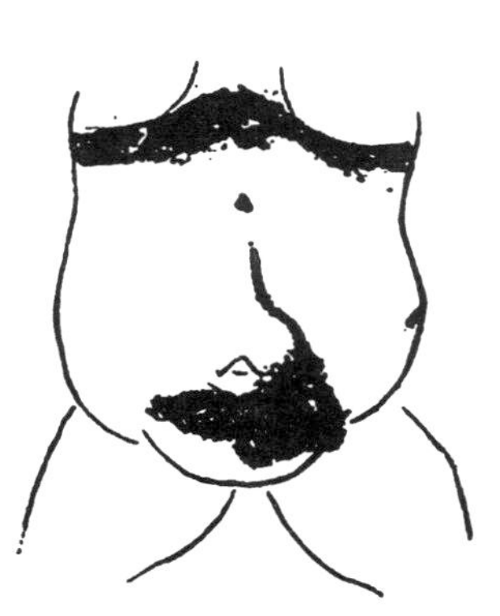

图 1-15　厚朴三物汤之腹候

十五、厚朴三物汤之腹候

如图 1-15 所示，厚朴之分量多，与小承气汤有表里之意。厚朴三物汤用于虚里见升之人。若为寒胀之水肿者，加附子有效；

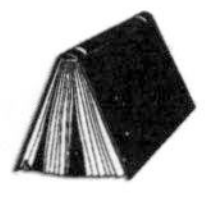

余者宜小承气，调理则宜用平胃散。

十六、厚朴七物汤之腹候

如图 1-16 所示，藿香正气散证重者用之，轻者用藿香正气散，亦可加半夏。虚里显现者，以不换金正气散加桂调理之。

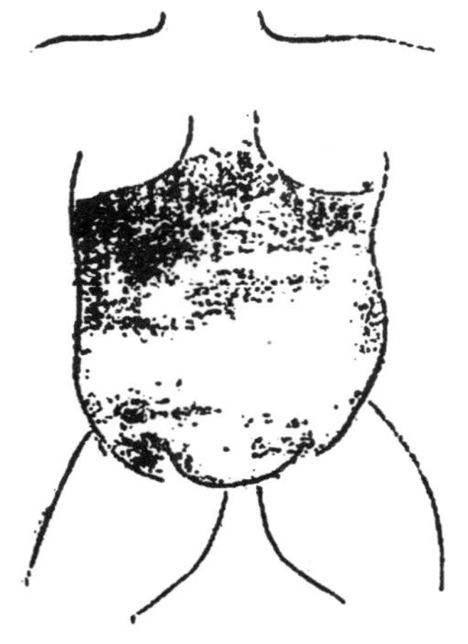
图 1-16　厚朴七物汤之腹候

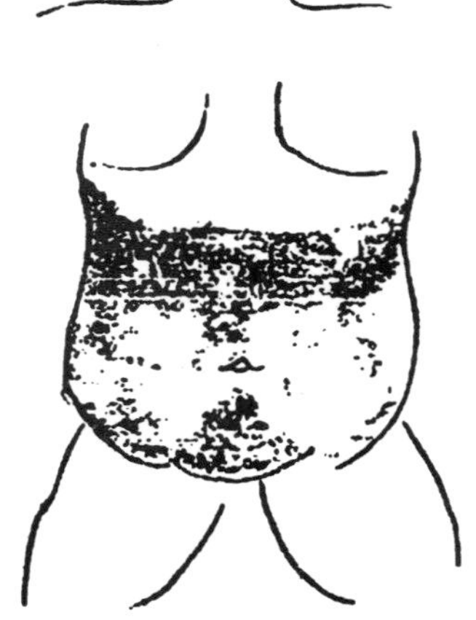
图 1-17　五苓散之腹候

十七、五苓散之腹候

如图 1-17 所示，脐下或心下左之乳有悸无动，眩晕，吐涎沫，小便不利，微热微渴者，五苓散主之。或不寐之证，舌苔薄白者，参照《众方规矩》加减有效之药。调理可加平胃散，亦可用胃苓汤。

十八、苓桂术甘汤之腹候

如图 1-18 所示，眩晕或头旋恶心足冷者，苓桂术甘汤主之，此乃停痰也。足热者，半夏白术天麻汤主之。手足冷如冰而腹候如此者，沉香天麻汤主之，上三方随证而用之。

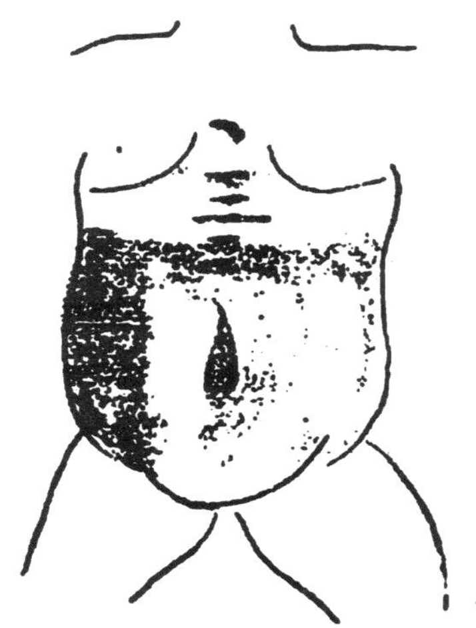

图 1-18　苓桂术甘汤之腹候

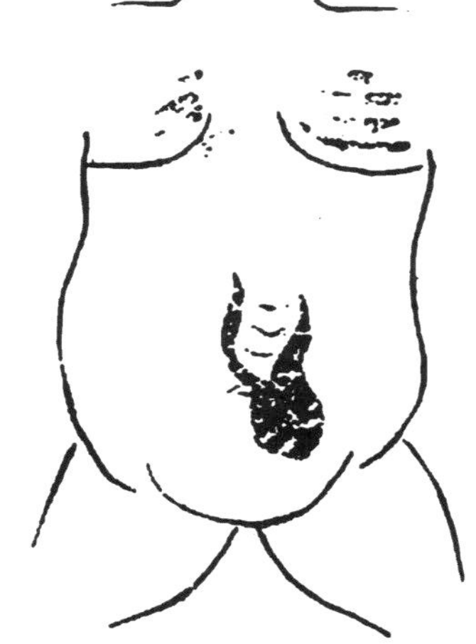

图 1-19　大陷胸汤与小青龙汤之腹候

十九、大陷胸汤与小青龙汤之腹候

如图 1-19 所示，客气居于虚里随手而动之，胸膈短气者，为有水气。客气上扰虚里而悸，汗出如盗汗，脉实，恶寒，趺阳之脉浮数，烦躁懊侬者，大陷胸汤主之。

如图 1-19 所示，痰喘，或呕，或发热，或咳，或渴，或利，或噎，或小便不利者，小青龙汤主之，再以瓜蒌枳实汤调理，补可用六君子汤。

二十、小陷胸汤之腹候

如图 1-20 所示，心下块胀，按之痛不可近手者，痰盛之故也，小陷胸汤主之。或为黄疸不治之腹候，以小陷胸汤加茵陈山栀有效，乃秘中之秘也。调理各宜用香砂养胃汤，当参考《众方规矩》。

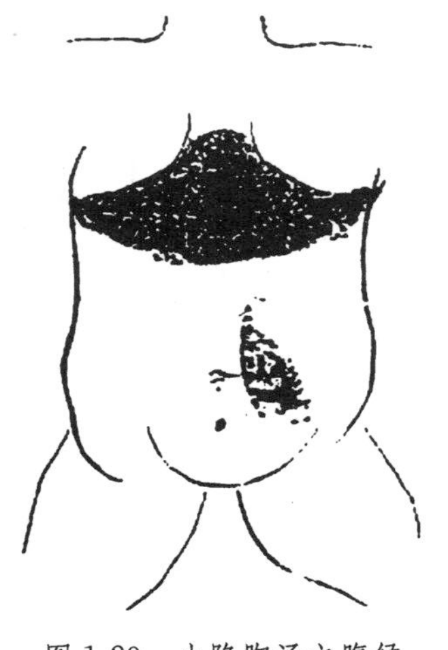

图 1-20　小陷胸汤之腹候

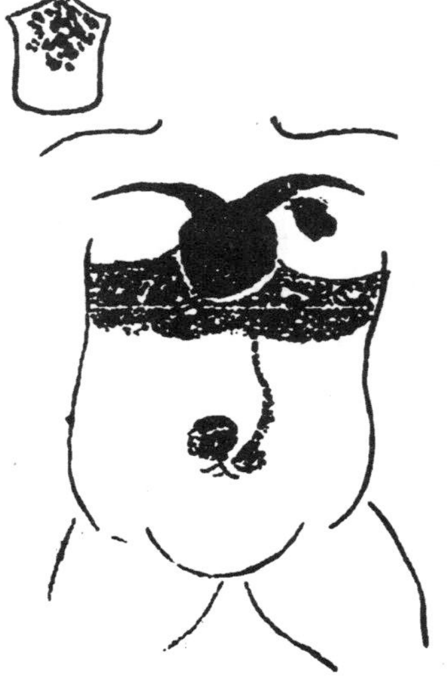

图 1-21　败毒散与达原饮之腹候

二十一、败毒散与达原饮之腹候

如图 1-21 所示，《尚论》云：瘟与伤寒相表里，时行之

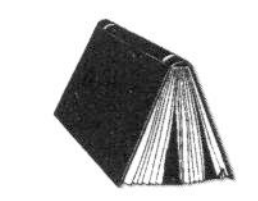

疫，乃天地不正之气，自口鼻而入，附于身柱、神道、灵台，故邪位于胃口，可见虚里动甚。轻证可用败毒散易桔梗、独活，加葛根，重者可用达原饮。黄芩、芍药、知母、厚朴各一两，槟榔子二两，草果七分，甘草二分，生姜大枣水煎，称暮原饮。暮原者，又称为膜，其意又云膈膜之后，云母亦通于胃口，见于《素注》也。若舌苔厚，渴而有燥屎者，加柴胡、黄芩、厚朴、槟榔、草果、芍药、甘草、大黄，去知母，此乃《疟论》之治方也。或此药用于传尸，有口传；对传尸，离募之，以小建中汤加鳖甲，用之必效。或狐魅冲恶者，此汤主之。

二十二、疫离募之腹候

如图 1-22 所示，邪入胃而渴者，白虎汤主之。邪陷大肠者，小承汤主之。邪离而见任脉虚，足趺阳脉浮数无力者，补中益气汤加花粉、五味子、麦门冬。足趺阳实者，白虎汤主之。恶热而渴者，清暑益气汤主之。眼目胀，虚弱而无神者，补中益气汤主之。

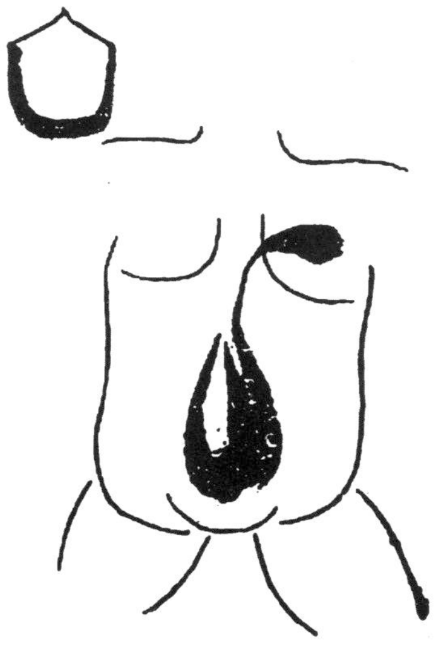

图 1-22 疫离募之腹候

二十三、藿香正气散之腹候

如图 1-23 所示，厚朴七物汤之轻证，本方主之。而脐下有苍术证，腹满者，可参考《众方规矩》以加减。

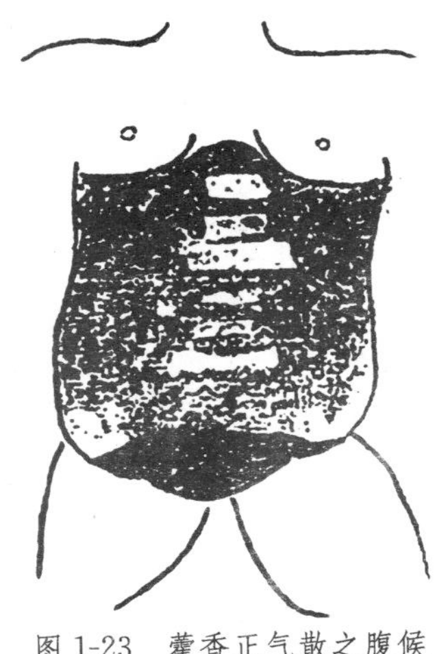

图 1-23　藿香正气散之腹候

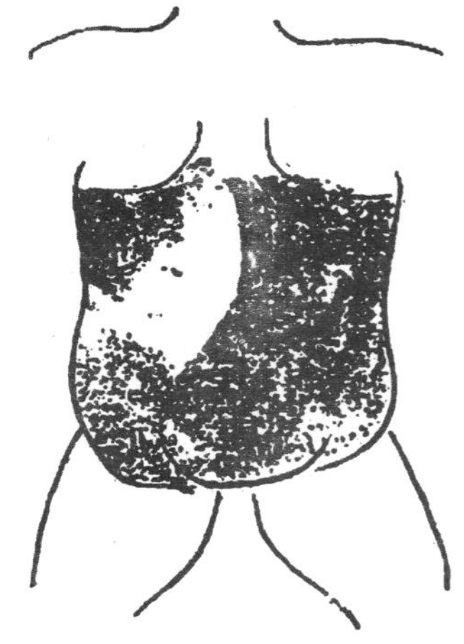

图 1-24　不换金正气散之腹候

二十四、不换金正气散之腹候

此方甚妙，多用于温补中气，消食祛邪，降气祛湿，或用于误下、误汗之调理。如图 1-24 所示之腹候，诸病投之，其效如神，可参考《众方规矩》加减而用。

二十五、香苏散之腹候

如图 1-25 所示，若有痞，右微满也，悸动皆微者也。此方为散剂，可开春气之郁，室女尤可也。诗曰：妇人忧事者，春也。任脉显现者不可用，以免耗散真气，此方唯开郁而已。或上热下寒者，正气天香汤主之，芎芷香苏等可参见《众方规矩》而用。

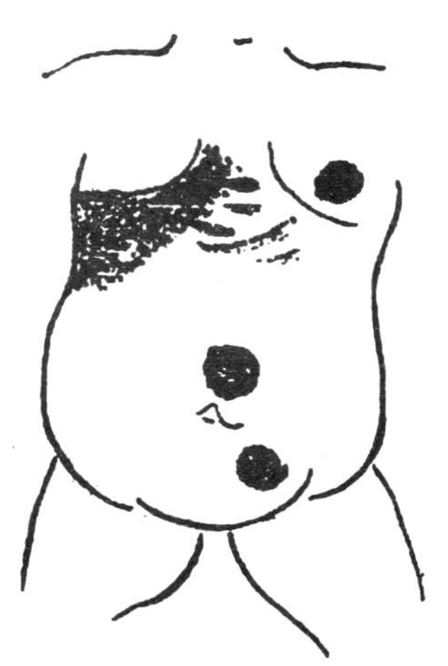

图 1-25　香苏散之腹候

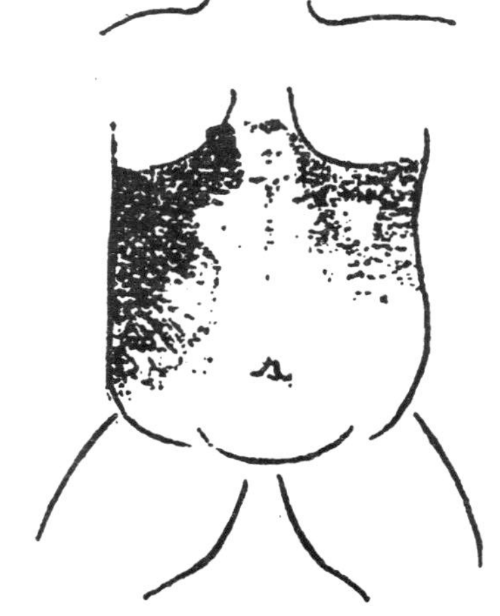

图 1-26　参苏饮与茯苓补心汤之腹候

二十六、参苏饮与茯苓补心汤之腹候

如图 1-26 所示，停饮者，参苏饮证是也，参苏饮对兼外感者尤佳。痰者，食之化也，饮者，留水也。停饮者，茯

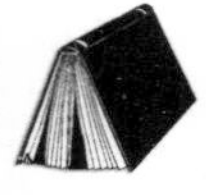

苓补心汤主之。痰者，二陈汤主之。食积痰者，瓜蒌枳实汤主之。

二十七、清湿化痰汤之腹候

如图 1-27 所示，清湿化痰汤加芒硝主之。此证庸俗之人尤多，加减可参考《众方规矩》。

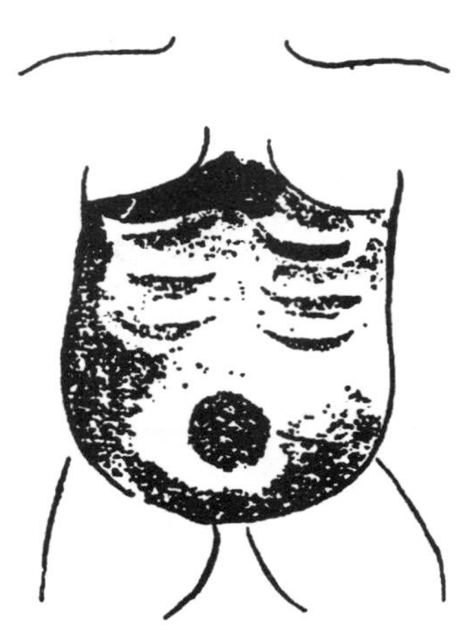

图 1-27 清湿化痰汤之腹候

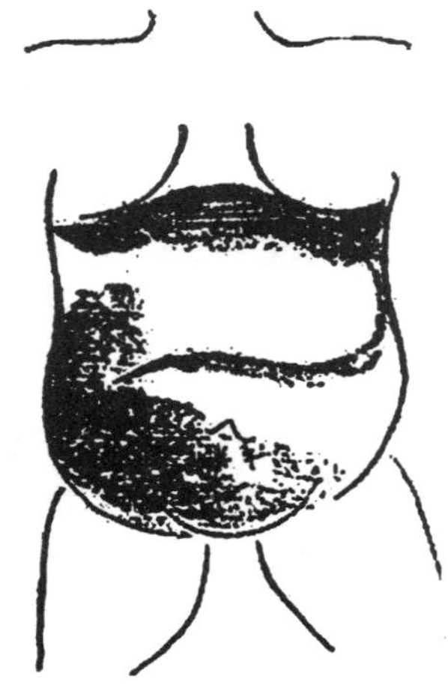

图 1-28 四苓散之腹候

二十八、四苓散之腹候

如图 1-27 所示，四苓散加芒硝主之。鄙俗之人、从军之兵士，患此证者甚多。

二十九、五积散之腹候

如图 1-29 所示，小腹任脉显现者，五积散主之。上热下冷者去麻黄，上下冷者加麻黄，诸痛腹候，产前产后之妇人尤效。妇人者，胸中之水变成火，故作下冷上热也。此方温下焦，故为妇人之圣药也，可参考《众方规矩》。

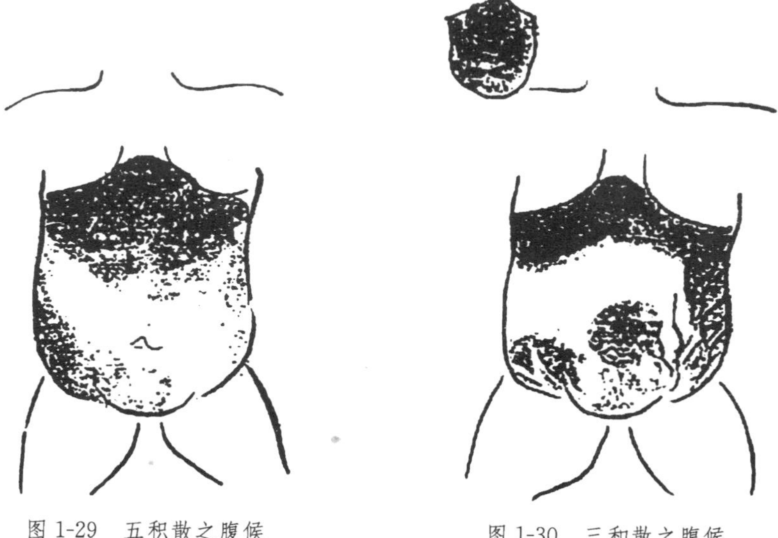

图 1-29　五积散之腹候　　图 1-30　三和散之腹候

三十、三和散之腹候

如图 1-30 所示，气滞而三焦不和，便秘者，三和散主之，《伤寒论》曰：不食而大便不通者为虚秘，能食而大便不通者为实秘。今不食，或虽能食但食则气壅滞者，三和散主之。不便秘者，先投附子散，后与三和散。

三十一、胃风汤之腹候

如图 1-31 所示，虽便不利，腰恶风，脐下任脉显现者，以此汤加减治之，必效。可参合《众方规矩》加减用之。腰恶风者，风邪侵入也，中年尤多见者也。

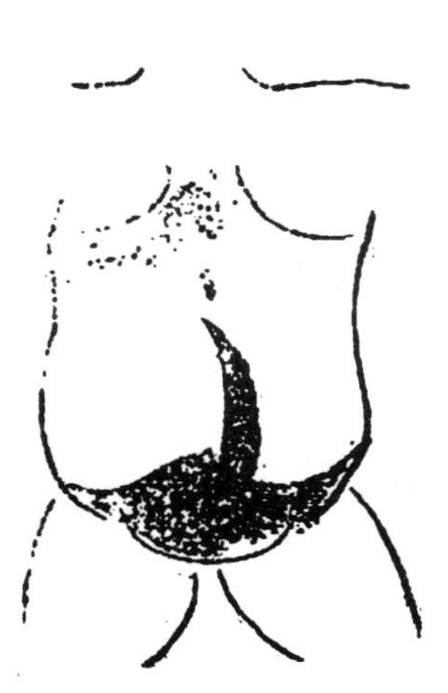
图 1-31 胃风汤之腹候

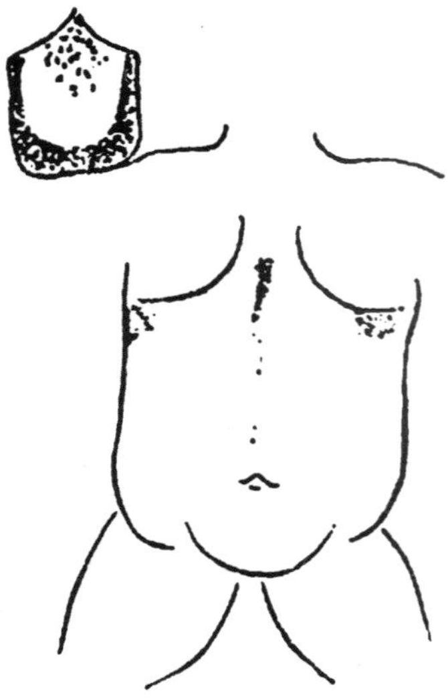
图 1-32 八解散之腹候

三十二、八解散之腹候

如图 1-32 所示，饮食失节，劳役所伤，中气不足，虚里不伸，任脉显现，心下痞满者，风寒邪客有余之病也，八解散主之。然医不识，以发表之药汗之，耗散真气，而至内

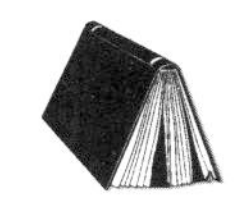

虚，邪入于胃，舌上有苔，眼中见胀，其人愁然。此当详察任脉，考脉虚浮洪大，为补中益气汤之轻证者，宜投之。热本由寒邪所致，补中气，通虚里，乃热因热用，为秘中之秘。若脐下甚无力而兼阳虚者，八解散加熟附子一钱，秘要也。

三十三、医王汤之腹候Ⅰ

如图 1-33 所示，医王汤乃类伤寒之药也，而杂病尤用之。伤寒为外感，杂病为内伤。但内伤劳役又因皮毛腠理之不密则风寒入客，一而二，二而一，医王汤可调补腠理，故令元气自盛也。卫气由元气则升，为皮毛腠理之司而护卫于身体之外，主包罗一身者也。营气随之营于一身，元气乃中焦之气，即胃气也。三焦之卫气泄，则元气散而死。胃气不运则清阳不升，清阳不升则浊阴不守于下。升则为心下之虚痞，久则枯萎而大伤，当速服补中益气汤以防之。脉洪大而无力，任脉显现，足趺阳脉无力而喘，升降无力者，医王汤主之。眼中不胀者，宜补中益气汤。眼中陷者，宜大补汤。大补者，益营气，主卫气，分固三焦也。

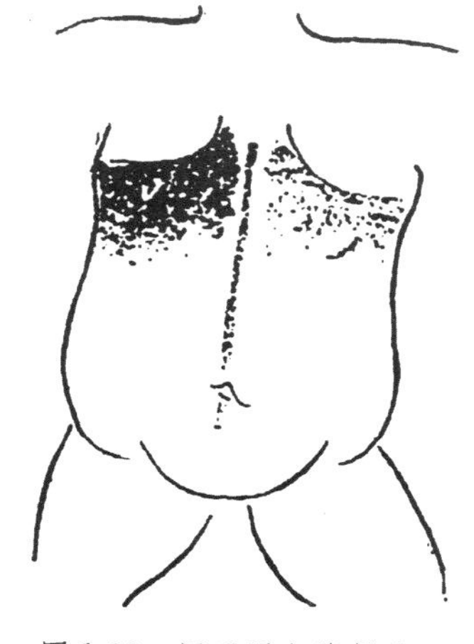

图 1-33　医王汤之腹候Ⅰ

三十四、医王汤之腹候Ⅱ

如图 1-34 所示，有医王汤之证者，必去升麻，恐引动肾间之气，以免升提浊阴，故去升麻；甚者去升麻、柴胡，因柴胡循左而升，升麻循右而升之故也。

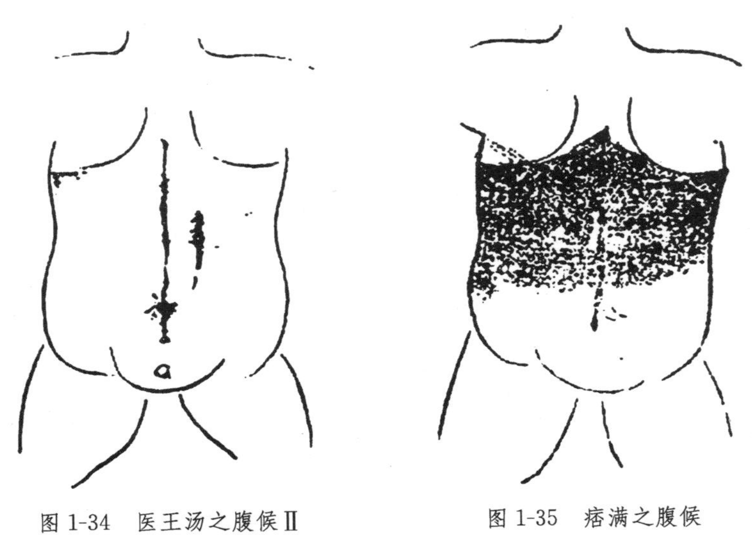

图 1-34　医王汤之腹候Ⅱ　　图 1-35　痞满之腹候

三十五、痞满之腹候

如图 1-35 所示，痞满者，腹有力而痞也。虚痞者，无力也。任脉显现者，六君子汤主之；不显现者，香砂养胃汤主之。

三十六、痞满块之腹候

如图 1-36 所示，伤寒之痞满而不痛，杂病之痞满则痛也。无块唯坚硬而不可近手者，乃陷胸之类也。有块者，泻心汤主之。吐泻者，半夏泻心汤主之。脉沉实者，三黄泻心汤主之。干呕不食者，生姜泻心汤主之。误下之后，甘草泻心汤主之。狂痫等，三黄丸有效。

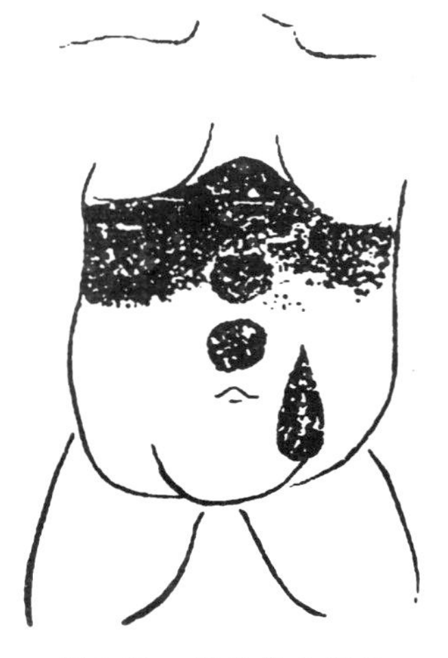

图 1-36　痞满块之腹候

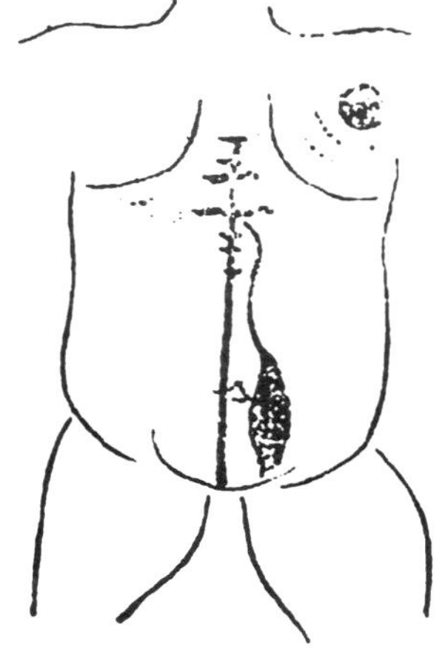

图 1-37　大补汤之腹候

三十七、大补汤之腹候

如图 1-37 所示，气血两虚，鸠尾有水气，动悸，虚里格拒，任脉显现者，此方主之。或无寒者，八珍汤主之。大补汤者，主营气之方也，可参合《众方规矩》。

三十八、人参养荣汤等之腹候

如图 1-38 所示，此方、小建中汤、宽中汤等以芍药为主，芍药舒络脉也。故积块或血虚，经络拘急者，可用醋浸芍药，待干后则效甚速也，秘之秘之也。

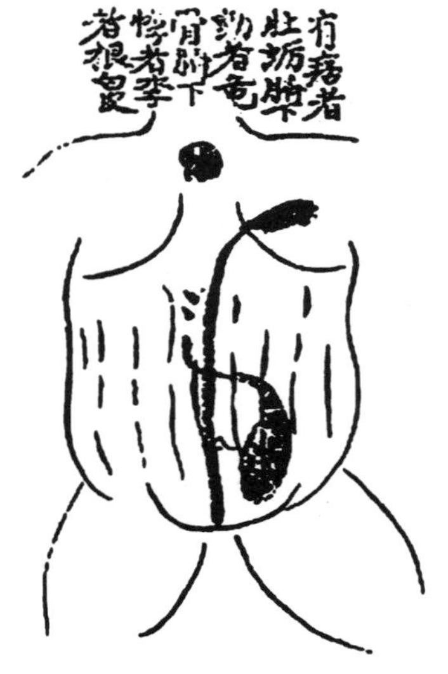

图 1-38　人参养荣汤之腹候

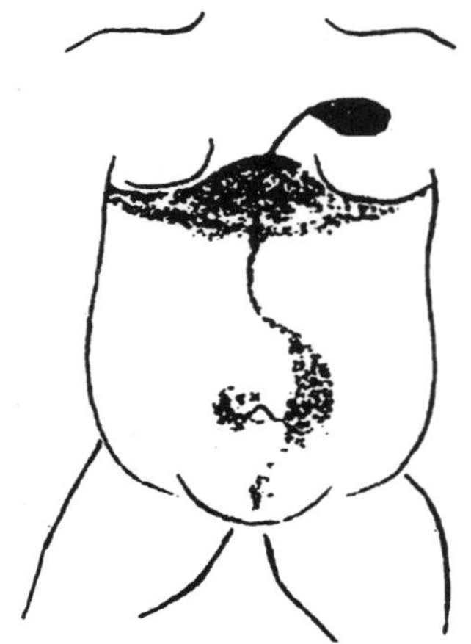

图 1-39　降火汤之腹候

三十九、降火剂之腹候
（降火汤、逍遥散）

如图 1-39 所示，眼中清冷，色青，掌中脉浮大，眉聚集，爪之色带有紫色，此为阳独甚，故虚里甚，肾间动，会阴气冲，有湿汗，五心烦热，或胸动而左无块者，降火汤主之。左有块者，逍遥散主之，虚阳中之阳病，阳事起也。

四十、滋补剂之腹候

（滋阴至宝汤）

如图 1-40 所示，虚里丹田无力，任脉显现者，当滋补之，乃阳中阴病之腹也，故以滋阴至宝汤加牛膝、阳起石治之，秘之秘之。若无阳起石，则以炒干姜代之。阳不起者，用之也。

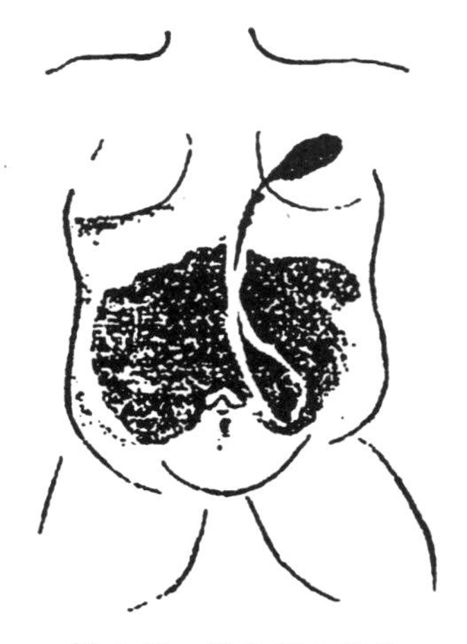

图 1-40　滋补剂之腹候

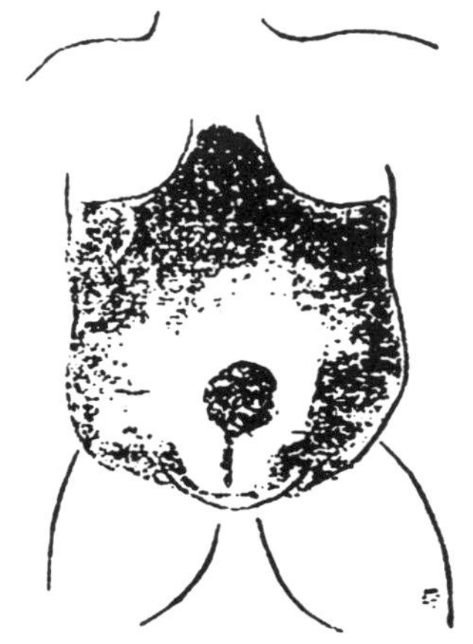

图 1-41　六味丸之腹候

四十一、六味丸之腹候

六味丸始于钱中阳，以补小儿先天之虚弱而制。如图 1-41 所示，肾间动气，任脉现于脐腹，脐下膨胀者，投此

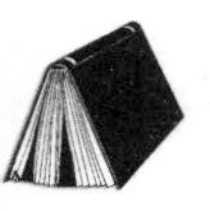
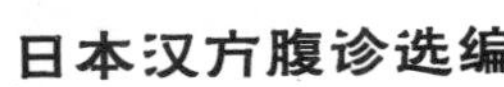

丸则效。口干，舌黏附指，必可用。无脐下膨胀者，去泽泻，加肉桂；咳而舌干硬者，加五味子、肉桂；脐下甚无力者，用张景岳左归丸；夏季难用者，加陈皮、砂仁，曰陈砂六味丸。余之心得，地黄有分离血水之功。

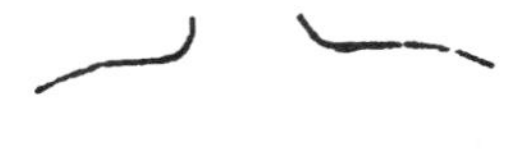
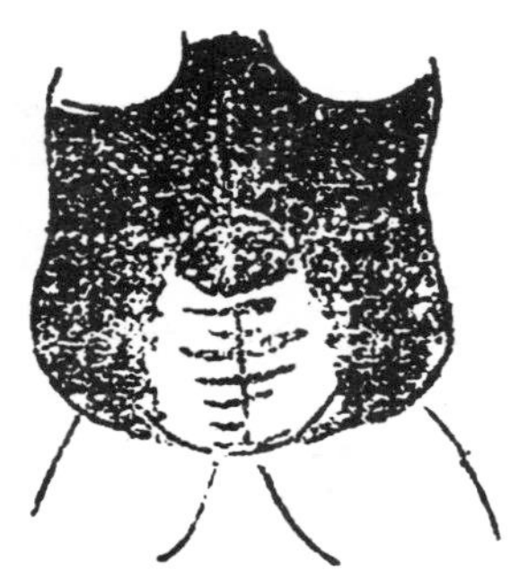
图 1-42　八味丸之腹候

四十二、八味丸之腹候

如图 1-42 所示，八味丸之主证者，乃虚劳腰痛，少腹拘急，小便不利，或饮一斗小便一斗等，此为肾虚小肠膀胱气怯之故，宜投此丸。无悸、无胀、无水邪者，宜右归丸去泽泻；亢极者，去泽泻、茯苓；水中之阳虚而见肾间动气者，加肉桂、龙骨，并以姜汤送下，秘之。

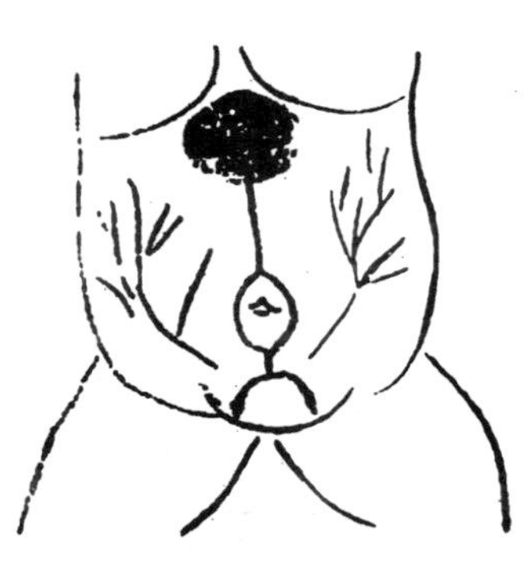
图 1-43　大槟榔汤之腹候

四十三、大槟榔汤之腹候

如图 1-43 所示，脚气肿满，即云此病。明末大宝年中流行，日本天正之际，元禄二年（1689）之秋，越前之太守大晏之后有病，而且手足生血斑，故作中毒之症，命将军邀朝鲜国之医师季底诊之，称为

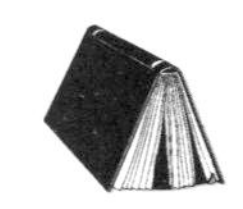

大风，经治三月不效。将军命余诊此疾，时脚痛甚，身肿胀，心下有水气而多如水袋，寸关若无，唯尺部脉大而有力，余不知当云何病。请先生田代三喜为之助，乃往石厚驿迎诊。三喜以脚气肿满治之，投大槟榔汤十剂而痛止。又以越婢汤加苍术、木瓜，焙石膏五钱，六剂；山川丹一帖，大便泻，小便自利。治血斑与调理以不换金正气散加枳实、木瓜、槟榔，兼用枳术丸而痊愈。

四十四、小槟榔汤之腹候

如图 1-44 所示，无肿而有膨胀，脚痛者，小槟榔汤宜之。小动不升者，槟苏散主之。

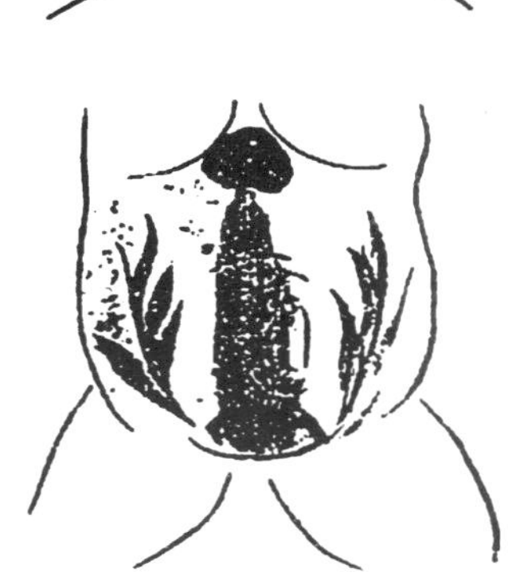

图 1-44　小槟榔汤之腹候

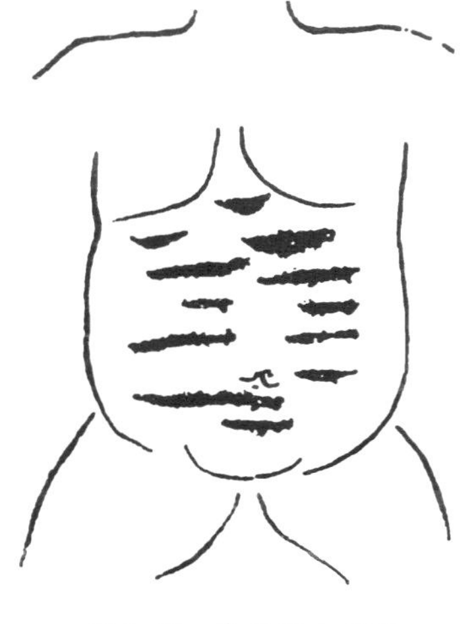

图 1-45　乌头汤之腹候

四十五、乌头汤之腹候

如图 1-45 所示之腹候者，大寒也，腹痛甚，手足冷，口气、脐腹如冰者，乌头汤主之。药物：附子、乌头、甘草、大熟地、桂枝、茯苓各等

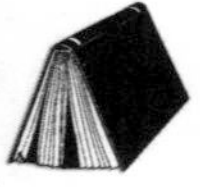

分，调合煎服，服后其人如醉，手足麻，后乃得痊愈也。

四十六、七种药方之腹候

如图 1-46 所示之腹候，据伯氏所传之腹候秘药，七种各等分煎服。服后中毒，不可惊。

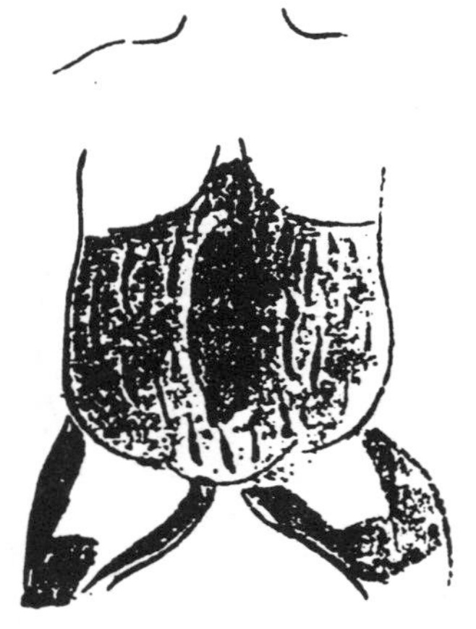

图 1-46　七种药之腹候

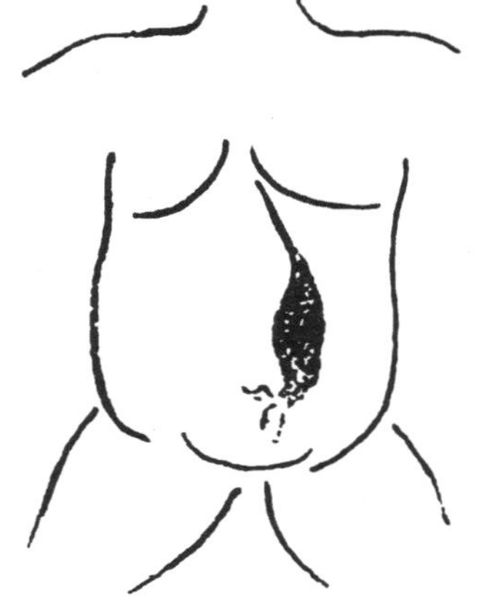

图 1-47　肝之腹候

四十七、肝之腹候
（逍遥散）

如图 1-47 所示，胁腹与脐腹之间，靠脐腹侧为虚里也。若有头足如循长竿形者，逍遥散主之。

四十八、肾之腹候

（大七气汤或奔豚汤）

如图 1-48 所示，丹田之动，古人称为奔豚，误也，实乃欲作奔豚，胃风汤加泽泻丹皮熟地主之。按之如石，或如雀啄，奔豚者，乃肾之余精也。有因惊恐而得之，或室女有余精者，脉者喜水，雨降则随水逐升，故譬如脉。脐下无动，唯濡滑升于胸腹，上冲咽喉欲死复生，由脐下而升如豚之奔，谓之奔豚。大七气汤煎汤送下，或奔豚汤主之。

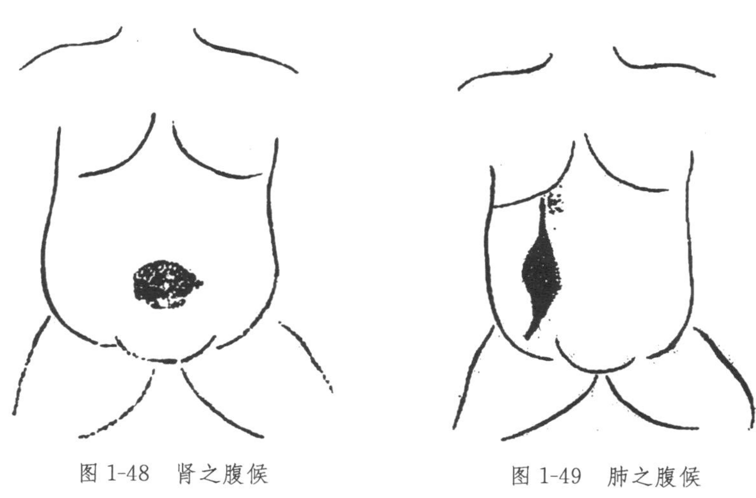

图 1-48　肾之腹候　　　　图 1-49　肺之腹候

四十九、肺之腹候

（四七汤）

如图 1-49 所示，有头足，蔼蔼而聚，轻而浮者，肺之候也。按之坚者，气动也；近脐而诊之，动之根在左，乃虚里失导也。肺之候者，四七汤加桔梗主之。

五十、心之腹候

（六君子汤加黄连辰砂）

如图 1-50 所示，心之候者，以手轻按之则坚，重按之则柔者也，六君子汤加黄连辰砂主之。重按之坚者，多痰痞也。

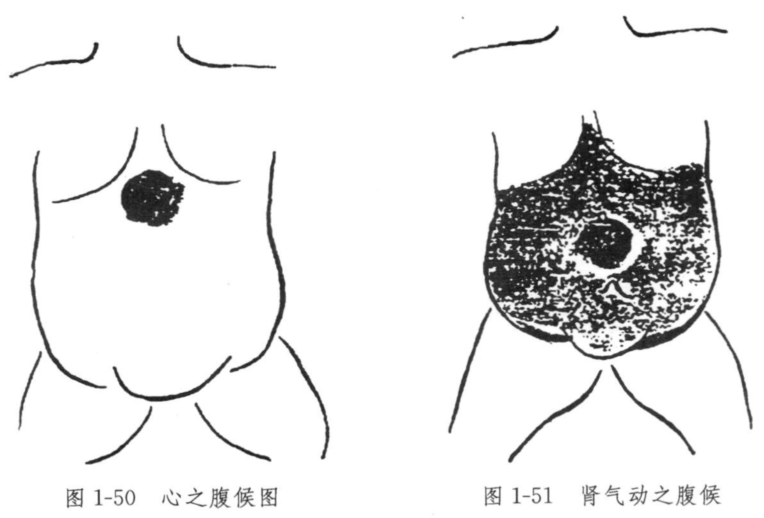

图 1-50　心之腹候图　　图 1-51　肾气动之腹候

五十一、肾气动之腹候

如图 1-51 所示，有理中汤加桂枝之证，脾之病及腹候，肾气之动，膨胀筑筑而动，脉来不入于腹者，此乃肾气之动也。诸证仿此。

五十二、脾之腹候
（六君子汤加干姜伏龙肝）

如图 1-52 所示，至任脉中部而见动，形如水之漏者，此为太阴之脉，拒肝而入腹者也，六君子汤加干姜伏龙肝主之。

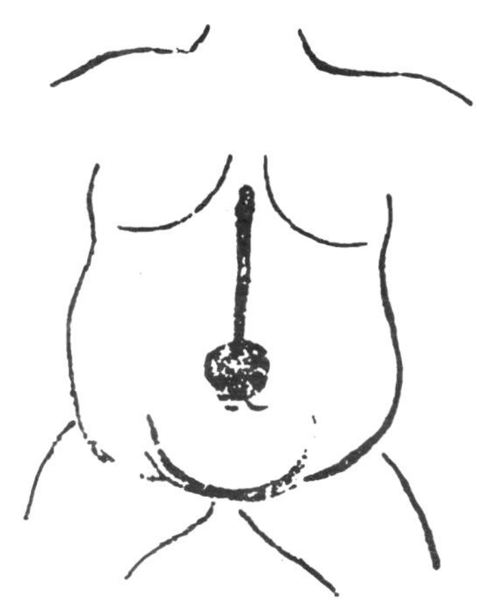

图 1-52　脾之腹候

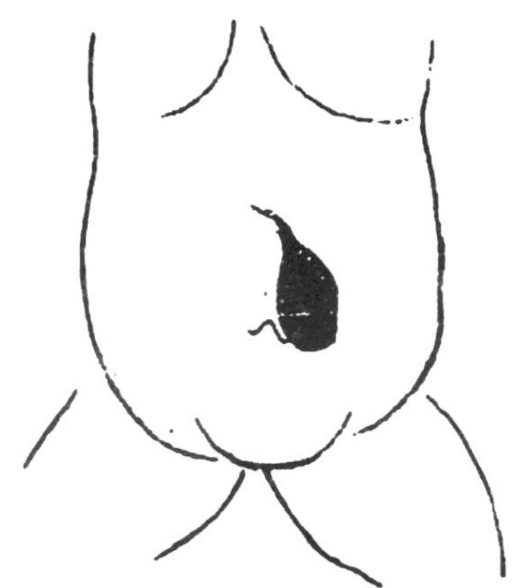

图 1-53　寒痛之腹候

五十三、寒痛之腹候
（大建中、三和散、宽痛汤）

如图 1-53 所示，丹溪以紫雪五分下之，再用大建中汤和之，并予三和散加附子大黄治之，方名宽痛汤。

五十四、真寒真热之腹候

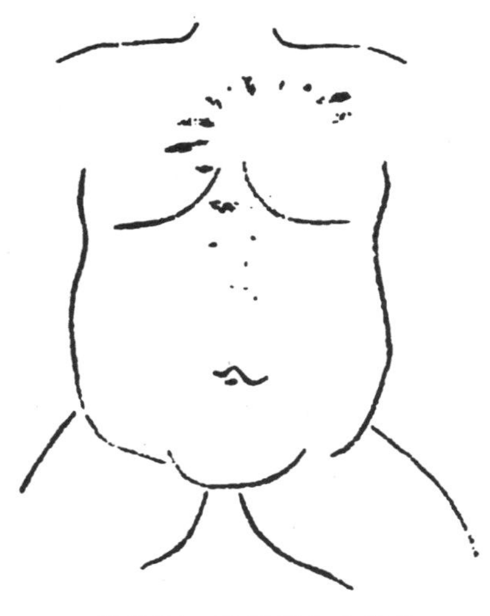

图 1-54　真寒真热之腹候

如图 1-54 所示，膨胀者，寒也。按之则有指印，或虽不下陷但长久发白者，膨也，乃阴气也。满者，热也。按之弹指者，满也，胀也，此为真热。

动者，热也。按之坚而弹指者，动也；应衣者，热甚也。不动不升，虚里升者，见络脉者也，有力为动。悸者，寒也。按之则若无，离形升者，悸也。悸者有水气，风吹水面起浪之形为悸。身动则速甚者，悸也，寒也。

脉之真寒者，归来之脉甚，寸口有力四五倍者，皆为寒也，此脉芤也。脉之真热者，寸口与掌中之脉甚者，为热也。

舌冷者，真寒也。舌上有苔如作云，滑润，舌中有冷气者，真寒之证也。上腭冷者，亦寒也。舌热者，真热也。舌上无苔，但舌中热，舌软者，热也。上腭热者，亦真热也。

眼清冷者，真寒也。眼不清，目张无力，上睑白日则闭，瞳仁色清者，皆真寒也。眼清浊泪者，真热也。眼之色浊，眙眙然，开则如惊状者，真热也。泪汪汪者，真热也。瞳见五色，见轮视人，二者亦热也。

颧窌冷者，真寒也。颧冷如冰者，寒极也。颧抚之如铲者，寒也。色青者，亦寒也。颧窌热者，真热也。若红赤者，虚热也；焦色者，实热也。摩之毛立者，热也。

唇红与白者，寒也。唇红或青而滋润者，寒也。白者，亦寒也。唇焦赤者，热也。唇焦赤或黑而干燥，或唇烂而舌体强者，热也。

齿龈润者，寒也。腭色白、淡红，或齿缝有沫，流津者，寒也。齿色微青者，亦寒也。齿腭燥者，热也。干燥色赤，或焦或黑，液干，腭色紫者，亦热也。腭烂齿痛者，皆属热也。

肌肤滑者，寒也。肌肤光滑，色青白，尺泽尤光滑者，皆寒也。肌肤燥者，热也。肌肤干燥，色且焦赤，模之如褙（译者注：褙，上衣靠腋下的接缝部分，即摸之褶皱感觉）或紫色者，为热甚也。

指无横纹者，寒也。指节与爪甲的边际横纹少，指尖、手足皆冷者，寒证也。指见横纹者，热也。指节竖横纹多，指肿起如同洗澡之人，五指指尖暖者，真热也。

鱼际无纹或有青纹者，寒也。鱼际无横纹而有青纹者，真寒也。鱼际有纹者，热也。鱼际无青纹，横纹多而色紫者，热也；紫斑者，尤热也。

爪甲润泽者，寒也。爪甲色润而有光泽，以指按之暂变白色者，寒也。爪甲枯燥者，热也。爪甲干枯不润泽而色紫者，真热也。按之色多红赤者，热也。

前二十四之寒热分析，为诊知真寒、真热的秘中之秘也。此外尺部冷者为寒，尺部热者为热，宜参考诸家之说而诊之。

五十五、寒证通小便之腹候

如图 1-55 所示，悸而膨胀，按之濡者，当利其小便，附子茯苓泽泻汤主之。此为八味丸中之三味，诸医家亦加减用之，使水气由任脉排出。若小便通利，任脉通畅，则可止药而调理之。

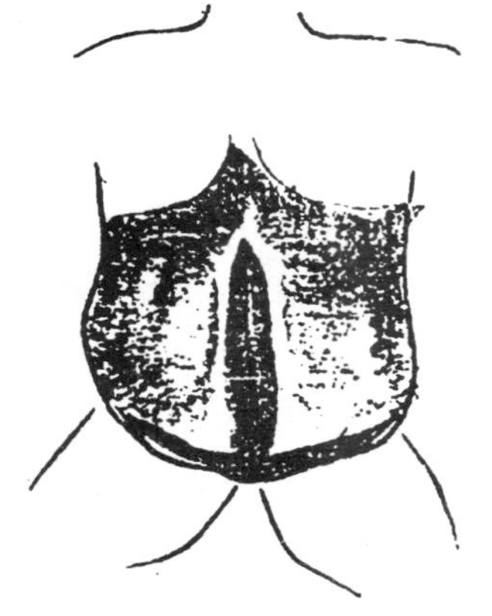
图 1-55　寒证通小便之腹候

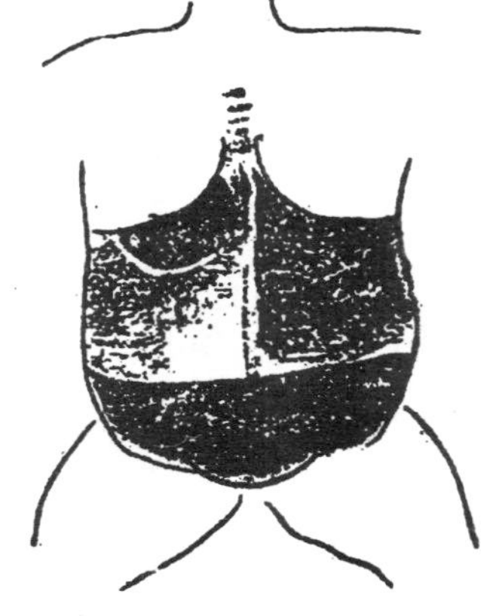
图 1-56　食块之腹候

五十六、食块之腹候

如图 1-56 所示，此为食留于胃口，水气停于右心下附近，任脉壅滞，故有悸。小腹满之证，木香砂仁枳实主之。

五十七、水肿之腹候

如图 1-57 所示，水肿者，可用附子、桂枝、茯苓、芍药、砂仁、木通、枳实、厚朴等为主药，投以通脉消脾汤，必效。

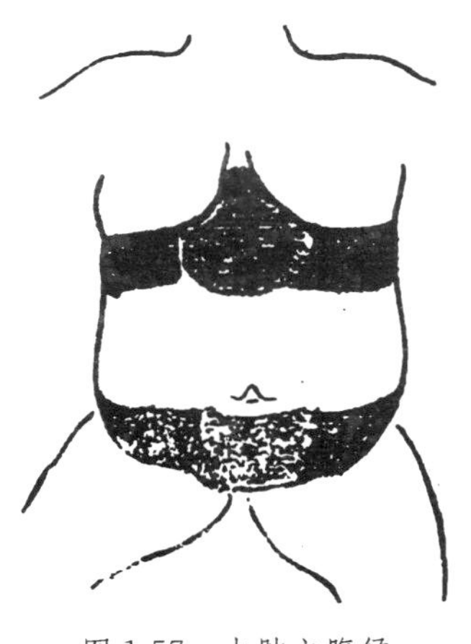
图 1-57　水肿之腹候

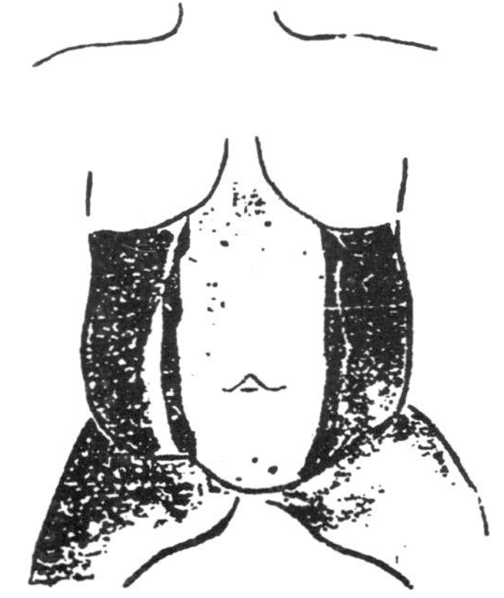
图 1-58　疝肿之腹候

五十八、疝肿之腹候

如图 1-58 所示之腹候，疝肿也，三和散加枳实厚朴有效。而大黄、巴豆丸等，则应酌情运用。

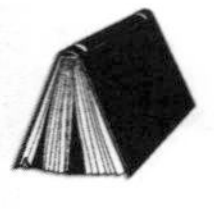

五十九、热肿之腹候

如图 1-59 所示，热肿者，分消汤加黄连治之为妙也，亦可用七帖斗治之，常投二三帖，即可奏效。

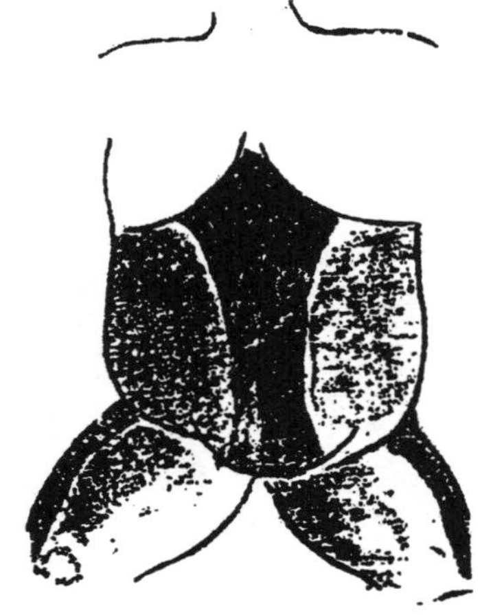

图 1-59　热肿之腹候

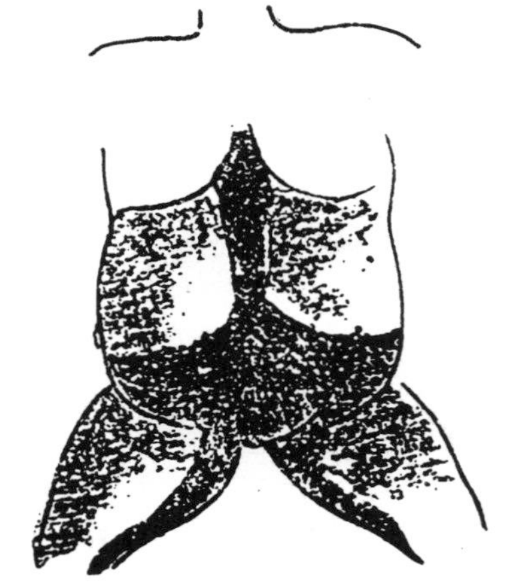

图 1-60　寒肿之腹候

六十、寒肿之腹候

如图 1-60 所示，用附子理中汤去甘草，加茯苓、枳实、厚朴，治之有效。

六十一、积聚瘀血肿胀之腹候

如图 1-61 所示，大七气汤加大黄可下瘀血，或加桃仁、红花、大黄调理，亦可选用胃苓汤。

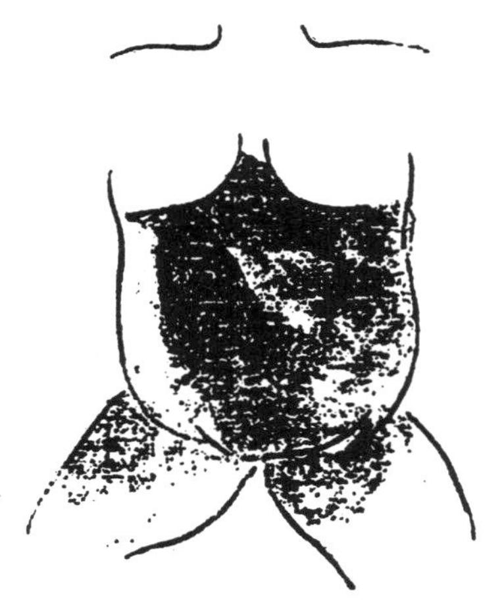
图 1-61　积聚瘀血肿胀之腹候

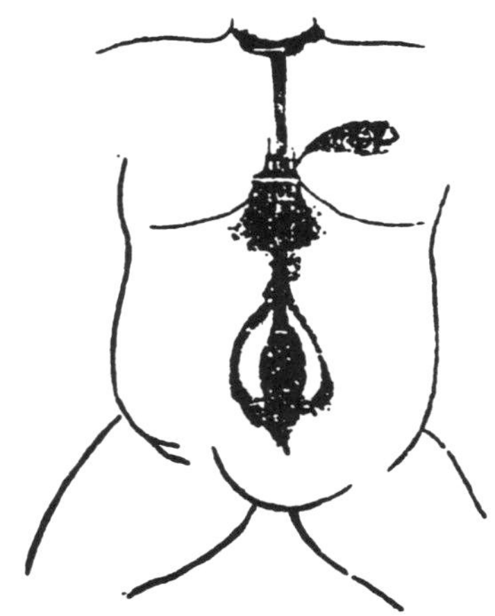
图 1-62　嗝之腹候

六十二、嗝之腹候

如图 1-62 所示，嗝者，饮食气味不变而吐出之证也。随证可投药丸，有秘方别传。因毒与虚里壅塞格拒而吐，饮食未到中焦，故食味不变也。

六十三、噎之腹候

如图 1-63 所示，噎者，饮食梗噎，食物不下者也。此乃邪毒阻格壅塞虚里之故也。投以枳缩二陈汤，兼用秘方之丸剂。

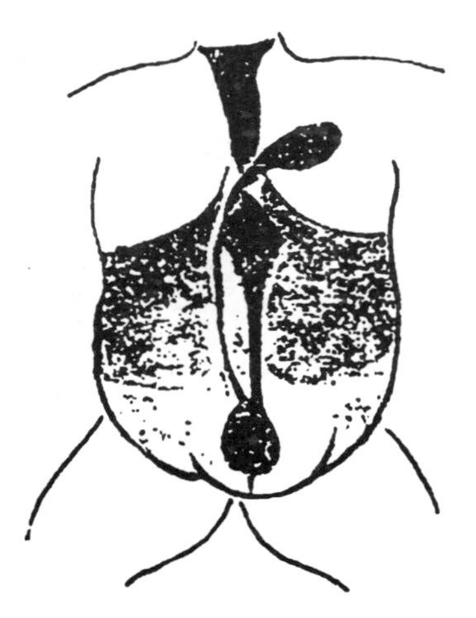

图 1-63 噎之腹候

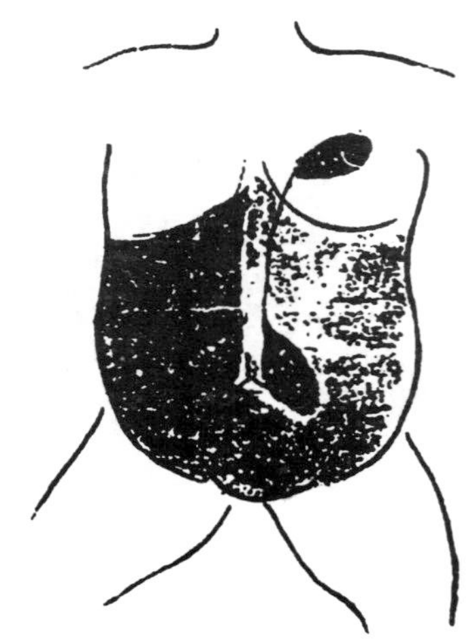

图 1-64 呕吐之腹候

六十四、呕吐之腹候

如图 1-64 所示，误食毒物，或过食平素所好之物，或寒或热，若寒则吐出之食味甘，若热则吐出之食味苦，因蛔为患，则食味酸、苦、辛。灸足阴陵泉七壮则呕吐止，亦可于诸止呕吐方中选其良者，酌情用之。

六十五、反胃之腹候

如图 1-65 所示，旦食夕吐者，反胃也。凡因饮食之气味甚者而吐出，口中味苦者，反胃也。宜投含大黄之丸剂，并以生姜半夏汤送下。差别很大的习惯治法，应认真考察斟酌。吐屎者，其治法亦同之。

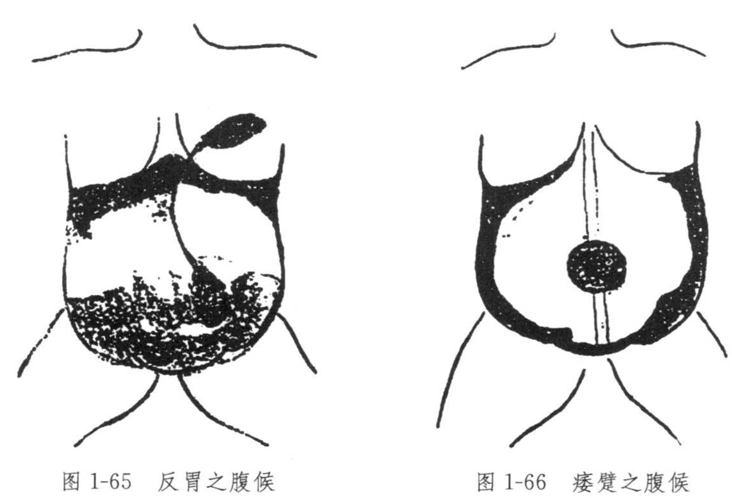

图 1-65　反胃之腹候　　图 1-66　痿躄之腹候

六十六、痿躄之腹候

（柴胡四物汤）

如图 1-66 所示，柴胡四物汤主之，秘方也。

六十七、气郁之腹候Ⅰ
（四七汤）

如图 1-67 所示，虚里与任脉之气壅滞，气郁有块，与之相应，咽喉之中如有物阻塞者，四七汤主之。

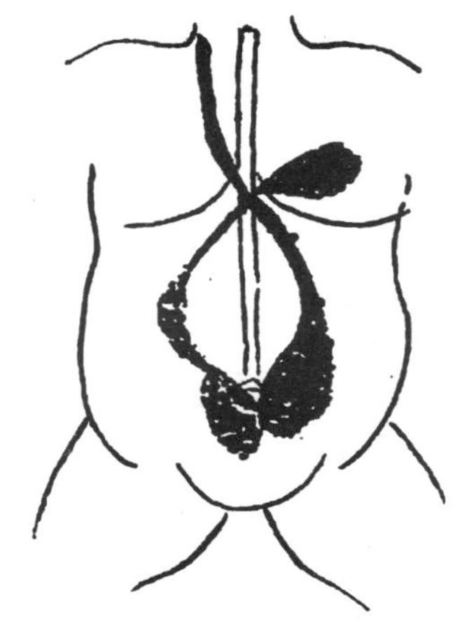
图 1-67　气郁之腹候Ⅰ

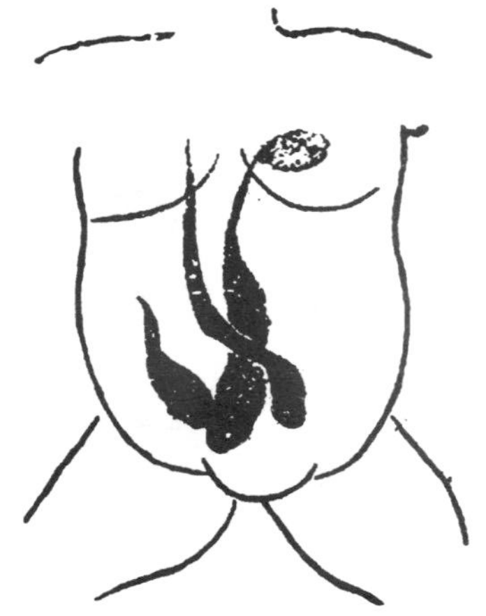
图 1-68　气郁之腹候Ⅱ

六十八、气郁之腹候Ⅱ

气滞者，大便秘，心下痞闷，胸肋虚胀，噎塞不通，吞酸嗳气，呕哕恶心，头目昏眩，四肢倦怠，面色萎黄，口苦舌干，饮食减少，日渐羸瘦，气块升降，大便虚秘，此十六种之说与古所论相同。如图 1-68 所示之腹候，或曰气滞或曰气郁，可分而论之，然皆气郁也。分心气饮、上下导气汤、三和散之类，可参考应用。郁块原本于气，故升应于虚里，为腹诊第一也，不然则易为诸多之证掩盖。

六十九、痫可治证之腹候

如图 1-69 所示，块或左或右者，用药可治。

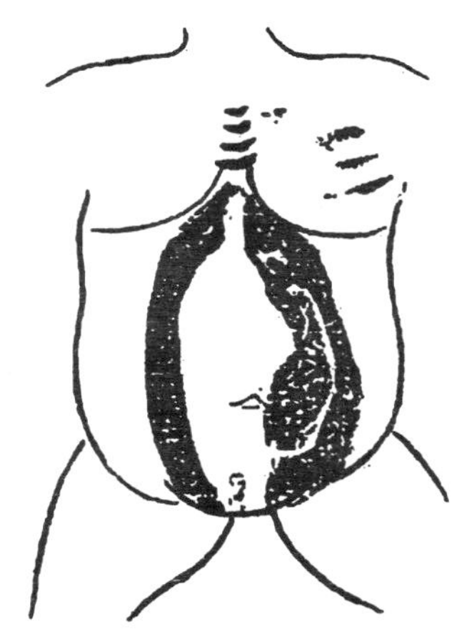

图 1-69　痫可治证之腹候

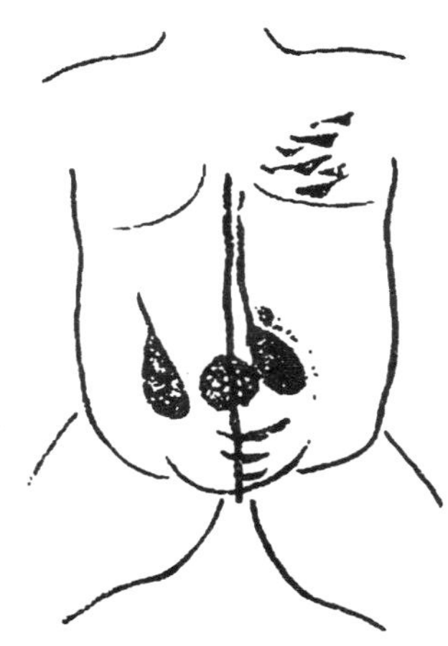

图 1-70　痫不治证之腹候

七十、痫不治证之腹候

如图 1-70 所示，为不治之证也，为不可活命与危候之证。

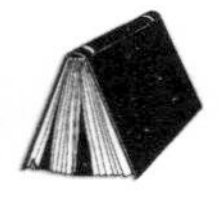

七十一、遗精梦遗之腹候

如图1-71所示，可治者，用归脾汤加龙骨、牡蛎，虚极之人兼用一粒金丹，妙也。

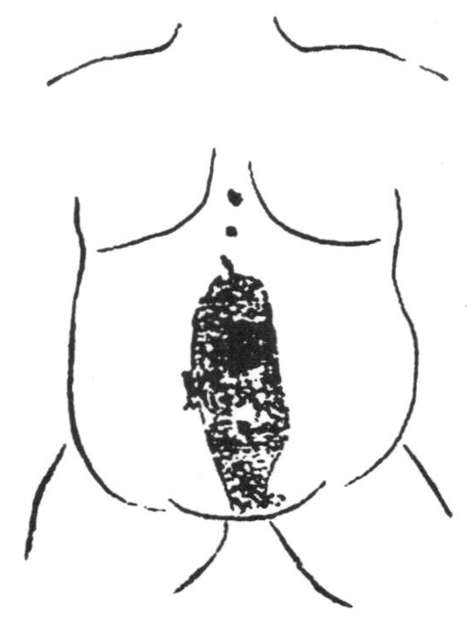

图1-71　遗精梦遗之腹候

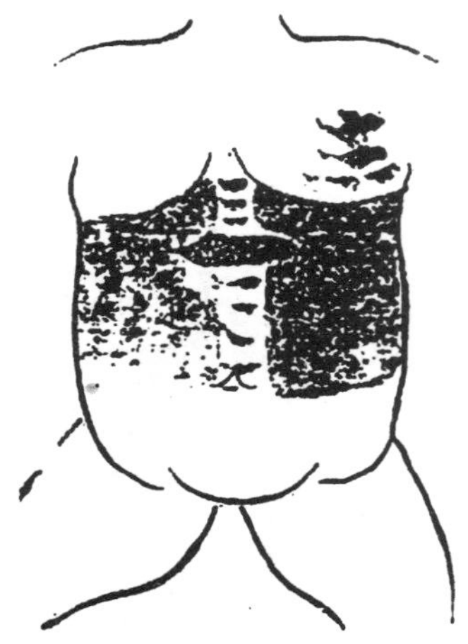

图1-72　不遗精过食之腹候

七十二、不遗精过食之腹候

如图1-72所示，饮食减少，睡卧时膝足蜷曲者，可用平胃散加泽泻粟壳，妙也。

七十三、黄胖之腹候

如图 1-73 所示，此病证中甚多。耳鸣，足痿弱，气急，上坡疲劳，喜好茶、生米，如脾胃虚弱之状。其人左乳部动悸，此为《万病回春》之誉绿丸之证也，功效甚速。

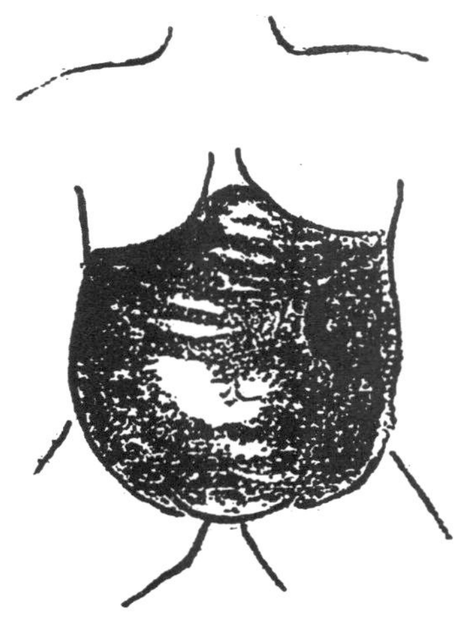

图 1-73　黄胖之腹候

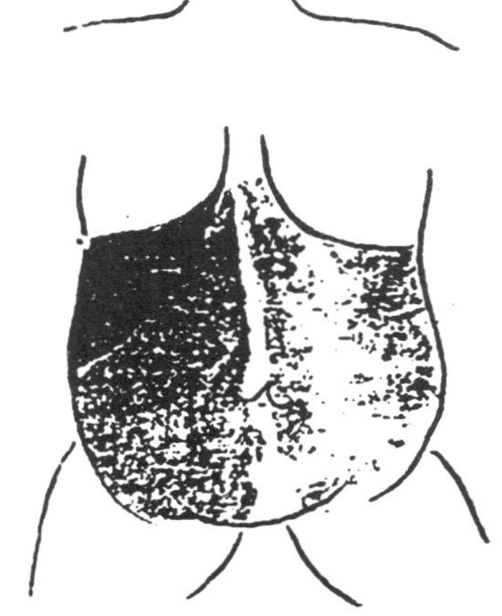

图 1-74　黄疸不治之腹候

七十四、黄疸不治之腹候

如图 1-74 所示，右肋下有坚块者，不治也（然与小承气汤加芒硝、茵陈，而十有八九可治，为丸方）。

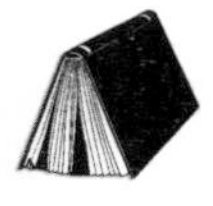

七十五、虫之腹候

如图 1-75 所示，患病之人感觉上下动者，为虫也。或因毒生痛而甚者，秘方之消毒丸（一名消虫丸）主之。

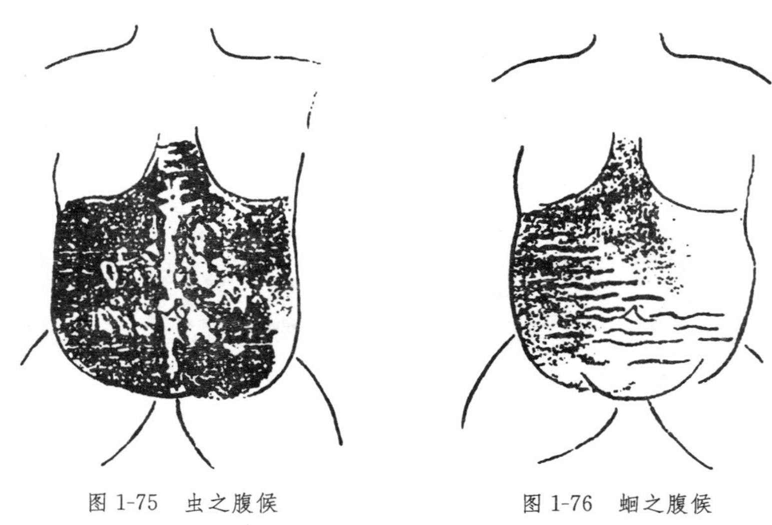
图 1-75　虫之腹候　　图 1-76　蛔之腹候

七十六、蛔之腹候

如图 1-76 所示，若按之，手随之微动而鸣响者，乌梅丸主之。口唇红者，消疳丸主之。流涎者，甘草粉蜜汤主之。

七十七、厥之腹候

如图 1-77 所示，背强直，手足搐搦，口禁咬牙，角弓反张，发于金疮失血、产后等。曰痉、曰痓、曰厥，皆同证也。大实者，大承气汤主之。虚者，大补汤加勾藤。产后等，别有秘方，故宜观其腹候。

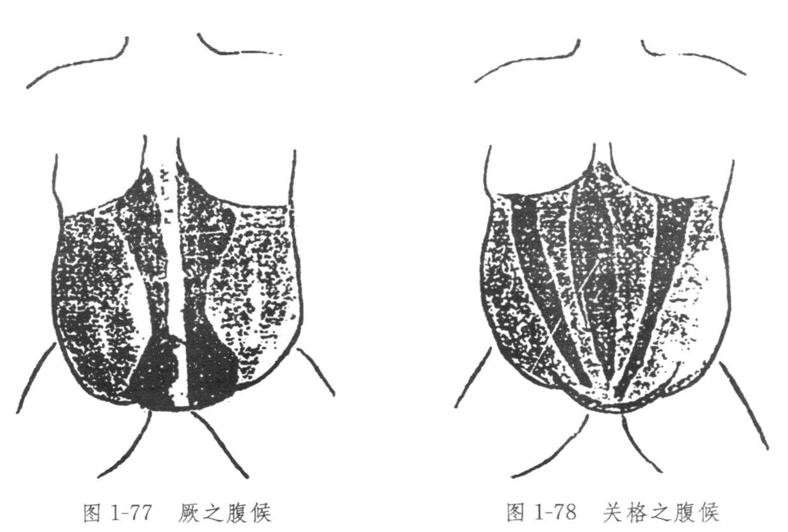

图 1-77　厥之腹候　　图 1-78　关格之腹候

七十八、关格之腹候

如图 1-78 所示者，关格也；腹候不如图者，噎也。故治见《众方规矩》，宜与枳缩二陈汤。

七十九、疝气可治之腹候

如图 1-79 所示之腹候，用桂枝汤一帖加小茴香半分，可治。

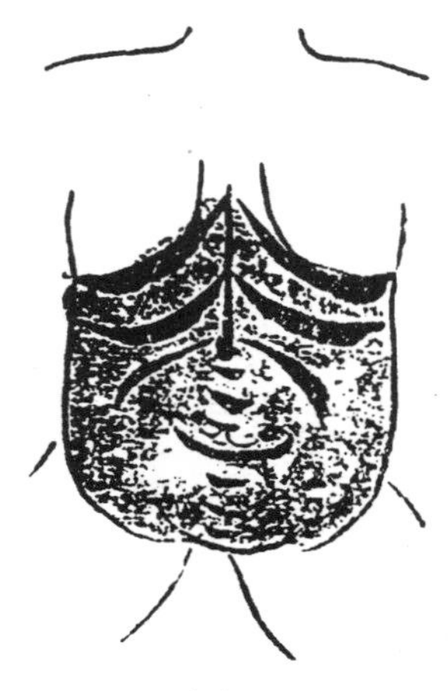
图 1-79　疝气可治之腹候

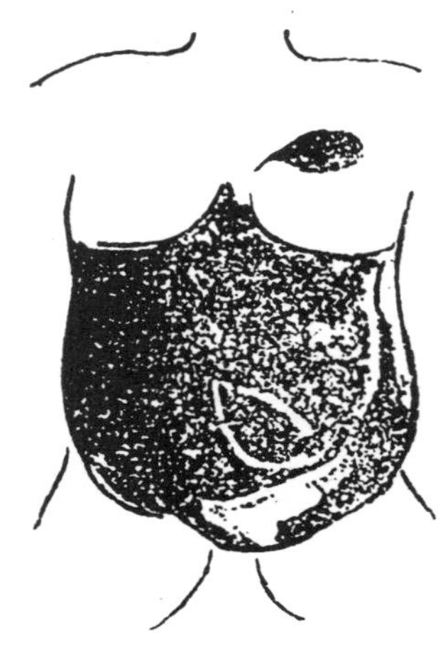
图 1-80　疝气不治之腹候

八十、疝气不治之腹候

如图 1-80 所示之腹候，可用秘方，但不能完全治愈，为终身之病也。

八十一、吐血之腹候

如图 1-81 所示，为吐血之证，肾间虚里动气甚者，不治也。或出行两气归元，为此证之治方也。属寒者，百人中只有一人，故而治疗宜冷，宜寒剂而不宜热剂。以人参一两煎之，合生地黄汁半分；治二气甚者，特别是有秘方或用熊胆一钱，人参一两，煎剂，用之亦可，随色图论之。

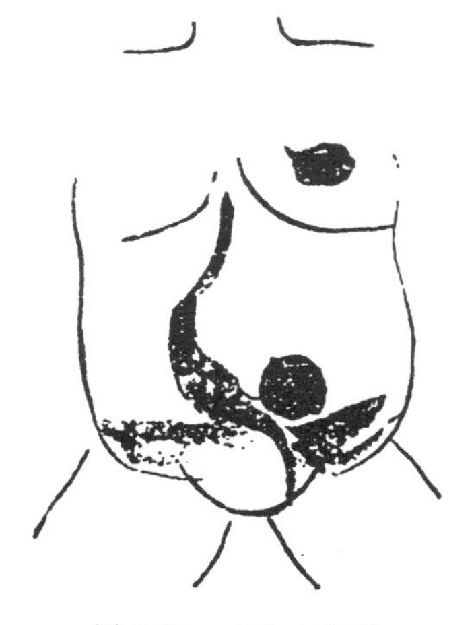
图 1-81　吐血之腹候

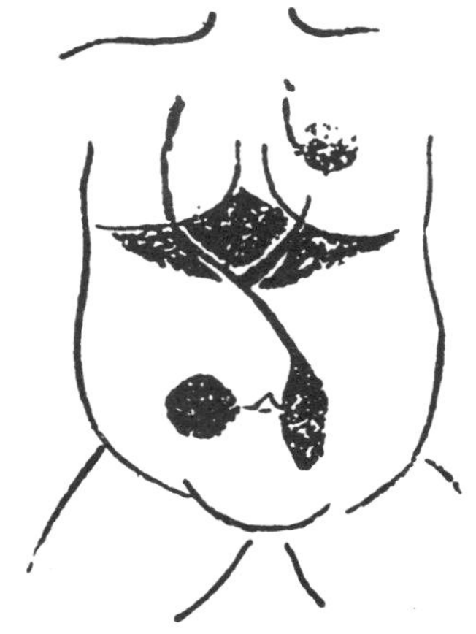
图 1-82　下血之腹候

八十二、下血之腹候

下血痔血者，以胃为本。便血者，大肠主之，为各损伤之处破溃也。如图 1-82 所示，皆宜寒冷剂。面色青白，肢冷，呕疼饱胀，小便清利者，大补汤加川芎、芍药、炮姜，升麻；面青黄，肢冷，脐腹膨胀者，益气汤加炮姜、阿胶；面色青黯，骨蒸潮热者，八珍汤加炮干姜。此三者，当参考寒证之血色。

八十三、痢疾可下之腹候

如图 1-83 所示，考其脉之虚实，宜下烂肉，热甚者，黄连、柴胡之类主之。疏涤之证，当为实数之脉也。

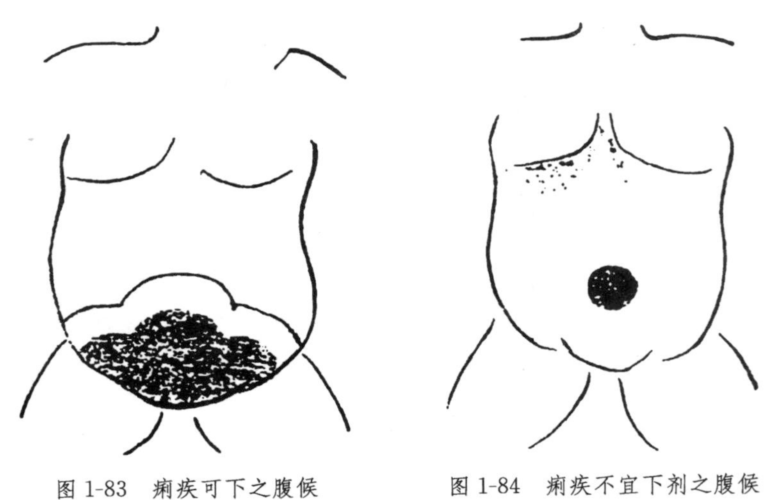

图 1-83　痢疾可下之腹候　　图 1-84　痢疾不宜下剂之腹候

八十四、痢疾不宜下之腹候

如图 1-84 所示，肠胃之脂膏不可下，宜用和中汤，亦可用参归芍汤、理中汤之类。休息痢中十之七八为虫也，宜用乌梅丸，或兼用八珍汤加减。

八十五、胃脘痈之腹候

如图 1-85 所示，用太乙膏一日三次，可使脓吐出，与肺痈相似，吐出有腥气的腐膜。八珍汤加黄芩贝母、排脓散、犀角地黄汤加连翘忍冬，常以贝母为主药也。如同肺痈，先胸中痛，后吐脓，始时试投以瓜蒌枳实汤。此证常有喉干舌燥，虽与肺痈相似，但有心下部位之疼痛为其异也。

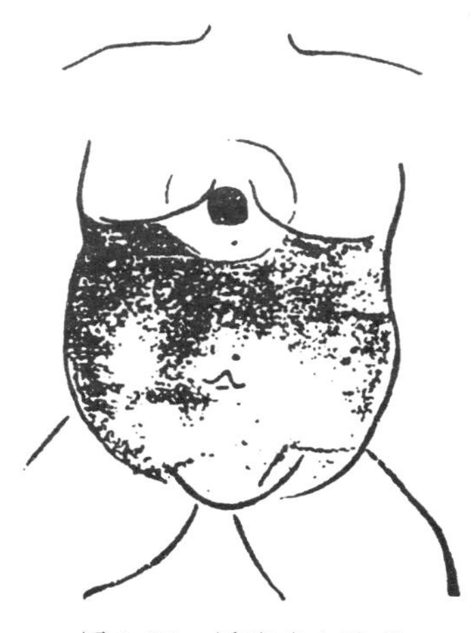

图 1-85　胃脘痈之腹候

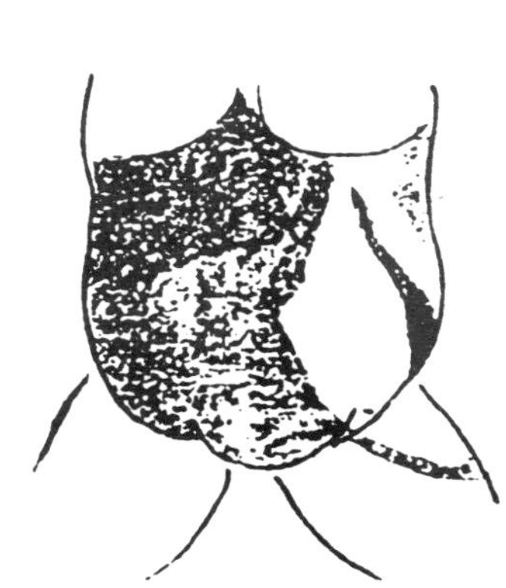

图 1-86　肝胆痈之腹候

八十六、肝胆痈之腹候

如图 1-86 所示，忿怒多引胁痛，按之始为坚块，日渐也，此非痈热，为寒多，气郁郁然不乐，面色有青纹，引息时痛甚。始宜逍遥散、平肝疏气饮主之；后软弱者，则宜太乙膏、内托散加青皮柴胡少许。右章门边不可用针，在其后则可刺之。

八十七、脐痈之腹候

如图 1-87 所示，脐腹以上痛甚，痛处不移，如有块之形，脐中脓出者，用太乙膏，亦可用大补汤加连翘薏苡仁，始宜用平胃散加没药、乳香、大黄、枳实。

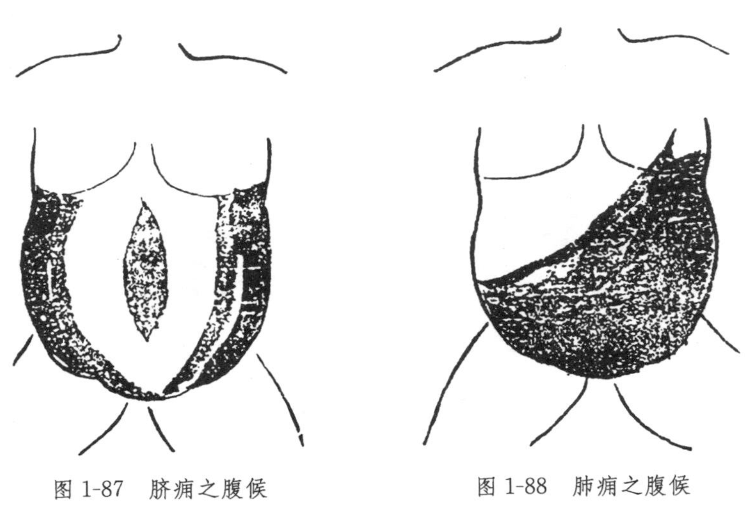

图 1-87　脐痈之腹候　　图 1-88　肺痈之腹候

八十八、肺痈之腹候

如图 1-88 所示，诸书所云：或胸中痛者，用生大豆数粒塞入口中试之。或将痰放入水中而下沉，晨起声音嘶哑，始宜瓜蒌枳实汤、薏苡仁主之，后用排脓汤、太乙膏主之。

八十九、小肠痈之腹候

如图 1-89 所示，初宜四苓散加连翘，或多加忍冬、山归来；可试之将脓便放入水中，若沉则用太乙膏，含生地黄之六味丸加车前子、黄芪，若脓分解而尽可用八味丸去附子加薏苡仁。

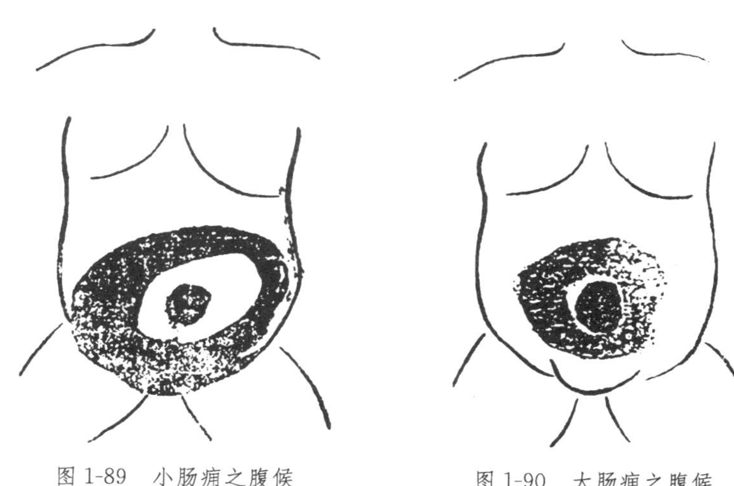

图 1-89　小肠痈之腹候　　图 1-90　大肠痈之腹候

九十、大肠痈之腹候

如图 1-90 所示，初起大便秘，而出则如丝，大肠肿故也，急宜大黄牡丹皮汤下之。腰间八髎周围痛甚，喜深按之，大便如休息痢之人，返转身体不便，为脓已成矣，宜内托散加薏苡仁，兼以太乙膏下之。

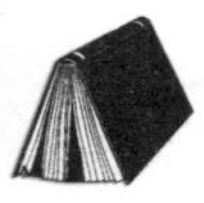

九十一、心痈之腹候

如图 1-91 所示，面色如朱，眼中如金，口中频燥，胸中心下咽喉痛不可忍，水津不能饮，五心烦热者，此为心痈也，旦生夕死。

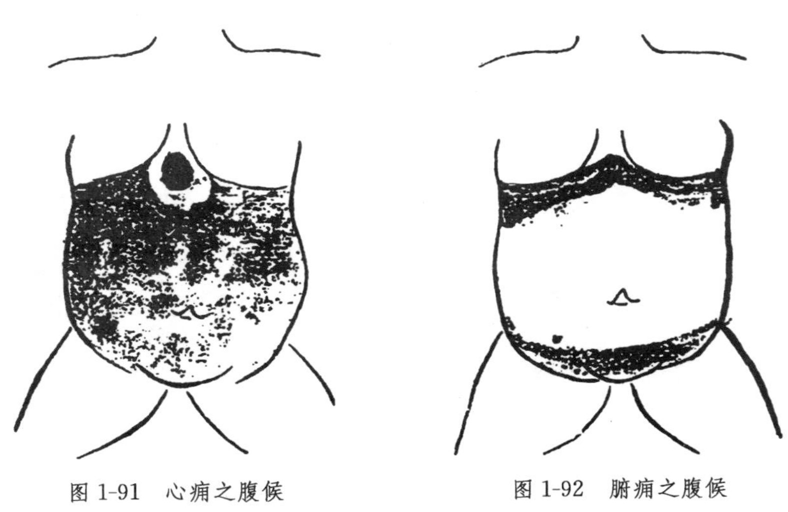

图 1-91　心痈之腹候

图 1-92　腑痈之腹候

九十二、腑痈之腹候

如图 1-92 所示，诊之如同腐熟之烂瓜而痛甚者，不出十日而死。

九十三、癞风宜治之腹候

如图 1-93 之腹候，以早旦之时候之，以下略之。

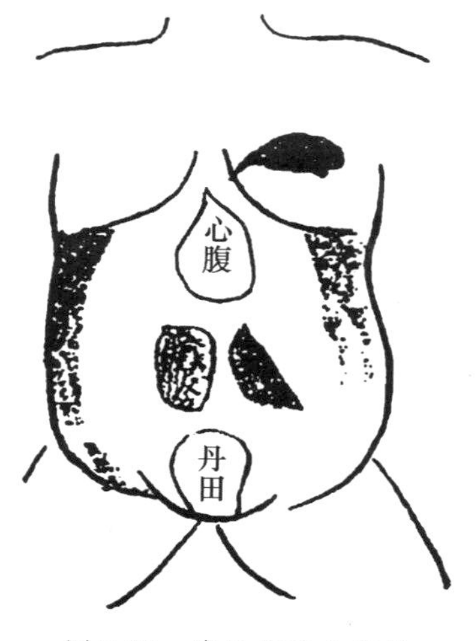

图 1-93　癞风宜治之腹候

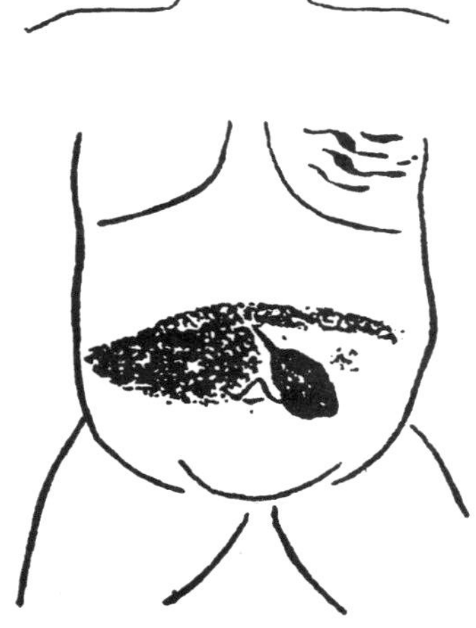

图 1-94　癞风有虫之腹候

九十四、癞风有虫之腹候

如图 1-94 所示，可治，以下略之。

九十五、癞风瘀血之腹候

如图 1-95 所示，不治，胎中之毒也。

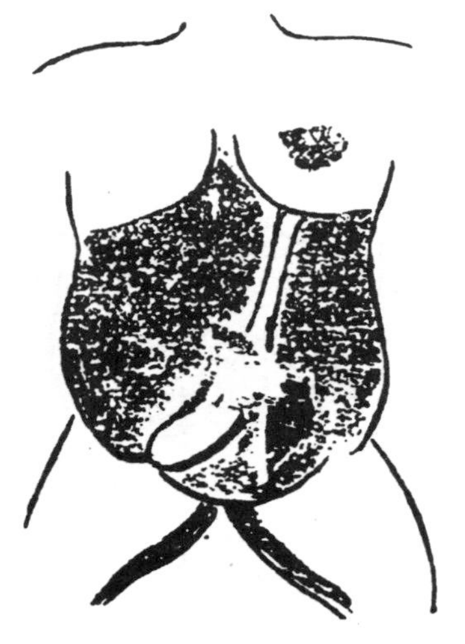

图 1-95　癞风瘀血之腹候

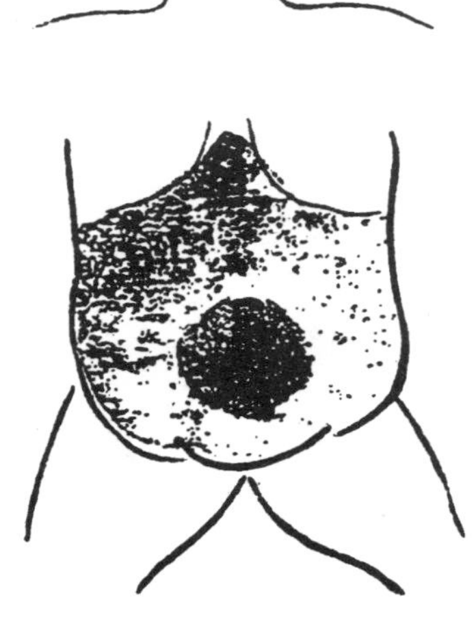

图 1-96　断疽之腹候

九十六、断疽之腹候

如图 1-96 所示，不治也，谓天刑病。

九十七、妊娠初月之腹候

如图 1-97 所示，神门脉盛，早旦候足之太冲，腹候有动者，为瘀血；若左足先迈出，妇人之形态与男人相似者，胎也。

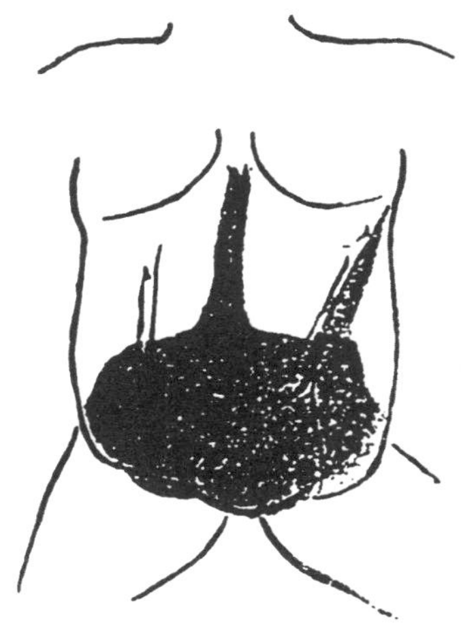

图 1-97　妊娠初月之腹候

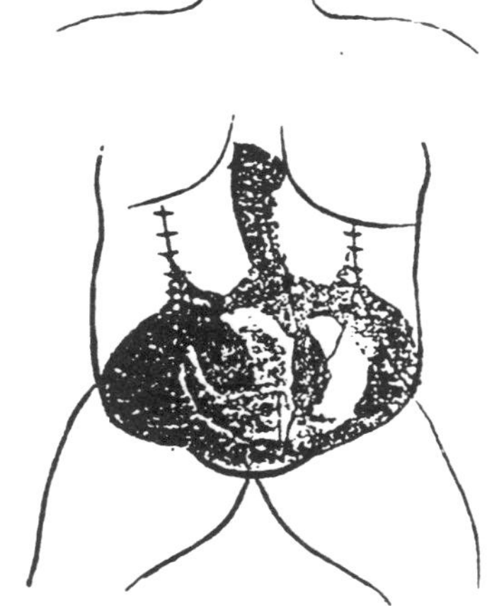

图 1-98　妊娠二月之腹候

九十八、妊娠二月之腹候

如图 1-98 所示，即妊娠二月之腹候。

九十九、妊娠三月之腹候

如图 1-99 所示，自三四个月起，观其乳头色明亮而乌黑，乳晕亦偏黑者，为妊娠也。

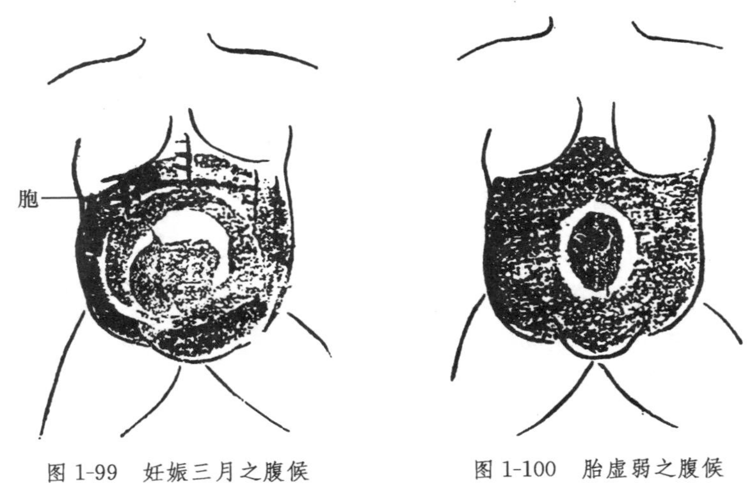

图 1-99　妊娠三月之腹候

图 1-100　胎虚弱之腹候

一百、胎虚弱之腹候

如图 1-100 所示，胎儿边缘分离，为半产之候也，十补汤主之。

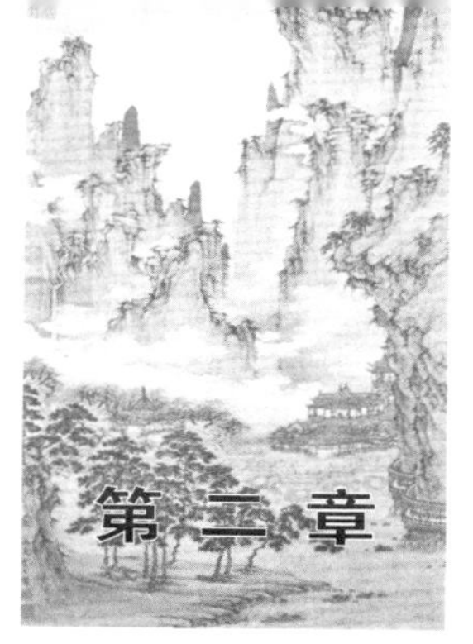

第二章

浅井南溟先生腹诊传

浅井周硕　著

李文瑞　译

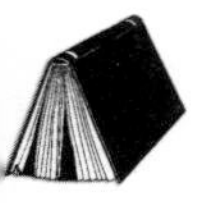

简　介

《浅井南溟先生腹诊传》的作者浅井周硕（1741～1789），字正路、南溟，世称和气正路，任宫中出仕，48岁早殁。该氏为浅井家序第六代，浅井图南（1782年殁，年77岁）之子。继其父业，成为当时之名医大家，有称脉诊、腹诊之祖。自幼攻读《伤寒论》，得圣旨之奥蕴，其腹诊著书有《南溟先生秘传腹诊三十六舌图》、《浅井秘玄腹候书》、《浅井南溟先生腹诊传》等大作。

《浅井南溟先生腹诊传》为其腹诊之代表作，成书年月不详，但在书末页，有文政十三年庚寅（1830）八月十四日写始，同月十八日写终。分析此写始和写终仅5天，故不为其编书写作之时间，可能是抄初稿5天，也就是说此书正式完稿时间，可能为1830年8月间。全书分乾坤两卷，以及腹诊分论，本译本分三节加以介绍。

第一节腹诊总论：即原书之乾卷以《难经》十六难、十七难、五十一难、五十七难、六十难、六十一难为据，并引《灵枢》、《素问》有关之论述，籍以印证，阐述腹诊论说。具体举例说明，在论单项时，则引证该项之经文加以论述，并有所发挥。

第二节浅井南溟先生秘书：即原书之坤卷以45幅图绘并加文字解说腹证表现出之症状和治疗，如图2-38："心下有物如杯大，不欲饮食，腹中苦闷，胸尖部与腹部如辘轳之绞痛。治方，《千金方》曰癥坚方治之。"

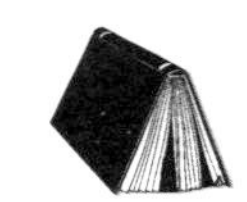

第三节腹诊分论：列项论述各该项腹诊之据、表现之症状和治疗，共计以“肾间动气”、“中风”、“瘘证”等33项。如“切脐”此处所云之切脐，即云为凸出之脐，左右上下推之如浮动之物而动，主方只有六君子汤。其切向左方者，其他三方有根底，亦可用干姜、木通；或并不左右移动而上下动者，当加肉桂；若上下左右皆动者难治，此非汤药所及。亦属不治……右脱干姜，左脱木通。脐从左侧右方为脱，脐从右侧左方为脱，上脱用附子，下脱用肉桂，书之末为“腹候传图”。

书中之条目序号、各节名称与部分标题均系编译者所为，借以使主题层次更加明晰。

李文瑞

2013年5月12日

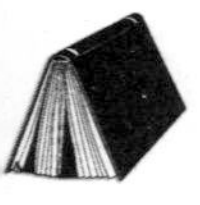

第一节　腹诊总论

《难经·十六难》曰："假令得肝脉，其外证善洁，面青善怒；其内证脐左有动气，按之牢若痛；其病四肢满，闭淋，溲便难，转筋。有是者肝也，无是者非也，假令得心脉，其外证面赤，口干，喜笑；其内证脐上有动气，按之牢若痛；其病心烦，心痛，掌中热而啘。有是者心也，无是者非也。假令得脾脉，其外证面黄，善噫，善思，善味；其内证当脐有动气，按之牢若痛；其病腹胀满，食不消，体重节痛，怠惰嗜卧，四肢不收。有是者脾也，无是者非也。假令得肺脉，其外证面白善嚏，悲愁不乐，欲哭；其内证脐右有动气，按之牢若痛；其病喘咳，洒淅寒热。有是者肺也，无是者非也。假令得肾脉，其外证面黑，善恐欠；其内证脐下有动气，按之牢若痛；其病逆气，小腹急痛，泄如下重，足胫寒而逆。有是者肾也，无是者非也。"

《难经·十七难》曰："诊病若闭目不欲见人者，脉当得肝脉急而长，而反得肺脉浮短而涩者，死也。病若开目而渴，心下牢者，脉当得紧实而数，反得沉涩而微者，死也。病若吐血复鼽血者，脉当沉细，而反浮大而牢者，死也。病若谵语妄言，身当有热，脉当洪大，反而手足厥逆，脉沉细而微者，死也。病若大腹而泄者，脉当微细而涩，反紧大而滑者，死也。"

《难经·五十一难》曰："病欲得寒而欲见人者，病在腑也；病欲得温而不欲见人者，病在脏也。何以言之？腑者阳

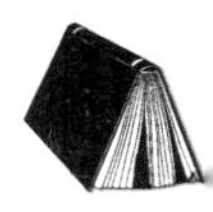

也，阳病欲得寒，又欲见人；脏者阴也，阴病欲得温，又欲闭户独处，恶闻人声。故以别知脏腑之病也。”

《难经·五十七难》曰：“泄凡有五，其名不同。有胃泄，有脾泄，有大肠泄，有小肠泄，有大瘕泄，名曰后重。”谢氏谓小肠、大肠二泄，今所谓痢疾也。《内经》曰肠澼，故下痢赤白者，灸小肠腧，是也。穴在第十六椎下，两旁各一寸五分，累验。

《难经·六十难》曰：“其痛甚，但在心，手足青者，即名真心痛。其真心痛者，旦发夕死，夕发旦死”。青当作清冷也。

《灵枢·四十九篇》曰：“青黑为痛，黄赤为热，白为寒”；又曰：“赤色出两颧，大如拇指，有病虽小愈，必卒死”；又《灵枢·七十四篇》曰，“诊血脉者，多赤多热，多青多痛，多黑为久痹，多黑多赤多青皆见，青为寒热，身痛，面色微黄，齿垢黄，爪甲上黄，黄疸也”。又如验产妇面赤舌青，母活子死；面青舌青，沫出母死子活；唇口俱青，子母俱死之类也。

将当代的流派名以先天诊，则多拟似有先天后天之义。凡事皆由气、形、质之本源，推论其道理而学习，故称为先天诊法。

上古敦原素雅之代去而远矣。察于父母。平日七情之火炽盛而交接，甚至醉以入房，不遵守戒规，累及于胎；母亲违背古之胎教，七情、起居、饮食不调，故子于胚胎先受此不正之瘀浊，将此法称为胎毒，这就成为后日一身百病之源，故古之没有的病多了起来，过去稀少的病也多了起来，其原因就在于此。此胎毒在生下之时，或吐或下，然后得尽。但是小儿因生发之气，患疮疡、麻疹、痘疮者较多，胎毒发泄，附着于神阙四周，而致各种疾病。扁仑云：此毒去之不能，五内之气虚则当死。或两三日，或一二日，或沐浴之时。初生不利，胎毒下客乃如前所云之处，即附着于脐周围，病人下此之时必死。故云在迫气之时，抑此胎毒。因此，娠中有恶秽之物，由七情之火与欲火作用酝酿而成，生下之后，随着发出啼声自然地由口鼻而入，起初停在心下，渐渐地蛰藏于脐之右侧天枢、大横之穴，沿脐下盘踞于左侧天枢、大横之地。

初生之始，出虚无之地，未受水谷、乳汁之初，深受先入于腹中之胎毒。此胎毒成核，因五志七情，随气血失调，或与痰沫，或与恶血相互搏结，为块癖而变生虫疾，当代流派诊为虫疾，并以治虫，诸病多获痊愈，此乃口授之诊法。

胎毒者，譬如水面之浮沤，其性升降漂流；或如附着高于水边之石而不脱，流于五脏，附着于脐之周围。脐之处，乃天地之枢纽，气血升降相传之处，故胎毒十有八九聚于此。然而，若胎毒停留于肺，则病哮喘；附着于胁腋，则为气肿、瘰疬；附着于心肝，则发为癫痫；附着于胸背，则为龟胸龟背；附着于腰脚，则病行迟痿躄。诸如此类甚多，此乃“邪之所凑，其气必虚”之谓也。七情六淫若有虚处，其毒便侵袭之，外邪亦随其毒之浮沉而入，不循其经气，或入于太阳，或入于少阴，故按腹详审，求其根本，不可盲从拘泥前所论述之证。是故要者先本于此处，将气海丹田之处作为着眼点，此乃当今流派之大法也。

在腹部确定部位进行诊察，古人论之甚少，而当今流派都对此诊法论之甚详。先于心下、胸胁划分为九宫，此乃称

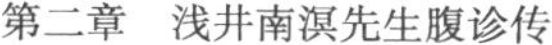
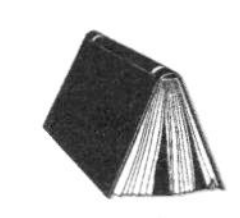

为天部，以诊胸以上之疾病。又将脐以下划分为九野，名之地部，以诊下部之疾病。自心下至脐，称为人部，将气食血水之部定于此。又把下丹田名为子，上气海名为午，诸如此类，将十二支配属于左右，以知气血阴阳之往来，以察病之发作逆顺。

让病人安静仰卧，用右手从心向腹部之左右，交替轻浮地徐徐缓缓地触摩。于脐下半掌之处停止，注意用力按之，徐徐地随呼吸将手向上抬起，如此数次，此为将在上之气引降于丹田之法也。不能摸到任脉，只能沿着左右胃经的旁边向下触之，此为左右阴阳之道路，气机升降之道路也。且不能以手重按之，手重按则血凝，血凝则气滞。练习触摩诊察开始时应轻浮而下，感觉情况不同，乃气鼓动也。若气鼓动，动如水波，此知气平。按腹之术，唯于此处练习而有妙验，尤应以手之熟练为最重要也。

将食指、中指、无名指靠紧挑起，食指由蔽骨上下皮肤按而推下，在蔽骨直下位于食指处，而中指指头之上廉用力，三指按住任脉渐渐之加重，按之少许，将无名指、中指时之浮起又按下如初，如此数次，此乃按压逆冲之气的方法。动气甚者，平复逆满者，奔冲者，此乃为按腹之重要者。施用于婴儿亦甚佳，小儿疾不必及于针术。大人亦大凡如此，而后行针益妙，此术之意在心下任脉留止病人之真气，遂退阴邪停留之物。

用右手三指诊脐，食指与无名指置于脐之内外，中指相对于脐中心，即神阙之诊法也。比起诊丹田，诊脐更为好些，丹田之气不能达于此处，其时诊丹田虽亦佳，然而首先脐位于人身之中央，乃天地之枢纽也，故云天枢，名之神阙，是因其为五脏之气聚集困守之处，乃甚重要之处。

但是脐左右之腹筋紧实者，脐必有空实的感觉。此由腹肌紧张之故也，所以使脐加深也。又脐之牢坚者，非实也，乃气凝之痰也，且心下逆满者，按其脐腹，为气逆者也。如前所述者，先以左手按压心下，用右手按摩其腹，一面向下，一面诊按脐部，手之左右的操作方法，根据患者而不同。

候生死法之口传

脐下左右，以脐为界，根据块物判断病情。在右者，为小便淋沥、下疳、阴痒、痈疮之类也；女子则为半产，产后余血或月水停留而致瘀血也。左边者，为大便秘结、痔疾，女子则患赤白带下之类也。又右之脐下与左之滑肉门边相通，左之脐下与右之脐上滑肉门边相应，故大便利与不利，为右滑肉门与左脐下有邪。小便淋沥或过多之类，为左之滑肉门与右脐之有邪施治以针，当察其邪在之场所。

大凡上部则病浅，下部则病深。

在心下如拳，泛之乎左右上下，若病发则痛，又下利或吐食、吐水者，所谓癖囊，如同痰饮囊也。在《本事方》中有治方，又丹溪《格致余论》中亦将此事加以详辨。

按法，大指与食指者，离开中指，诊察左右，在此处，若按照病根与胸，将直接按其间通应，不可向左右移动，而混于他部，在此部混合亦不好，且指应轻而浮诊候，逐渐地可沉而重诊候，应当将法与症参合而决定。

第二节　浅井南溟先生秘书

一、手痛足痛之腹候

如图 2-1 所示，章门上下一寸许按之痛者，手痛也，治疗可用北山人茵蓡神方（《北山医案》）。章门之处，按之痛者，足痛也，治疗可参考前方。

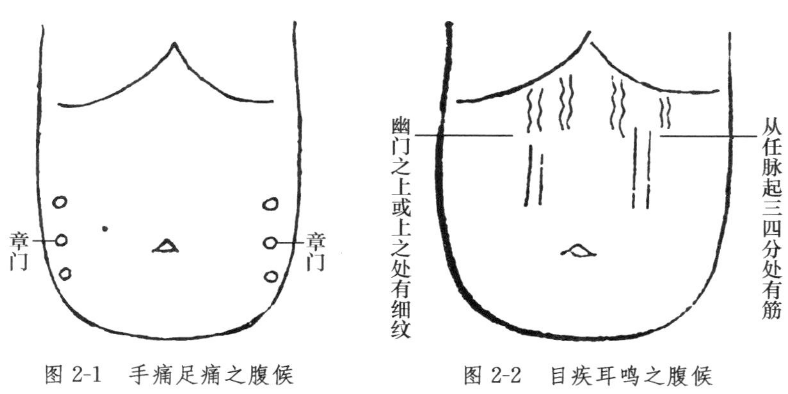

图 2-1　手痛足痛之腹候　　图 2-2　目疾耳鸣之腹候

二、目疾耳鸣之腹候

如图 2-2 所示，距鸠尾任脉三四分有筋者，目疾也。幽门穴之上下有细纹者，耳鸣也。目疾者，用川芎茶调散。耳鸣者，与抑肝导痰汤、秘方六味丸。

三、燥屎疥疮之腹候

如图 2-3 所示，左之太乙、关门、滑肉门有邪气者，燥屎也。右侧关门之穴有邪气者，疥疮也；患雁来疮之人，此处亦有邪气。

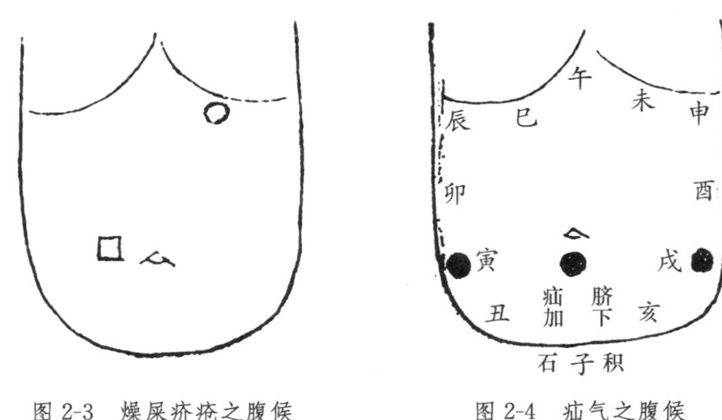

图 2-3　燥屎疥疮之腹候

图 2-4　疝气之腹候

四、疝气之腹候

如图 2-4 所示，寅戌之范围内有邪者，疝气也，治疗可用北山人之茁蒌神方。

五、瘀血之腹候

如图 2-5 所示，章门下之处有邪气者，瘀血也，波及右之乳下肋骨引痛者也。

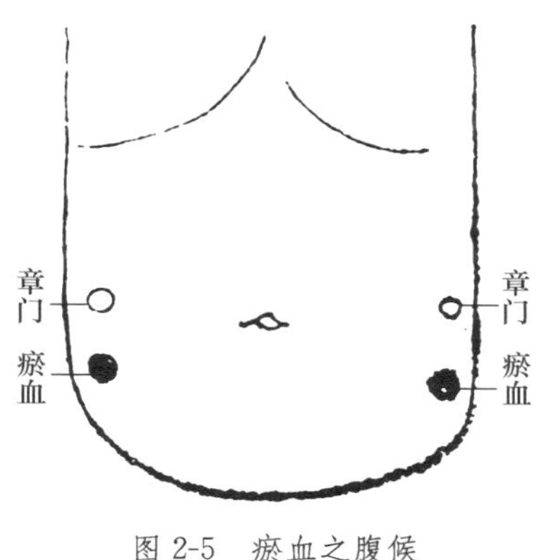

图 2-5　瘀血之腹候

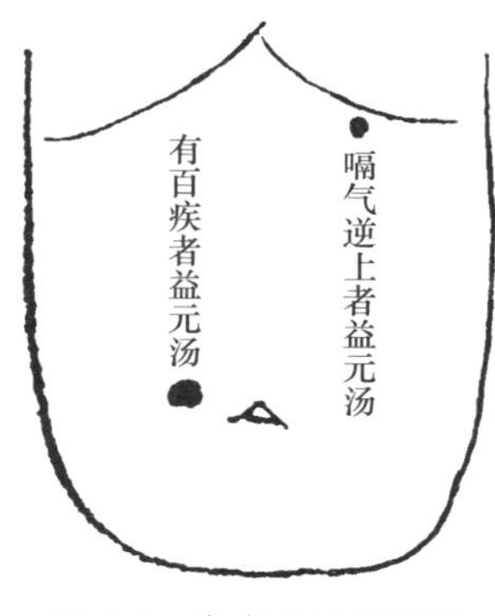

图 2-6　家方益元汤腹证

六、家方益元汤腹证

如图 2-6 所示，脐右有物大如覆杯而有动气，脊十四椎之周围亦痛者，乃肺脏有大邪气也。治疗可用家方益元汤，该方治一切诸疾，难名证，获效数百人。方组：竹节人参、黄芩各三钱，黄连、干姜各二钱，甘草一钱。水煎服。噎嗝者，加丁香；疝气股拘急者，加独活、忍冬。该方为男子百功奇方，所谓邪气非动气使然，有轻度肩膀酸痛，按压腰部则痛甚者，皆可用之。

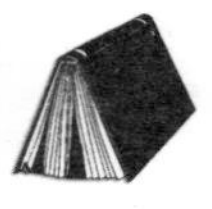

七、逍遥散腹证

如图 2-7 所示，腹肌紧强如板，心下痞硬者，肝气之不疏也。治方逍遥散，随症加青皮、香附、半夏、陈皮。

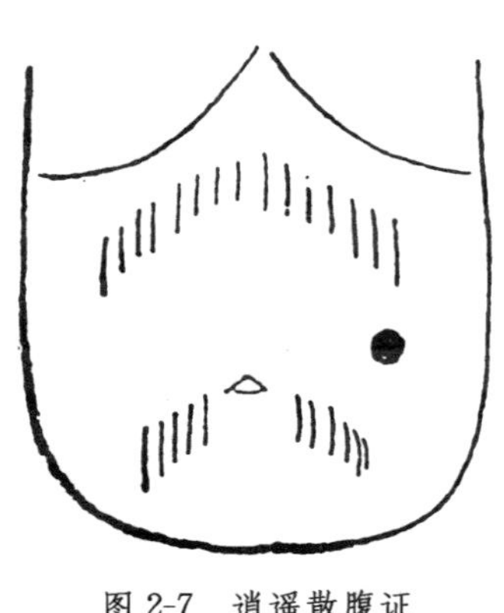

图 2-7　逍遥散腹证

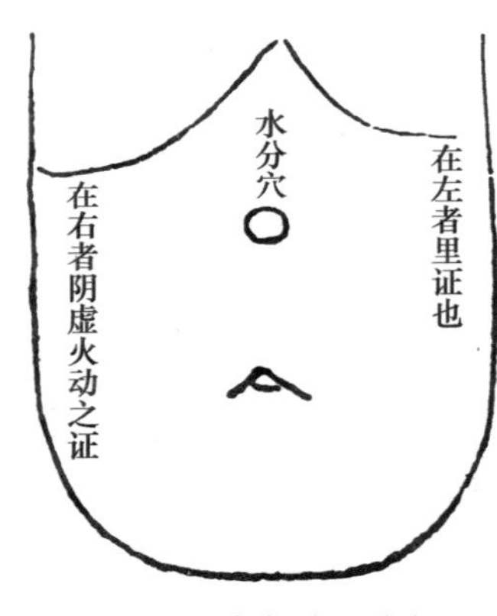

图 2-8　脚气肿之腹候

八、脚气肿满之腹候

如图 2-8 所示，脐上水分穴处有动气者，可发脚气肿满，脐中有动气，治方用净腑汤或小柴胡汤之类也。安静而无动气者，死证也。里毒者，脏毒也。

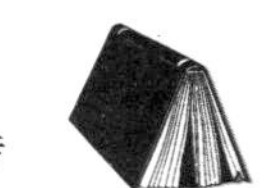

九、导香汤腹证

如图 2-9 所示，腹中隐伏如按痰瘤，或腹胀者，名为虚痰腹，治用北山人之导痰汤加香附，又名导香汤。

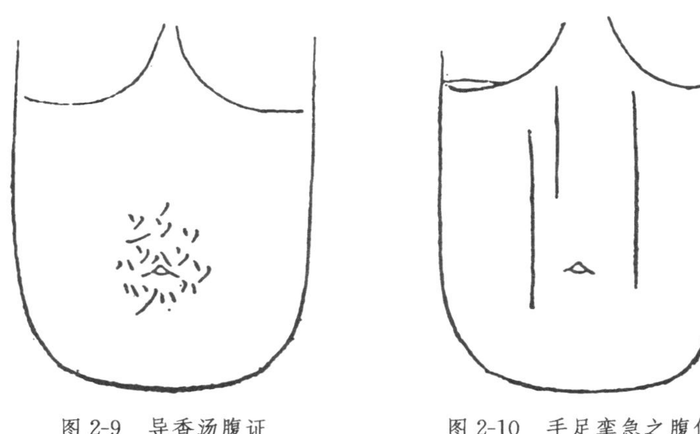

图 2-9　导香汤腹证　　图 2-10　手足挛急之腹候

十、手足挛急之腹候

如图 2-10 所示，任脉旁纹理粗者，手足挛急也，治宜温伸筋脉，可用雷火针。

十一、肝血太过之腹候

如图 2-11-1 所示，胸腹皆如板状，身体活动不便，腹痛者，乃肝血太过之证也，其唇多紫色者也。治疗如图

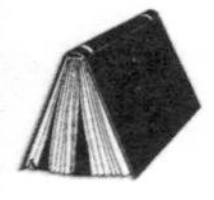

2-11-2 所示，于唇之横处，以三棱针刺之，出血立效。

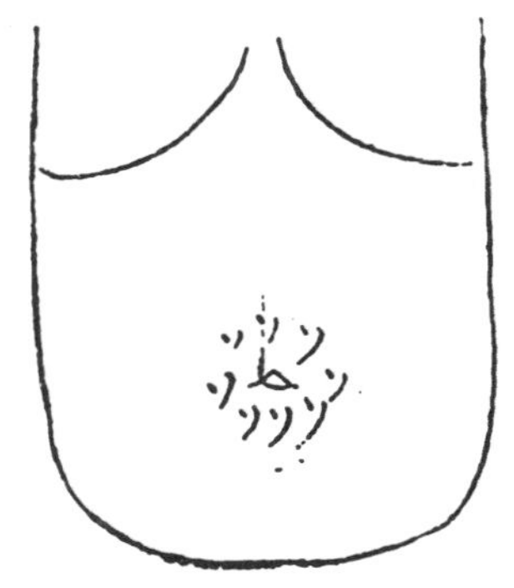

图 2-11-1　肝血太过之腹候

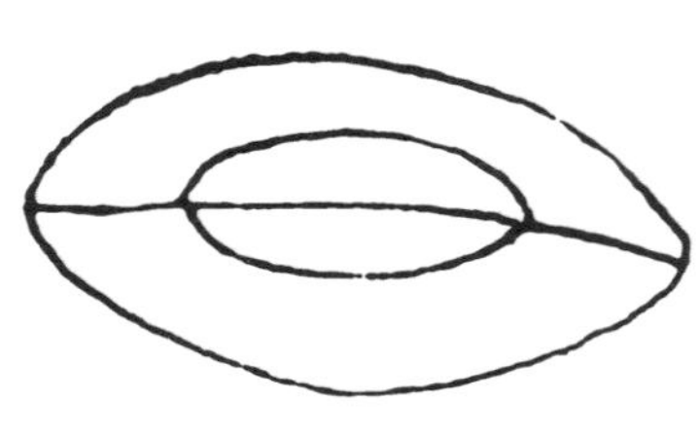

图 2-11-2　针刺部位

十二、抑肝散加陈皮半夏腹证

如图 2-12 所示，脐左周围至心下动气盛者，肝木实而痰火剧证也。北山人常以抑肝散加陈皮（中）半夏（大）治之，奏效数百人。

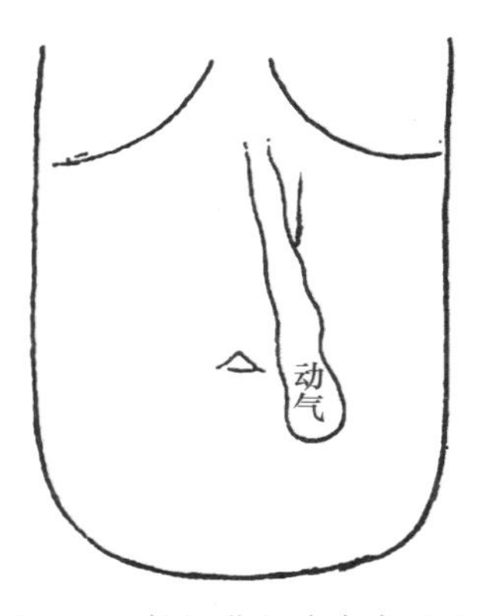

图 2-12　抑肝散加陈皮半夏腹证

十三、抑肝散腹证

如图 2-13 所示，左脐旁有动气者，肝气之盛也，治方宜抑肝散，有余证当随证加味。

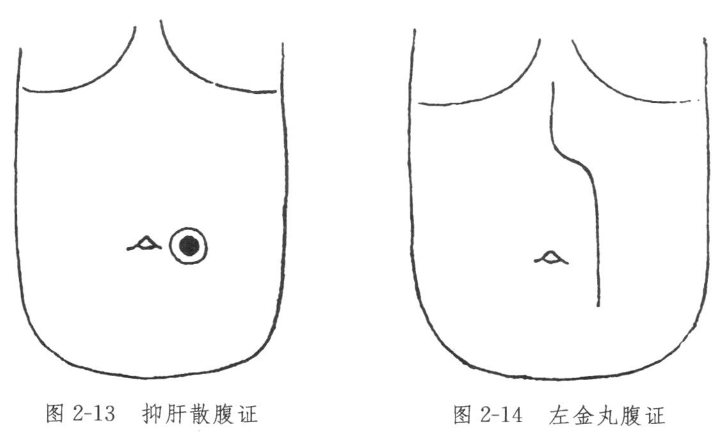

图 2-13　抑肝散腹证　　图 2-14　左金丸腹证

十四、左金丸腹证

如图 2-14 所示，左小腹至左心下与胁下有如细长笔轴状纹理而支痛者，左金丸之证也。

十五、下疳毒之腹候

如图 2-15 所示，脐下约二寸处有邪气者，乃下疳之毒也，可知为肝胆部之邪也。

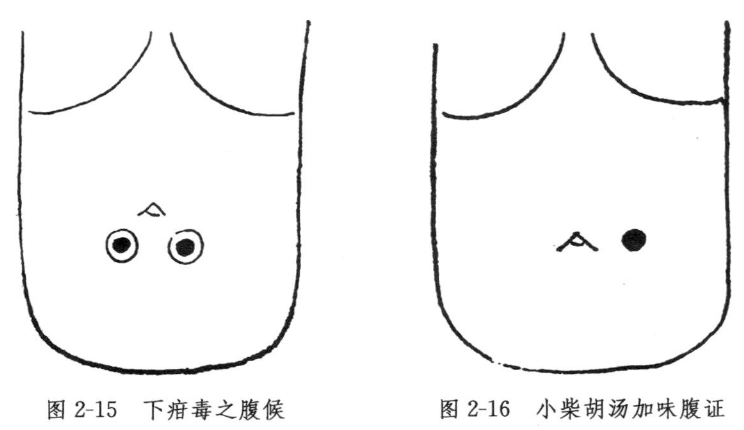

图 2-15　下疳毒之腹候　　图 2-16　小柴胡汤加味腹证

十六、小柴胡汤加味腹证

如图 2-16 所示，脐左旁有块邪者，为肝之邪也，治方可用小柴胡汤加味。

十七、茯苓白术桂枝汤腹证

如图 2-17 所示，脐下至心下动气甚者，此证多逆上，强而目眩者也，治方可用茯苓白术桂枝汤。

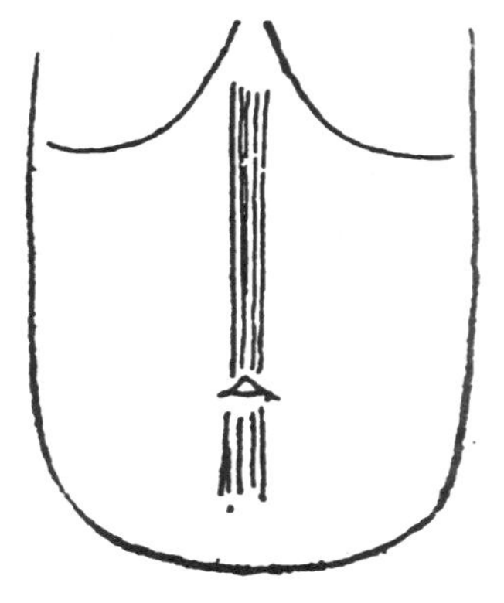

图 2-17　茯苓白术桂枝汤腹证

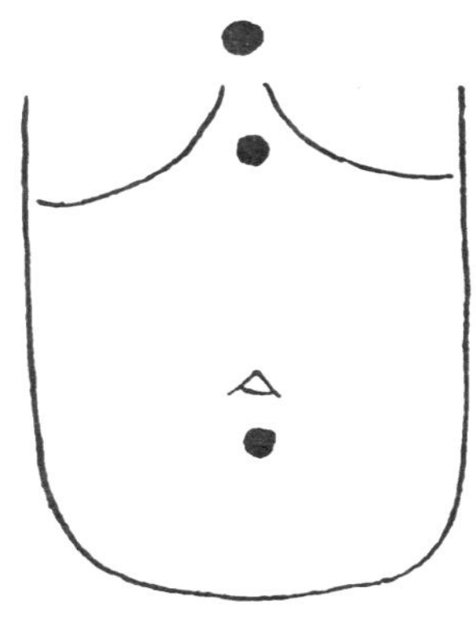

图 2-18　滋阴降火汤腹证与水气留饮证腹候

十八、滋阴降火汤腹证与水气留饮之腹候

如图 2-18 所示，脐下之动气者，滋阴降火汤之证也。心下有动气者，水气留饮之腹候也。

十九、抑肝导痰汤腹证

如图 2-19 所示，左方皆由动气者，痰之甚也，属肝木之实。治方以抑肝散与导痰汤合方，即抑肝散加半星陈枳，名抑肝导痰汤。

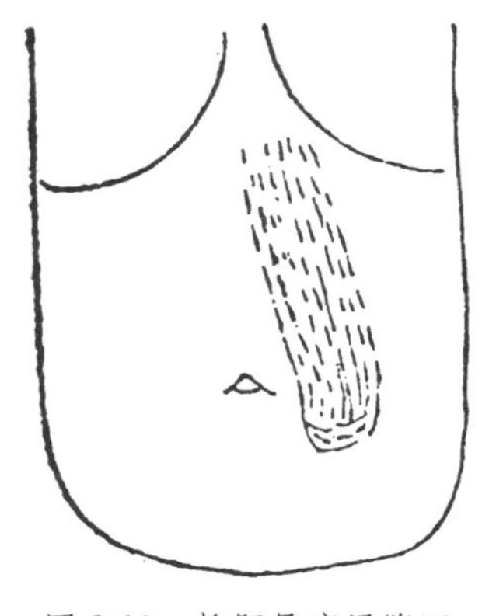
图 2-19　抑肝导痰汤腹证

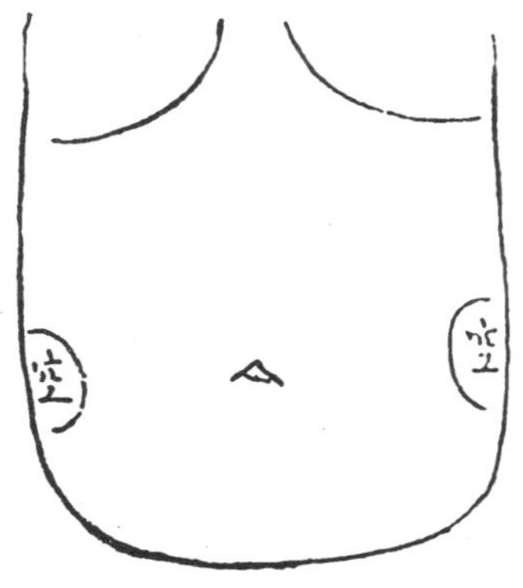

图 2-20　中风之腹候

二十、中风之腹候

如图 2-20 所示，推按左右之内一方，柔软如按装满棉絮之袋者，中风也，其人半身不遂者也，治方宜藿香养胃汤，亦可用抑肝散加木香陈皮半夏南星，以及乌顺散之类。

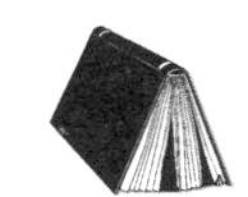

二十一、调中益气汤腹证

如图 2-21 所示，虚里脉与乳下之动气，觉胸中不快而似揪胸之感，多由步行而成，此乃脾不调也，治方宜调中益气汤。

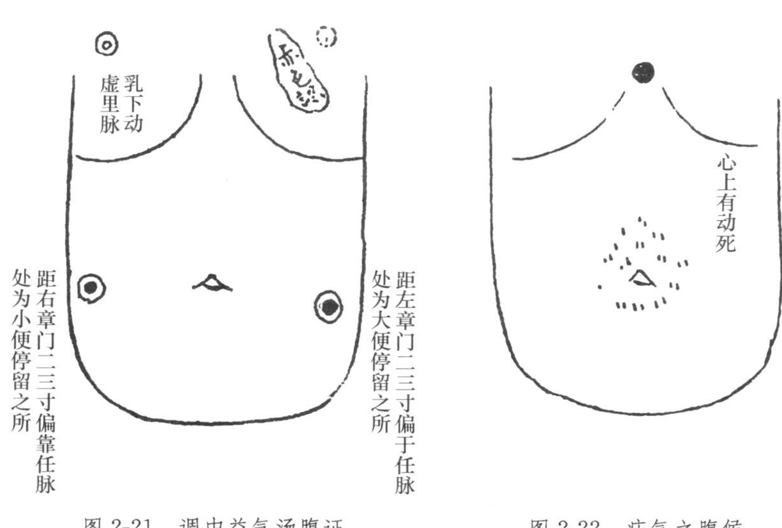

图 2-21　调中益气汤腹证

图 2-22　疝气之腹候

二十二、疝气之腹候

如图 2-22 所示，腹肌紧张者，疝气也。心下两方疼痛或欲吐，心忡忡而独乐者，乃无腹痛者也，亦有痛甚者也，治方宜三和散加益智、茴香、延胡索、砂仁、吴茱萸。

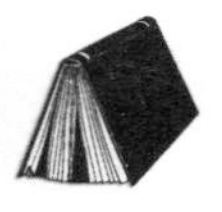

二十三、秘方三和散腹证

如图 2-23 所示，脐之四方肿而迂曲，约一尺五寸，坚硬如石，众医皆云难治之证，其外鼓胀，乃异病也，治宜秘方三和散，该方治诸疾胸痛上攻，十死一生之证也。方组：砂仁、木香、木瓜、陈皮、枳实、芍药各一钱，青皮、乌药、大黄、槟榔、桃仁、三棱、莪术各二钱，香附子三钱，甘草少量。上十五味，水煎服。

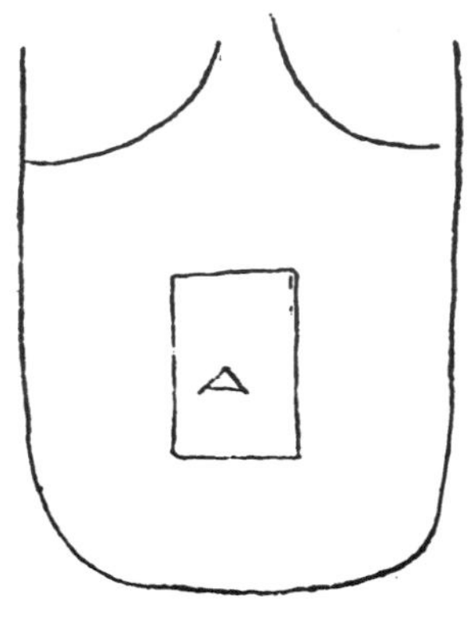
图 2-23　秘方三和散腹证

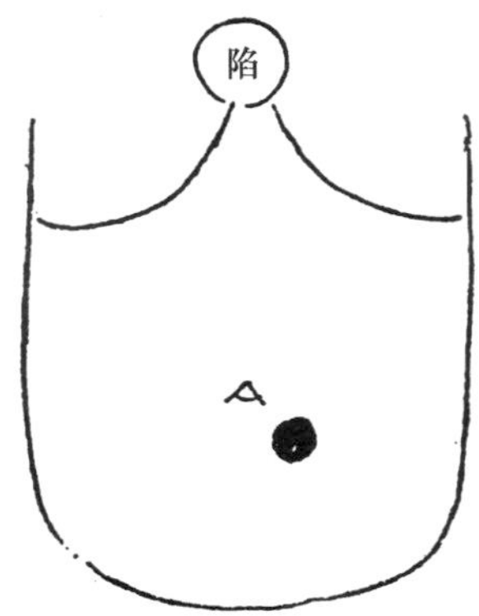

图 2-24　安神散与中山家桔梗汤腹证

二十四、安神散与中山家桔梗汤腹证

如图 2-24 所示，心上之陷，心肺气不足而逆上，喘息及胸中气不足之痛也。胸下鸠尾直上而陷者，乃因向心周围痉挛之故也。生此疾者，常因物而多惊，可知为心气不足

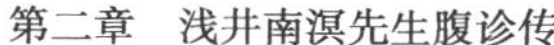
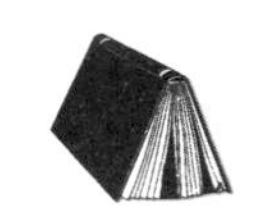

也。治方常用安神散之类。脐左下有邪气者，凶猛疮毒也。治宜中山家之桔梗汤。方组：桔梗六钱，川芎、芍药、甘草各二钱，人参、黄芪各一钱，大黄二钱，土茯苓五钱。上八味调剂，分为七帖，每日用一帖，至七日为一剂。

二十五、参苓白术散与八味丸腹证

如图 2-25 所示，任脉皆紧张而与皮肤相离者，脾胃之大虚也。补脾胃甚为重要，治方用参苓白术散；若在下部者，肾气之虚寒也，宜八味丸。若上下任脉处皮与肉均瘦弱者，死证也。

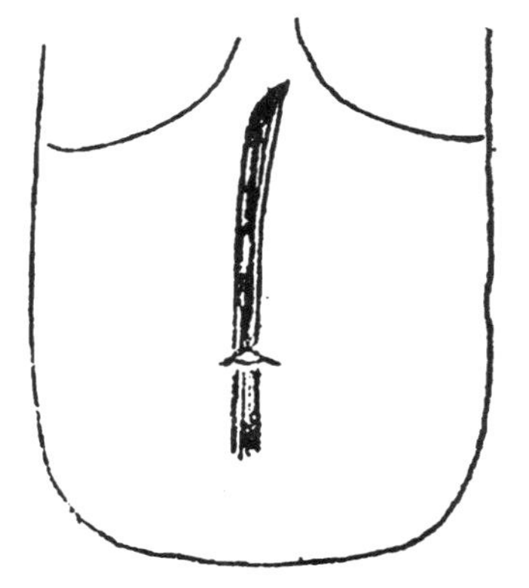

图 2-25　参苓白术散与八味丸腹证

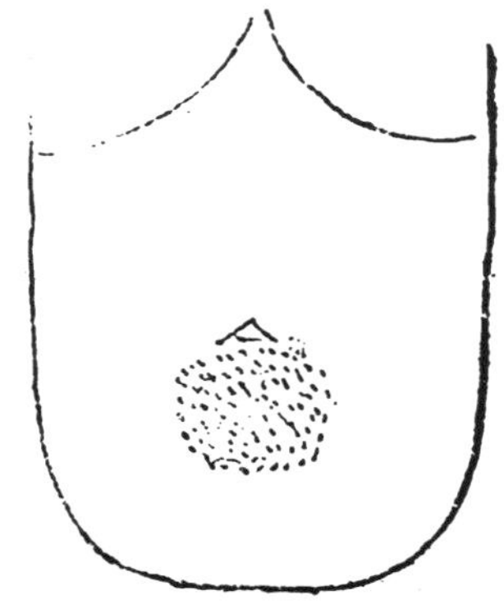

图 2-26　《千金》大补汤加附子腹证

二十六、千金大补汤加附子腹证

如图 2-26 所示，脐下如飞火之动气甚者，大人小儿皆

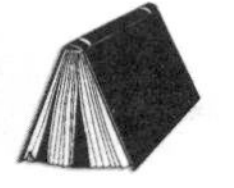

为下元之大虚也，治方用《千金》大补汤加附子。

二十七、下元火不足与疝气之腹候

如图 2-27 所示，脐下呼呼而鸣者，下元之火不足也；若自汗出者，疝气也。

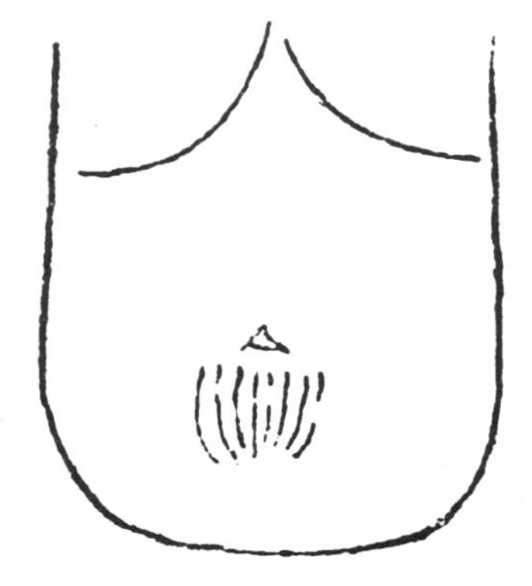

图 2-27 下元火不足与疝气之腹候

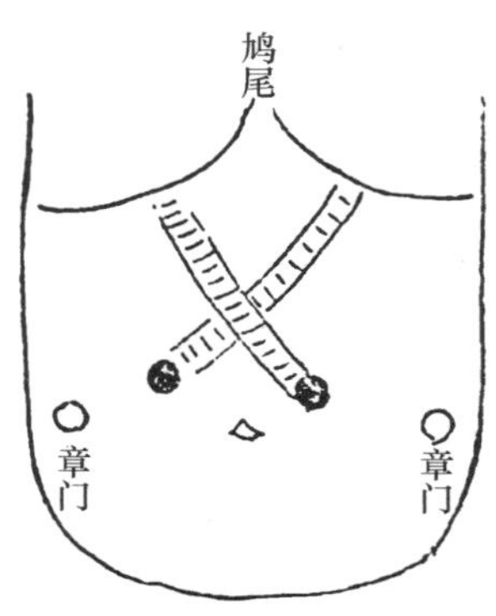

图 2-28 瘀血之腹候

二十八、瘀血之腹候

如图 2-28 所示，左右章门之内侧，脐旁一寸左右交叉至乳下肋处而痛者，瘀血也，治宜逍遥散加桃仁、红花之类，亦可用桃核承气汤。

二十九、直指橘皮散腹证

如图 2-29 所示，脐上部有邪，中脘不快而难受者，北山人曰此证多与气有关，治方投与直指橘皮散，该方出自《茁蒌口诀》。方组：香附子、半夏、橘皮、甘草、姜、枣，水煎服。

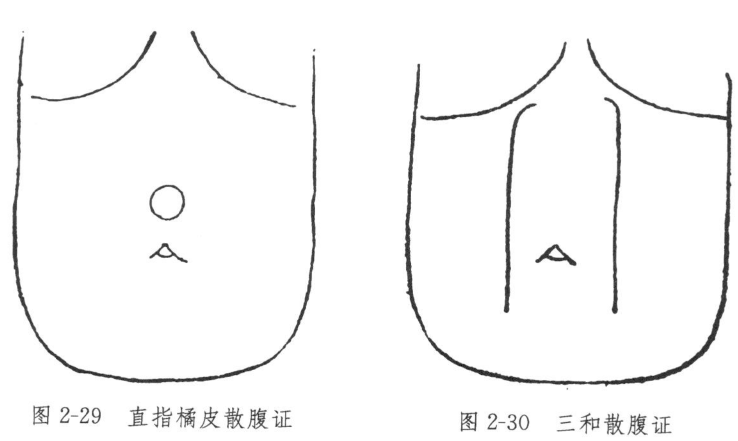

图 2-29　直指橘皮散腹证　　图 2-30　三和散腹证

三十、三和散腹证

如图 2-30 所示，左右小腹至心下细纹如指肿者，疝气也，治方用三和散，此乃北山人自制之方也。方组：延胡索、茴香、益智仁、砂仁、吴茱萸、莪术。

三十一、泻心汤与附子泻心汤腹证

如图 2-31 所示，鸠尾尖端部痞满，按之软者，为心气不足也，或患吐血、衄血者也。治方宜泻心汤。方组：大黄二，黄芩一，黄连一。若泻心汤证而有恶寒者，用附子泻心汤。

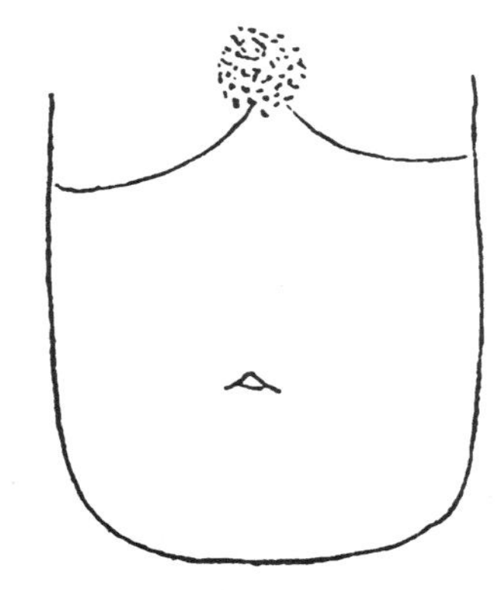

图 2-31　泻心汤与附子泻心汤腹证

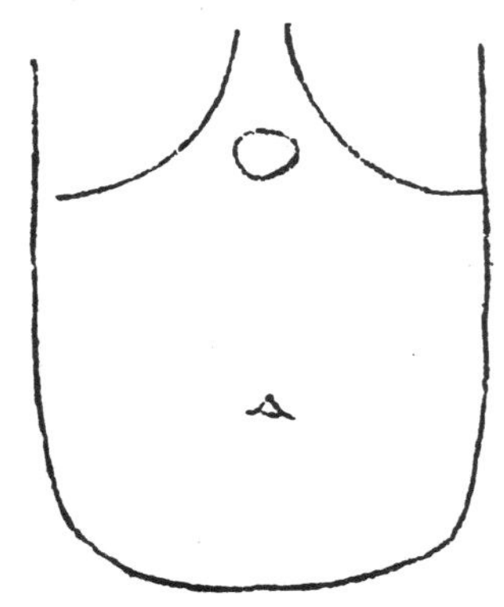

图 2-32　诸泻心汤与大陷胸汤腹证

三十二、诸泻心汤与大陷胸汤腹证

如图 2-32 所示，心下有动气者，当投与北山人之茯苓半夏泻心汤，此秘事也，亦为半夏泻心汤证。若见食臭，胁下有水气，腹中雷鸣，下利者，可与生姜泻心汤。若半夏泻心汤主证而有心烦不得安者，当与甘草泻心汤。心下满而痛者，为大陷胸汤证；满而不痛者，为半夏泻心汤证。

三十三、肝木实与肾气不足之腹候

如图 2-33 所示，脐至两胁有物如筋者，经所谓胸胁苦满也，其人常心下痞闷难受，乃肝木之实也，治用小柴胡汤加青皮、香附子之类。脐下空虚者，肾气不足也，补肾尤为重要，可与六味丸或八味丸。

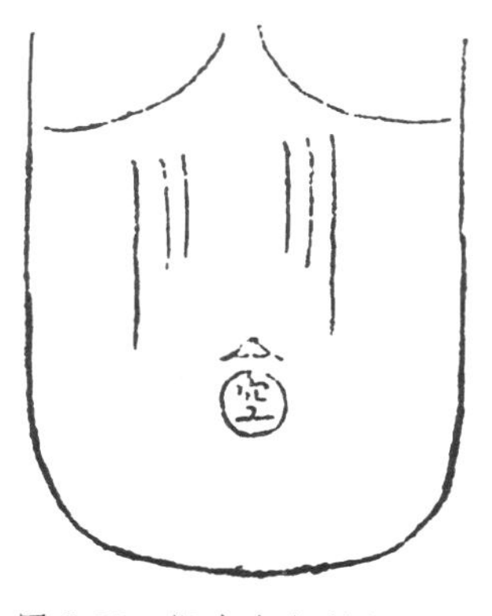

图 2-33　肝木实与肾气不足之腹候

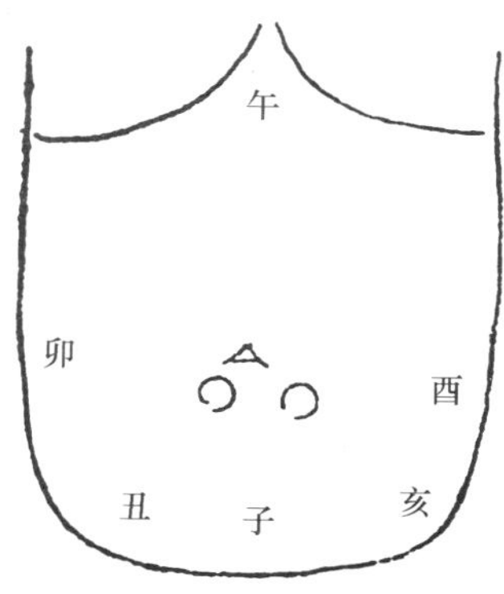

图 2-34　腹股沟癖顽癣之腹候

三十四、腹股沟癖顽癣之腹候

如图 2-34 所示，丑寅之分有邪气者，腹股沟癖、顽癣也，治用丹矾、明矾、硫黄。

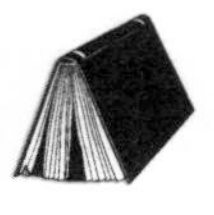

三十五、肾气大虚之腹候

如图 2-35 所示，胸胁苦满，按水分、建里穴侧空虚者，乃肾气大虚也。当知先天不足者也，应专一补其肾也。

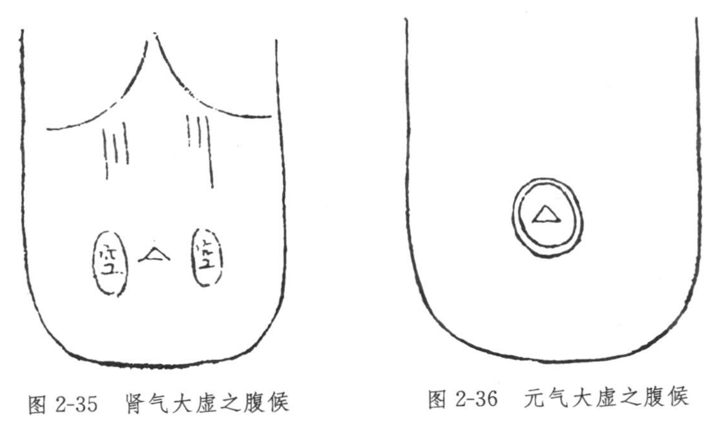

图 2-35　肾气大虚之腹候

图 2-36　元气大虚之腹候

三十六、元气大虚之腹候

如图 2-36 所示，脐内有大动气者，乃元气大虚者也。夫人之元气自脐受之，如草亦自茎之脐受而生长，治方宜四君子汤加莲肉、薏苡仁、龙眼肉，亦可用补中益气汤。

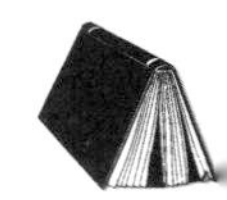

三十七、肝虚之腹候

如图 2-37 所示，按脐之上下左右如绵而不牢靠者，肝虚也。余效之治方：补心者，用养心汤；伤心脾者，用归脾汤；补肺者，用补肺汤、四君子汤；补胃者，用升阳养胃汤、补中益气汤；调脾胃者，用调中益气汤；补肝者，用抑肝散、逍遥散；补肾者，用八味丸。

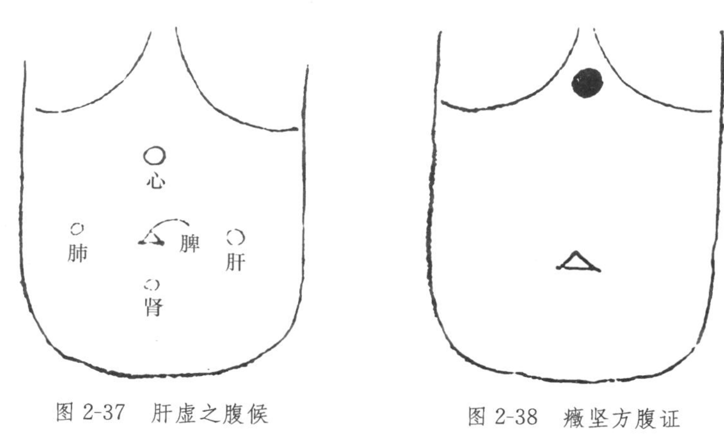

图 2-37　肝虚之腹候

图 2-38　癥坚方腹证

三十八、癥坚方腹证

如图 2-38 所示，心下有物如杯大，不欲饮食，腹中苦闷，胸尖部与腹部如辘轳之绞痛。治方，《千金方》曰：癥坚方治之。方组：葶苈子一两，大黄二两，泽漆四两。三味别研，葶苈子为青，其二味捣五百杵，入蜜更捣千杵，和丸

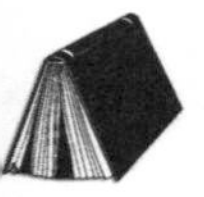
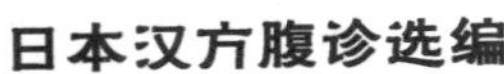

如梧子大，服五丸、不知加之，日三。

三十九、《外台》半夏汤腹证

如图 2-39 所示，腹内有痃癖，急满而不能食，胸腹如持杯之苦闷，常常胸腹痛。治疗之方，乃《外台》半夏汤。方组：半夏、鳖甲各三两，生姜四两，桔梗、吴萸、前胡、枳实各三两，人参一两，槟榔十四枚。上九味，以水九升，煮取二升七合服。

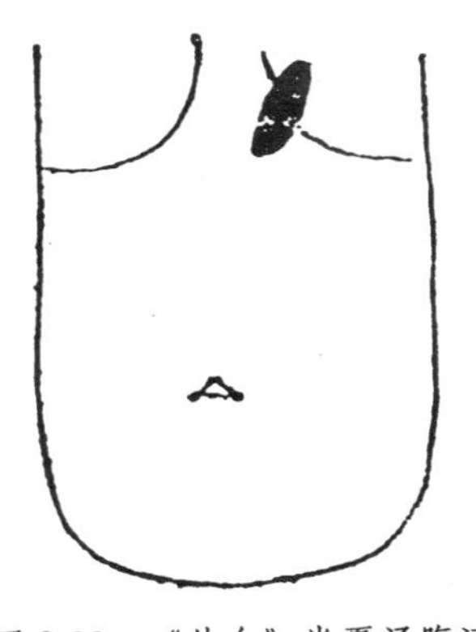
图 2-39 《外台》半夏汤腹证

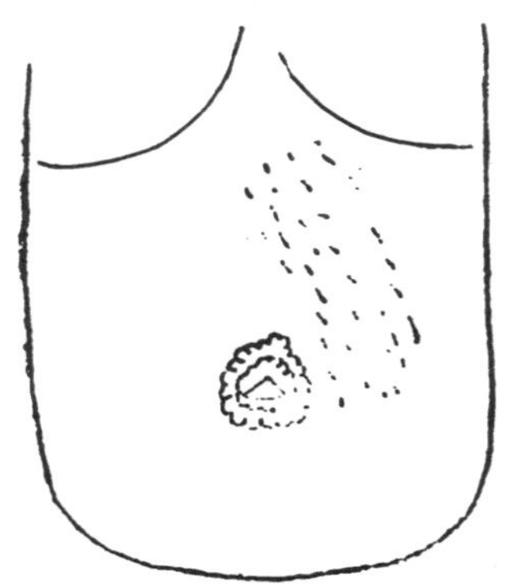
图 2-40 大乌头煎与抑肝导痰汤腹证

四十、大乌头煎与抑肝导痰汤腹证

如图 2-40 所示，毒邪围脐，如辘辘之绞痛，冷汗流出，手足扰动，痛苦不堪。治宜大乌头煎。脐上或旁边几处有动气者，用抑肝导痰汤有效。

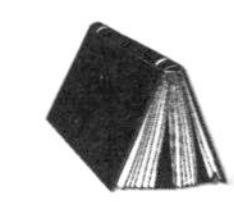

四十一、柴胡姜桂汤腹证

如图 2-41 所示，胸胁苦满，虽胸首尖端不痞满，但呕，逆上，口干，脐上动悸者，柴胡姜桂汤主之。方组：柴胡半斤，桂枝三两，干姜三两，栝楼三两，茯苓二两，牡蛎三两。老酒，水煎。

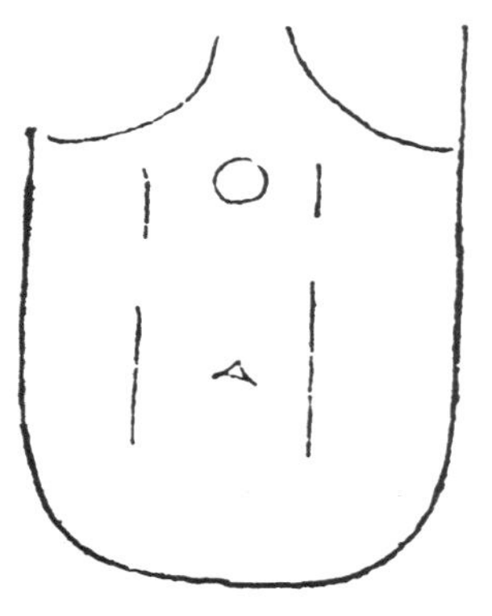

图 2-41　柴胡姜桂汤腹证

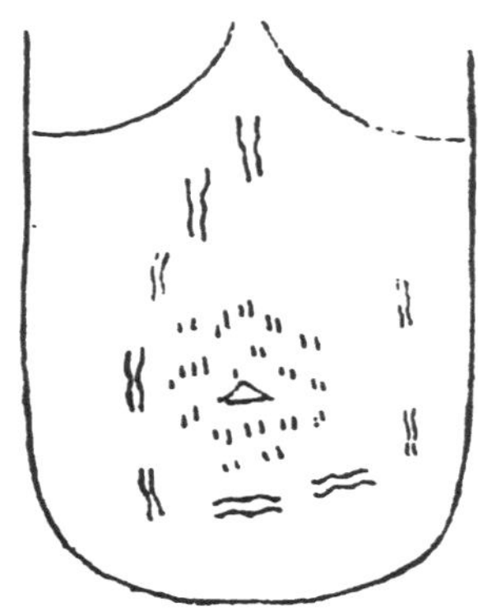

图 2-42　鹧鸪菜汤腹证

四十二、鹧鸪菜汤腹证

如图 2-42 所示，按腹指下如面条柔软，稍增强指力则散，虫在腹中，居无定处，此乃虫之腹证也，治方宜鹧鸪菜汤，亦可用小儿家方干海参丸。

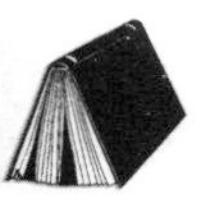

四十三、大黄牡丹皮汤腹证与宿食之腹候

如图 2-43 所示，脐下有块而苦满者，治宜大黄牡丹皮汤，亦可用抵当汤。腹之右侧不容承满之旁有邪气，心下剧痛者，宿食邪也。上户用葛花解醒汤，小儿可用消疳汤合平胃散。

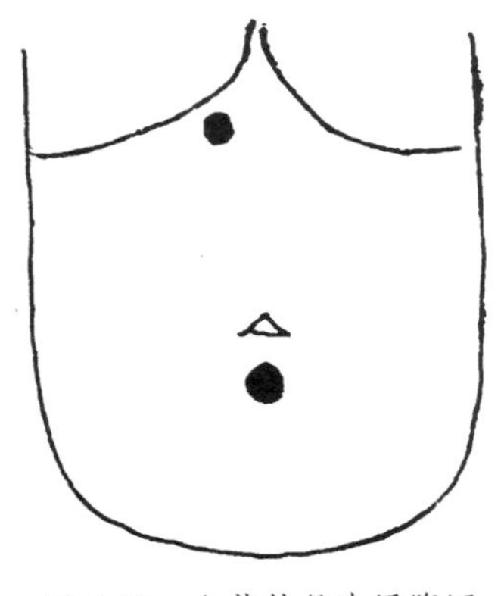
图 2-43　大黄牡丹皮汤腹证与宿食之腹候

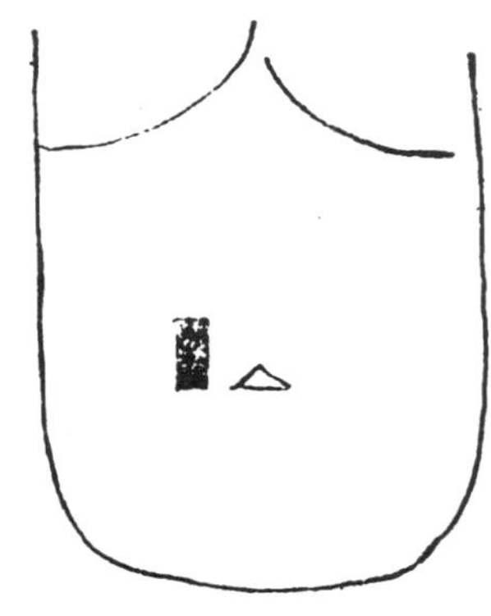
图 2-44　胎毒食毒之腹候

四十四、胎毒食毒之腹候

如图 2-44 所示，脐之右上，滑肉门之上方有块者，小儿胎毒也，或为食毒。胎毒者，用消疳汤合平胃散，或与净腑汤；食毒者，用枳实大黄汤、备急丸。

“有胃气者生，无胃气者死”，此乃诊之第一也。诊脉而易知其浮沉等。脉浮者，知为外邪，病在阳分；脉沉者，知

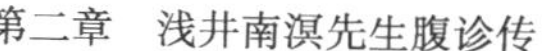
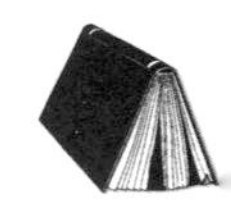

为内伤，病在阴分。分辨表里阴阳，乃生死之诀也。诊脉而易知其迟数，迟者比常脉慢，数者较常脉快，迟者为寒，数者为热，寒热又为治疗之要也。诊脉之浮沉迟数，能知生死表里寒热，其脉之大义尽矣。然云脉之部位者，推入之时病者一人之呼吸而诊察其脉，全体有胃气，可知不能先死去而进行治疗。脉浮，故知为外邪；数知为热，与其症相合。诊其脉，风邪之病而云浮数，在内若右之寸部尤浮为有热在肺分；左之肝分若浮数，则为有热在肝分。此为部位之有所也，其时与《难经·十八难》之部位相似，此云其常者，变化已预先测知矣。

第三节　腹诊分论

腹诊之事，乃京都久野玄悦之人所发明。玄悦者，乃精于腹诊之人也。腹诊候一切诸病，在《素问》、《难经》有谓望闻问切，神圣巧工，望面而见五色，闻声、切脉、问病人情况，举望闻问切而候病也。玄悦之发明，是在《难经》论脉，以脉候病中立四诊的基础上，将此发明也。《难经·十六难》里有关于腹诊之论述："脐左有动气者，肝之病也；脐右有动气者，肺之病也；脐上有动气者，心之病也；脐下有动气者，肾之病也；正中有动气者，脾之病也。"今诊候疾病，仅以切脉望色而不能诊病也，离开腹诊亦不能诊之也。玄悦发明并撰写，是在《难经》论脉论色之末，而云腹诊之事，故可见为玄悦之发明者也。

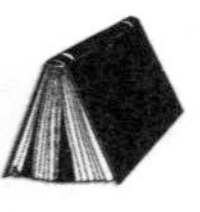

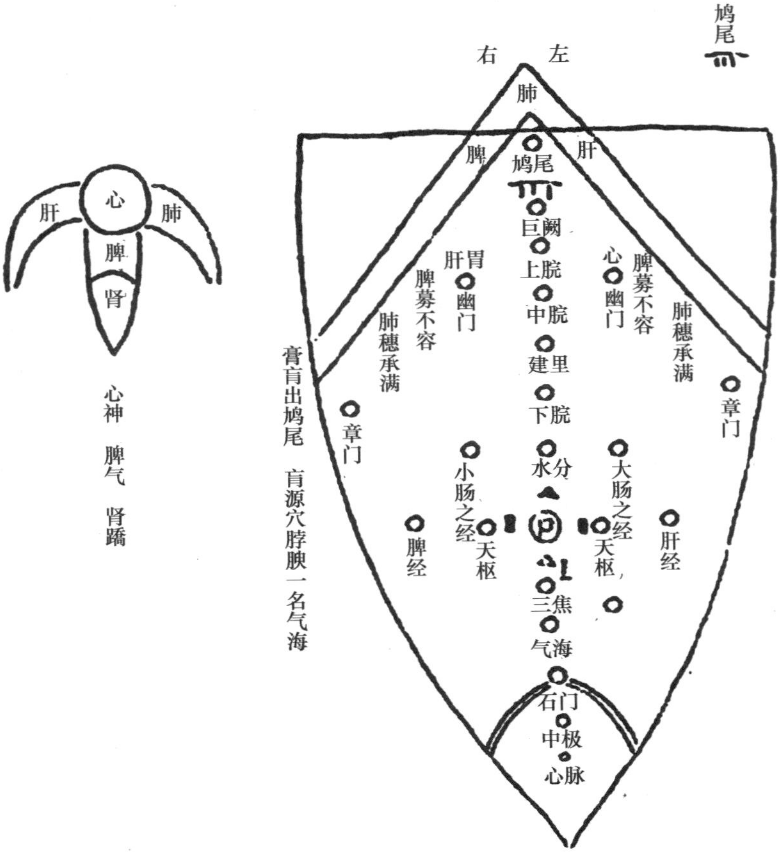

图 2-45　腹诊部位

一、肾间动气

肾间动气之说，见于《难经・八难》，而最先始于《素问》、《灵枢》。于《素问》、《灵枢》内有论“肾间动气”之

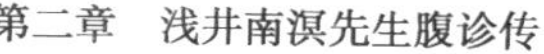
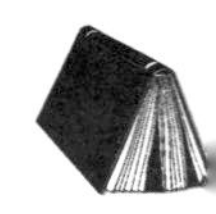

名目，在《难经》中定而成论。考《难经·八难》问答之文，以肾间动气为人体之根本，或十二经之原，又为守邪之神。若以此等问答而观之，肾间动气医者若不精心寻味，则不可掌握也。诊候疾病，决断生死之际，以手太阴肺经寸口之动脉决断也。其寸口处之动脉者，后天之气也。肾间动气者，先天之气也。然今日之医者，诊候其脉，其要者是候肾间动气之有无也。肾间动气何处候之？当于脐下候之，何哉？肾间动气者，当于两肾之正中，以其动而故得此名。以此“动”，当于人之脐下动之处，因此直名“肾间动气”。呜呼！昧者之甚也。原来云肾间动气者，应手处之动气，按而动者也，诚然有动，而多种样应手不甚者也。肾间动气者，似动非动而亦有似动非动之处者也。

《易经》云：“太极动而生阳，静而生阴。”云太极动者，确实不是云动，而是指其阳生之处，足以云其动也。譬如两肾如同杏仁、桃仁之类，若见其落地生长之处，其核分为二瓣。再生两叶，正中有小芽，其芽渐生长成千尺之大树，其健康成长是如动气之处也。人亦与其相同，此元气居于两肾之间，故此当婴儿哇的一声落地，即会合成长处之气而居，渐渐地由人而生人，生生之不息，此因肾间动气也。即将生生不息之气，称之为“肾间动气”。

又云：脐下动处之气，非肾间动气。据《难经·十六难》有关论腹诊之事，若观其处，脐下有动气者，谓肾之病。若同书内确有此论，绝非将脐下之动气说成肾间动气。因此，古人亦不知肾间动气之原委，故立种种诊候之法。针治家认为肾间动气存在于脐下，何哉？以针深刺气海丹田之处，然后暂时放开手，其针不动，以此见之，肾间动气绝非

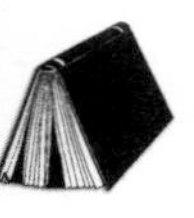

在此，呜呼！此说亦为胶柱之类，岂可确言。如何言之，乃生命之原也，对人身根本之处元气施针可与不可，当细观察，以针刺元气得当否，若将此深入思考之，则针家之妄说难以令人置信。

有立以尺脉候肾间动气之说，曰：以寸口候上焦，以关部候中焦，以尺部候肾之处，此处即肾间动气之处。此说亦不足以信，作为一身之根本，十二经之原的动气，直至指爪末端亦有动脉之处，肾间动气为根本，惯云其动而何以动？非肾间之动。夫龚延贤云：脉禀肾间之动气而始，脉禀胃中之谷气而生。

一本：经脉篇谓谷气入于胃，动脉以通，血气以行。何以动气？其本正在肾间动气也，神气与受纳之处的谷气相会而充荡全身。十二经中云：肾中之气不可无，充满一身，原因在于谷气入于胃而遍布全身，故云精气绝则肾间动气亦绝矣。而所云动气之动亦无，所云动气乃元气也。丹溪曰：天非此火不能生物，人非此火不能保精，若云此火则为气也。

基于上述，还不能说何为肾间动气，亦有以足少阴肾经内踝后太溪之动，候肾间动气之说者，此也同前段所论，而不能确立为诊法。又一说以呼吸确立肾间动气之候，如何以呼吸而知？若呼吸之门暂时闭塞，则死。《难经·八难》有“十二经脉之根，呼吸之门”之说，又有“呼出心与肺，吸入肝与肾”之说，以呼吸候肾间动气为第一处。然而，如前条所云，若作为一身之根本，取于何处候诊肾间动气，又谓古人亦拘泥于一个“动”字。

《难经》立命门之说，“其左为肾，右为命门”。左肾主水，右命门为相火，其左肾水降，而右命门火升，水火之精

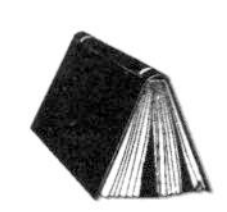

气汇于一处，始发处之气，称为肾间动气。此说虽然似是，但亦难免穿凿之说。《难经》若论命门之义，不言水火之分，而言“男子以藏精，女子以系胞”，其气通于肾，有火是肯定的。前之数条依此来证实，尚不足以信，然而如何候肾间动气?《难经·八难》云：“寸口脉平而死者，何谓也?……寸口脉平而死者，生气独绝于内也”。此所云生气者，即指肾间动气。此后并知候任脉上下之处，因此考见而得。譬如形体血气盛者，而腹表现为老人之气象，可知为肾间动气之不足。总之，老人先天之气已尽，而仅靠后天之气维持生存。若内生气充盛，则腹亦当如其形充盛；若见形体血气盛状而腹如老人者，乃生气不足也。特别是借助后天之气而长期维持者，其生生之气亦伤也。此时当医者按其腹时，指端无力而陷下者，乃肾间动气之脱也。今日对病人进行诊察，脐下明显虚弱者，一人亦不得生也。按脐下根部有力者，生气充满也，虽其病甚而如此生气充满者，又有何死之事。如此以指诊察之处者，今日云在腹部候肾间之动气，在此下任脉之处，虽然此处确实善诊肾间动气之伤，而脐下动气亦不能称为肾间动气。然而谓脐下似有或似无动气，根据病人在脐下若有动气，应当有应手而动，但是应手之处，亦不能说是肾间动气。

二、元气

元气之于腹，以脐候之，故云脐为元气之所。首论腹诊者，归于《难经》。《难经》论腹诊，以脐候脾胃，即于此处候元气。《难经》于此处立元气之论，若将人手足分开，当

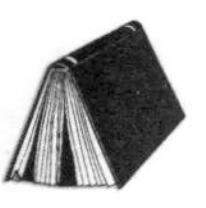

其人之中分处为脐也，又云人之脾胃居于中焦，而脐也相当于人之中分，所以元气以脐候之，此脐作为元气之所。

若将瓜与茄子之类的蒂称之为脐，人之脐亦同其理。彼瓜与茄子之类，从此处运送气而生生不息成长，其以一蒂运送气，其气渐渐向内通畅，后长至高大。人乃一滴精液进入子宫内，每月来潮之经水围绕其精，以此保养。其当时沿着脐带之端，将精气运送于胎中，使之在内生长，故将脐带之名亦称命胎。凡云天地者，天气降而地气升，其升降之气会合之处称为“气交”。宇宙间万物之生，皆以气合而遂生。人之脐亦在中分，心中之阴气下降，肾中之阳气上升，其升降二气迴合之所，即为脐也。由于此气合，消化每日的饮食，而五脏六腑顺从和调，故将脐立为元气，并以此处候元气也。将脐旁之腧穴名为“天枢”（枢训为枢纽）。盖脐者，天地心肾之气合枢要之处，犹如门户之枢机以防盗贼，故将此处穴称之为天枢。总之，将脐称为天枢，是指脐周围腧穴，均为诊候元气之处。

一说不是由脐中流通之气而养育胎中之子，而是胎儿在胎内以饮乳汁而育生也。呜呼！此乃庸医之妄说，不足以信。如此之论，未见其奥妙也。试述另一说，夫人在胎中，神气全满之时，乳汁不能食；若在胎中，饮乳汁处有气者，乃神气充足之兆也。用什么得以在胎中狭屈端坐，饮一滴乳汁之时即生，此即存吾师所传的地方，非吾臆说。或曰在胎中食乳汁之说不足其言，其子在胎中之时，乳汁犹未通，其儿已生之时即通，若见于此，于胎中乳汁未发出则明矣。若果然有食乳汁之事，用何使大便通，曰世间之子生产时，要有下黑粪，此即于胎中因食乳汁而便粪也，犹留滞胎中，生

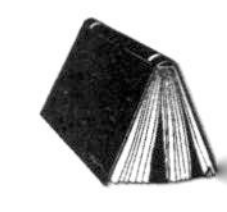

产之时，从其下而明也。予笑曰：其下黑秽之事不足诧异，医家或曰胎垢，或云肠垢，即作为胎中血垢恶秽，随其儿生产而下。

汝未知医家之至理，可谓愚而益愚也。且见世间之妊妇，若将手伸向高处取器物，其子离开乳，故其妇病子亦病，此亦吾子从错误得出者也。盖妊妇者，如前条发病者，逢胎儿之居处，以此自古来，即名胎动。古方以屈腰抬足时，其胎即健。由于此等之说，在胎中食乳之论甚非也。在胎中，间接将母之饮食之气经其脐带通过，养育胎儿，故以脐为候元气所之义在此。后脐切之条详细论述，当考虑在其处而候元气之有无。

三、君火相火
（附：走官永参）

追述君火、相火之义，在《难经·二十五难》、《内经》天元纪大论和四节脏象论等诸篇均有详细论述，《格致余论·相火》中亦悉论之。

有君火无形，相火有形之说，亦有相火无形之说，《内经·天元纪大论》之内有“君火以明，相火以位”。以相火之位确立，则形出矣。所谓位者，五行排列之位也。水、木、金、土四行皆为有形，相火位于五行之中，故《内经·天元纪大论》中确立相火有形之说。《难经·二十五难》论“心主与三焦为表里，俱有名而无形”，其所云相火无形。《内经》之有形说，《难经》之无形说，何者为据？云《内经》之有形说是有其道理的，即《内经》论五行之处必有形

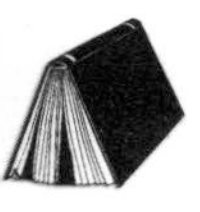

也。云《难经》之无形说亦有其道理，据《难经》论今日人身之常，若为有形之火，则成祸矣。所说火者，全部都是无形的东西，附于某物而有形，若有形则成为祸。《难经》云其无形，若有形者则为病也。因而在《难经》是言其常而无形也。有时在四方立君火、相火，在膻中之心立君火，在肾立相火。

1. 腹证论述

玄悦氏在腹诊中，立君火者，脐也。进而立君火相火，火若分为二，全体为一也。燃着于物为相火，燃着于物或否皆君火也。故君火即相火也，相火乃君火也。将在膻中者为君火，于脐以下者为相火，道理虽似佳但不通也。

将肾中之阳立为君火，《内经·刺禁论》有“七节之旁，中有小心”之说。所谓“七节之旁，中有小心”者，位于脊十四椎以下也。作为君火者，乃指肾中之阳；若抚摸觉上部膻中之心振之动，作为相火。肾中之阳乃水中之一阳，谓之小心。其时膻中之心因何而立，是因下之小心而立。若如物相比，下部肾如灯之油，上部膻中之火如同点燃灯心，在下有肾之油，故能点燃，油一竭火即熄。人身在下部肾水不足之时，心亦难以维持也。腹诊将脐之动气立为君火，亦称动气，也云无根之动气。其所见，脐上下左右有动气，脐中亦有动气也。脐中无根者，上下左右分离有动气，称谓无根之动气，此为死证也，乃元气分散之故也。全体亦云相火，亦云君火，乃相同也。君火执其政，象混乱似以作为首位之处，其火旺盛而成灾害，其所主生相火之所也。故君火为五行之君相，其连于五行，君相作为气之内容，水火木金土五

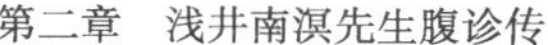
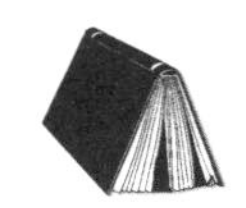

行往来乃气也。其位于五行之处者，相火也。将五行之君名以君火，其本为一而名为二，是为君相两火。

久野氏论腹证之诊候，依理将君火相火移入腹诊，以脐确定君火之位处者，即以脐作为君火之处。如前所述，脐为一身之枢要，人身之命带，尤为诊候脾胃之第一要处也。脾者，主土而为万物之母，受纳水谷之精气，充布五脏六腑者也。脾胃与受命于君主之诸臣无差异，故以脐候脾胃，而定君火相火。譬如脐之上下均有动气，以致左右天枢处亦有动气，其动气乃相火也。在脐下若扣打，立为君火，若有动气乃为相火。

2. 临证治疗

相火君火之治疗，随脐左右上下动之不同，而用药亦有差异。大抵在脐下（《难经·十六难》云肾）有动气者，当用“官”（肉桂），之所以用官，盖肾恶燥，急食辛以润之。又据仲景八味丸内组成，滋润命门时益肾而其气收矣。肉桂味辛性温，自然有生津液之功，以其有如此之功用，对脐下动而用肉桂，应当理解。若在脐中有动气，而左右上下无动气者，此乃《难经·十六难》所云脾胃虚之甚也，宜用“参”（人参）。若脐上有动气者，应当速用“走”（附子），原因在于左右及下部空虚，而唯上部盛实者，乃相火厥逆而致，从其逆气而两足厥冷。凡脐下离开之处有动气者，知其手足厥冷，当用附子，至于用药多少，宜据其病气有多少而定。譬如其病已甚者，用参走官，尤以据病之浅深轻重而用其气味也。脐之左右有动气，诊候其上下，或左或右一方有动气者，当用“永”（干姜）。一本云在脐之右或左有动气

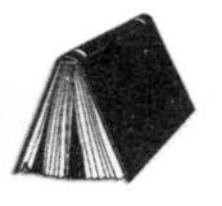

者，用永，又一说右可用永，左可用走，玄悦君云左右皆可用永也。

如上所述，在何时以脐而使用“走”、“官”、“永”、“参”之四味，是故在标题附有此四味。因而知相火之动，对病人至为重要，以下情况亦很重要。若脐中左右及脐下无动气，而唯有离脐之上有动气者，较为难治。盖离开根处如有动气，先查阅条目诊候腹部动气，据此以明确用药之意义。《难经·十六难》有脐左有动气者，肝之病也；脐上有动气者，心之病也；当脐有动气者，脾之病也；脐右有动气者，肺之病也；脐下有动气者，肾之病也等云，宜参考之，而无症状之轻病人应予以区别。另外，患痢疾病，左右离开之部位亦多如此，其必死也，此乃噤口痢之重证也。此证见于古方用黑砂糖，盖此之动气，乃泻肚所为。诚然如此，治不容缓，医者由此而得以成熟矣。

四、三焦

三焦之义，在《内经》有论述之处，另外，《难经》十五难、三十一难亦有所见，不必多言。医书之多，汗牛充栋，然皆不离《素问》、《灵枢》二书，皆以两书为其根本，古人亦有所发明而立诸论。其中《难经·三十一难》将三焦之本予以论述，每次以此讲习，三焦有形无形说法众多，难以抉择。北齐褚澄云将饿死之人剖开其腹而观之，于膀胱之上有物大如手，将此称作三焦。马云台亦言其有形，而从此说。按《三因方》中末有举子徐遁者医理精明，曰齐国曾大饥，大群讨饭之人因无饭吃而吃人肉，有一人皮肉尽而骨脉

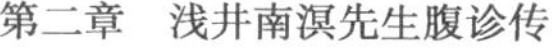
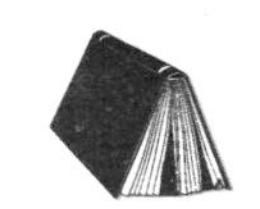

全，视其五脏，见右肾之下有脂膜如手大者，正与膀胱相对，有二条白脉自其中出而贯脑之云。以此说，其开腹之事令人怀疑。《难经·二十五难》曰“心主与三焦为表里，俱有名无形”，怎样无形？其处在六腑。若言其原委，《难经·三十一难》曰“三焦者，水谷之道路，气之所终始也”，是以将三焦归入六腑。何谓水谷之道路？人有上、中、下三焦之分，饮食入口已咽下而传入上焦，继而运至中焦，经中焦脾气消化，而后其渣传入下焦。若以此观之，其为水谷之道路一事，明显有其形，归入六腑之中，非无道理，若有形的话，将今日之用成立。马氏之注立有形，立三焦有形者，其可养育形体，进而其三焦之候于所处诊之。

1. 腹证论述

《难经·三十一难》中立以脐为三焦之候，诊候三焦，以脐下丹田气海候之，故见于《内经·五癃津液别论》有决渎大小便，同样由于三焦之气和而通顺，候腹以脐下气海丹田确立三焦之候，三焦之候若在腹，亦可确立中焦，又云以下焦为三焦之候。三焦作为气之体而无形，三焦以最重要功能乃为大小便通利之所，故三焦为重要之处也。其原因在于若大便秘结日久而死，或小便不通久之亦可死，此皆因三焦之气不和之故也。

2. 临证治疗

《难经·三十一难》曰：“三焦者，水谷之道路，气之所终始也。”以此类之说，将丹田气海之刺作为三焦之刺法，即此意也，特别是用于水谷之决渎而候三焦。凡脐下有或无湿气，或推之痛，或脐下之筋膨胀者，皆为三焦之气失和也，是以多见大小便涩，故用三和散为主方也。用此汤，芎羌水也，今发表，有使其气运转之功；若表气通而见三焦之气郁滞，用匀气散，亦可用通气散，以转通三焦之气滞和瘀血等，使三焦之气调和。

对于三焦不和者，书传载用此三方，亦有单用主方者，以三焦不和为目标而选择应用。在“风门”，有匀气散；在“秘结门”，有三和散；在“癞疝门”，有通气散。若有寒湿者，宜五积散。三焦不和，风气留滞，宜用三和散。或无风气留滞而因三焦不和，二便闭塞者，当用通气散或匀气散之类，宜加乌药等，以通肾胃之气。故三焦之气不和，而肾胃之气不通者，亦可用匀气散，即此意也。特别是观其处之气，是否结滞，或寒湿风气有否留滞，而宜选择以上之四方。

五、皮肉离

1. 腹证论述

所谓皮肉离者，乃卫气虚之候也。盖卫气之虚而候其外证时，有者面色萎瘁或萎缩，或面垢，或面部皮肤干燥，此乃卫气虚之外证也。将卫气虚名以皮肉分离，卫气不足者，皮与肉分离者也。见于老人之腹皮与肉分离，其皮因何而分离，乃肌肉失其所养，故而分离者也。所谓卫气有余之腹，以手触其腹而见其皮肉亦厚者也。夫因营养皮肉之物实而见皮肉厚也，毕竟与肉有关联，故令卫气实。分离者，卫气不足也。

2. 临证治疗

皮肉离之治疗，主方以参芪茯苓白术为主药，何云也不离此四味也。若兼血分亏虚者，可加四物汤，或用大补汤、八珍汤之类。皮肉离者，皆以前之四味药为主治之。皮肉分离者，腹诊较容易诊得也。

六、中风

中风之意，诸学者皆论之。以下四者所论虽各有其异，其理相逆，然皆为其一也。丹溪认为，南方之人由湿、热、痰而生；河间认为，因肾水不足，心火暴升而生；仲景《金匮要略》及《内经》指出，中风乃因受外来之风邪而生；东垣认为，四十以上，本气自虚而生中风。如此各持一说，其理似有差异，但考其要，并无不同，而今吾等腹诊家只遵从东垣之说而候之。总括中风之发病者，四十以上血气虚弱者有之；一说亦发于肥胖之人，向外气脱之故也，今日从东垣之说为佳。今日观其中风之证，用古人之乌药顺气散也。想必如不见病人，而终用人参白术则无益也。

中风之类病证繁多，故王安道于《溯洄集》中立有真中风与类中风之说。仲景《金匮要略》及《内经》所云因外来风邪而发者，为真中风；余三者所论者，皆为类中风。然而，此说亦妄言而难以确信。考《内经·邪客篇》，风邪之中人者，若原本不虚，则其邪不得入于内；若内有不足之处，则外邪乘虚而入者也。大抵类证有中恶、痹证、痿证、中气等病证，皆为类中风之病也。类似中风之病甚多，如何

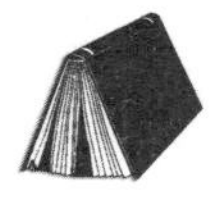

决断似乎很难，特别是若痰涎壅盛，人事不分者，庸医之人以脉分辨则难矣！此者，若非腹诊则难以明决也。

1. 腹证论述

中风如何以腹候之？首先云人之腹有带肉，其带肉分离者，当知为中风也。所谓带肉者，无骨处即股之附根，大骨与肋骨间之肉也。譬如虽无卒倒、人事不分，而带肉分离者，当知为中风之先兆也。若左之带肉之离者，左半身不遂；右之带肉之离者，右半身不遂。其左右带肉皆离者，难治也。如何知带肉分离之事？推大骨与胁肋之间之肉，不屈曲而入者，为带肉之离也。其带肉不离者，非中风也。若带肉分离，即使是平人亦可告知已发中风矣。其带肉分离之人，必麻痹者也。关于带肉分离之事，有口传。

2. 临证治疗

中风之治疗，腹诊家们遵从东垣的治则与方药，即施以八味顺气散及补中益气汤二方。其中若痰涎壅盛，当用祛痰之药，亦以此二方为基础，或去或加，其义见前君火相火之项。盖八味顺气丸，乃四君子加减而成，有专补气而辅以顺气之功；补中益气汤，专补中焦脾胃而益元气。若以此考东垣之说，并非仅用此二方。其中亦有兼血虚之候者，当用八珍汤或大补汤。总之，治疗中风之主药者，乃参术苓之三味也，是故四君之剂为专于补气之药也。

八解散：腹现元气而元气弱，上左右之肺穗脾募有力，上焦有分界者，用八正散。即使有用补中益气汤之处，而上之肺穗先于脾募有分界，用之则助中焦之湿，故不宜用之，

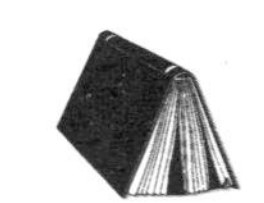

而当用八解散。

补中益气汤：上脾肺，其左右之脾穗先弱而中焦有湿者也。若元气弱者，习惯用补中益气汤，用于左右之脾穗、中焦之郁滞者也。然凡元气弱，而不能用八解散者，则当用补中益气汤。

八味顺气散：此方腹证，元气亦弱者也。然凡左右之肺先脾穗，此有内专附于左而有湿者，用八味顺气散。原因是八味顺气散内三日皮肤可入，有郁滞则可以用之。八味顺气散亦可用于气之不足、气不行者，用之以辅左之元气，散郁滞而行气也。因此，八味顺气散可用于左侧有轻度变化者也，凡左之肺先脾穗有力者，即可用之。

乌药顺气散：上肺先脾募有力，而元气亦强者，用之也；若元气弱者则不宜用之，入麻黄而发表，为第一药也。假令有热用石膏，补元气用人参，润内用地黄，专于表以麻黄发之，乃调理气之要药也。当用之外证，夫脉浮大者也，有肺先脾穗者也，用乌药顺气散也。

三生饮：用于中风，痰涎壅盛，目附者。其中，元气弱者，人参白术组方；元气强者，用三生饮。

三和散、匀气散：用于三焦不和者，曰其为用中风之风药无效者，用之屡屡获效。此当观其先出现之症状及三焦和否，而选择应用。此二方均用于三焦不和，若大便秘结者，用三和散；而大便不秘结，用匀气散。如此分辨即可用之。

3. 不治之证

中风不治之证，其左右之带肉分离者，为不治之证也。假令其人言语止，虽得以生，十人中也不过一二。若其人卒倒，人事不分，身体向左或向右倾倒，而不知其时，见其腹带肉左侧分离者，则左半身不遂；右侧分离者，则右半身不遂。不论何侧，带肉分离之侧，其活动不随意者也，若左右皆分离者，将死矣。

七、中气

中气之证，与中风相似之证也。许叔微在《本事方》中论述中气之证：其外证所见，忽之欲仆、昏倒、人事不省，以此观之，乃与中风类似之证也。然若见此候，中风与中气有别者也。夫《本事方》中亦云：中风者身温，中气者身冷。

1. 腹证论述

中气以外证所见而候其腹，中风者，或左或右有带肉分离也；中气者，带肉不分离也。中气之证，元气不泄也；夫元气泄则带肉分离，即为中风之证，此乃中风与中气之别也。二者皆元气弱，其腹诊所别，按脐沉而无力者，元气泄也，乃中风之证；按脐沉而有力者，元气未泄也，即中气之证。

2. 临证治疗

中气之治疗，当与木香调气散。中气之证，顺复如本之时，如梦之感觉，迅速恢复正常。观其所发之时，卒然人事不分，虽是急证亦可愈也。即使渐渐而至，其亦感觉与梦幻而异，故云：中风如日益重，经月难治，若见元气不足而按之弱者，当用人参养荣汤。大抵中风中气之分别方法，如上所述。

八、中恶

中恶之证，或至山中感土地之鬼气，或入宗庙或过墓边，其鬼气侵入，突然昏倒，人事不分，为其证也，大体类似于中风之病证。

1. 腹证论述

中恶之证虽亦似中风，但带肉不分离，而与中风之证亦不同，大抵候腹，水分气滞者也。元气未衰，带肉不分离，唯水分气滞，人事不分者，可知为中恶之证也。

2. 临证治疗

中恶之治疗，主方当用藿香正气散。为何可用此方？藿香正气散，乃散邪气而扶正气之方，故得其名为正气散。凡感鬼气与异感时令之气者，皆以藿香正气散为主方治之，其中亦有可用五苓散、四苓散之处。若水分郁滞者，当与四苓散；假令以藿香正气散通利水分，治之难获效者，可用不换金正气散、四苓散而得效；若仅水分稍有郁滞者，用四苓散可也；若脐下有动气者，当用五苓散（因有桂枝也），医者应当临证而加以区别。

九、痿证

痿证者，亦为中风之类病也。其外证所见，手痿不能握

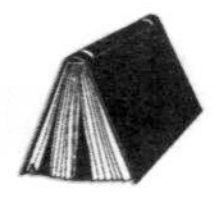

物，足痿不能步履，手足痿痹者，称之痿证。寻求病因，乃由肺气不足而不能布散所致，故一名称肺痿。如何将其称为肺痿？手足诸阳之本，肺居于膻中，主诸气，俱备一身之正气。若肺气不足，其气不能布满一身，故手足痿，步履也不自由，此皆为肺气不足所致也。《内经·痿论》有痿而不用之论及本书之见，尤为言语及元气，若观其原文，手足不自由，与中风之不仁，半身不遂相似。

1. 腹证论述

痿证，候之所见，形虽如中风但带肉不分离，其腹证与中气、中恶亦有不同，唯两肾间之动脉显现充盛者也。所谓带脉者，乃奇经八脉之一也，其为相连十二经脉之经，其后十四椎，前位脐之处，如人之束带而循行之经也，故得其名为带脉。候痿证之腹，由天枢至横腹显现带脉者，盖因元气之不足也。

2. 临证治疗

痿证之治疗，宜与补中益气汤。此方乃东垣所制，为专补中焦元气之药。肺气之不足，何以用补中益气汤？肺者，属西方之金；中焦脾胃，主中央之土。肺金若无脾土之资助则不能生，故欲补肺者，当先补脾胃，盖此理也。论十二经或十四经，也皆最先论肺经，曰“手太阴肺经，起于中焦”，可见肺经起之本源乃根于脾胃。因此，肺气不足用补中益气汤之理明矣，实为医者撰文应用此方之功绩。

十、痹证

痹证，在《内经·痹论》及孙允贤之《大成论》中言到“风寒湿三气杂至，合而为痹”，本为外来之邪，因其邪之轻重而发痹或痛者也。

1. 腹证论述

《难经》立左为肾，右为命门。因其两肾动，故脐下动甚，确定左右之动，此病伴有动气，正中亦动，故脐下之动甚也，可定为痹证。此证之病名亦有缘故，不是一邪而成，乃感风寒湿三气而成病者也。

2. 临证治疗

痹证之治疗，主方宜用羌活汤。盖此方有散外邪、行气止痛之功，其内视其元气虚实，元气虚者，当随其虚而治，大抵将羌活汤立为主方。此谓之痹证者，世传痛风之义也。随此证，当或用顺气汤，或用官桂，或用人参，唯应分别虚实而施治，岂能妄而成功。凡医者，若非能将此要点横向联系，岂可云医哉。

十一、疟疾

1. 腹证论述

疟疾之义，《素问·疟论》中有详论，其他杂书中亦可见也。观疟之腹，见诸病之本而治疗也。首先述肺穗脾募，

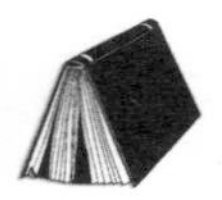

将不容穴之处作为肺穗，其不容之下承满处，谓之脾募，左右各有者也。在中焦当于中脘之右肺穗脾募及中焦，认真诊候而得之。其上元气之虚实，或于肺穗脾募有支撑之物，或在中脘，当详细诊候其上而用药。考疟之成，腹左右之肺穗脾募支撑阻碍者也，左右无阻碍，或右之肺穗脾募有阻碍，中焦郁滞，腹可见隔阻，若有外热者，则谓当成为疟。当疟疾之腹，全体外表热盛，上肺穗脾募有支撑阻碍，左之天枢处，触有动气，凝聚于天枢之处，其甚者为兼痢者也。凡立腹之候，丹溪等云其梗概，左痞为气，右痞为食，任脉通利，上脘至中脘之间痞闷为疟。吾师玄悦之说则不从于此。

2. 临证治疗

鳖甲、常山：玄悦用于治疟之药有二种，曰鳖甲，曰常山也。立此二味之用，吾从其亦用之。若左之肺穗脾募支撑阻碍者，用常山；右之肺穗脾募支撑阻碍者，用鳖甲。

小柴胡汤：吾师玄悦以小柴胡汤作为治疟之主方。如何运用此方？小柴胡汤乃治伤寒半表半里之药，因疟亦有寒热往来，诚如半表半里之伤寒，故为小柴胡汤所主之证。今见其证，在表而又似在里，于里而又似在表，与半表半里之伤寒相同。观其腹证，左之脾募肺穗有力，元气不足，恶寒发热者，小柴胡汤加常山、青皮；右之肺穗脾募有力，元气不足，恶寒发热者，小柴胡汤加鳖甲。常山鳖甲之二味，可用于疟之初，其疟疾经过一段时间，尤在久时，欲劫而去之，临证可将此二味加减用之，大抵用九味清脾汤，彼亦为小柴胡汤加减之方也。特别是在最初，即使有波动，也用发散也。最初，世间均以九味清脾汤为固定不移之方剂，而其中

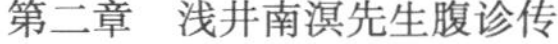
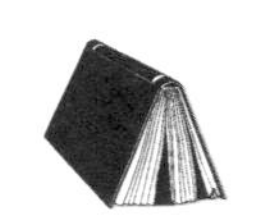

为肝疟者，即左侧肺穗至脾募强而有力，元气甚虚者，名曰肝疟，主方宜与小柴胡汤。

败毒散：此方之疟，因小柴胡汤方中有人参，而元气强者不宜用之，是故小柴胡汤之腹证，但元气强而热甚寒少者，当用败毒散。

柴苓汤：此方为小柴胡汤合四苓散而成，其腹候所见，元气虚弱，热盛而水分阻塞者，宜以柴苓汤开通水道。

九味清脾汤：此方亦为小柴胡汤加减之方也，其腹证所见，小柴胡汤腹证而无表热证者；两肺穗脾募有支饮，中焦无阻滞，元气强者，此二者皆宜用九味清脾汤。

胃苓汤：此方为平胃散合五苓散而成，用于肺穗脾募有湿者也。如欲知其是否有湿？可试抚摸其腹。若见起伏不平者，此即有湿者也。若夫有支饮者，仍宜用胃苓汤。

不换金正气散：右肺穗脾募有湿，元气强者，可用此方，或加羌活（一本用青皮），以截疟为治。

七味清脾汤：其腹证所见，左右肺穗有滞物，中焦弱但正气不甚虚者，当用此方。欲投此方当寻问病人是否有寒战，若有寒战或能言自下而上者，亦可用此方；自右向左留滞者，亦可用此方；元气弱者，左侧痞塞，亦可用之。此药能开气郁之故也。另因方中治虫之药多，故另有以七味清脾汤治虫，赖其开气而获效。若当扫除之所，其虫捉拿不尽可知为虫生之所，以盖笼罩其气，虫即由生；若取去其盖，虫即不生。此盖为气开之故也，是故可以此方为开气之药也。

补中益气汤：用此方之腹证，当首见元气不足。初元气不足，其后左右之肺穗脾募无湿留滞，至上脘和中脘亦无留滞之物者，当投此方。若虽肺穗脾募无湿，但中焦有滞者，

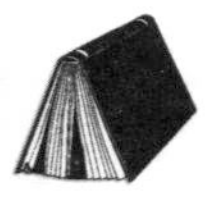

不宜用此方。中脘无滞留，而元气虚弱者，宜用此方；肺穗脾募有力者，不可与之。

四君子汤：用此方之腹证，中焦元气虚弱，而肺穗至脾募有湿者也。此者，难用补中益气汤。养按：因方中黄芪、当归，有抑制湿气之功，故此时当用四君子汤。

六君子汤：此方之腹证，全腹似当用四君子汤，但肺穗脾募有湿而有滞结，或元气虚弱者，当用此方。若不能获效可加香砂，以增强六君子汤之功用也。原因在于六君子汤去中焦之湿，补益元气；加香砂和脾胃而补元气，大助之义明矣。中焦元气虚弱，而肺穗气分有滞者，当用此方。

八物汤：气血皆虚，元气弱者，用之有效，而方中地黄虽然量很少，若兼肺穗脾募有湿，或有壅滞者，亦不能多用。但不可过于拘泥，唯血分无干枯者，莫用此方；血分干枯者，可用此方。

人参养荣汤：多用于截疟之后，或疟病之中。其腹证所见，元气虚弱，上肺穗脾募无湿，但至中焦有滞物者，当与此方，因全身元气虚弱而难用他药，故用此方以开中焦而救元气。

团氏治疟之方：如团氏所云，予有治疟之心得。其人左腹痞塞，或有寒热，当属左肝部有热者，可与柴平汤；若属寒者，当用大七气汤；若痞于右，元气强者，当以内消散加三棱、莪术、枳实之类，以辟积而去除积滞。总之，当用此类药物者，单凭诊脉难于使用。诊其脉而候其腹，元气强而中焦以上有痞塞者，当用；若脉微细者，亦可用之；但若无痞者，当慎用之。若有寒者，用大七气汤；有热者，用柴平汤；中焦辟积者，用内消散，此乃自得必用之方也。

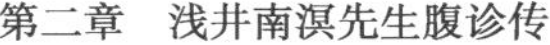
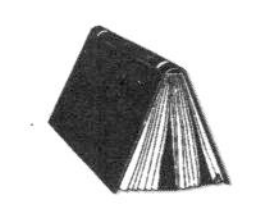

凡诊病人之腹，每必用香砂，因为大抵上脘中脘无湿者少，所以平日诊腹多可用香砂。若用八解散，非加香砂，可有多种考虑，或用异功散。元气弱，肺穗脾募无滞物，按之有力者，用六君子汤；元气弱，肺穗脾募并无异常，唯中焦有痞而有力者，当用异功散。临证用六君子汤或养胃汤加减者多，而可与他方者少。《万病回春》之养胃汤中加入附子可用，询之病人，若口渴而不喜热饮，为内有寒之故，当用此方。所谓疟有邪之处，其气收敛，故恶寒；其气收敛，甚者郁而化热，故发热，汗出则热退而止。但有时疟病，宜引气向有邪之处者，当用附子。

十二、水肿

水肿之证，有因内伤而发，亦有因外伤而发之二途径，《内经》云："风所伤者，上则为肿，湿所伤者下则为肿"。以上下而论，其内伤所得，水肿亦有虚实。总之，如水肿之腹肿之处的病证，属热者无，《内经·汤液醪醴论》中也言：水肿治法之有无，当专考虑阳气。阳气一增，水肿自减。无论如何，一身肿气者，毕竟因于阳气不行，津液亦不自行，凝集于皮肤而致肿，此证古人以为自有寒热之差。《经脉篇》曰"胃中寒则腹胀"，东垣曰"诸腹胀大属寒"，然《至真要大论》亦有属热之论，此盖寒极生热之理也。寻其始因，皆必属寒，盖云生热之因，乃皮肤肿满之时，阳气不顺，津液不行，遂郁生热，即《至真要大论》之属热之论者也。

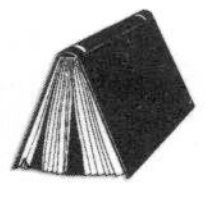

1. 腹证论述

水肿又有阳证阴证之分：阳证者，腹胀而大便秘结，其肿处以指按之，抬手则复原如故，不留指痕；阴证者，大便不秘而泄，以指按之则陷，抬手则不复原。其见阴脉者难治，见阳脉者易治。阳证当去其肿之时，或通其便，以退其肿。阴证则补之肿不去，下之元气衰，故难治。若全腹尽肿究竟何处有邪难以判明，若原本属寒之病，其腹当硬，若邪聚之处，以证虚实之见当以口传。以手按其腹而痛者，实也。按之反快者，知其为虚，所以云按之反快为虚者，所按之处，无抵手之力也。若脐部突出者，此为恶候，其脐突出，亦当有虚实之异。其义详于下条切脐项中，在此不详辨。

2. 临证治疗

水肿之治疗，主方用分消汤，或用实脾饮等。凡水肿之类，据其脐之凸浮，所用主方亦不同，唯实证当用上二方。

3. 不治之证

水肿不治之证，以外证云，不论何处，若痛附于足者，不治之证也，其后其痛处着色，伤而出水者也，因而显现此外证者，难治；或热聚而发者，多难免于死。此乃朝发夕死、夕发朝死之急证也。总之，脐突者难治，此即古人所云之脐凸，背平，足平者，死之义也。

4. 男女肿之别

男女之肿，可据其肿而别其吉凶也。男子下肿为甚者当吉，女子上甚下轻者为吉。盖男子属阳，上部阳分肿甚当忌；女子属阴，下部阴分肿甚当忌。此乃男女之分别，当详辨之。

十三、切脐（脱脐）

1. 腹证论述

所谓切脐者，凸出之脐，左右上下推之如浮物而动者也。

2. 临证治疗

切脐之治疗，主方唯有六君子汤。其切向左方，其他三方有根底者，加干姜、木通；左右不移动而上下移动者，当加肉桂。若上下左右皆动者，难治，此非汤药所及，亦属不治……脐从左则右方为脱，右脱者用干姜；脐从右则左方为脱，左脱者用木通；上脱者用附子；下脱者用肉佳。

十四、胀满

1. 腹证论述

胀满之证，有邪之所与水肿不同。诊其腹，形如蜘蛛，手足细而腹胀大之证也。观此腹证，有邪之处甚光亮，当然肿胀之腹，皆甚光亮，而有邪之所其光亮尤甚也。试重按之，腹坚硬者也。所以以指按之可试此处邪之有无。若指下难候者，可试摩擦其腹，如张子中空而响者，不死，是以其脾胃之气当满之故也。

2. 临证治疗

胀满之治疗，主方用前已述之分消汤、实脾饮之类。

3. 不治之证

胀满不治之证，其中坤离之分，以八卦配于腹，坤与离卦，正当两脾募之处，相离而软之处，此即坤离之别也，其证为必死之恶候，即所云之不治之证。当然，所谓切脐难候，如前所云，水肿亦见切脐，胀满虽甚却仍难见，因坤离相背而定为死候。

十五、泄泻

1. 腹证论述

泄泻之证，其外证之极重要者也。如古人所论，脉细皮寒，前后泄利，饮食不入者死。有此外证者，不治之征兆也。盖脉细数者，心气不足也。皮肤寒者，肺气不足也。其二便频数者，皆肾虚之故也。饮食不入者，当分三焦论之。上焦者，饮食速入，赖中焦脾胃消化；二便通利者，赖三焦之调和。因而饮食不入者，多少总有中焦不详察而难治也。故古人云“饮食不入者死，入胃则生”，即此意也。以上五证，为五虚之证。此泄泻之义，《难经》亦有详论。考其文所见，泄泻之难治者，脾肾之泻也。为何有脾肾之名？盖肾

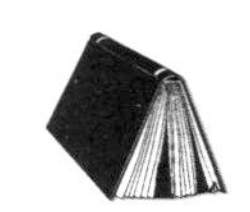

为胃之关，饮食由上焦而入于中焦，于此消化，以使其二便通畅。因二阴为肾所主，故其为胃之关也。肾伤则中焦脾胃之消化亦伤，遂致脾胃虚而泻者，此乃脾肾之泻也。脾肾二脏俱伤者，尤难治也。

2. 临证治疗

泄泻之治疗，其主方分别载于下，宜参考之。

胃苓汤：乃平胃散与五苓散之合方也。但诊其腹，肺穗脾募有湿，水分阻塞，脐下有动气者，当用此方。若脐下无动气，肺穗脾募有湿者，亦可用之。寻其所以，此方以平胃散解中焦之湿，五苓散分利水道。用猪苓、泽泻分利水道以实大便，犹如豆浆装入袋中，其汁自袋壁而出，豆浆则凝固成块者也。所用分利水道之猪苓、泽泻二味，令水气渗入膀胱，所余之渣滓而成大便，如豆浆之理也。人之脾胃湿盛而反恶湿，犹如稻苗生于水中，水过反枯，此即为用胃苓汤之旨也。

“夏月去肉桂，冬月加黄连”之说，亦当适其所需而行。肉桂有益猪泽之功，亦难率尔去之，仲景之八味丸中桂附亦同此意。当然，肉桂味辛温，而肾恶燥，《内经·至真要大论》曰“食辛而润之”，肉桂辛温，内有益津液润肾之功。猪泽无味之品，难达下部，故借肉桂之功而获趋下之效也。虽云夏月亦勿去，但肠胃湿热盛者难用。察其热盛与否？当问病人，若便下时肛门有灼热而痛者，难用肉桂也。其时可加苦味之黄连，即夏月无不用肉桂之理，冬亦无不用黄连之理。不知其理者，一概夏月去桂加连，冬月去连加桂，非吾医之所为，当为愚医。若食滞而泻下者，亦可用此方。以平

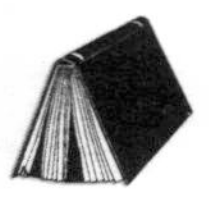

胃散消食，猪泽分利水道以实大便。

盖此方加肉桂者，大抵其泄泻属寒湿之故而用也，但见寒湿而泻，也非一概施用此方。方中甘草之有无，均为此方，此方常去甘草而用之。据薛氏之说，甘草味甘，缓和之功强，故用之有损于药效，当减而用之。总之，猪泽入药，去甘草用之佳。分利水道之剂，如猪泽木通皆属无味之品，以无味之药通利则效良也。若加甘草，则其甘附于无味之中，而成有味，既有无味之分利，又有甘味之碍于分利，久则影响胃中迅速通达水道之功。

六君子汤：腹证所见，元气虚弱，中焦湿阻而泻下者，本当用胃苓汤，但中焦有湿，元气虚弱，故难用味淡之品，此时当用六君子汤。虽中焦有湿而难用厚朴，故以六君子汤燥湿，补元气。如前所云，亦可加香砂二味，以加强燥湿和脾胃之功，借六君子和脾胃之功，当稍行加减而用。

四君子汤：四君子汤、异功散、补中益气汤三方，大致相同，皆用于中焦元气虚弱者也。其中，用四君最恶升提之药；补中益气汤中加入升麻、柴胡，有向上升提之效，以黄芪益气而固表，为补元气之剂。故根据病人情况不同，或恶升提，或用则塞中气而难用者，此时当用四君子汤。

补中益气汤：腹证所见，元气与中焦皆虚，肺穗脾募皆有滞而无湿气者，补中益气汤之主证也。

异功散：腹证所见，四君子汤之腹证而中焦虚弱，上肺穗脾募略有湿象，而不能用四君子汤、补中益气汤者，此时必用异功散。盖方中陈皮味辛，开胸胁之气而快，若无此以开胸肺，肺穗脾募有湿者则难用。

胃风汤：用此方别有一通，观世间医者，见痢疾之类，

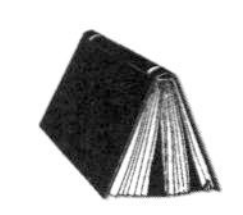

若为血痢之时则用此方，反可致害者甚多。吾家用此方颇有心传，大抵虽有八物汤之腹证却不能用之时，则可用此方。气血不足者，当用八物汤；若上肺穗脾募有湿，气血俱不足而血分燥者，当用胃风汤，因方内无甘草之故也。当着眼之处，胃风汤本为治下血之药，尤用于治疗便血、血痢等，但便血而无里急后重者不宜用之。便血而有里急后重者为血痢，当此之时，血分燥者，当用胃风汤。无甘草者，因甘草易泥于中焦不达下部之故也。此已于前述及，但撮一粟入之可也。

五苓散：水分闭塞，脐下有动气者，可与此方，方中肉桂之义，已于前之胃苓汤条下论及，兹不详辨。

四苓散：用于脐下无动气而水分闭塞，元气不衰者（元气指脐下而言）；或水分无闭塞，脐下亦无动气者也。但元气独亢者，可酌用藿香正气散。

藿香正气散：腹内饮食停积，腹泻并兼感冒风邪者，宜用藿香正气散。此方本为治湿之方剂，若治中寒而有五苓散证者，当合方用之。或云“霜腹”者，亦可用不换金正气散加肉桂。或晨泻者，主以参苓白术散。或饮食停滞，并不交阻于水分而腹泻者，仍可用不换金正气散。凡诊其腹，中焦虚弱，元气虚衰，脐下无力，并中焦元气亦弱者，必为腹泻之证。

参苓白术散：全腹或胃热，水分弱而下泻者，可与参苓白术散。如果全腹热，当用四君子汤；若伴中焦元气弱而胃热者，亦宜用此方。

七味白术散：腹证所见，脾胃虚弱，或三焦不和而泻者，当用七味白术散。若脾胃虚弱而三焦和者，不宜用此

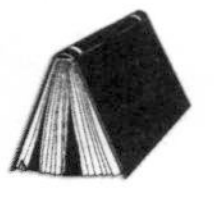

方，当用异功散或四君子汤；三焦不和者，当用此方。

败毒散：凡腹中元气虚弱，腹筋暴露，任脉通如桶，中空内陷之证，用补中益气汤不适者，唯当用六君子汤。此类腹证，难与地黄、当归者，凡病若与此相合，则可宜用败毒散加莲肉陈仓米等方。此方出于“痢疾门”，专主痢疾，但亦当存念于此。凡有小柴胡汤之腹证，内有热，元气强而恶寒，不宜用小柴胡汤者，可用败毒散加陈仓米莲肉。通常疫痢之证，皆用败毒散加陈仓米莲肉，但见腹证可用小柴胡汤而元气旺者，则宜用此方，即腹证与外证相合时，则可对证择方用之。

十六、腹痛

1. 腹证论述

腹痛之证，当分积与聚所致者也。积主于五脏，聚主于六腑，此义属《难经》五脏六腑之积聚。若详分辨之，聚者，其痛转动，忽上忽下，痛无定处，或上浮于皮肤也；积者，其痛无移处，为五脏所主，故不可见于皮。腹痛之候，以手按痛处，其形硬而凝者也。然积又有两种转动之积，或为肾所主，或为肺所主，其转动盖肺主诸气，肾藏真阳，故可转动，但并不是似聚之动，可上浮于皮肤者也。因此，以外证痛与不痛，而分为积与聚二种。

2. 临证治疗

腹痛之治疗，积聚，属热者，与广芪溃坚汤及柴平汤；属寒者，用大七气汤。因气而痛发，或有形或无形，唯无形

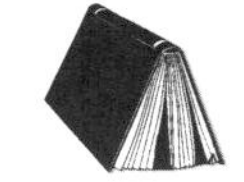

之痞而时痛者，宜正气天香散，盖行气顺气之药所主之方也。中焦食积郁滞而发痛者，或用不换金正气散，或以香砂平胃散之类加消导之药。中焦之气不足而痛者，多为胃痛，据其腹候，或用香砂六君子汤；若中焦胃口痛，欲行助中气之法者，当用此类药物。若由瘀血而痛者，当加桃仁、红花、延胡索、肉桂、当归、川芎等，此乃分虚实寒热而用药之法也。前言腹痛属寒者，亦因所生皆属寒，其义《内经》已详论。是故大抵用肉桂、干姜之类，但亦有用三神丸、黄柏、胡黄连、黄连等寒药而痛解除者也。若腹痛属热者，本始为因寒而凝，日久郁而化热，若与苦寒之剂，或可痊愈矣。若寻其病因，则必为由寒所致也。

3. 不治之证

腹痛不治之证，任脉通，中脘至两胁痛甚者，难治。痛挟中脘者，忽之欲死者也。其痛如积聚而有形，痛而其形显现于外者，恐已不仅为痛者也。

冲痛：冲痛者，属腹痛之类，为不治之证也。其腹证所见，似乎推按中脘，皮肤柔软，若沉按其痛处，则如按板，其底坚硬而痛，譬如真绵等，若置于榻上按之则硬，其腹与此腹证亦同，此亦为不治之证。五日之内死之急证，非汤药所及，此痛名之冲痛。

玉痛：玉痛者，亦为腹痛之一，亦为不治之证也。其腹证所见，中脘之上下左右悉肉脱，唯中脘壅滞而痛者，谓之玉痛。“玉痛”之名，出于古书，而非久野氏所发明也。玉痛之证，朝发夕死，或夕发朝死。若为急证，腹痛则不可轻视，医者当深思之。

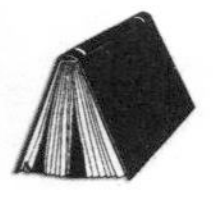

十七、妊娠与瘀血

大凡妇人疑怀妊之时，而难以判断其是怀妊还是瘀血者，可以如下方法鉴别之。若怀妊五个月，则一时下血，内已抱成胎者，为漏胎。若自妊娠起，每月行经如常者，为暗胎。初中后期，月事不通而怀胎者，此为盛胎，或有双胎（多胎）。总之，若视妊娠与否，大抵以其乳房之乳晕大小为其证据也。又曰：过五月左右，压其乳房乳汁自出者，亦为其妊娠之一证也。乳晕变黑而乳汁出，月事不通者，妊娠也；但月事仍通并无他变者，非妊娠者也。然而，月事通否，作为妊娠的证据来说，亦难一概而论。推而论之，有月事下者，有月事不下者，皆难以决断妊娠与否。

1. 腹证论述

大抵妊娠之腹，推按脐下丹田气海处，其内如真绵，随推按之手势，感到手下有气之弛张者也。宜于早晨空腹诊之，脐下形如鸡卵者，胎也。盖饭后食气入胃，随其气着于脐下，故难知也。推其胀处，举而见之，遂即复原，或有稍上浮而又复归，内推之似有上浮，举而复归其下者，妊娠也；推之上浮，而不复原者，瘀血也。当然，若内有妊胎，按之强者为有子。对妊娠或瘀血有疑惑时，只可逐渐决断。因其时短暂，推举之并无损害，大可不必多虑，且可煎汤以辨妊娠之有无。《本草》川芎条下云：经水属月不行之验胎法，生川芎为末，空腹煎艾汤送服。内微动者，是也，不动者，非也。如此，用川芎以动与不动来判断妊娠或瘀血。又

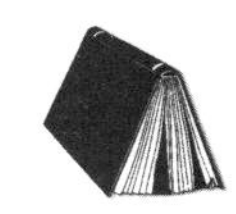

曰：若子死于腹中者，川芎为末，以酒送服方寸匕，须臾胎立出。

妊娠者，推之不痛也；积者，痛者也。又曰：触及包块者，若系妊娠，手下可觉如触硬物。又曰：若系妊娠者，手之神门动甚，因每月所通之月经不通，故一身之血脉盛者也。亦有书云：要知月水或带下之类之法，视月水可知也。

2. 死胎之候

死胎之候，以脉可知也。诊手少阴心经之掌后神门之动脉，若为死胎，则不动。死胎之候，另有传授。若按其脐下极冷者，即当知为死胎。生胎虽亦有冷者，但其只在肌肤，而死胎之冷，其冷可感觉直逼手内，详见附考可得矣。

十八、痘疹

凡痘疹之类，小儿以至大人均见。初发热甚，故与伤于风，伤于寒之发热相似。而痘疹之热，虽一身悉盛，但如前人所云，常见臀与耳廓凉。手厥阴心包经掌内处劳宫穴动脉盛者，当知有痘疹。后人之所发明，虽犯风寒而有热者，但此处并无动脉可见，此即外候。

1. 腹证论述

腹诊之法，先于鸠尾有动气者，即痘疹也；其他如风寒者，虽为外邪发热，但此处亦无动者也。医当切记，当此须详审，动与不动也。或按劳宫穴，《十四经》、《资生经》俱误也。《灵枢·本腧篇》曰：“劳宫，掌中中指本节之内也。”

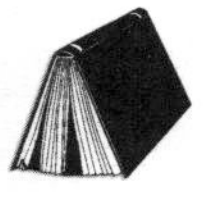

乃中指食指相并屈附于掌，当两指附于掌心之中间处。

2. 不治之证

当鸠尾处有动气，痘疹已出之时，动气当止。若痘疹起如粟而动气不止者，当知为不治之证。团氏曰：予于此所得者，盖小儿之类，为风寒所伤，皆因热盛而发痘疹也。即使无痘疹而若热盛者，亦有绝死者也，当预先知之。阳明胃热之虚里动甚者，必当绝死也。盖因气塞之故，此动甚者，宗气之动也。若用延龄丹类香散之剂，开其宗气，即可苏生。其时非人参莫救，此乃医家之要也。

根合脉：痘疹初发而后之病，其时鸠尾处显现动脉，谓之根合脉，乃不治之证也。痘疹出后而动气甚者，亦云根合脉，盖心气、肾气根于此，故而得名。

十九、消渴与嗝噎反胃

消渴之证，分上焦渴、中焦渴、下焦渴，其义如《大成论》所言：上焦渴者，主于肺也；中焦渴者，主于脾也；下焦渴者，主于肾也。嗝证、噎证、反胃之病，《大成论》载有“五噎五嗝”。候腹观之，此消渴与嗝证之腹证，如前述“腹痛”项之不治之证，腹上柔软，深按坚如板者也，而消渴之腹与嗝证之腹稍有异同。

1. 腹证论述

嗝证之腹，腹底坚，按之如板，其上下左右则松软而无坚硬之感，似有湿气者也；消渴之腹，腹反无坚硬，皮肤柔

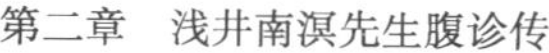
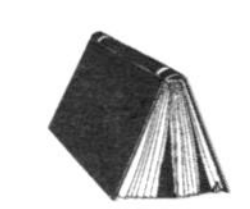

软，而按之其下如板者也。医工唯当别此毫末之差，若腹坚硬者，则当知为嗝证。反胃、噎证之类，亦因此理而得之矣。古来噎嗝之证，禁用针刺。

2. 临证治疗

消渴之治疗：主方当用六味丸，或补中益气汤，或二者兼而用之；或酌用逍遥散加大量天花粉，但宜先用六味丸或补中益气汤；他药难用者，亦可用八物汤、大补汤。

嗝证、反胃、噎证之治疗：大抵嗝证者，可与五嗝宽中汤，此汤加丁香温中暖胃，入砂仁以开胃口，加木香以利嗝气；反胃者，主药为人参，再用附子、肉桂、干姜诸温热之剂；噎证，乃食入喉即噎者，可用顺气和中汤，以润喉咙；嗝证之类，其食阻于胸膈而不能入胃中者，用前述之宽中汤。反胃之属，其饮食已入于胃，不久返出，以及朝食暮吐之类，与前述之温补之剂。

消渴二字分而言之，消为多食善饥，渴则多饮而渴不解，二字连用，则多指口渴多饮，消谷善饥。其腹如阳虚阴实之腹，表里相敌也，而阴实按之则快，如里实而硬。上消渴证，加麦门冬，天花粉。

3. 不治之证

消渴不治之证，据左为肾右为命门之说考之，脐下丹田气海之处，其右动气盛者，死灾当至也。

嗝证不治之证，按中脘之处观之，两胁平而中脘正中脱陷者，死。

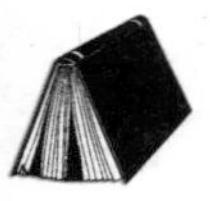

二十、湿痰燥痰

1. 腹证论述

凡痰之义，据学者平素之论，唯有湿痰、燥痰二种。以其腹证区别湿燥二痰，若如荞麦皮之内皮，隐于皮肉之间，抚之有物者，知为湿痰，多见于宫女，仕官之女；全腹之痰，因郁热而生，因其热而一身皆热，腹证多，外证则吐为湿痰，燥痰则附着于喉咙内，难以咯出者也。总之，分别湿燥二痰，当为由热而得，偶尔见瘦弱儿样腹，湿痰因阴虚火动者，此腹多见，宜潜心以诊候。

2. 临证治疗

湿痰者，主方用二陈汤；燥痰者，主方用瓜蒌枳实汤。盖二陈汤为治中焦湿痰之剂，故湿痰多用燥之剂；燥痰若用燥剂，则痰反难消，故用瓜蒌枳实汤类，即主润喉咙，利胸膈之剂，则犹如以油洗稠黏之器而能脱落，而痰滞则自消除矣。

二十一、阴实阳虚与阳实阴虚

1. 阴实阳虚

若能熟知阴实阳虚之义，则阳实阴虚之理自能明矣。二者恰成往来之势而相合者，常也。若按而察之，腹皮柔软而至里有力者，当知为阴实阳虚也。二证却常相反，若言腹

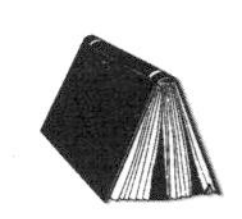

证，两者多见于是处，但先见阴实阳虚者为佳，阴虚之里弱者则为恶。此为《针治大要》所存之处，当熟识之。

阴实阳虚之腹，所用药物，或为异功散、四君子汤。若里弱而兼血分干者，则加血剂治之，或大补汤，或八珍汤，若虑地黄味厚则宜用胃风汤。总之，阴实阳虚之主方，用四君子汤、六君子汤及异功散。此三方之意已在“疟疾”项论述，应遵从其意旨而用之。若兼血分干燥者，三方之内宜加当归、地黄、芍药三味用之。

2. 阳实阴虚

阳实阴虚之腹，与前述之阴实阳虚之腹为表里也。其腹证所见，腹表有力而按之内弱者，阳实阴虚也，此乃平人之腹也。若腹证如此，平人病人并如此，烦时多死，里当弱处，故成此状，针之立见效，如以指穿豆腐，当识之。至于大病，如为此腹，多成不至，因而常人之腹，里外皆有力。若见肿胀，犹以事先。阴实阳虚之腹者，恶腹也；阳实阴虚之腹者，佳腹也。

阳实阴虚，则当虚其已实之阳，而实其已虚之阴，取阴实其阳虚。阳实阴虚之腹证，仍当用补药，但单用补药必成拘泥而难用。因此，阳实阴虚者，用藿香正气散，或不换金正气散，亦可用香砂平胃散。

二十二、血虚

1. 腹证论述

大凡从血分之外证观之，或唇色白，或舌色淡，或爪不润者，皆为血虚之外候。然其唇舌爪之色不显露，虽有血虚之证者，最为庸医所多疑之处，而以腹观之，按左之天枢穴表面柔软，迅速沉按之则如按草席坚硬。若按之痛者，积聚也；按之痛增者，血分之干枯也。其左右，肝所主也。肝计七叶、右四叶，肝为少阳之脏，故仅用于少阳而专主于左也。又有心生血、肝藏血之说，故推按左之天枢以候血之虚实。若按之表弱至里而坚者，多有大便秘结，宜向病人询问大便如何？若无秘结而云泻下者，可知其里虚弱。医者当于此处深得其潜意，且不应拘泥于此处之事，当观其内有否燥屎。肺主右，故大肠也主右，大肠在右绕行十六曲，燥屎也应在右，却左侧如弹子者，燥屎也。总体秘结处者，皆必留滞于左之天枢下，多可见积聚等，在左有之者，燥屎聚于此处也。

养按：燥屎位于左者，水道分利之始而不能进入大肠，滞于小肠下口，膀胱之头者也。

脐之左天枢名为血分，附着血分，肝为藏血之脏，尤主于藏，故将脐之左名为血分。诊候其血虚，据《内经》中所云，心生血，肝藏血，将脐之左侧名为血分，因而无论何处云血分时，皆解为左之天枢之处。

2. 临证治疗

在腹诊门之内也有血分之干枯者，治疗用四物汤，或补中益气汤、大补汤，或八珍汤。血分干枯者，在何方中都可以血药加味治之。步行动摇时怔忡等，为血虚之甚者也。

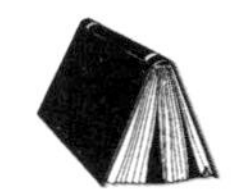

二十三、胃热

今日问病人并候其腹，按之中脘甚弱，在何处皆如指入脱落者，可知为胃热，即由胃中而生热者也。本来任脉穴图往往见此胃热损害，乃胃热之本使然，唯从中至上动气盛，尤其动中空泛如同芤脉者也。此时，可用山栀子，酌情亦可用黄连，或黄芩，或大黄。中脘有动气者，其处有有余之气故也。而中脘至脐中脐下有动气者，判别胃热较难，故学者唯应熟练掌握。

任脉上下亨通，中脘之处当任脉幅广而有动气者，胃热也。

二十四、胃寒

胃寒与胃热之分别，若以脉来分辨，虽为庸医亦可列其数方面，可以腹诊来分其寒热。大抵腹之正中，任脉通利，上脘中脘动气盛者，胃热也，升发之阳气横逆之故也。大凡如若大病，中脘如右之脘者，发呕逆也。胃寒之腹证，发呃逆者，尤难止也。治疗可用丁香温其胃，亦可用附子、肉桂、干姜、良姜等温阳散寒，并可补益阳气。若阳气脱而难于止者，易合并出现大便泻下。如此腹候，述说其呃逆，而中脘无力者，问其曾否大吐大下？若有则因大吐大下后而致虚，故学者宜认识之。

任脉腧穴，按之濡弱而无动气，反胸膈如有水饮者，胃寒也。

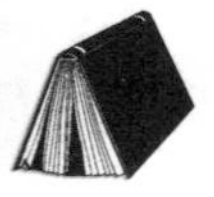

二十五、霍乱

凡霍乱之证，上吐下泻，与伤食没有差异。古人亦暂分而曰之，夏之霍乱，乃冬之伤食所致者也。如此，自古以来就有论辨，但至吾腹诊之术，亦确有分别。霍乱为水分闭塞，而伤食则不然。学者于此，可以分别矣。

二十六、遗精

1. 腹证论述

遗精亦有虚实两端，究其何以区别？心中精气泄者，虚也；梦中与好色之辈交接而泄者，实也。若因与鬼交而泄者，先有对手，然毕竟为虚中之实也，原来也见梦中志不收，总归为虚与。云魂魄之二者，肾乃藏志之所也，据其不能收而见梦者，肾之不足也，

2. 临证治疗

遗精之治疗，主方可用清心莲子饮。盖因莲肉有固精补气之故也。观其腹候，水分之处，无论左或右，若右弱则左强，右强则左弱，偏于一侧，而成强弱者也。

二十七、任脉

脾胃虚在肾，以指按而观之，由脐至上而任脉显现者，为脾虚也；任脉由脐至上无显露征象，而由脐至下显现者，

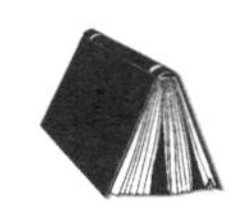

为脾肾二脏之虚也。任脉显现，其人卧床，起居懒惰者，死。任脉上下显现者，毕竟为可知之事，至此时，应避开云其虚，而云其伤，特别是上下之筋显现者，大病乃至，死期不远矣！

二十八、京门

此处以候生死而重要，譬如其人口干，以湿中而润，或痰黏咳出丝线者，观其外证，此乃京门之肉脱也。纵然对人言语明白，更无毛发之苦，若此处之肉脱者，为难治之证也，必然归至行尸之类。平日诊候此，若临其变，则勿惊慌。

二十九、私考

此乃前所论述过之，凡诊候腹部，抚摸疏松者谓湿，主方用香砂六君子汤。何处云痞，当分别之。今世之人，无论痞或湿，若混合治疗，则为大误也。据诊候病人腹部，见卫气虚逆者，以补中益气汤之类升提也，其中亦有不效者也。夫针刺时，当左右侧刺之。盖针尖向下，特别是针在拨针处，曰：随此之针而气随而上。若在上气壅之病人，当刺其之右侧，此针尖向上而行补泻，随着拨针而气下，将此云迎之针。候其腹先候膻中，虚里之动，由此至两不容穴，进而候上脘、中脘俞穴之开，再候脐部之天枢，由此而候脐下。若按之无力，指尖如入洞穴者，可知皆为死证矣。今日观劳证之人腹候而多有此候，据此可知其易死而难得生者也。

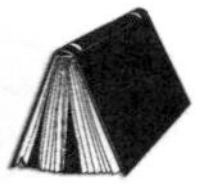

三十、吐止药

将木栾子打碎，取其中之实者，无论何方加味用之，皆神妙也，重悦此药之秘而不传。将伏龙肝煎汤服用，妙也，鼻入其药亦佳。久野氏传之。

三十一、追益

痢之病，俗也有云早平者，此证由胸至上痛而有热，手足冷者也，其上虚里之动盛者，突然达至变化也。

泄泻病者，若证为是痢疾，先观其腹，血分有凝者，必大便涩而为痢也。

噤口痢者，由中脘至上有动者也。所谓痢疾者，左侧云其痞为之常也。此在下而可取之，在右痞者，特殊之外证也，左之方不苦也。

小儿之绝死证，虚里之动而强之者也，此处紧张者为佳。

诸病有通见之腹证：由中脘至脐下按之缓而至底有力，若无力者，为难治之证也；腹诊所见，腹大抵如赞之子浮现，而有实筋出现者，为难治之证也；腹证所见，腹胀满，胀之上可见如细纸薄状，是为死证也。伤寒里证等如此者，则万无一生也，时疫证亦同。

漉漉之汗，唯上焦出之汗也，多为产妇，或为死证也。

浑浑之脉，脱离元气之所，在上鸠尾处有动脉之跳动也，死证也。

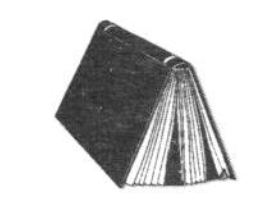

熇熇之热，唯上部有热也，此乃阴阳隔绝之死证也。

腹诊之义，当以自己之腹而诊见其候，自己想办法认真诊察。

所谓动者，乃虚里之动也，为胸膈之气溢而凝之故也。

前之一书是与佐枝尚庵老之书合补而成。

三十二、野村氏之考补

此一书，乃久野玄悦所传授也，今般以仁心为诸生传之，难为兄弟，断金之友，猥不可传，况他人之见闻，况传之于人，若有食言违背则天罚之，北极之因，誓以摹印，代刑嗽血之盟传之，毕可慎云。

三十三、闻书私考

凡虚证之腹，心下至脐，当任脉之手，皆在底而气聚，脉遥远似无而有沉象者也。若为老人，脱肉者死。心下至脐紧张而任脉呈现者，为近死之证也。而向左右牵提者，为佳也。

1. 妊娠

当见孕妇目下稍肿，若为男子，则左目下有模糊貌；若为女子，则右目下如此。孕妇之脉先是明显见全部浮滑脉，类似留饮，然其浮滑中，有自然生活之气象，尤以上两寸浮滑之迹象多，然孕妇也引风，又在全腹成积块，可见强状之人。此也是医者审慎用心考证，应将腹诊与面色综合考查而确定，腹诊先在脐之周围，有没有动气者也。假令有推按物之边缘、有动气、双胎之腹，以指按鸠尾之处，而见其牢可知此乃为双胎。又妊娠之腹，脐之上下四方约二寸间，脐有包块形成，以指推其而观之，若是胎儿指下有悄然汗出的感觉；若为瘀血则无其事；若为死胎，则妇人之舌青，脐下也冷，脐缩不荣，呼吸急促，推按脐下时，应观察病人之面，应当自然地面赤。妇人患恶阻者，留饮多之故也，留饮少者则无。

2. 痘疮

脉云其平，数中自然平坦。脉动如物之出，尚且初热之中，呵欠者，最初在章门附近，“△”如此三角痘出者也。先用灯火观之，小儿之目下睫毛少者，为胎毒深之故也，痘疮亦必重也。痘疮而腰痛甚者，可知其重也；初热之日小便不浊者，重也，常从第二三日起小便浊也。或见痘疮之热，而耳冷者也。其外痘疮之诊察，可见于诸书。虽先以此诊法为本，终了关于气为末，在痘疮之当中，此为风热，此可确定痘疮。

3. 小儿虫诊

先察其脉，可见有虫之脉；再按其腹，如切荞麦之状者，为虫也。虫之舌，正中如附着在茶筅星星点点，如鲨鱼皮之粗糙者也。白脂者，寒虫也；赤脂者，热虫也；紫色者，疳劳劳瘵之虫也。大人亦如此，腹舌均相同者也。

4. 癫疾之候

先观其目光，似稍有生硬（呆滞），进而按脊椎十四五

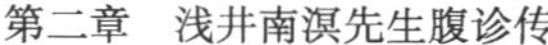
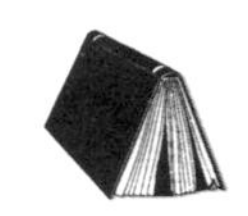

六附近如浮肿，手之里痛，手之爪皲裂，足之爪尚好，脐之右有动气，脉似水银样良好感觉。若脉浊滑数者，此易急速失去和调，眉毛斑脱，似被开水所为，此等之候在未发之前，诊察即可知也。

5. 男子之血淋与女子之经行

左之脉有瘀血之候，先是全体之脉弦，然后在肝、心右之瘀血脉呈现，若向下甚者，可知为血淋、经行；若向上之势甚者，可知为吐血；右之脉在脾肺之部，若显现瘀血脉者，必下血也。此乃肝之风火相煽，直接熏蒸心而吐血；肝主前阴，故下行则可知为血淋、经行；承其脾、肺，肺与大肠相表里，故下犯肛门而下血也。瘀血脉先滑涩，若留滞而大，此乃口传指下感觉也。

河田氏疝气之说，在脐下左侧有块者，恶血阻滞之疝也。饮之潴留者，筋脉稍紧，若宽则痛，即使饮亦痛，手足稍发抖似为中风，脉状如水入袋中微紧者也，而中风之脉者，弦钩滑也。

先生之说，有块者，恶血也。于脐左有块，亦附于右上之肝梢，其人短气，易怒者也。若在左有块而入右者，牡疝也。入肝则食厥，食则吐，又吐血者，唯有毙死矣。因其死而吐者，恶血也。成中风者，素人云脉，若无病者，虽似无事，但脉弦钩滑者，死证也。此本受父亲之遗毒，出生时用五香汤解其毒。

有残留者，或发痔、脱肛、疟疾、下疳诸病，皆胎毒也。而成疱疮者，此毒未除也。胎毒遗于肺，则发喘息之病也。胎毒遗留之证，病死矣。胎毒由鼻出血或从后门出黑粪者，皆为恶血之人也。

在右之尺部，有饮之潴留，脉状滑，推之如水之形者，为泻也。小便稍有滞者，后阴……若见饮之停者，大便溏薄，可问在上饮多者，小便远也，肺脾勃勃充满者，入痰饮也。若如子圆，稍渴者，则为湿痰也。

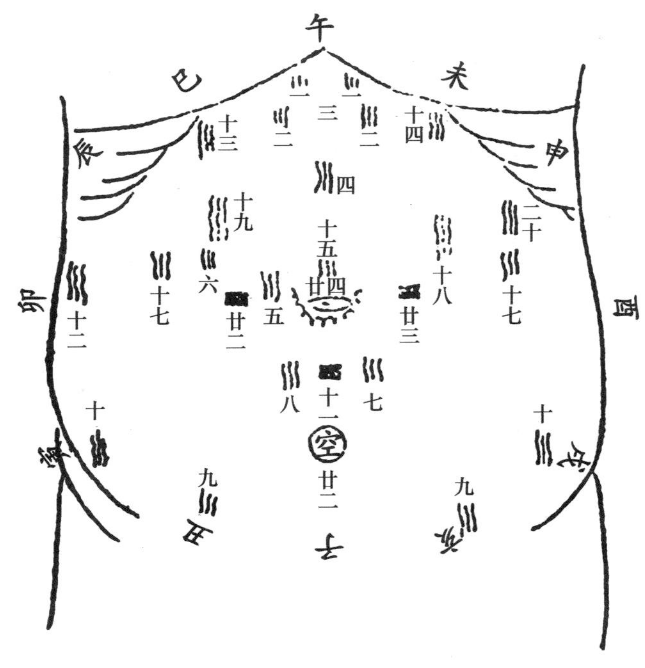

图 2-46　腹候传

6. 疟疾

若邪气在表，则小便浊而大便如常；若邪气在里，则小便清而大便难，此乃观邪气浅深之法也。

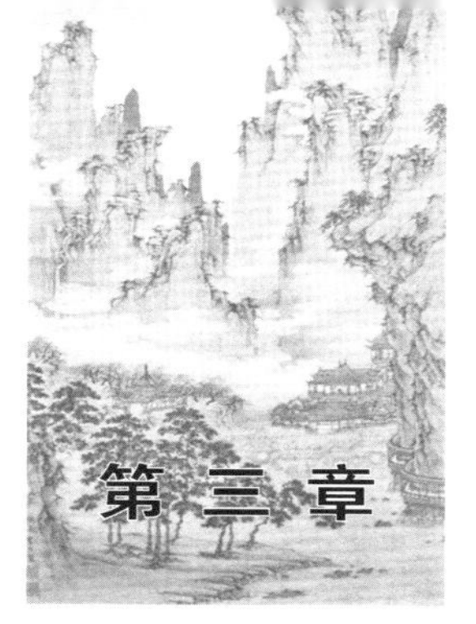

医学典刊

浅田宗伯　著

李文瑞　译

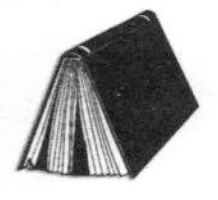

简 介

作者浅田宗伯（1815～1894），幼名直民，后改称惟常，字识此，号栗园，汉方医学界称宗伯为明治汉方最后“巨斗”、“一代医杰”。他生于世医之家，祖父浅田东斋、父浅田济庵，均为当时的名医大家。宗伯继祖辈医业，少年从师于儒学家赖山氏，刻苦学习《四书》、《考经》、《左传》、《战国策》、《史记列传》等，启悟古籍之主旨，为后来习读医籍奠定良好基础。之后在京都专心攻读《内经》、《难经》、《伤寒杂病论》，领悟典祖之深奥。

宗伯终生以《论语》之道德为其座右铭，终生成为正道之人，以《伤寒论》医术之玉条金科为指导执医宗旨。宗伯字“识此”者，乃宗《伤寒论·辨太阳病脉证并治第五》：“太阳病三日，桂枝不中与之也。视其脉证，知犯何逆，随证治之。……常需识此，勿令误也。”此之“识此”自命之字号可为之杰也。此之“识此”为字，乃宗伯终生以“识此”为戒，诊治病人时时“勿令误也”之而“识此”不发生误治之谓也；其药室还命名为“勿误药室”，言明遣方用药，绝不发生错误，以此为戒律；尚有其著作之名亦用“勿误”，故曰《勿误药室方函》和《勿误药室方函口诀》。这些大作影响汉方医学界，迄今不衰。

汉方医界称其“汉方学大名医”，还被称“斯时一级文人”和“书道家”（书法家），有书简类、诗文类、墨迹大量遗存。生前著书等身，其量惊人，据统计共123部，其中汉方医学著书58部，医学史著书7部。

［以上部分文稿和统计摘译于《汉方の临床》，1990，37(4)：120］

《医学典刑》，五卷，手写本，现存于东大、京大、杏雨。成书具体年月不详，但书中有自序，落款为明治四年(1817)。全书以《灵枢》、《难经》、《伤寒全生集》、《伤寒五法》、《伤寒集注》、《一本堂行余医言》、《医学院学范》、《产论翼》、《辨医断》等汉方医学为准则，内容以习业、诊视、治则、药案、规范等编章。

此之译文，为《医学典刑》中诊视部分的有关腹诊之论述。全文共分五项，即按腹、动气、虚里动、肾间动气和视背等，论述医理翔实，为临证腹诊，腹证参考之佳作。

书中之条目序号部分标题均系编译者所为，借以使主题层次更加明晰。

李文瑞

2013年5月16日

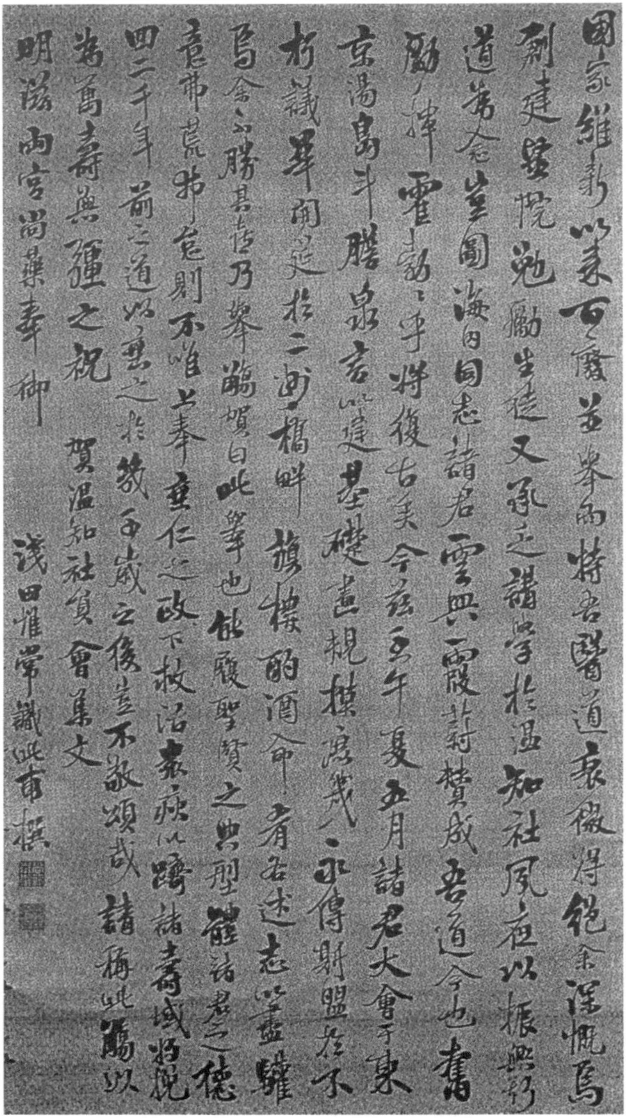

图 3-1　宗伯墨迹

一、按腹

轻手按之痛者为外实，病浅故也；重手按之快者为内虚，病深故也。重手按之痛者为内实，病深故也；轻手按之快者为外虚，病浅故也。凡按之痛者皆为实，按之快者，皆为虚也。

诊按之心腹皮肤内外，其痛按之而止者虚，按之而痛甚者实，内外同法也。

一切腹满，以手按之而痛，或痛不可近者，为内实也；按之而揉软者，皆为内虚也。

大抵以手按小腹，硬满而痛者为实，不痛者为虚，此乃腹诊之常也。

腹者至阴也，乃里证之中，可以辨邪之实与不实者也。首问胸前明白，次则以手按之其腹，若无痛胀者，知邪不曾入里，入里必胀痛也。若邪在表及半表半里，腹焉得痛胀乎。若腹胀不减及里痛不止者，为里实之证，方可攻之。若腹胀时减，痛则绵绵，此里证尤未实也。是以腹者，可观邪之实与不实也。

小腹者，阴中之阴，里证之里，可观邪之结实也。首问其胸腹，后以手按其小腹。盖小腹者，为藏糟粕之所，邪至此必结实也。若小腹无硬痛者，知非里实证也。若邪已入里，小腹必硬痛也。硬痛而小便自利者，蓄血之证也，宜桃仁承气汤攻之。若小腹至脐硬痛，小便数而短者，燥屎之证也，当以大承气汤攻之。若小腹胀满，大便如常，但溺涩而不通，当大利之。若邪在表或在半表半里，当无小腹硬痛

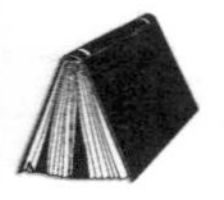

之证。

胃中按之而痛，世医谓之有食，然胃为水谷之海，又为仓廪之官，胃果有食，按之必不痛也。试将饱食之人按之痛否，唯邪气内结，正气不能从膈出入，按之则痛；胃无谷神脏气虚而外浮，按之亦痛。若不审邪正虚实，盖谓有食，伤人必多。按宜轻虚平为法，若按不得法，加以手力，未有不得痛者也。

吾门以按腹为六诊之要务，大抵按诊腹部，可辨人之强弱也。凡按之腹皮厚，腹部廓大，柔而有力，上低下丰，脐凹入，任脉低，两旁高，无块物，无动气者，此为强，为无病之人。在病亦有此数项者，易治。凡按之腹皮薄，腹部隘狭，无力，或坚硬，上高胀下低松，脐浅露，任脉高，两旁低，多块物，有动气，筋挛急，虚里动高者，此为弱，为病人之腹。在病中若有此数项者，难治。此其大略也，其余有深微意味，但可以口传，不可以书示，非敢秘也。

凡小儿自四、五岁至十三四岁，筋力尤未强壮，故腹皮多薄，虚里胸脉多动，此亦所可预知也。

凡腹里之癥及疝，上下及左右及中，大小、长短、圆扁硬软，手按则著，可直识之。邪热肌热可辨别，肿胀可搜知；润泽枯索、满堆低减、肥瘦张弛，可候审；虚里可候，动气上下及中，应掌即觉；妊胎、血块可察，胸骨之瘦，循而可知。此乃按腹之所以，不可不为，而大益于治者也。

凡腹甚坚硬者，难治；甚软松者，亦难愈矣。

按腹法，凡按腹专尚左手，右亦非不可，唯使左为佳。先将左手掌上、齐鸠尾，掌鱼肉当右肋端，掌后侧肉当右肋端，指根肉当中脘，始轻按，渐重压，三肉递推，左施右还，按动无休，不宜少移，良久，掌中与腹皮相合，摩其间以似热非热，温润似汗为度。如是则掌下腹里滞结之气，融和解散，莫不如开云见日也。唯以久按静守半时许为妙，若夫苦手温和掌，则可谓贤者之富贵矣，而此固系于天资，非可强求，何必之乎（《灵枢·官能篇》云："缓节柔筋，而心和调者，可使导引行气，爪苦手毒，为事善伤者，可使按积抑痹。"苦手温和掌，见《玉枢经》）！近时有推拿法，即按腹之法，此乃古人导引按跷之遗意。导引按跷虽不是治笃疾之术，但足以为疗病之助，古称熊经鸟伸，即华佗五禽之戏，其后称坐功是也。今之导引家，固是无学之识贱，间有苦手温和掌者，幸赖奇而得效，无非术之善者也。是故欲使行导引按跷者，可试手掌而后使为之，如是则虽无术，但可得效。或按腹抑癥，或屈伸手足十指，或摩动肩背腰股关节，使气散体和腹里安稳，此按摩之所以有小益也。

凡腹诊之法，以得呼吸阴阳和为至要也。诊虚里而候宗气之虚实，轻手按心下，缓缓遁两肋，而及胁下，手法轻重得宜，按大腹渐渐至脐、少腹，腹皮温厚和柔而有力，腹里无块无动，上低下丰者，为无病之腹也。若夫反之，腹皮薄而虚软，或坚硬有块有动，上高胀下低狭，任脉高起，皮肉如离，脐浅露，脐下无力者，为有病之腹也，病则难愈矣。腹诊不可急卒，徐徐按之，可候癥瘕、疝、聚、肥瘦、润泽、枯荣、迫窄、肌热、邪热、下利者也。脐上皮热者，为脾胃蕴热，脐下皮冷者为脾胃虚寒。肿胀，水上膈胸肋不分、人迎肿者，不治；肿埋背、骨，脐突出者，死。脚气上冲，气急动气者，死。按脐下，可辨妊娠、血块、肠覃。若夫带肉脱，则或左或右必为偏枯。凡候元气以脐为要，脐为命蒂。脐肉离者，必死；脐突出者，不治；脐出臭水者，为肠痈阑门腐水也。

腹诊之法，若用于妇人孕三四月余，乃必得其腹内郁气大散，脉络调理，而恶阻之患亦得速除矣。其余不问老幼男女，诸病兼用之，其益不少。此法亦为产科所用诸手法之本源，诸手法皆由此而生，故凡欲通产科之诸术者，此法不可不最先熟练也。凡欲施此术者，先令其妇女仰卧，医须就其左边，以左膝头抵其髀枢，少带推压之意，以令不得移动，然后先用两手于妇胸腹，左手覆按心下，右手掌当妇胸间，以候其虚里之动，消息须臾，始入按腹之术。其用手之法凡七，其顺序具体如下。

第一手法：先以左手掌按心下，右手分排指，从膺上至心下，左右推循其肋骨之间，渐至心下，左手视右手之推循下，亦逐势渐下，迄脐下而按之焉。

第二手法：左手仍按脐下，而用右手食、中、无名指，从鸠尾沿季肋，向右胁下章门，强按之，再用右手大拇指从鸠尾向左章门，强按之，左右做三遍。

第三手法：左手仍按前处，而用右手大拇指、次指，从鸠尾分夹任脉，迄脐下强按之三遍。

第四手法：医先耸腰，将左手以其指头用力，覆构妇人右章门边，右手食、中、无名三指头用力，沿右季肋推进，向其右不容穴而强按之，左手却遂其势，构勒腹皮而举提之；再将左手，仰构其左章门边，左手大拇指用力，沿左季肋推进，向其左不容穴而强按之，左手如前遂其势，构勒头皮，向外而举提之，各三遍。

第五手法：两手中指、食指，斜相向妇人右小腹上，而其余指皆用力按住，而构拽向内，复用两大拇指相向，从左小腹上起，指头用力，按住推送，向外做之三遍，势若摇橹之状。

第六手法：医临坚左膝耸身，将两手从妇人两胁向其背后，以其两指分夹其脊骨第十二三椎，按抑之，使指骨节间有声，而下至十六七椎边，两手如拥抱状，而举提之，至章门边，两手用力束勒，向腹前向聚，做之三遍，是时医宜面妇人下部而坐，而当其举提之时，捩腰以头反顾，却面妇人上部。

第七手法：用两手食、中、无名指，用力当任脉左右幽门穴选换，徐徐按之，沿季肋而下，至不容，至章门，渐渐按下。

以上凡七法，其用手须着实为之，不可仓促，使腹皮牵急，先须每于指下，微蹙其腹皮，以使有余裕，然后复徐取引之前，乃得其无牵急之患。

察脉察证，腹以参之，病斯弗能遁情焉。凡候腹之法，上由胸腹至脐腹，左右上下，极务周遍，先察虚实，次候冷热，某所有邪，某所则否，或痰或血，或虫或食，手验心得，乃决其病，斯为得耳。然按而察乌者，吾尝识之矣！其弹而验焉，始得开诸唐医李氏者，盖手指所弹，有声辄应，或洪或微，或壮或弱，呈其虚实，露其真伪，殆奇法也。而闻对人，韩医亦地之云：故曰百病并宜候腹，谓必出此则不可也，不然腹乃容物之一顽袋，乌能获摄病机于无涯乎？

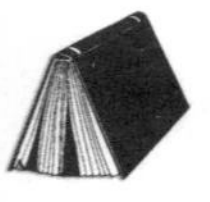

二、动气

动气者，心动跳跃之气，见于脐之上下、左右，乃元气虚不能收藏真，故浮越于外，而动跃不已也，所以仲景论有动气者，虽病伤寒亦不可汗下，恐复伤元气也。常见小儿，精气未足，其左乳下虚里穴，跳跃不已，迨天癸至精气充，则潜伏而不现，即此可见真元不足之明验。而东垣又云：凡中气不旺，营卫之气亦衰而下留，其所飡饮食之气液，亦下留于阴，而不上行，则阻而动跃，斯亦动气所由来也。故凡有癥瘕痞积之候者，亦必有动气之候，大抵动而有痛者，多积气。动而无痛者，属全虚。其下手痛而动甚，或泄气而使溺行，其动痛皆减者，乃食气下留之候。当从东垣法治之。

按动气古今无辨晰者，皆为真气不能藏而现于外也。然平人无病之人，希无动气者，果真气不能藏而现于外，则安得无病乎！今以动气之动，参诸寸口之动，脉数则动气也数，脉迟则动气亦迟，乃至其缓、急、大、小、结、代等，彼此相应，一毫无异。如动气非病气，乃是腹中之动脉也，考之于《灵枢》、《素问》，已有其言，只后人不深察也。《五音五味篇》曰“冲脉循背里，为经络之海，其浮而外者，循腹右行”；《岁露》云：“卫气之行风府，日下一节，二十一日至尾底，二十二日至脊肉，注伏冲之脉。”《疟论》做伏膂之脉。《上古天真论》云：“太冲之脉盛，月事以时下。”全元起《太素》、《甲乙经》并做伏冲之脉，《逆顺肥瘦篇》云“夫冲脉者，五脏六腑之海也，五脏六腑皆禀焉”；《海论》

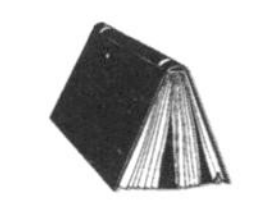

云“夫冲脉者，五脏六腑之海也”；《动输篇》云：“冲脉者，十二经之海也，与少阴之大络起于肾。”《灵枢》诸篇所论如此，曰冲脉、曰伏冲、曰大冲、曰伏膂之脉，可见此脉着干脊膂，而伏行于腹里也，又《百病始生篇》云“虚邪之中人也，其着于伏冲之脉者，揣之应手而动”；《举痛论》亦云：“寒气客于冲脉，冲脉起于关元，随腹直上，寒气客则不通，脉不通则气因之，故喘动应手者矣。”此谓其动之发于外者，即所谓动气也。盖乳下虚里之动，特在左旁，而今验动气，亦多在脐左旁，乃知其浮而外者，循腹右行，而其伏冲之脉者，盖行于脊骨之左边，而先发现于肋首间者，为虚里之动，俗谓虚里之气眼，固当矣。尝试使一人仰卧，据其脐左动处，而重按之，因诊其寸口及人迎，诸手足动脉处，俄顷之间，浮者为沉，滑者为涩，长大者为短小，或有绝而不见者，则其动者十二经之海，而动气者为伏冲之脉较然矣。

又考吕广注《难经》肾间动气云：“气冲之脉者，起于两肾之间主气，故谓肾间动气。”因所云五脏六腑之本、十二经之根者，与彼五脏六腑之海，十二经之海，所指必同，且《阴阳离合论》云“太冲之地，名曰少阴”；《动输篇》又言“起于肾”，则吕注实有所原焉。由此观之，冲脉发源之处，乃呼为肾为肾间动气而已。夫冲脉已名为伏膂之脉，祇宜伏行腹里，按之微微应手，或隐而无迹者，是其常也，而其发现者固为病气，两圆分为两端，可谓发前人所未发矣。予更推其理，凡人之腔里，一处有解隙之地，肠间脂膏不充足处，则脉动发泄，或左或右，虚之所在，随而响应也。又有其食积、留饮、痰癖、血鳖等物，与脉相凝触，实之所

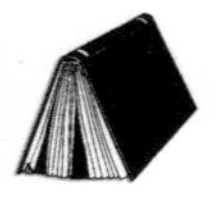

在，亦随而激动焉。《伤寒论》原于《内经·十六难》，立动气在于脐左右上下者，不可汗下之戒，盖一端已，兹揭先医所传诊候法，以备录于后，学者宜究心焉。

动气见于中脘之处，按之筑筑搏手而锐者死。

动气浮于水分，及鸠尾之处，其状闪闪者，多是失心之候。

凡要扬动气而知死候，宜使平人疾走六七十步，然后按其动气，其候与死兆同。

动气见于脐右者死兆也，不问病人之新故皆然。

食伤、喘息、伤寒、中风、太阳阳明表证，虽动气见于中脘，皆不死。

动气不见者，水肿多者，如此者必无害。

动气与脉，动数不相应者死。

吐血、咳血，动甚而溢中脘者，不治，虽愈亦发。

凡痛在下部者，动气乍见于心下，或心动如刺，或吃逆呕哕者，难治之候，如脚气攻心之类是也。

心下动气，牵脐间者，心肾皆虚之候；心下有动气，身自如摇者，心肾衰乏之候。

一切卒证，诸脉虽绝，而脐边温，其动未绝者，间有苏者。

动气三候：轻按便得，重按却不得者，气虚之候；轻按洪大，重按虚细者，血虚之候；有形而动者，积聚之候。

三、虚里动

胃之大络，名曰虚里，贯膈络肺，出于左乳下，其动应衣，脉之余气也。盛喘数绝者，则病在中，结而横有积矣，绝不至死，乳之下其动应衣，宗气泄也。

今心忪非心忪也，胃之大络名曰虚里，络膈及两乳间，虚有痰则动。

虚里乳根穴分也，俗为之气胀，顾英白曰，乳根二穴，左右皆有动气，经何独言左乳下，益举其动之甚者耳，非左动而右不动也，其动应手，脉余气也。《素问》本无二义，马玄台因坊刻之误，而为应衣，应衣者言病人肌肉瘦弱，其脉动甚而应衣也，亦通。始读《素问》则心窃疑之，至读《甲乙经》，而疑遂释然。

按动绝不至曰死，此不必也。凡外感初起，暴血过多，惊惕忿怒，过酒胃热，形瘦气实有火等证，虽动甚不死。凡伤寒阴证，泻利日久，虚损劳疾，脚气冲心，肩息短气，动甚者皆为死征。大抵不问何疾，其动如奔马，应手而戛戛然者，死候也。

四、肾间动气

诊之法，轻手而按之，温厚不强；重手而按之，盛气随手起，活气勃勃然，气息充脐下，是为无病之人也。若按之柔软如泥，则病危，况空虚如无物，则其死不旋踵，可恐之甚也。

按：肾间动气见于《难经·八难》，然其说难信，故不再赘焉。

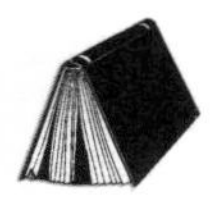

五、视背

缓病不可不必熟视背部，何则大概之在腹里也。轻者浮浅，重者沉深。其深重者，沉中腹底，凝于背里，故背肉或陷或胀，背骨或左屈，或右折，或突出高起，或痛或胀，是皆由癥之所倚推使然也。若视如是，则直其处，阿是灸最宜，或候其上下左右，取穴治之。

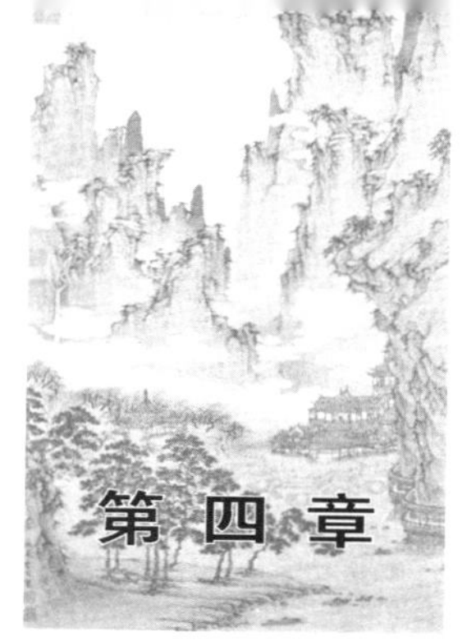

腹诊略

作者不详

赵展荣 译

李文瑞 审校

简　介

作者和成书年月不详，但在书中第四项中有“庆应闰四月二十九日，九候堂主人加藤真斋腾原素臣书”的字样，考庆应闰四月，可能为1867年。因此，此书完稿于1867年。

全书原为手写稿，共十八页，其中有两张图片。文字分为总论、诊察腹证之法、伤寒论腹证大意、动悸之说、幸便、腹中块物之说。每项中（除幸便外）有论有治方，既有古方，又有时方，可谓折衷派腹诊典型者。

书中之条目序号部分标题均系编译者所为，借以使主题层次更加明晰。

李文瑞

2013年6月

一、总论

夫人之生，初男女交精，始钻燧而如火出。其性之成，赋天之命，受地之生育，诚然由天地醇化之不可思议而成也（维持天地之万物，载地之诸品，其间受生者，莫不以天地之化育而活动也）。出生之后，常持其腹内活动者也（其气形之相结者，魄也；其精气之动者，魂也）。然又常接受天地之气以新陈代谢，而助固有之命性，当保之。是以时时刻刻更新，由口鼻至咽喉，通一管之气路，下达肾间，形与气相结，呼吸相往来不止，故肾间为一身形气相结之根本。因此，一为血脉，一为动脉，上下运行，周流一身（人之初在胎内时，在子宫而由脐所养，先进入肝，由肝入心，由心周流于一身而不同于成人，周流一身之后，回归脐带之动脉，回归胞衣，与其母之血相和，而循环往复）。

于是肾间为神气命性之所舍，一身之内由此为枢，五欲七情皆由此而发，其谓之神气命性者，饮食所养，当随和维持之。饮食为克化神气运动之源，因此，饮食纳胃腑，克化神气如酿酒，其精液与气，运送于一身，粕汁通下于二便。

血精津液者，皆为饮食之精华所克化，乃阳气主宰之所也。形躯者，阴也，血精津液饮水皆为阴之所属也。阴以静为常，若得阳气，则常周流而发挥滋润之用，即阴中有阳，阳中有阴，运行而循环往复，与天地无异。是以行阴阳，常得中和而不暴失也。一身之主要焉重，宜谨慎也。所以，常修身养心之人，得阴阳中和，神气温温燠燠，四肢旺而肌肤有光泽，耳目聪明而精心明也。于是外之虚邪贼风不能侵

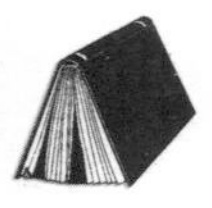

入，内之不生停滞不和之疾也（人有先天禀赋之强弱，受父母之胎毒而生，故即使强健者，亦有患病者也）。

如此人者，肾间动气常藏，脐下实而有力也（所谓道家之气海丹田皆为此也）。若背乱于道而动心，暴气而饮食，恣男女之欲者，壅遏元气运行之本，遂阴阳失中和之道，致使百骸不能充实者也。是故，在外则风寒暑湿之邪袭入，发寒热之病；于内则诸脏郁滞，血脉不流通，饮食堵塞，二便不能通利，终内外之病相触而发百证也。《易经》曰“漫藏教盗”即云此也。

若阳气激而火炽者，一身之阴分空虚，胃中水液竭燥，大便不通，不能食，终阴损及阳而俱亡，如油尽灯灭也。若阴分抑遏阳气者，克火而不能化寒气，身体冷而杀气横行，水气留滞，腹满吐利，不欲饮食，耗损阳气，使之无运动之力，而频发诸病证，遂俱亡也。要之，病证之途明矣。

死生者，据固有一神气之存亡也。其据一神气二证之病，常存而不能，是以病笃也。老人神气亏乏，肾间之动，逼心胸而四肢不旺，脐下空虚，按之如絮（动气在上，脐下气旺而有力者，不危也。又形态如死，虽形容枯槁，而其气尚存者，可生也；神气不旺者，其人又病，其人名存实亡，必死人者也），所谓证之证据是也。若身内患疾，其证据必显现于外也，当取其证而处方。扁鹊曰“病应见于大表”，仲景曰“随证治之”，是故不论内外病因病名，皆随见证而求方处之，乃上之术也。

二、诊察腹证之法

凡疗病，只观手之脉而考其病，能至六部者，必为智贤而明知之人。又以手探摸腹部，考虑病证与有毒之所，任何疾病，其根于腹也。依据仔细诊腹之状，可准确诊察其病与有毒之所，当据其变化与药也。

首先，将腹分为上焦中焦下焦三段（上焦者，进入水谷之道也；中焦者，克化水谷之所也；下焦者，通利水谷糟粕之道也）；然后，应将人体分为心、胸、心下、腹、脐上、脐下、少腹，详细诊察。具体部位如图 4-1、图 4-2。

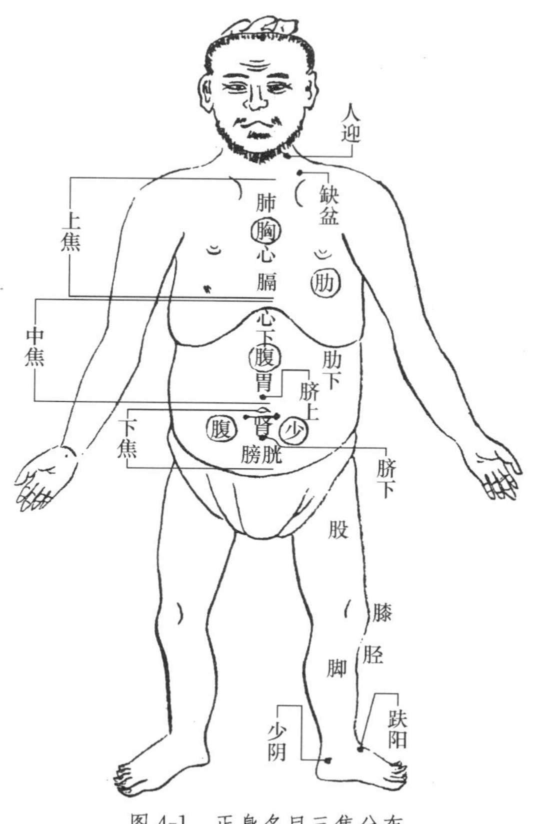

图 4-1　正身名目三焦分布

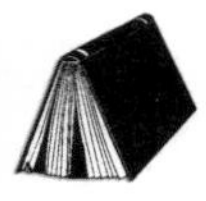

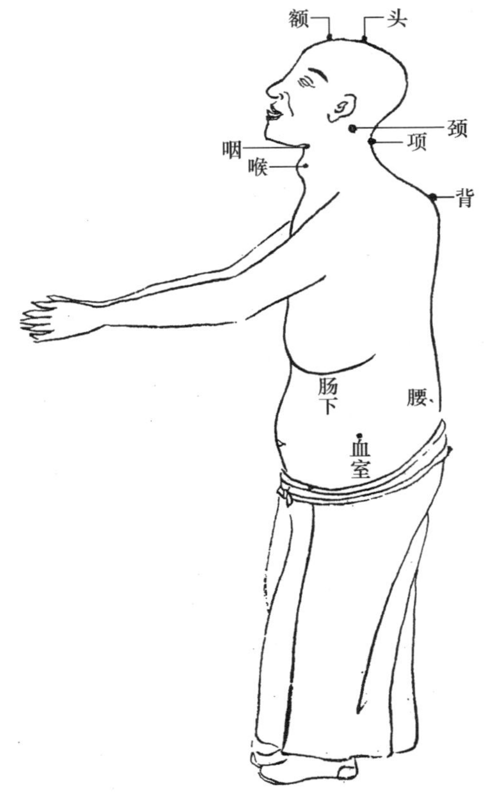

图 4-2 侧身名目分布

病人平卧，两足伸直，两手亦伸直置于膝之两侧，医者于其左侧，静心，将右膝置于病人之肩头，屈膝弯腰而坐，以右手抚摸病人之心上，可诊察呼吸之长短、困难与否也。

第一，静心定气，以手于心上左右移动，然后于心胸诊虚里之动，可察其动气与烦悸之强弱也。其一，虚里之动悸者，多为痰饮食滞之故。其二，心胸时时发生气滞，谓之烦悸者也。其三，胸中满而发呃逆者，或心中懊恼者，皆为热所致也。其四，只发微弱动气入心，谓之悸者也。其五，心下至脐上咕噜咕噜气动者，宜注意细心诊察，当为气郁于心者也。

第二，以右手三指轻轻抚摸腹上，由缺盆开始，次第左右肋骨进行探查，此谓三指探按法。此法诊察胸中之虚实缓急，宜问有无疼痛。其周围不痛而难以忍受者，手法已贴切其毒之上部也。或可诊手腕，痛者，血脉之凝也。

第三，顺手按而柔软处，水所致也，宜一边轻按一边重按，候心下虚实痞硬也。因此，以三指置于肋骨凹陷处探摸至章门周围而诊察之，此时宜以三指微按而不宜久按也。随后反复由心下至脐上，左中右探按，次以探按少腹左中右、腰骨之间至股迹详细诊察，详细诊察妊娠或下焦湿热，左天枢周围有如豆粒状而痛者，血凝也。

第四，略微以指探按，以手引入，可诊心下至脐下，此动气见于水气也。其间注意细微之诊察，痛之有无。若有痛者，如芎归胶艾汤之腹证也。有逼迫者，心下脐下之悸，必考虑腹部之动，或为坚块所致也。诊虚实缓急，当辨明寒热坚濡之证也。

综上所述，诊上者，脸色与目唇舌也。诊中者，胸胁腹、乳头也。乳头小者，当为大虚也。诊下者，股胫足也。腿肉大脱者，大虚也；无干肉者，下焦之虚也；内股不干而痛者，血凝也。此外，亦可诊肿气之有无、逆冷与否。

第五，扶起病人，上由颈项下至腿腰臀而可诊之。颈项肩背，以三指详细探按观之，若患病者，大都上实下虚者也，故毒据上部，或旧毒聚于背，所以脊椎受损或有错位也。大虚者，肛门上吊而下垂是其一也。浮肿胀满死证者有

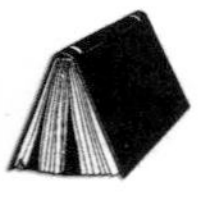

三，脐穴脱出而如樱花凋谢者为其一，足面全部肿满者为其二，身体有恶息而下利者为其三。此三者，必死矣。

综上所述，应问呼吸之长短、气息之多少、声音之清浊、二便之通利与否、目耳鼻口之利不利，详细寻问病人不适之处，间或耐心诊之，引外证与腹证而合病，考何处有毒居，必当有病因病名，随处方用药，当为有效之方法也。

三、《伤寒论》腹证大意

《伤寒论》之法，不论病因经络，各分上中下三焦之部位，而详述病焦。其部位者，三阳三阴上焦中焦下焦也，皆谓之腹证也。上焦者，上之心胸也；中焦者，水分至脐也；下焦者，脐以下少腹也。上焦者，食物之通道也；中焦者，运化饮食之所也；下焦者，通利食物糟粕之道也。三阳三阴亦源于三焦，太阳在上焦，头痛项强，颈背强，或喘而干呕。少阳位于上中二焦，口苦咽干目眩者，热在胸腹也；或胸中满而烦，胁下硬满也。阳明位于中焦，胃实腹满也；太阴之病，腹满而吐，食不下，自利益甚，时腹自痛者，胃阳不足，水气留滞所致也。两者位皆在中焦（阳明之腹满为实，热与水结也，因其结滞而痛者也。太阴之腹满为虚，水克火也，因其无结滞而不痛者也。太阴阳明皆有腹满，当以腹诊辨别也）。少阴之初，其外证显现，脉微细，但欲寐，或手足冷，背恶寒者，皆腹内有寒也。其为固寒，与表证之恶寒有别者也。其源为下焦之虚寒，皆在腹内也，其外下利腹痛及便脓血者，皆位于中焦下焦。少阴病之咽干心烦胸满者，由上迫所致，皆为下焦之寒也。候少阴之病，以脐旁至少腹为本也。

四、动悸之说

所谓动者，观神气而动也。按腹观之，指尖感觉跳动不止者，动气也。轻按腹皮，指尖感觉有细小跳动者，谓悸也；到处可见细小之跳动，其气弱而不稳定，持于心者，亦为悸也。动为本，悸为末，悸由动而出也。其动者，动脉之根本也，常有则无病；唯有病时，则显现病证也。因此，惊狂、烦惊、烦躁、心烦、目眩、气上冲、奔豚气等迫于心者，皆为动气之变证，当随证选择用药也。悸者，病证也，据其出处而有心中、心下、脐下之异也。其毒不一，有因水气而出者也，有因热所致者也，有因急迫而显现者也，有如以小网捞之内动而出者也，有因以心痛而出者也。总之，考动气之源者，如上所述也。

虚里动者，大多由胸腹之动而发也。平生此动甚者，痰饮食滞者也，当用苓桂术甘汤。此动甚而难发生变化者，脾之动或不流畅者也，为半夏之证。伤寒热病此动广泛者，里证也，应予注意。

心动悸者，炙甘草汤之证也。全部如燃烧空谷状，热烦者，用柴胡剂，或泻心之类也；虚烦者，用栀子豉汤、酸枣仁汤、竹叶石膏汤之类也。气上冲而脐上有动者，用桂枝加桂汤效佳也。气上冲而急迫者，用甘草干姜汤、小建中汤、桂枝甘草汤之类也。痰饮者，用苓桂五味甘草汤、小青龙汤、苓桂术甘汤之类也，详细观其外证与腹状，当合考之。

动气迫心而胸满短气，烦闷，或喘息，或干呕，或上窜

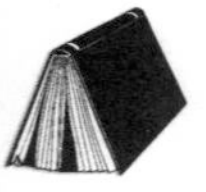

如死状者，危急之证也，用风引汤、紫石寒食散，亦可用吐剂、巴豆剂。

动气在上中脘之间而甚者，唯桂枝佳也；又有惊狂、烦狂、心烦、心悸、烦躁、目眩等之证者，加入龙骨牡蛎佳也。心下痞者，用泻心类佳也。

动气在心中者，背骨五六椎动而痛者，或动气由上脘迫心而脐下空虚者，危也。

中脘周围之动，按之即落下者，表证也，宜用桂枝汤。胸腹实而有力，上中脘之动气，按之力强者，实邪在里也，当用大柴胡加芒硝汤、承气汤之类也。

水分之动，按而痛者，水气也。小便不利，或水泻，或渴者，五苓散之证也，或由外邪所致也。

脐底之动如前所述，按之有坚块，随动气移动，在上脘中脘周围，谓之癥痼者也，用桂枝茯苓丸。脐处有动，按之硬而痛，外证有口舌干燥，或动而空虚者，为脾虚，宜用真元汤（熟地、炙甘草、当归各三钱，上三味水煎温服），妙也。

奔豚之动，先由脐底发起，即刻至心胸而动，或脐下悸，皆为奔豚者，水气所致也，当用桂枝加桂汤、苓桂甘枣汤、奔豚汤之类也。似此形而呻吟者，虫也。虫证有动，或有心中烦闷怔忡者，应注意虫也，宜用甘草粉蜜汤、疳虫丸。脐左天枢周围有动而变化者，当考虫证。

产后血晕与其他血晕，皆为动气上迫心胸也，按不容穴则可知其晕者也。此亦有虚实，瘀血上冲者，宜黄土汤。

水肿无积者、悸动者、脚气冲心之预兆者、心下动者，相互不能混淆，当予以注意。水肿无积气者，用柴胡姜桂加茯苓汤。脚气冲心者，宜用风引汤。急迫者，当考虑用吴茱萸之药。

凡妇人之血证而悸动者，多用桂枝加黄芪汤、小建中汤之类也。产后病、男女诸血证、痰饮积癖之类，悸而不动者，宜多观其饮食，而以其本证而为参考，当据其证而与药。不能仅疗动气，若取本证为治，则动气亦除者也。因证而动者，不能仅以动为目标也。

五、幸便：唇口新然，久发不得存颜

水原山懊远相寻，烟水云山一经深；
水上连山迎短棹，山间瀑水洒幽襟；
落花泛水流山外，小洞穿山接水浔；
水阻山重人籁绝，始知山水有清音。

庆应闰四月二十九日九时
九候堂主人　加藤真斋 腾原素臣　书

六、腹中块物之说

夫腹中有块物者，前书言癥、言癖、言瘕，皆为块物也。

食块：肉食之块同在心胸，宿食之块在上脘，皆滞而不化，左胁下有黄色样物者，食毒也。

风块：脐上动脉为块者，中风半身不遂者，皆为此也。

气块：此为积聚，不移动者谓积，到处移动而痛者谓聚。

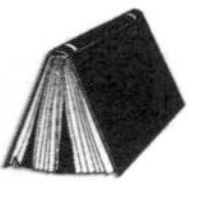

血块：位于左少腹妇人之血室，此外，胁下脐周亦有之。

胎妊块：脐上任脉之行，横孪之上显现者，妊娠七八十日而有栗之位也。

水块：位于少腹脐内，为小便不利之块，或此处堵塞，寒毒积聚者也，当予以注意。

燥屎块：位于少腹股侧，如袋入小石，或有寒毒，当予以注意。

大横穴：位于脐稍下左右三寸。左为大便通道，此处之块者，当为痔，脱肛之病也。右为小便之通道，此处之块者，当有下疳淋疾之病也。

久疟之块。

虫块：蛔虫堵塞而有似块，左脐发绞窄样痛者，虫也。

疝气块：有水血两种。少腹连及腰者，水寒之块也；血疝者，出于左脐也。

痃癖块：小儿俗称疳积，大人亦有之。左右肋下积聚者，脾积也。心下堵塞而痛者，食毒、酒毒、小儿胎毒之类也。

饮块：亦谓水块、留饮之块，此乃水饮留滞者也。

上述诸块之内，除妊胎燥屎虫食之块外，皆与水血二者有关，动脉血脉之滞，宜行其滞也。老人精虚者，腹皮软弱者，腹中无物而软，重压则有长而细之物在腹之背面，此为脊骨，当为心得也。上诸块治方略述如下。

生肉留滞胃脘不化而成块者，用橘皮大黄芒硝汤；或食毒在心下，用流毒丸；若在胁下不化者，宜用吐法；使其下者，承气之药与吐剂同用。然用时应辨腹之虚实，属实者方可用之。

心下有坚块，其形如丸，上冲喘息，自汗恶寒，或身痛，或小便不利者，桂姜枣草黄辛附汤或枳术汤之证也。

饮块者，当随外证而用痰饮留饮之方也。吴茱萸、黄连、大黄各中份，辰砂大份，作丸用之；下之为宜者，可用直行丸。

气块积聚之类，当随外证与腹证而选择用方也。气块而有久寒痼冷者，当以入附子之剂温散，亦可考虑用吴茱萸之剂。

血块之类，当以桃核承气汤、芎归胶艾汤、大䗪虫丸等攻者，亦可用通气干漆丸。

疝气块，寒疝绕脐而少腹凝结者，当用乌头桂枝汤。疝气块大部分在少腹及脐下，甚则睾丸股内侧者也，当考用附子粳米汤、真武汤、苓姜术甘汤等，经常与芍药甘草汤合方，用之有效。

疟母者，用鳖甲煎丸，或大䗪虫丸、神效丹，效佳。

小儿癖块者，以柴胡加龙骨牡蛎汤作丸，用之效佳，当归散亦佳，有时亦可用玉丹。

血块者，当考用大黄牡丹皮汤、抵当汤、桃核承气汤、桂枝茯苓丸、大䗪虫丸、下瘀血汤等。妇人血块在脐下之左章门处，其形如妊娠六七月者，按膜之则不适，若不解者，可用斑蝥散。

脐下之块，按而软者，带下之块也，可用桂枝茯苓加大黄丸，或浮石丸兼用本剂。妇人脐中出脓水者，带下之汁也，当予以注意。

上述外有沉寒痼冷之毒者，按背而观其有毒之处施灸，

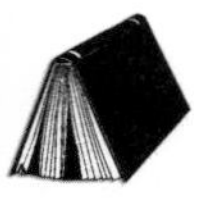

因攻毒而可用药也。妇人胀满，久年不愈，因而经闭，非血块而胀满者，甚少用攻击之剂，必有其余治法之手段也。

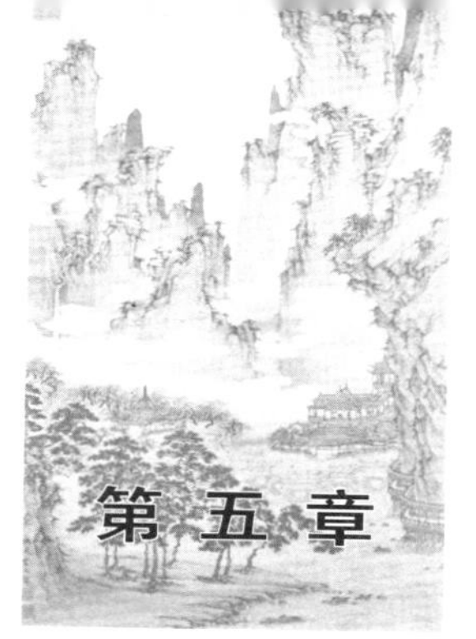

第五章

腹诊辨

作者不详

李　怡　译

李文瑞　审校

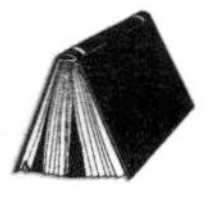

简　介

本书著者与成书年代不详，但书末尾有“宽历六年（丙子，1756）八月十四日书写，原田”字样。是否为原作者与成书年月，尚不能确定。此书为手写本。

全书内容有腹诊发端、肾间动气、元气、君火相火、三焦、中风、中气、中恶、痿证、痹证、疟疾、水肿、胀满、泄泻、腹痛、妊胎、痘疹、消渴、噎噎反胃、湿痰燥痰、阳实阴虚、阴实阳虚、血虚、胃热胃寒、霍乱、遗精、任脉、京门、皮肉之离、私考等三十项，各项中有论有方，古方、时方均用之，为折衷派腹诊之作。

书中之条目序号部分标题均系编译者所为，借以使主题层次更加明晰。

李文瑞

2013 年 6 月

一、腹诊发端

腹诊之事，有人云是上京久野玄悦所发明也，此玄悦也可能是腹诊之事受委托之人。以腹诊候一切疾病之事，在《素问》、《难经》之中有谓望闻问切，神圣巧工，望面而见五色、闻声、切脉、问病人状态，举望闻问切而候病也。举此四诊者，秦越人之《难经》也。玄悦之发明，是在《难经》专论脉，以脉候病中立四诊的基础上，将此发明也。《难经·十六难》论腹诊曰："脐左有动气者，肝之病也；脐右有动气者，肺之病也；脐上有动气者，心之病也；脐下有动气者，肾之病也；脐正中有动气者，脾之病也。"此论腹诊之变也。若今日诊病，仅以切脉而不能诊病也，离开腹诊亦不能诊之也。久野氏发明而撰写，是在《难经》论脉论色之末，而云腹诊，故可知久野玄悦为腹诊之发明者也。

二、肾间动气

肾间动气者，初载于《难经》，最早医书亦云汗牛充栋，其量不可计也。《难经·八难》为本，亦见于《素问》《灵枢》。肾间动气者，医者今日诊察可见动气者，《难经·八难》曰："诸十二经脉者，皆系于生气之原。所谓生气之原者，谓十二经之根本也，谓肾间动气也。……故气者，一身形体之本也……"指此即肾间动气也。此动气者，非常重要之动气也，然此动气确实可候得者也。古人云动气在丹田气海之所，即肾间动气之所也；有云在足少阴肾经下之太溪穴

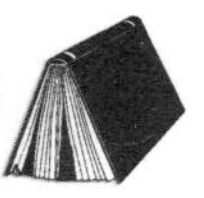

处，以太溪穴而立肾间动气之候；亦有以呼吸而立肾间动气之候，人之呼吸止者，必死也，人之死者，必呼吸绝也；亦有以手之寸关尺，于其尺部之所，而立肾间动气之候；亦有以丹田气海之动气，谓肾间动气之候。

综观以上诸肾间动气之说，“脐下有动气者，肾之病也”，见于《难经》，以脐下之动气谓肾间动气，亦有以太溪之动脉、左尺部之动脉、呼吸等而候肾间动气，然不管以何处均为肾间动气也。是故，肾间动气者，十二经根本之气，人身百骸之根，即使足之爪尖亦有动气，皆肾间动气也，这些确实不可不立肾间动气之候也。张世贤曰：“脉者，肾间动气资始，胃中谷气资生也。”不管何处，皆以肾间动气为本也，亦位于命门、呼吸门，特别是肾间动气者，呼吸之根本也，以此不能不立肾间动气之候。那么，古人以其通而动之物，谓肾间动气，观其动字而论辨也。肾间动气者，云动而书写之字也。当以手候之而无动气，宜仔细抚摸。因人而已，由人能生气，肾间动气也，以生生不息之气谓肾间动气。生生不息之气者，肾间动气也，即人身形体、一身根本之气也。譬如天地之间，生化万物，指生生不止之气，人之肾间动气亦可与之比象也，《易经》曰“太极动而生阳，静而生阴”之义与之同也。此“动”字，称谓肾间动气。因而世医有云，脐下以手当之，而有动气者，即为肾间动气也，此大误也。肾间动气者，应手而候之，因不显现气而动者也，古人亦有之。此动者，《难经》曰：“左为肾，右为命门；左肾主水，右命门主火。”左肾之水在上，右命门之火在下，上下内动之气谓之肾间动气者，不能完全认为肾间动气者，是故争论不休。所以候肾间动气者，难者也。

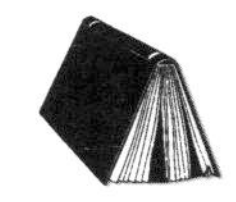

《难经・八难》曰："寸口脉平而死者，精气独绝于内也。"此处发明而可见也。《难经・八难》非说病人，而是说平人。然若平人，则非其变也。候肾间动气之有无者，难也。今日老人之腹，脐下无力者也。肾间动气跳动之处，其中生生之气不息也。若无肾间动气之跳动者，虚之故也。然今日老人，肾间动气衰，为何生而居哉？今则以谷气养之也。此乃肾间动气之候也。譬如即使血气盛之年轻人，若见如老人脐下无力而元气虚，形不健而腹如老人之状者，则不能生者也，其气独绝于内之故也。若见如七八十之老人形象而无力者，肾间动气之衰也，此乃肾间动气之候也。应手而动者，肾之病也。

三、元气

所谓元气者，有多种候法，此元气者，乃胃气之变也。今日候脉者，候元气之虚实也。元气之候有各种各样，今日腹诊家候处，指脐而立元气之候也。立其元气出于《难经》，以脐立中焦之候，以脐立元气之候。脐者，全身聚精之所也，即使居人母之体中，亦由脐之尾通气而成形矣。思瓜、茄子之类由何处通气成形而长大，则由蒂通气成形而长大也。瓜、茄子皆以蒂为脐，人亦如瓜、茄子之样，由脐通气而成，其形有虚实之分。若推脐当手而见无力者，元气之虚也；推表里皆有力者，元气之实也。因此，《难经》曰：当脐有动气者，元气不虚也，亦有以脐立元气之处者也。以脐为人心之中分，脐至手指尖取寸许，有以足趾尖行而抽筋者也，故以脐立气交也。立气交者，肾中阳气升，心中阴气

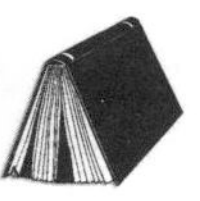

降，阴阳之相合，故以脐立气交也。譬如居脾胃而消化饮食者，肾中阳气升，心中阴气降，心肾会合而阴阳之气合，故饮食消化也。然脐即人身之气合，因而以脐候元气之虚实也。推脐有力者，气交旺盛之故也。内有凝滞而坚否，其证所见，大病之后或痢病之后，尤以脐有凝滞者也；积聚类亦有此腹，必脐有凝滞者也。积聚之类气壅结者，脐有凝滞所致也。其时邪去，则脐无凝滞也。大病之后而脐之凝滞者，恶也。表候里候皆无力者，元气不足也。

四、君火相火

君火相火，出自《素问·天元纪大论篇》，其处有“君火以名，相火以形”之说，谓形有而去，其所有形与无形之腹分明也。然考其语而观之，君火无形，相火有形。其语曰：“君火以名，相火以位。”相火以位者，五行之位也。五行者，水木金火土也。相火者，位于五行，故以位也，四行有形而相火亦有形也。《难经·二十五难》曰“心主与三焦为表里，俱有名而无形”，即相火无形也。《难经》论人之常，故无形；有形者，病也。《难经·二十五难》以人脏腑之形而论常，故有形者，病也。《内经·六微旨大论》曰：形有样，连五行之所，观相火者，病也，其故论常时无形，云其仔细，难者也。

1. 腹证论述

今腹诊家，立君火相火之候，以一切病候之动气也，此为君火相火之候也。立君火之处者，以脐而立者也。脐之上

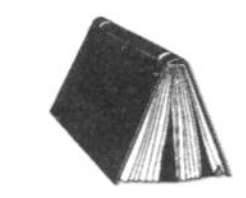

下左右中有动气者，立相火也，相火无动气之处为君火。其动气至上，又脐下动气甚者，有余也。其动气至鸠尾，脐下动气甚者，相火之分散也，故非常重要，以此谓之相火之动气。君火者，取证行之所为君火也。相火者，外见取证而火盛也。是故鸠尾附近之动气，至脐下动气甚者，相火之分散也，因此为肝要也。其内亦有积块，彼是动而无动气，若有积块，动气上盛者也，此乃动气之变也。若因无积块无任何物而无动气盛者，因相火盛而为君火分散，亦为肝要也。其故对病人，候腹而立针者，勿论之变也。首先，抑病人手置胸膈，若为男者，左方下手；若为女者，右方下手。总之，候上焦中焦阻滞之有无，此以下候脐之左右上下也，置手于膻中者，诊病人之气也。勿论立针等，胸膈气集，治其气集之所，刺针也。欲候腹，气转动者也。其故为治其气集，以手置膻中也。消除其气集为治，下手为佳，膻中置手，虚里之动盛者也。《内经》曰“虚里之动者，宗气之证也”，亦候此也。虚里之动者，位于左乳之下也。

2. 临证治疗

君火相火之治疗，用走（附子）、永（干姜）、官（肉桂）、参（人参），即参附姜桂汤。用参附姜桂汤候腹证所见，相火之动气盛者用附子；当动气在脐下者，用肉桂之腹也；当动气在脐左右者，用干姜之腹也；当动气在脐正中者，用人参之腹也。《难经·五十五难》曰：当动气在脐者，脾胃之虚也。世间非常重要的是，见到病人手足冷者，用附子、肉桂、干姜也。那么，见脐上动气，必见下冷者，用附子之腹也，由下而上行气也。脐下动气而用肉桂者，肾中阳气分散，故用肉桂，是助肾中阳气之工作也。即《内经》曰“肾恶燥，急食辛以润之”，润此者，随用肉桂也。脐之左右动气者，必中气不行者也。脐者，上下相交，乃气交之所也。其气交结滞而气不盛者，凝结也。用干姜，温寒凝所之气，使之气行，气凝亦解也，故左右有动气者，用干姜也。以附子、肉桂为主而用之，若病人无至极大变者，今从动气而用者，吉也。或即使不见动气，亦可用之也。譬如不拘泥于补剂，或即使用补剂亦不行，切记乃药力不行之故也。此当用行气之药，用于有动气者，可少加而用之也。脐之上下动气盛而重病者，以附子、肉桂组方也；脐之上下左右皆无动气盛者，以附子、肉桂、干姜组方也。其内胃中热盛者，脐上有动气也。胃中热盛而有动气者，不用附子、干姜也。胃中寒热之候，后有专项详述。

五、三焦

三焦者，常如诠义，指上焦中焦下焦之三者。解三焦之用，《难经·三十一难》精也。首先论三焦，上焦者，主饮食入而不出，是上焦之用也，上焦之主所在膻中。中焦者，由上焦入食物，留置胃中消化，其敷补一身之气而主运，是中焦之用也。下焦者，通利大小便而主出，是下焦之用也。依据《难经·三十一难》，治中焦之气所者，在脐之侧也。诚然治中焦之气与治中焦之气所，附以《难经》腹诊之说，当脐有动气者，病在脾胃也，此在天枢也。治下焦之气者，在气街也，大小便之通者，治五脏之疾为用，是下焦之用也。此乃论三焦至极之所也。然云三焦者，全体无形者也。

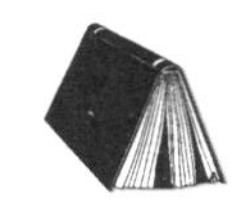

古人立三焦之形者，误也；或云三焦有形，饿死在道路者也。其腹所见，当在脐上，如手之大者也，谓之三焦。

虞天民之《医学正传》或问以三焦之变而论之，三焦者，滋养也，以一身之气满之所为三焦。如此之说，立三焦有形而无用也。三焦者，水谷之通道也。其证据，《难经·三十一难》曰："三焦者，水谷之道路，气之所终始也。"据此，三焦入六腑之内，上焦者，入食物而不出也；中焦者，消化其食物也；下焦者，形成大小便而排出糟粕也。三焦者，水谷之通道也。六腑之胃亦为水谷之通道，大肠小肠皆为受水谷汗浊之气之所，除三焦之后亦见五腑者，亦受水谷汗浊之气而为其变也。三焦亦受水谷汗浊之气，故入六腑之内也。上焦者，入而不出；中焦者，主腐熟。其二者之用，均有所作为者，乃下焦之用也。若下焦失司，大便不通小便不利，上焦之用不能，即使欲用亦难者也。下焦在下而通大小便，故上焦能入食，中焦可腐熟也，因此，《内经·五隆津液别论》曰："三焦者，决渎之官，水道出焉。"其决渎之"渎"，读"du"。若大便通，小便利者，则可知三焦之和也，故曰"三焦者，决渎之官，水道出焉"。三焦为用者，有用于脐下下焦者也。因此，进行针治，刺丹田之穴谓三焦之针治也。唯今云通，即使上焦欲入食而中焦腐熟，至下焦大小便不通者，不宜用之也，是故指脐下谓三焦。

1. 腹证论述

今腹诊家立三焦之候者，候上焦中焦，以脐下为三焦之候也。三焦和与不和，腹候之外证可分别也，仔细寻问大便秘结，小便不利，或小腹有痛之类而可知也。候腹推脐下所

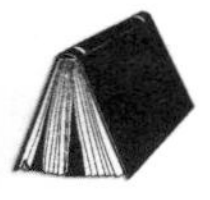

见，因脐下胀或坚而气盛，抚而见至脐上如筑山样众多，则有肉立之所，此类乃三焦不和之候也。

2. 临证治疗

三焦不和者，专用三和散，吉也。此即三焦不和，或附于脐之或左或右而脐下立筋，大便秘结，小便涩等，用通气散或匀气散。此二方出自《众方规矩》，顺气之药也。特别是三焦之和与不和者，必通过腹候方可辨别之。三焦不和者，外证之候所致也。三焦之气和，则二便能出；三焦之气不和，则二便不能出者也，是故三焦不和之腹，可候也。

六、中风

何为中风？读《大成论》时，分论真中风类中风之变，并有所悟也。其真中风者，依外来之邪而发谓真中风也。命真中风之书者，仲景《金匮要略》、《内经》之说也。中风者，真中风也，是依外来之风邪而发也。其后出丹溪、河间、东垣三人，命中风之变。丹溪认为，非外来之风邪所致而是因湿而发，由湿生痰，痰生热而发中风也。河间云中风者，因心火盛而肾水虚，心火亡肾水之故而发，故为热也。东垣云中风者，因元气不足而发中风也。考此四论而观之，取仲景与《内经》论之中风者，因风邪所致，故治方以乌药顺气散为主方，观其方中广有表散之药为专也；从丹溪之说者，用解湿热祛痰之药也；从河间之说者，用防风通圣散也；然今腹诊家治中风者，以东垣之说为是而用之也。因此，今日见治中风者，专以补中气药为主而用之也。由此可见，东垣之中风为佳，故腹诊家随东垣之说而治也。

真中风类中风之变，王安道《溯洄集》分别论之。今据《内经》之说，由外来之邪而发者，谓真中风也。三者之说，病发而似真中风，故立类中风。其后虞天民《医学正传》敲打安道之说，今古人分真中风类中风，其言误也。所谓致病者，邪气乘虚而入也，非正气不足而邪气不能致病也。如东垣依据有元气自虚之处，外邪乘入而发中风，因心火盛而肾水不足而发中风也。然分真中风类中风及三者之说，病证也；《内经》所说，病因也。今分之误也，古人之说，各种各样之论述尽也。今日从东垣之说，专用补中气之药者，吉也。

1. 腹证论述

候中风之腹，谓大肉之离者也。其所谓大肉之离者，腰腹无骨之处有大骨，其与肋骨之间云大肉，大骨与肋骨之间，以手压之直入，以此谓大肉之离也。今日中风，即使不烦者，亦大肉脱也，其方云中风多不达者也。其大肉离者，必有手足麻木，卒倒不省人事。何哉？凡大肉之离如叶枯也，此乃候大肉离之状也。

2. 临证治疗

中风之治疗，主药为人参白术二味。以此二味立主药者，依据本自气虚而发，故主以人参白术而用之也。

中风之治疗，主方为八味顺气散、补中益气汤，仅限于此二方者，从东垣之说而治之也。八味顺气散者，补气之四君子汤加减之方也。补中益气汤者，补中焦不足之元气之本药也。因此，以八味顺气散、补中益气汤为主方而用之也。中风发之外候，古人之立状，大拇指麻木者，三年之内必发中风，由外候之者也。

3. 不治之证

中风不治之证，两方大肉之离者也。譬如言语正，分人事，而两方之大肉离者，必死者也。因其外不能治疗之证，发立吐沫，其声如鼾睡者，必死也。此以外证候之也，其出于《大成论·中风门》，分人事亦有不治之证也。

七、中气

中气之病证，乃许叔微《本事方》内论中气之证也。其中气之证者，类似卒倒不省人事之中风，难分辨之证也。因此说，中风与中气难分辨者也。中气之证，由七情而发病；中风之证，因其气本虚而发病。

1. 腹证论述

分辨其不省人事，须据腹诊也。中气者之腹，如中风之病而大肉不离也，因此，以大肉脱为中风，大肉不脱为中气。中气之腹，元气弱者也。元气者，如前所述之脐也，脐亦弱者也。然中气之证者，元气虚弱而分别由大怒、大喜、大悲、大恐、大思虑所致，为此，气结滞而发之病证也。

2. 临证治疗

中气之治疗，主方是木香顺气散与人参养荣汤，以此二方治之也。木香顺气散，专为顺气之药也。元气虚弱，七情之气结滞，故非用顺行其郁气而不能治也，然其元气弱，难用木香顺气散者，当用人参养荣汤补其不足之气也。总之，元气弱者用人参养荣汤，元气不弱者用木香顺气散。

蜜调气散，出于“气门”与“心痛门”之方也，可以治中气之证。是中气还是中风，宜候而辨别之。中风者身温，中气者身不温；中风者有热，中气者无热。中气者，非外来之邪，故无热也。因此，见中风者身热，中气者身冷，是据外证之候也。若元气不足，中焦有堵塞者，用前之人参养荣汤无效时，以配伍中和、顺气之剂为佳也。总之，以人参养荣汤或木香顺气散之治之为佳，并宜根据病人病情，灵活选用之。

八、中恶

中恶之证者，亦兼有卒倒不省人事之证也。观其病证，登塚上，行墓原，中鬼鬼恶气，而为气处之证也。

1. 腹证论述

中恶者，与前之中风中气之腹，候之相异也。中恶之腹，必水分堵塞者也。察其因何堵塞？中恶之证，恐惧毛骨悚然而致病，故无元气下陷也，因气结水分之处也。此者，无大肉脱，无元气下陷也。

2. 临证治疗

中恶治疗主方：四苓散、五苓散。腹证所见，上水分堵

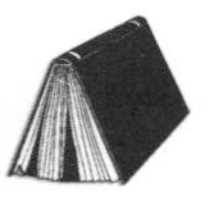

塞，其水分者，小便分利之处也，其气堵塞于分利之处也。水分者，位于脐上一寸；以府立者，大肠上口，小肠下口也；以外立俞穴者，脐上一寸也。

四苓散内入猪苓、泽泻、茯苓，诸味皆为淡渗之味，乃专通利小便之药也。气堵塞于小便分利之处，故用四苓散分利小便之药也。

五苓散用于水分堵塞，脐下动气盛者也。五苓散内入桂枝，以桂枝止脐下动气也。仔细观之，因气下陷而肾气不开，故用桂枝开肾气也。

藿香正气散之腹证者，水分无凝结之气，脐下无动气者，用之也。《众方规矩》记载，通用于因外出游山玩水而晕倒者也。今名正气散，二字散邪，气正而成，故名副其实也。是故，水分无凝结之气，脐下无动气者，用藿香正气散也。

九、痿证

痿证者，《内经·痿论篇》论详也。痿，读“wei”，或步行足痿而步行难也。痿证者，如穿草履，脱落亦不觉者也。因此，患者依其痿癖持续不解，似足起舞翩翩之势。痿证谓之肺痿，何哉？全身痿证者，皆因脾肺之气不足也；然此以肺痿之证为名者，谓肺脏之居时，其脏居膻中，诸气聚集处之脏也。肺中聚集之气，由肺充布于一身也。若肺不足，则气自不能达于手足，而成痿证，故谓肺痿之证也。

1. 腹证论述

肺痿之腹证者，奇经八脉之内有带脉者也。带脉之循行所见，于十四椎前，脐如系人之带，如行脉也，因而谓之带脉。痿证者，其带脉显现，皮肤见物者，为先兆，以指抚摩天枢左右而当指也。

2. 临证治疗

痿证治疗，主方为补中益气汤。此为何用乎？痿证者，谓之肺痿，补中益气汤用于肺气不足之病人而未闻也。补中益气汤，专补中焦脾胃元气之药，而无补肺之功，然不审植物而无叶也。全身痿证者，皆由脾肺之不足所生之病也，用补中益气汤补中焦之元气，肺气自有余也。《内经·经脉篇》、滑氏之《十四经》所述，皆可考见肺经之始发处，肺经起于中焦脾胃，若脾胃盛，则肺气自全也。中焦主土，肺主金。因此，补脾则土生金而生肺，是故主方用补中益气汤为佳也。中焦元气弱者，用六君子汤或香砂六君子汤，用时参照本篇可勘辨也。总之，痿证主方用补中益气汤，具有补脾益肺之功也。

十、痹证

痹证，见于《内经·痹论篇》，仍为当今治疗之本，有别于中风之证也。《内经·痹论篇》曰："风寒湿三气杂至，合而为痹也。"据此，专论分三而述之。专伤于湿而痛者，谓之着痹；专伤于寒而痛者，谓之痛痹；专伤于风而痛者，谓之痛风（行痹）。其痛状各有异也，痛甚者，谓之痛痹；若痛转动而位置不定者，因风邪善行速变，故是痛风，又谓之行痹；着痹者，湿邪中于皮肤筋膜之证也，"着"字读

“zhuo”，麻痹者，麻木而无疼痛也。麻木之证，首以手足畏缩而动，谓之麻木。

1. 腹证论述

痹证之腹证，脐之上下动气盛者也。何哉？是因中风寒湿之三气者也。是故，在表有表气塞，在上于皮肤丰满处塞，故脐之上下动气盛也，此乃痛风之证也。因此，不仅大肉陷、元气弱，而且勿论带脉伸展与否，左右肾俱动气盛也。

2. 临证治疗

痹证之治疗，主方为九味羌活汤。九味羌活汤，专开表消痛顺气之药也。对其详述痹证之痹字，华佗《中藏经》曰：“痹者，闭也。”考见曰“闭”之义，气闭塞而不行也。因此，发而活气，用行气解痛之药也。总之，痹证以九味羌活汤为主方，亦可用“入门”内之通活汤。

十一、疟疾

1. 腹证论述

肝疟，以此疟之腹证所见治疗一切病证，而为心得也。因而推出肝疟置于此处。其具体腹证，于临证治疗项各方证中详述之。

2. 临证治疗

小柴胡汤：疟者，本为肝胆二经所主之病也，因而其下

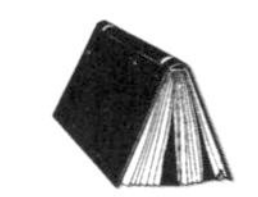

立小柴胡汤也。以小柴胡汤为主方之道理者，所谓疟者，寒热之病时用小柴胡汤。伤寒之内有在半表半里之所者，用小柴胡汤，伤寒半表半里之证，必发热又有恶寒，邪入半表半里之故也。诚然伤寒云半表半里而发寒热，用主方为小柴胡汤。所谓疟者，亦如伤寒之病证而发寒热，故以小柴胡汤为主方，亦有用九味清脾汤，该方乃小柴胡汤加减之方也。疟本为肝胆二经所主之证据，疟之脉自弦，弦为肝胆经所主之脉也，因而疟由肝胆二经所发，故置于肝疟也，脉亦弦也。以上全部所论肝疟也。

截疟之药：用常山、鳖甲。常山、鳖甲为治疗疟疾之有效药，然又为难用之药也。久野玄悦据腹证而用常山、鳖甲，是因前之通脉随证用之难也。玄悦治疟有心得，所以常山、鳖甲治疟也。若左有阻滞者，以青皮、常山组方用之；右有阻滞者，用鳖甲也，据此久野玄悦治疟也。良医者，据腹诊所见证用常山、鳖甲之故也。因此，用常山、鳖甲，随腹诊可分辨也。此方证不良样本，候其腹而能得者，可参考用之也。

败毒散：羌活、前湖、柴胡、独活、枳壳、川芎、桔梗、茯苓各等分，人参、甘草各 1/3 分，生姜 2 片，薄荷少许。败毒散用于疟，无汗，热甚，头痛剧，脉洪大或浮大而有力者。其腹证所见，推开鸠尾之上中庭穴与境外穴，首云脾胃，即通过脾胃经，当为不容穴，以指推开上脘为肺穗脾募，其肺穗脾募无阻滞，中焦亦无饮食停滞，元气强者，用败毒散为吉。肺穗脾募有阻滞，中脘有停滞，元气弱者，则难用也。败毒散发表剧而逐邪强，故元气弱者不宜用也。

柴苓汤：即小柴胡汤与五苓散之合方也。柴苓汤治疟之

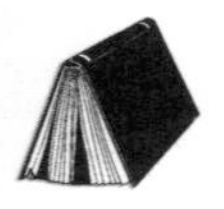

腹证，近似于前败毒散之腹证，肺穗脾募与中焦皆无郁滞而元气强者，然兼水分阻滞者而用柴苓汤，即小柴胡汤合五苓散之方也。小柴胡汤解寒热，五苓散开水分，所以当败毒散腹证兼有水分阻滞，用败毒散难者，当用柴苓汤。

九味清脾汤：柴胡、黄芩、茯苓、白术、厚朴、青皮、半夏、草果、甘草。九味清脾汤可用于败毒散、柴苓汤之腹证，而因左有阻滞为虐者也。此方具有散热发表，开左侧阻滞之功。若中焦阻滞，元气弱者，用之难也。

胃苓汤：苍术、厚朴、陈皮、猪苓、茯苓、泽泻、白术、桂枝、甘草。胃苓汤用于中焦饮食停滞，水分阻滞者也。此方，乃平胃散与五苓散之合方也。方中平胃散开脾胃停滞，五苓散开水分阻滞而通利小便也。胃苓汤出于泄泻门，疟疾而泻者，亦可用之也。

不换金正气散：苍术、厚朴、陈皮、藿香、甘草。不换金正气散用于上肺穗脾募有堵塞，中焦有饮食停滞之证者也。若元气弱者，不换金正气散难用也。元气强，因饮食停滞而肺穗脾募痞塞者，用之吉也。总之，不换金正气散用于疟疾，加羌活肉桂为佳，不换金正气散能消饮食停滞也。

七味清脾汤：厚朴、白梅花、半夏、青皮、陈皮、草果、甘草。七味清脾汤以外证云者，振之时刻，觉由下至上而发之腹状，并有寒热往来之证而用之也。此方亦为攻剂，故元气弱者难用也。腹证觉上振而发寒热，世间谓之虫振者，宜用七味清脾汤。总之，七味清脾汤内无一味治虫药，治虫以何用于小儿等？此七味非治虫药者，专为开气之药而力多也，以一方开气，因开气而治虫也。其仔细述之，将行李装入奇麋箱而闷于内，生虫者也；若置于笼中者，则不生

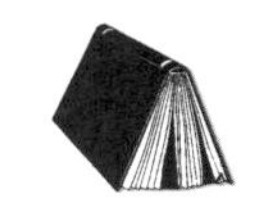

虫者也。使用百器者，因气塞而生虫也；常用之箱者，不生虫也。七味清脾汤，无一味治虫之药，取开气之药，开气以治虫也。元气强，肺穗脾募中焦痞塞证而用之。若元气弱者，则难用也。

补中益气汤：黄芪、人参、白术、陈皮、当归、升麻、柴胡、甘草。因补中益气汤专补益脾胃之元气，故治疟疾用此方，方内之药具有固表塞气之功。若有塞气之处，元气不虚弱者，不宜用之。补中益气汤之腹证，上脘中脘下脘水分皆无阻滞，元气虚弱者，用补中益气汤；否则，不宜用之。元气弱之疟，汗多出者也。元气弱者，随汗出而益弱者也。补中益气汤，以元气虚弱为目标。若短暂有上中下脘阻滞之处，不宜用补中益气汤，即使元气弱者，亦不宜用之也。

四君子汤：人参、白术、茯苓、甘草。四君子汤专为补气之药，用于治疟，亦以元气虚弱为目标。若中焦有湿，元气虚弱者，则不宜用补中益气汤，当用四君子汤。若肺穗脾募有阻滞者，宜用异功散，即上部有阻塞之所者，加陈皮吉也。

六君子汤：人参、白术、茯苓、半夏、陈皮、甘草。六君子汤，具有祛中焦之湿、补元气之功。六君子汤之腹证，肺穗脾募无阻滞，中焦有痰湿者，不宜用补中益气汤，当用此方。若中焦饮食停滞，脾气不顺，元气益虚者，此方加香砂，即香砂六君子汤，缩砂理气开胃，香附行饮食停滞之所，二者皆开有余之处也。

八物汤：四物汤合四君子汤之方也。八物汤之腹证，元气虚弱，血分燥也，用于治疟，亦有用十全大补汤者也。首先，见补中益气汤之腹证，各处均无阻滞，元气弱者，用补

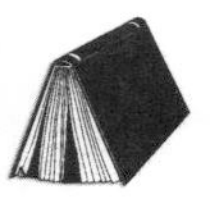

中益气汤吉也。若兼见血分燥者，则不宜用之。其血分燥之腹候，仔细候腹可知血虚也。

人参养胃汤：不换金正气散加人参、茯苓、草果，陈皮改橘红。人参养胃汤，古人专举“疟门”之内而置之。所谓疟者，因无饮食之摄养，故多由内证而发也。疟多发于夏末秋初，因夏炎热之气甚，故伤于暑者，当分快为利，欲饮冷水或食生冷瓜果等；在外则床置于水边而向冷，以大扇而凉之，内外之感暑冷之气不散。因此，至夏末秋初风冷之气行，于是生郁热而发疟者也。因人参养胃汤、香砂六君子汤，调脾胃而顺脾气，其意即古人“疟门”之主药也。用于人参养胃汤之腹证，不换金正气散之腹证而元气弱者也。

龚庭贤于人参养胃汤内加附子，云其腹证，可见有无出胃热胃寒之候也。视病人而用之，问饮汤与水程度而喜热者，为用附子之腹候。附子，乃通彻上下而行气之药也。疟者，循行之气因邪而收敛，相集而振也，收敛之气郁而发热，阳亦如此也。附子，因是循行之药，可逐收敛之气而顺，故病愈也，用于腹有胃寒之处者也。此心得，用于一切病证及疟疾，推而可知也。

十二、水肿

1. 腹证论述

水肿之证有阴证、阳证、内证、外证四种。阴证者，推腹所见，以指按之其迹凹陷，其凹陷之迹不充合也。阳证者，推腹所见，以指按之其迹凹陷，抬手其凹陷之迹速充合也。内证外证之分，出自于《内经·素问》。外证之肿者，先由上肿，次第下肿，中湿伤风而发水肿者也。内证之肿者，自下而上水肿者也。

2. 临证治疗

水肿之治疗，外证之水肿者，用藿香正气散；若风湿盛者，亦可用败毒散。内证之水肿者，随脾胃之虚实而用中化之剂，即六君子汤、香砂六君子汤、人参养胃汤。阳肿之证者，因气之有余，指迹易复原，故而易治者也。阴肿之证者，因气之不足，指迹亦不充合，故难治者也。此证，必在腹以下者也，下部浮肿者，难于忍受也。补则肿增，消其肿而难者，肿在腹以下，故治疗难也。阳证之肿治疗易，大便秘结者，易用攻下之剂，盛所之邪易逐者也。阳证之肿，主方用分消汤与实脾饮二方。其二者方组基本相同，仅一味为异也；分消汤方内为枳壳，实脾饮方内则为枳实，其余药则无异也；分消汤有两目之分，实脾饮则为各等分，其余则无异也。分消汤，毕竟也是香砂平胃散加减之方，方中猪苓、泽泻、木香、大腹皮等中化之剂，专利小便也。其中，欲通下大便者，加枳壳之方吉也；欲开胸膈之气，逐中焦停滞者，加枳实之方吉也。

大抵水肿之腹，难候者也。非常之腹，胀而肿者，细心按之可见也。邪在何所者，以手候而所见，手下冷之处即邪滞之所也。无论按摩何处皆不冷者，则无邪滞也。以腹候虚实者，上脘中脘下脘按之有痛者为实，全腹按之无痛者为虚。元气弱而属实者，用分消汤、实脾饮。属虚者，用补中益气汤；若内有中焦阻滞者，宜用香砂六君子汤。其内候腹，亦见腹胀而鸣者也，此为恶也。胀如大鼓者，在表有

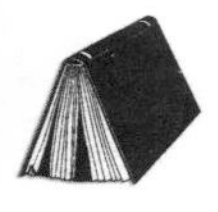

气，于内有阻滞，故胀而鸣也，然为大切者也。病人、贵人、高人之答应与否，因感觉羞耻而不答也。其时以候腹而见为吉，即可见大鼓之状也。譬如大便秘结之阳证者，见之难治也，若见鸣者为实，故易治也。

3. 不治之证

背平脐凸，手掌足心皆肿者，死证也。此外候，因内无元气之故也。手掌为阳，手甲为阴。因阳满肿，其余亦可及阴而肿起，内证之腹俱，脐凸为之候，至胸肿盛，中脘至下脘痛者，必死之证也。

4. 脐切

脐切者，亦为重要之候也。其脐，自上压向下、由下压向上、自左压向右、由右压向左等观之，脐无论何处皆不动者也，然气分弱之一方出者，谓之脐切。推左易向右行者，左之脐切也；推右易向左行者，右之脐切也；推下易向上行者，下之脐切也；推上易向下者，上之脐切也。以上，皆谓之脐切也。随脐切，药之加减有变也。可用六君子汤加减，右之脐切者，加干姜、木通；左之脐切者，仅加木通，亦可用异功散加减。下之脐切者，加肉桂；上之脐切者，加附子。不言四君子汤而用异功散者，以有陈皮开胸膈之气为快之故也，即四君子汤增一味之变方也。六君子汤，去中焦之湿而补虚，随疟疾项可用之也。此脐切之腹，亦写入水肿项内也。

5. 男女水肿之别

男女水肿者，有善恶之候也。男子方面，水肿上部较下部盛者，恶也，因男属阳，阳分之处邪盛，故恶也。女为阴，水肿下部较上部盛者，恶也。

十三、胀满

1. 腹证论述

胀满者，鼓胀之腹也。鼓胀有二种，一谓水肿胀满，一谓只胀满。水肿胀满者，因一身水肿盛而腹胀，谓之水肿胀满。只胀满者，按之无水肿者也。鼓胀之腹，《内经·胀论篇》曰：鼓胀之所，其形如蜘蛛。鼓胀者，手足面部瘦，唯腹大而如蜘蛛。蜘蛛，头小，手足细，腹大者也，故以其名之。又有虚胀与实胀，其虚实之分样有敦阜，其在平胃散之下，其义在《内经》运气七篇内有太阴湿土之司天。所谓敦阜者，土之五运主岁，中土运太过而不生物之地，谓之敦阜。其注云：敦为厚，阜为高，故土之运太过，敦厚阜高而不生物也。所谓鼓胀证之敦阜者，因脾胃之实，不能气化而生病也，此即土之有余，为实证也。虚胀者，因胃中之气不足，循行不顺而腹胀也，此即谓之虚胀也。若虚实或有或无皆腹胀证，难治者也。此类病证，妇人有血块之证也。血块之证，亦因腹胀而似鼓胀之形，与鼓胀相异而年久者也。又有痞满，痞乃俗称。痞满之证，上下之气不能相合者也，是因胸膈气满而盛也。《易经》有云否卦，其否卦，上为火，下为水，水火主阴阳不合者，谓之否卦，因其否卦之意而名之者也。

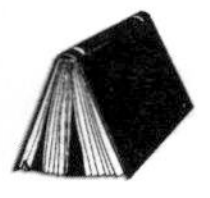

2. 临证治疗

胀满之治疗，主方与前水肿项之主方相同，鼓胀用实脾饮、分消汤，然脾胃敦阜之证则不宜用实脾饮、分消汤。虚胀之证用前二方，脾胃之气益虚，宜用六君子汤、香砂六君子汤。因此，如水肿项，随前水肿项之“脐切”而治疗，用六君子汤、异功散加减。虚胀者，候之所见胀弱，均因脐切所致也。实胀者，脐周按之不动，腹胀强也。由胀满之邪所在观之，自上推而不能复原，以手压之，指迹规整而光亮者，是邪滞之处也。水肿之腹，若按之，手下必冷者，是邪之滞者也。因热而胀满之腹，按之所见，如按纸糊之人形，咕咕作鸣者也。若如蜜蜂嗡嗡作鸣者，是内空虚，似有似无，空虚而脱落，难治者也。名鼓胀者，腹内空虚者也。

3. 不治之证

胀满不治之证，观腹证可决断也。脐之脱出于皮上者，元气之脱也。上下不容穴之处，谓之肺穗，其下谓之脾募，此处塌陷者，速死也。上下之气离而有气之凝所，故为不治之绝证也。总之，鼓胀难治者也。脐凸，肺穗脾募弱者，决断而死也。

十四、泄泻

泄泻者，病因有各种各样，具体有胃寒、食滞、脾肾两虚、湿热或合并湿热等均可引起泄泻。

1. 腹证论述

腹诊所见，中脘弱，下部亦弱者，不问即可知为泄泻也。有云下腹之证，若其食湿物，则中而直入下腹也。因食滞而泻者，登厕时绞痛而大便通，则虫止者也，此即食滞之泄泻也。黎明（五更）下利者，脾肾泻之证也，每黎明（五更）下利者也。其腹证所见，中脘下部无力者也。脾胃肾虚之候者，于下腹任脉上下处而立其候也。

2. 临证治疗

胃苓汤：腹证所见，与前之疟疾项所云相同。用于肺穗脾募无阻滞，中焦有饮食停滞，水分有堵塞者也。胃苓汤，乃平胃散与五苓散之合方也，平胃散泻中焦停滞，五苓散通水分堵塞，因而小便分利，大便止也。方中配以芍药者，平胃散、猪苓、泽泻皆为泄痢之药，气亦随之泻也，因芍药收敛其气而伍之，仅除食滞而不伤气也。见今治疗之本，有去桂枝加黄连者，恶也。然而，古方之加减，至夏月而泄泻者，可去桂枝加黄连，用之多吉也。冬日与夏月泄泻者，分别可用桂枝、黄连也。以黄连替代桂枝当分别之，大便下时，应问肛门灼热与否？若大便有灼热感者，黄连佳也，因食滞而内湿热盛，大便灼热者也，专用于元气强者也。若轻者，胃苓汤可改用不换金正气散加茯苓、芍药，吉也，其宜用于中焦滞，元气强，水分凝者也。

六君子汤：宜用于元气弱而泄泻者，其腹证所见，肺穗脾募、上中脘有湿者，用之也。若此证元气强者，宜用不换金正气散；饮食停滞者，当用香砂六君子汤也。

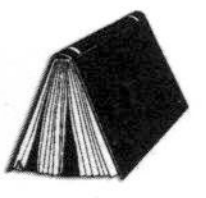

四君子汤：乃专补气之药。其腹证所见，上中脘、肺穗脾募无湿滞者，用之也。该方与六君子汤为表里替换之方，专以气之不足为目标而用之者也。四君子汤用于泄泻，方中人参补元气，茯苓祛湿，则泻止。若脐下有动气加肉桂，脐上有动气加附子，随动气加附子肉桂佳也。

补中益气汤：与疟疾项相同，补中焦脾胃之气，升提下陷之气，泄泻自止矣。泄泻用补中益气汤加减，恐者，当归专润内者也，若入当归用之，因润内而泻益甚，故不入当归也。止泻，加肉桂、茯苓，不久泻即止也。若不止者，加附子、肉桂、茯苓，吉也。总之，无因热而下陷者也，因而加附子、茯苓，得理者多也。

异功散：腹证所见，肺穗脾募有阻滞者，当用四君子汤加陈皮，谓之异功散。

胃风汤：乃八物汤去地黄之剂也。四君子汤、补中益气汤腹证而兼有血分燥者，用二方难也，胃风汤，以血分燥为应用目标之方也。世俗认为，胃风汤出于痢病门而用于血痢之证，大误也。该方，乃痢病门之药，而非下血门之药也。肠风下血、脏毒下血，用此方也。痢病亦有下血，并有里急后重下血与无急后重下血之别。腹证为血分燥者，即使痢病亦用胃风汤。泄泻亦有血分燥之候者，候下之血虚之所也。

五苓散：腹证所见，中焦元气皆强，脐下动气，水分堵塞，中焦无停滞者，用之也。

四苓散：腹证所见，元气强而无停滞，脐上下无动气，仅水分堵塞之证者，用之也。

藿香正气散：用于内外两感之证也。

七味白术散：腹证所见，元气不足，肺穗脾募气不能循行者，用之也。

除上述列举外，尚有如下方证。俗称下利之证，食温物即腹痛，元气亦强，中焦有饮食停滞者，可用不换金正气散加肉桂、干姜。老人之黎明（五更）下利者，用参苓白术散。本方出于泄泻门、补益门，出于泄泻门入缩砂、木香，出于补益门无缩砂、木香，专补脾胃之剂也。私家十分重视术苓芍药汤。古之泄泻门名益中散，即四君子汤加芍药、干姜之方，煎汤用之。替名而谓之术苓芍药汤，用于老人虚人之下利。若元气弱者，加人参；泄泻不止者，加泽泻、肉桂。

3. 不治之证

泄泻四虚皆有，则为不治之证。脉细数，皮寒，前后泄利，饮食不入者，是也。脉细数者，心之不足也；皮寒而表冷者，肺气之虚也：前后泄利者，肾之不足也；饮食不入者，中焦之不足也。泄泻显现此四虚者，死证也。泄泻，古泄痢不分立病门也。然自汉代张仲景以来，分痢病与泄泻。痢病者，大便之色变而里急后重也。泄泻者，大便之色变而无里急后重也。泄泻不治之腹候，脾胃肾伤者，死证也。脾胃肾之虚者，候下腹可见也。

十五、腹痛

腹痛之证，有各种各样之病因也，有因食滞者，有因胃寒者，有因过食生冷之物者，有因积聚者，有因瘀血者等。

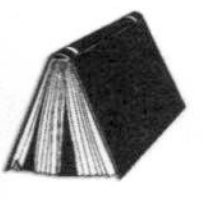

1. 腹证论述

食滞而致腹痛者，因饮食滞塞于胃中，脾气不顺，而致腹痛也。因食滞而腹痛之证据，吐泻之后即痛止者也。其停滞之物由胃口而出，脾胃之气健运，故痛止也。饮食停滞者，必上中脘痞也。

胃寒而致腹痛者，胃中有消化物，冷寒之气于胃口，阳气闭塞，中焦之气不顺，而致之腹痛也。

过食生冷之物而致腹痛者，生冷之物性冷寒，味酸收敛，脾胃之气闭塞，消化饮食之气不顺，失脾胃之用也。食其性冷味酸者，气结而闭塞胃口，中焦不行，故致腹痛也。

积聚而致腹痛者，积属五脏，聚主六腑。积痛者，痛有定所而不移动。然其中肺之主积、肾之主积者，上下痛剧而移动也。总之，积属五脏者，五脏阴之主也，故五积之痛不移动也。然肾藏阴，内含一阳而主阳；肺亦为阴，诸气之藏，而主气，故上下痛剧而移动也。积者，随五脏而有痛形也。聚者，显现于表也。聚痛者，移动也，或上或下或左或右行而痛者也。六腑属阳主聚，故痛无定所而移动也。

因虫而致痛者，置于虫箱内即人之腹中，谓之有生虫者，因虫而致腹痛者也。首先因食滞而致腹痛者为多，亦有人之腹中，乃湿物会聚之所，故湿热必生虫，因虫而致腹痛者，唇淡白也。

2. 临证治疗

食滞而腹痛者，用神曲、麦芽、山楂子等消导之药也，麦芽开脾胃，山楂子消鱼肉，神曲腐熟饮食。若兼元气弱

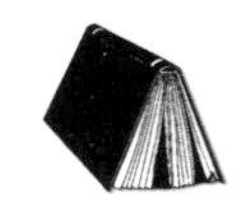

者，用香砂六君子汤加减。元气强者，宜用不换金正气散；其胃口有寒而痛者，加肉桂、干姜。元气弱者，用理中汤；其寒甚者，用附子理中汤。

食生冷之物而腹痛者，消导药内加肉桂、干姜，脾气闭塞者亦可用之。

积聚而腹痛者，用广芪溃坚汤，且分寒证与热证用之。热证用广芪溃坚汤，寒证宜广芪溃坚汤加温药。寒热证而热著者，用柴平汤；寒热证而寒著者，用大七气汤。

瘀血而腹痛者，可加用牡丹皮、元胡；随瘀血之轻重，可酌加当归、川芎之血分药，亦有不遂瘀血者也。

虫疾而腹痛者，主用乌梅汤。

痢病而腹痛者，窘迫里急后重，是因肠胃之湿毒瘀滞也，此必须用槟榔子、木香、枳壳等疏涤之药，或于不换金正气散内加入用之，亦可用平胃散组方者也。古人痢病忌用二术（苍术、白术），其为去中焦之湿而益中焦之气之药，不能直达下部也。痢病者，大肠之病也，因而组方，忌用二术也。今用不换金正气散，故去术也。

3. 不治之证

腹痛不治之证，中脘内痛而中脘左右皆痛者，难治也。腹一侧痛者，本道也。凡中脘左右皆痛者，不治之证也。

冲痛：冲痛之腹，亦在中脘之间，其腹形表和，推而观之，下如推户板。其乃阳虚阴实之腹，表和而如推户板者，死证也，三五日四五日必痛而死者也。

玉痛：玉痛之腹，亦为上中脘痛也。推脐水分之处而观之，鸠尾、上脘左右皆无力，由正中而痛者，为玉痛也。玉

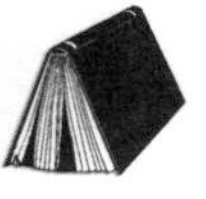

痛者，不治之证也。

十六、妊胎

1. 腹证论述

妊胎者，怀妊越五个月，确实谓之怀胎，难见者也。越五月余时，观乳房可见乳出也。见乳黑，因中心突出于外而可见者，故为妊胎，以此可知怀胎也。然用前法难见者，则教之以怀胎之腹状也。总之，妊胎之形所，在脐下之阴交、丹田、气海三穴之间。然而，积聚之类其间有滞所，瘀血等其边亦有滞所，故决定妊胎、积聚、瘀血三物难者也。其时，脐之下形满者，用手上推观之，若为积聚、瘀血者，以手牵拉，立即出原之所者也；妊胎者，以手牵拉而上推，不能立即出原之所者也，此乃积聚、瘀血、妊胎三物之分别也，尚有以手推上不见之候也。推上而见者，自然胎居也，直达居所者，却生病也。总体腹证，于晨起空腹时观之为吉，空腹定能看见者也，其形在脐下为鸡卵者，其状胖墩墩而高出者也，以手按而得之，手内如握真绵样，胖墩墩者也，此乃妊胎也。积聚、瘀血者，病也，故以手压之所，其内无胖墩墩之状，且无柔软之候也。今推其高处，若为妊胎者，不痛也；若为积聚瘀血者，痛也。以此而定三之候也。脉候者，神门之动，其动脉高者也，在小指通过，关部通过之处为愈穴。何哉？若其动脉高者，每月之月事不通，血脉盛所致，而神门高也。神门者，手少阴心经之主所也。亦有用药观察之方法，可用川芎一味煎服，若为妊胎者，动气生也；无动气者，积聚瘀血也。要熟练掌握前之候法，则宜多下功夫也。

2. 死胎之候

死胎之候，脐下冷者也。毕竟内死之故，儿之阳气尽则冷也。因此，脐下冷者为死胎。以脉候之，手太阴肺经常以三部诊之，必沉微也，前神门之动绝者也。

十七、痘疹

痘疹、外感皆有寒热头痛，故难分者也。

1. 腹证论述

腹候所见，痘疹者，鸠尾尖之动气高者也；大抵外感者，无鸠尾之动气高而热甚者也。鸠尾之动气高者，痘疹也，痘疹亦热甚，手内之动脉亦盛者也。

2. 不治之证

因痘疹出而鸠尾尖之动气静者，吉也。痘疹出而鸠尾之动气盛者，痘毒瘀而不发，残留于内之故，必死也。

根根之脉：根根之脉者，虚里之动盛是也。虚里动盛，宜尽快审之为吉。譬如无论痘疹、外邪，或食滞而引起虚里之动盛者，必死者也。此多为小儿，大人则少见也。世间小儿患此证，见一两度腹下静者，死证也，此乃胸膈以上有热而以下有冷所致也。腹证胸膈以上有热者，必患此证也。虚里之动气盛，内脏之气泄者也，故必死者也。

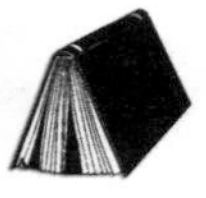

十八、消渴

消渴，有上消渴、中消渴、下消渴。上消渴者，肺之主也；中消渴者，脾胃之主也；下消渴者，肾之主也。“消渴”二字分别论之，多食者为“消”，多饮者为“渴”，“消渴”者，饮与食皆多也。

1. 腹证论述

消渴之腹证，腹表轻按柔软，重按如鳖硬者，此乃消渴之腹也。

2. 临证治疗

消渴之治疗，四君子汤、异功散、六君子汤、补中益气汤等皆可主也。上中下三消渴，用补中益气汤最佳。有阻滞之所者，用四君子汤、异功散二方；若用后仍阻滞者，用六君子汤。然三消渴乃内干枯所致，而何云去中焦之湿？显现热者，用燥中焦湿之药，若无中焦之湿，则无干枯者也。上消渴中消渴用补中益气汤，宜加麦冬、天花粉。天花粉清火凉肺，麦冬凉肺润内者也。下消渴者，当用六味丸，肾水枯而虚火盛，故谓之下消渴也。

3. 不治之证

消渴不治之证，动气在脐之右者，用药难，死证也。其病因在于肾，温养五脏六腑之精，一身之润者，肾之主也。下消渴者，精气不足而虚火动盛也。《难经》立左为肾，右为命门，左肾水为阴，右命门之火属阳，右有动气者，精气不足而虚火动盛也，故为不治者也。

十九、嗝噎反胃

嗝、噎、反胃等三证，各有异也。噎证者，噎读“ye”，因喉咙内有病而噎也。此证者，饮物、食物入喉咙内，则噎而外吐，是噎证也。噎证，可见食物在喉咙者也。嗝证者，饮物、食物入胸内而结于胸中，故不能入胃中而返之也。反胃者，朝食夕吐、夕食朝吐也，此乃饮食留置胃中，不消化自胃而反也。反胃由中焦胃腑所致，是中焦有病之故也。

1. 腹证论述

嗝噎反胃三证之腹，按之表和里坚，阻滞多者也。勿论何处，表和里坚者也。

2. 临证治疗

噎证之主方为顺气和中汤，可加姜炒黄连、土炒山栀子。嗝证之主方为五嗝宽中汤，方中入丁香等开胃口，开胸膈之气。用此药开胸膈之气而食入，故名宽中汤。反胃证之主方，专用人参、附子，勿论附子肉桂干姜之类，或附子理中汤等，用之吉也。

3. 不治之证

反胃、噎证，中焦气脱者，死证也。反胃之证，胃中元气虚脱也。消化饮食之所阳气虚脱，故为死证，药必用温热也。

二十、湿痰燥痰

1. 腹证论述

湿痰之腹，在外常人少者也，宫女之类、独卧之妇人多者也。腹诊所见，肉与皮肤之间，以手抚摩，其形如荞麦面条状物，在皮肤之间，此乃燥痰之证也；按之圆如赤小豆粒状，在皮肉之间，此乃湿痰之证也。盖宫女之类、独卧之妇人，气之结滞者多；再者，妇人与男子不同，郁而不散，故其气结而其血亦不调，其气乃郁结之气也。痰者，因何而生哉？气郁结者，必内生郁热而气不顺和，故煎熬津液成痰也。此腹状，多见于妇人。其病人之形似劳证，先显现此腹状也。

2. 临证治疗

湿痰者，用二陈汤；燥痰者，用瓜蒌枳实汤。燥痰者，咽中不利也，因喉咙内如油引样，而不利者也。湿痰宜燥，燥痰当润。若元气弱者，用瓜蒌枳实汤；其他方内组入润咽喉之药，亦可用之也。

二十一、阳实阴虚

1. 腹证论述

阳实阴虚之腹所见，以手轻按表有力，重按里无力，即表阳之分有力，里阴之分无力也。

2. 临证治疗

阳实阴虚之腹证，用药有四君子汤；若其内肺穗脾募有气结者，当用异功散；里弱而中焦有湿者，宜用六君子汤；血分燥者，可用当归、川芎、芍药等血剂，润血分之燥也。

二十二、阴实阳虚

1. 腹证论述

阴实阳虚之腹所见，以手轻按表松软无力，沉按里有力。何谓阴实阳虚？表者，阳也；里者，阴之主也。表松软无力者，阳虚也；里有力者，阴实也，并如按户板而里有力也。表里皆有力者，吉也。里塌陷之腹者，恶也。

2. 临证治疗

阴实阳虚之腹证，用补药难者也。其里有力，故宜用地黄丸类也。

二十三、血虚

1. 腹证论述

血虚外证之候，面色青，唇、舌、手足之爪皆白而无色也。走路动形，胸部怔忡者，亦是心下之外证也。腹候，轻按脐左方天枢之所表和，沉按推户板坚硬者，血分燥之证也，因此，以脐左天枢之所名为血分。

2. 临证治疗

血分燥证，当用一切血剂也。左天枢名血分，左为血分者，心主血，肝藏血，肝主左，故为血分。痢病而致血分燥者，用胃风汤。由大便下血而致痢病之血分燥者，早用恶也。一切病之血分燥证，当用血剂也。元气弱，血分燥，中焦无阻滞者，宜用八物汤、十全大补汤。若中焦有阻滞者，则不宜用治血分燥之血剂，因其却成害也。中焦阻滞者常见，切记勿用。

二十四、胃寒胃热

1. 腹证论述

探寻胃中热之有无，是非常重要的。以脉论之，细数洪数之类及其他兼数脉者，热也；沉微迟者，寒也。其腹证所见，腹之正中任脉通利，任脉幅广而中脘动气盛者，胃热也；任脉之愈穴处弱而无动气者，胃寒也。

2. 临证治疗

任脉幅广，中脘动气盛者，即胃热之证，宜用山栀子、黄芩、黄连、大黄之类，其中，先欲泻大便则安者用大黄，然后用山栀子、黄芩、黄连。中脘弱而无动气，任脉幅不广者，即胃寒之证，当用附子、干姜、肉桂、良姜、丁子、良姜等。痢病、伤寒等大病之类，委中穴之处无力而塌陷者，呃逆出者也。《内经》曰“其叶枯病深，则其声咳逆”，故大病咳逆者，死证也。此在胃热胃寒之证中，当是非常重要的。今日之病者，寒热之二所致也，分辨此二者，以手按之可定也。无动气而弱者，胃寒也。任脉幅广而有动气者，若用白术，则其动气盛者也，故此类病证用时宜减白术也。

二十五、霍乱

霍乱者，冬之食伤也，以冬之食伤而夏发霍乱也。何哉？霍乱者，上吐下泻也，即使冬季亦食伤，而上吐下泻也。特别是食伤，由冬所致甚多者也。夏季炎热盛，故喜冷物。人之腹内亦行天地寒热，如夏季在外之阳气盛，而人之腹中阴气主也；冬季在外之阴气盛，而人之腹中阳气主也。夏季，因暑热外盛而汗出者也，思其汗出，因阳气内脱而全身阳气脱也，不久又食冷物，故不消化而发霍乱也。因夏季炎热盛之故，肾中之精气随汗而外耗，其气在内挥霍变乱，故名霍乱也。冬季，阳气主内，气不变乱，故名食伤也。腹证所见有食伤与霍乱之分，即饮食残滞而有无水分壅滞者也。无水分之壅滞者，食滞也；有水分之壅滞者，霍乱也。其病机者，于肠胃气乱变乱也。水分壅滞者，宜用藿香正气散、不换金正气散。

二十六、遗精

遗精之证，寐中精之漏也。

1. 腹证论述

腹证所见，水分之愈穴左右若皆弱者，必已遗精也。

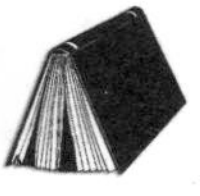

2. 临证治疗

水分之右弱者，主方用清心莲子饮。水分不突出而脐下弱者，用八味丸，肾中精气不足，故遗精。脐下弱而遗精者，亦可用清心莲子饮。

二十七、任脉

1. 腹证论述

任脉之腹者，候脾肾之虚也。首沿任脉以指寻之，若脐至鸠尾之间，显现胀而无筋出者，脾胃之虚也；脐下显现筋出者，肾虚也；脐上下皆显现筋出者，脾肾两虚也。即任脉仅显现脐上者，脾胃之虚也；仅显现脐下者，肾虚也；脐上下显现者，脾肾两虚也。

2. 不治之证

脐上下显现任脉者，死证也，劳证多见者也。大病见此腹者，弥近死证也；即使平时无病而见此腹者，大病将至也。总之，任脉之显现者，由内气脱，故可见者也，毕竟元气所伤也。任脉显现而泄泻者，脾肾两伤之故，死证也。

二十八、京门

京门者，候腰痛者也。京门之愈穴，位于章门后，其处肉弱，以指戳而直入者，必患腰痛也。其塌陷之处，指入易者，必患腰痛也。

二十九、皮肉分离

1. 腹证论述

皮肉分离者，津液干枯之候也。津液干枯之候，面色萎黄而瘦且面垢之类，津液竭者也。以腹候之，皮与肉引合之间有液也，以手按之所见，皮厚肉合之腹也。液竭之腹，皮与肉分离者也，如老人之腹，皮与肉分离者也。此乃滋养肌肉之气不足，不能滋养肌肉，故皮与肉分离也。卫气有余之腹，以手触摸而观之，皮肉均厚也，毕竟肉厚，故卫气实也。

2. 临证治疗

皮肉分离之治疗，主药为人参、黄芪、当归之三味也。此三味可加入任何方中加减用之，特别是精液枯竭者，以此三味，增肌肉补元气，而使皮肉不分离者也。

三十、私考

1. 痢病

痢病，可用针刺治疗。里急后重窘迫强者，先刺水分、气海、两天枢，其与用木香、槟榔、枳壳疏涤肠胃留滞相同，用心针刺气交之所，开塞气也。先针刺其所，后重窘迫退，之后再针刺其他部位。腹证所见，泄泻而脐左有物凝滞者，必变痢也。痢病之腹而右有凝块者，死证也。痢病之腹而见左右凝滞，鸠尾有动气者，必为噤口痢也。两眼血丝入黑眼变赤而上气者，当用逍遥散加青皮、香附子、山栀子。

此方具有凉血清热之功，故当用于属热者也，并不可用于玉痛也。

2. 淋病

淋病之治疗，《万病回春》有必效散、五淋散、八正散之三方。其淋病者，因脾胃湿热而生，其腹证所见，脐上一寸五分，下脘水分之处堵塞，受湿热而胃下口阑门之功失司，故发为淋病也，其治疗可用平胃散、不换金正气散加猪苓、赤苓。若肾、膀胱、大肠有蕴热，欲通二便者，用八正散。勿论有无动气，而两尺脉之动者，当用四苓散，或其他方内加猪苓。真阴虚而病者，当用四物汤加分利水分之药。湿热之外证者，不食、小便赤而浓出，右脉强者也。

3. 关格

关格之脉者，若为老人，元气下陷，反今脐上动而脐下无动者，是其变也；若为壮人，常气上冲，反脐上无动而脐下有动者，是其变也，故谓之关格。然而，脐之上下有动者，宜也。老人上实下虚，壮人下实上虚者，常也；反之，变也。

4. 顿死

顿死者，腹之皮肤虽实，但触感无力，是谓阳实阴虚者也。

宽历六年（丙子）八月十四日书写

原田

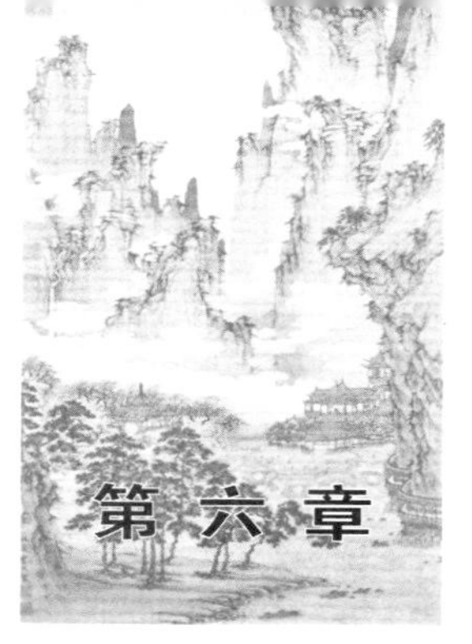

腹证诊法·前编

安西元长　著
李秋贵　译
李文瑞　审校

简　介

著者安西元长，生卒年月不详，完稿时间亦不详，此书为自写稿，誊印版（油印），书稿只有前编，后编未能搜集到。

本书内容有腹肚部位、诊元气虚实法、诊君火相火法、诊命门之气法、诊三焦之气法、诊任脉法、诊脐下气虚实法、诊脐中气虚实法、诊阳实阴虚法、诊阴实阳虚法、诊平人吉凶腹症法、诊老人壮人之腹法、诊卒死法、诊中风法、诊中气法、诊中恶法、诊痿证法、诊痹证法、诊中寒法、诊痃疾法、诊肝痃法、诊积饮法、诊泄泻法、诊嗝噎反胃法、诊水肿法、诊候胀满法、诊疝气法、诊痘疮法、诊妊娠法、诊消渴法等30条目。书中著者既以《内经》《难经》论述腹诊和腹证（无治法），又采摭一部分伤寒派腹诊法（有方论），因此，将此书编入折衷派腹诊之列。

书中条目序号及部分标题系编译者所为，借以使主题层次更加明晰。

李文瑞

2015年7月6日

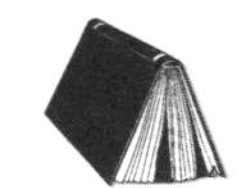

一、诊腹肚部位

腹肚部位如图 6-1 所示，脾募在鸠尾两旁，即承满之穴也，以此候脾脏之气虚实。推之濡弱者，脾气之虚也；痞硬拘挛者，脾气之实也。又脐上水分至上中脘，其间亦候脾胃之虚实，此二处为候脾胃之气之本。以此为上根本，统候中焦以上之病。肺穗在脾募旁，即不容穴也，以此候肺气之虚实，候一身气之虚实。其下是肝胆部、小肠部，左为肝胆，右为小肠。小肠部候小大肠之虚实，肝胆部候肝胆之虚实，脐下丹田气海候肾气有余不足。脐下三焦之部为下根本，候三焦之气，兼候命门肾气也。

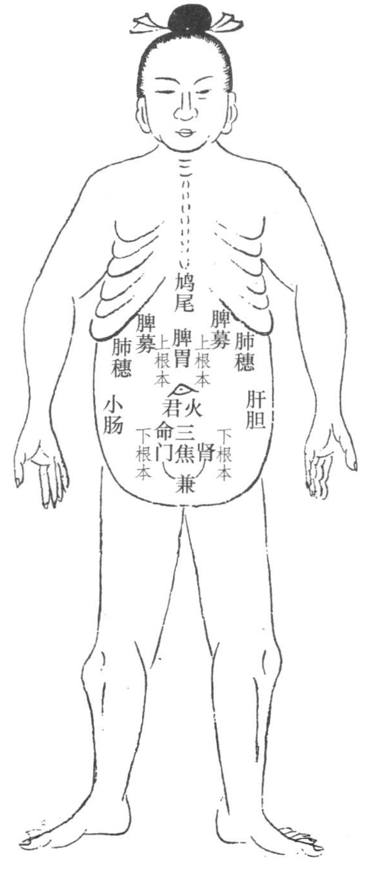

图 6-1　腹肚部位

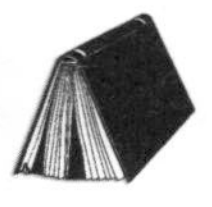

二、诊元气虚实法

候元气者，以脐中为本。假令天气降，地气升，是曰“气合”，由此气合，万物生长。人象天地，故心肺（心肺为阳主升，升极而降）二脏之气下行，肝肾（肝肾为阴主降，降极而升）二脏之气上升，是曰“阴阳升降”。由此阴阳升降之气，胃中水谷消化，宣发其清气，分布诸脏腑，周流一身，故人身全健也。脐者，其升降之气位于中，以此为候元气之本也。诊之，当以手推脐，无力易入而肉不能缩者，为元气虚，升降之气虚乏，不聚脐中之故也；推之有坚硬物，非元气实而为疾病，心肺肝肾四脏之气，升降失司而痞塞之故也；推之不坚不弱，底有力而肉能缩者，可知元气充实也。以下称元气者，皆云脐中之气也，效之。

三、诊君火相火法

所谓君火相火者，他之医书各异也。人身之温暖者，为君火。诊腹证，脐中之气稳而温者，水分稳而腹中温者，动气不显无病而静者，皆为君火。脐上下左右、天枢、水分、气海、脐中动气显者，为相火。禾窌、大迎、人迎如常有动气，常无动处而动气显者，相火炎上之故也。无所定处而动气显者，是相火之乱，皆谓之无根之火乱也。以人参、附子、干姜之类治之。脐下有动气者，肉桂主之也。脐中有动气者，附子主之也。脐左右有动气，不论上下而偏者，干姜主之也。因积气而有动气者，主药又异也。其与相火之动之区别记于后编积之条下，此处略之。天枢、水分、气海之动气者，既易治又不易治。脐中动气者，难治也。脐中动气有结代，上下左右火动显者，谓之君火之乱，不治也，可知为死证。

四、诊命门之气法

所谓命门，即脐中之元气也，其谓左肾之阴下行，右肾之阳上行，阴阳和合，其气入脐中，而为人之元气，保持生命，故名曰命门。诊之不弱不坚，肉能缩而底有力者为实；推之无力而肉不能缩者为虚，虚甚则可知为死证。

五、诊三焦之气法

诊三焦之候者，脐下丹田气海也。或问曰：三焦者，上焦中焦下焦也，如何以丹田气海为三焦之候？答曰：三焦者，有气而无形，为其用，大小便通用之官也。《难经》曰"三焦者，水谷之道路，气之所始也"，主水谷呼吸上下往来之道路，故下焦抉渎水谷，通二便能下糟粕。若下焦之功能恶，则可知上焦中焦之功能亦不调和矣，故以下焦为候三焦之本。临病客问二便，或泻或秘结，或尿多或尿少，是下焦之功能恶之故也，如此者可察上焦中焦之功能亦恶。二便与平生无异者，若下焦之功能佳，可知上焦中焦亦无深病。诊腹证，脐下之气滞而拘挛者，可知乃三焦之气不化也。气不化而腹胀或便秘者，三和散主之；因寒湿者，宜五积散；三焦之气不化而风气瘀滞者，宜乌苓通气散或三和散。

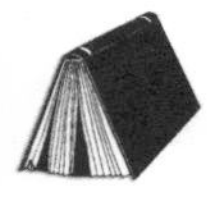

六、诊任脉法

任脉，通腹之正中，以此可知脾胃虚与肾虚，为重要之目的。推之如绳应手，脐上显者为脾胃虚，脐下显者为肾虚。平素脾胃之气虚弱者，任脉显者也，虽然服药能中者而为可治，假令虽不治亦无急死，此乃先天脾胃虚弱者也。脐上脐下任脉俱显，推其左右观之，推左向左，推右向右，再推任脉通而见陷沟者，是脾肾之伤甚，可知不治也，为死证。

七、诊脐下气虚实法

候脐下，推之无力，脐上实而坚者，命久难保，虽无病亦不长寿。病人若有此证者，卒死。呼吸脐下不出者，亦死。《难经》曰：呼吸者，于肝肾肺心出入，心吐身全，由脐上吐者，死证也。候之脐下，以指按之，举随合其人之呼吸。诊之，随呼吸而脐下有气力者，假令为难治之证，亦可知死期未迫者也；无气力者，死期迫者也。决死生之候，详记于后编，此处略。

八、诊脐中气虚实法

诊脐，脐高凸者，元气之虚也；脐中凹陷者，元气之实也。不限大人小儿，人人候诊之，或脐高起，或下居。脐高者，脾胃挟逼也，夭死。脐下两凹，脾胃亦广者，长寿。诸

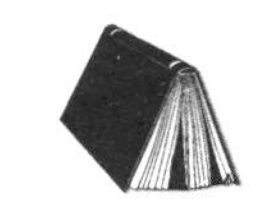

病诊脐中之脉，实证者，浮而不出，底少沉而应；虚证者反之，脉浮而出，或水分之动脉亦与此同，当可诊得，皆以指按气口之脉诊之。若此脉实者，投攻利之剂无害；虚者，不可投攻利之剂，当与补剂。决死生之候，记于后编。

九、诊阳实阴虚法

候腹证，轻推之似有力虽实，重推之底无力而肉不能缩者，阳实阴虚之证甚恶。如此者，勿论轻重病人，可知为死证也。

十、诊阴实阳虚法

候腹证，轻推柔弱虽无力，而重推底有力者，阴实阳虚之证，佳腹也。虽然腹表亦有力，而腹底亦持力，阴阳和协而持续肉缩佳者，至常佳腹也，如此证者，无病也，假令虽患大病，亦易治而不死。此等之证，古人亦称之谓人病脉不病者为生。表柔弱而虚，推求底有力者，阴实阳虚之腹也；表似有力，实推求底无力者，阳实阴虚之腹也。此乃论证之异也。前者主方当用四君子汤、六君子汤、异功散之类，后者则以当归、芍药、地黄等为主药用之，至极秘故也。

十一、诊平人腹证吉凶法

候腹，一方弱一方强，推左依右，推右依左，此乃佳腹也。如此左右皆揃（jian，分割）稀也。反之，左右皆弱或

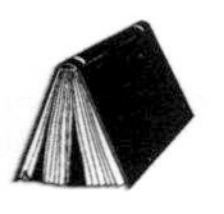

强，左右皆张，左右皆不动者，凶腹也。是为平人之腹候，或为无病之人平生未劳筋力腹候，同时见拘挛者，似甚恶腹也，若为力业之人反是吉也。右或左，一方强一方弱者，右强左弱者，常也。平生为力业者，拘挛而坚，左右皆不动者，凶也；力业者，左右皆柔弱，似佳腹而反为凶也。寿命长保难，能诊察而不可误也。

十二、诊老人壮人之腹证法

老人之腹，脐上坚而脐下柔和，谓之上实下虚，吉也；脐上柔弱而脐下坚硬者，凶也。壮人之腹反之，脐下实而脐上虚者为吉，下虚上实之腹为凶，此乃诊老人与壮人腹证之重要心得也。

十三、诊卒死证法

候腹证，轻推表似有力虽佳，然重推底无力而肉不能缩者，至极之恶证也。不仅统腹而且手足到处，推之无力而不应手者，若无病之人见有如此证者，顿死之候也。此等之证，古人称之谓脉病人不病者为死，能诊察而勿误也。

十四、诊中风法

中风之前兆，腰胁股之付根肉离而脱者也，多为左方离而脏腑偏于右方者也。其上有带肉而左离者，可知中风之前兆也。若左之带肉分离者，左半身不遂；右之带肉分离者，

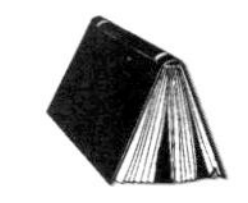

右半身不遂，是预知中风处之腹证也。

主方八味顺气散、补中益气汤之类，或加桂附用之。中风之证虽有数种，而皆因阳气不足所致，故壮人患少，少老患多。壮人若偶患者，多因食滞所致，故可与生姜自然汁。决不治之证法并带肉之候，记于后编，此处略。

十五、诊中气法

中气、中恶、痿证、痹证，皆类中风者也。《本事方》曰“中气者，似中风忽卧倒”；又曰“中风身温也，中气身寒也。”诊腹证，若为中风，必带肉离者也。外之诸证虽类中风，而无带肉之离当以此区别也。中气者，因七情之气郁而生，故脐中元气弱，而乏力身冷者，此为中气。元气虚弱与乏力稍异，推之无力而不应手者，元气之虚也。所谓乏力者，似虚非虚，似实非实，推诊似有力无力，大抵见发松而白，元气耗损谓之虚，其程度无证也。脐中元气乏力者，木香调气散主之。元气虚弱者，人参养胃汤主之。中气如梦之觉，可治者也。

十六、诊中恶法

中恶之证亦类似中风，而无带肉离，脐中元气并无乏力（似虚非虚，似实非实），唯脐上水分气滞凝块而痞塞者，为中恶也。此证至山谷或入崇庙，登坟墓上，感其恶毒之气，卒倒不知人事者，名为中恶。此乃水分气滞，痞塞不行，因感恶毒之气为病。主方用藿香正气散，或合四苓散，或用五

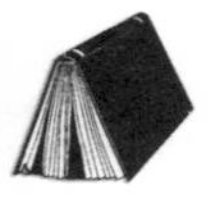

苓散。用藿香正气散散邪复正气，四苓散去除水分之痞塞。脐上有动气者，用五苓散，因其内肉桂治动气者也。

十七、诊痿证法

痿证之候，于脊十四椎处之腹绕脐如带而行，有带脉。平素此带脉不见，若气力不足时，带脉必显者也，此为痿证之腹候。带脉者，带沿横筋之显，十二经在竖，带脉在横。痿证之病，因肺气之不足所致也。其谓手足乃诸阳之本，肺位于诸脏之上而主气，平素一身满气而用者，肺也。若守护其全身之肺气不足，则一身周流之气乏，则手足痿，步行不自由，类中风而带肉不离，带脉高显，以此可区别也。主方补中益气汤，专补中气而治肺气不足。

十八、诊痹证法

痹证，因风寒湿三气而一身痛者是也。诊其腹证，与中风中气则异，带肉不离，又无脐中之元气乏力，唯见脐上下两方动气，脐下动气盛而分显两方，此为痹证之候也。主方羌活汤，主以散邪气而止痛。

十九、诊中寒法

中寒者，较伤寒重也。伤寒者，中皮肤经脉，故玄府闭而生郁热。中寒者，不拘皮肤经脉而直入脏，内外皆冷，元阳大虚，故旦夕决生死。诊其腹证，外冷而无热，推腹底坚

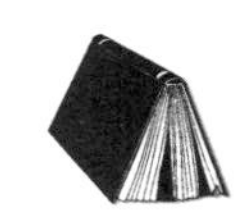

凝不行，升降之气乏者也。轻诊之，虽见如痞之腹，而又与痞之腹相违，脐上下左右显现凝者，此乃为中寒之腹候。主方用附子理中汤、四逆汤之类也。

二十、诊痎疟法

痎疟，自古分为二证而论之。痎者老也，瘦也。又曰痎者昼发，疟者夜发，皆非也。痎疟一病也，痎者害也，疟者虚也，共为二病之义也。一日一发者为轻，间日而发者为重，即邪气浅深之别也。若邪气在表，卫气遂速争而发早；邪气在里，呼表之阳气聚集而郁，间日而发迟。诊腹证，大抵右痞窒者，则右痞塞，此乃中焦之气不足之故也。肺穗脾募能候中焦，候中脘元气之虚实，察邪气之深浅，而可处方。疟难治者，可用常山鳖甲二种。若左肺穗脾募有阻滞者，用常山；右肺穗脾募有阻滞者，用鳖甲。左肺穗脾募有力，元气不足，往来寒热者，以小柴胡汤加青皮、常山；右肺穗脾募有力，元气不足，往来寒热者，以小柴胡汤加鳖甲。然疟之初不用常山、鳖甲，此二者可用于邪气自衰期间，初发可用九味清脾汤之类也。

二十一、诊肝疟法

诊腹证，左肺穗脾募有力，脐中之元气不足者为肝疟，小柴胡汤主之。此方中因有参，亦可用于元气虚弱者也，或先寒后热者主之。小柴胡汤之腹证，先热后寒者，柴胡桂枝汤主之。小柴胡汤之腹证，寒多热少者，柴胡桂姜汤主之。

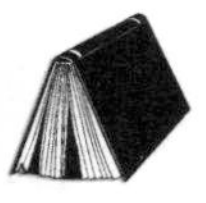

肺穗脾募弱，脐中之元气强者，或热多寒少者，败毒散主之。前证热多无寒者，白虎加桂汤主之。

元气稍弱而有热，若有小柴胡汤之腹证者，柴苓汤主之，不与猪泽导水道，则此热不退也。小柴胡汤之腹证，既表发之处而有邪气者，九味清脾汤主之，此方乃小柴胡汤加减之方也。

左肺穗脾募有湿，水分痞塞者，胃苓汤主之。湿之候者，似痞非痞，怎么按皆有凹陷出而应手，是为湿之腹证。右肺穗脾募有湿，元气强者，不换金正气散主之，加肉桂羌活用之为秘事也，以右肺穗脾募有湿为目标。

元气不足，肺穗脾募左右皆无湿者，补中益气汤主之，其内两肺穗脾募无湿而中焦有阻滞者，不可用之，此乃元气不足之第一用方也。补中益气汤证，自汗益甚而不止者，是表虚不能护卫之故也，人参实卫更加桂枝用之佳。

元气虚弱，肺穗脾募无力，中焦有湿者，四君子汤主之。唯无湿宜用补中益气汤，而中焦有湿者，此方不可用，因方中之黄芪化湿气入腹之故也。四君子汤之腹证，有结气亦有湿，而内不和者，六君子汤主之。不和者，虚而中有物也，不和而中无物者为虚。四君子汤之腹证，肺穗有阻滞者，香砂六君子汤主之。

气血皆不足而元阳之气虚弱者，八物汤主之，然中焦有湿者不可用之。因此方为滋阴之剂，不显现血分枯涸者，用之不应也。

两肺穗阻滞而元气强者，七味清脾汤主之。

元气弱而肺穗无湿者，或寒多热少者，或少食易饥恶心吐痰者，人参养胃汤主之，是中焦有滞气而元气弱之故，此

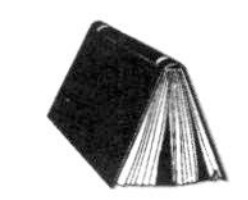

方为开中焦补元气之主方也。

左右之痞塞处有寒热二证，左肝邪气盛而战栗者，大七气汤主之。前证有燥热者，柴平汤主之。右痞塞而元气强者，内消散主之，或以三棱莪术之类为其主药加味用之。三棱莪术之腹证，以元气强而有痞塞者为目标，然属热者用柴平汤，属寒者用大七气汤，腹有痞者用内消散，当为心得也。

二十二、诊积饮法

积饮，即痰饮也。由《内经》至《伤寒论》无“痰”字，至《金匮要略》始有加“痰”字。按此证古书所论之意，因饮物停滞而起，故唯以“饮”字为解。《金匮要略》以来之意，以为痰属热，故字从炎。此证多属中焦，故厚味嗜酒之人，脾胃因生湿热而致此病，是以治方用二陈汤，燥中焦之湿。又因气不顺而引起者，是故津液凝滞而生痰也。假令流水行滞之处，不仅生痰主湿，或又因风邪生痰者，则邪气凝滞津液是也。阴虚之人或老人生痰者，皆燥痰也。特别观古人之治方，主以瓜蒌麦门冬之类润燥，半夏贝母之类燥湿，枳实香附之类行气，苍术陈皮之类主行脾胃，以此考之，痰生于中焦气滞可知矣。候腹证，上脘中脘下脘水分筋立，腹如气胀，胃经筋立，痛向肺穗脾募，此乃痰饮痰积者之腹候也。痰有湿痰燥痰二证，湿痰可用二陈汤，此方以燥胸膈之湿为主，故燥痰不可也；燥痰可用瓜蒌枳实汤，此方以润胸膈之燥为主，故湿痰不可也。湿痰腹证与燥痰腹证之区别，并决不治之证法，记于后编，此处略。

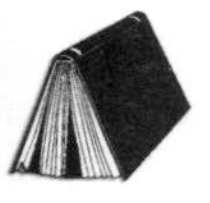

二十三、诊泄泻法

泄泻者，因积滞与脾胃之虚所致，然此亦有内外二证。“春伤于风，夏生飧泻，秋伤于食，生濡泻”之类，皆外邪之泄泻也。五更泻、滑泻之类，皆由内伤而生，难治也。外伤者，多为寒湿之泻也。内伤者，多由脾胃之虚所致也。因食伤等引起者为轻，即脾胃素虚弱，因其过食而引起之类，五更泻最为难治。非外邪非食伤而有毒物所致泄泻，即所谓三因之一不内外因之证，易治。诊其腹证，水分痞塞者也，此为泄泻之候。

古人之论，由于脉细皮肤寒而前后（大小便）泄利者死。脉细者，内虚也；皮肤寒者，肺气不足也；二便皆泻下者，肾不足也，故难治而多死。饮食不入者死，此皆外证之候也。诊腹证，任脉通而其中空虚者，元气之虚而为不治之证也，可知为死证。所谓泄泻之全身乏力者，脾胃之泻也。所谓脾胃之泻，脾者，胃之官也，消化水谷，分秘二便而通下。若两阴之主处肾伤，则胃之官亦伤，故脾肾两伤而难治也。

脾募肺穗湿滞，脐下有动气者，胃苓汤主之。此方以平胃散下中焦之湿，以五苓散导水道，趣意也。用胃苓汤有一心得，夏月可去肉桂加黄连用之，亦如仲景先生八味丸之方中用桂附。所谓“肾恶燥，食辛润之”，桂附至下部，导诸药有效之药也，故以肉桂导猪泽而行水，虽夏月亦可用也，然肠胃有湿热者不可用也。欲知其湿热之有无，问病客二便，若言不通而有热之意者，此可知肠胃有湿热也；不通而

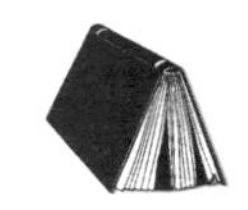

无热意者，非湿热也。以此可区别肉桂可与不可。如此心得用之，不分冬夏之用也。食滞而下利盛者，可用胃苓汤。下利者，因冷湿而下也，故可加倍用桂附。此方中有入不入甘草之别，皆可去而用之。其谓据薛氏等之说，甘草，乃味甘之物盛也；猪苓泽泻，乃无味之品而能分利之药。若味甘则止于胃中，无味则不止，故可去甘草而用之。

元气弱而中焦有湿者，六君子汤主之。元气弱者，胃苓汤不可也。六君子汤主以燥中焦之湿而补元气也，此方亦可加香砂和脾胃，因其有和脾胃之效也。四君子汤、异功散、补中益气汤三方大抵相同，皆主元气弱者也。元气虚弱而中焦无滞，肺穗脾募无湿者，补中益气汤主之。此证而恶上延者，可用四君子汤。元气弱而中焦脾募有湿者，四君子汤主之。四君子汤腹证而中焦弱者，异功散主之。四君子汤腹证而中焦之湿盛者，六君子汤主之。

肺穗脾募有湿而下血者，胃风汤主之。此方证，元气弱而肺穗脾募无湿，八物汤主之，血痢不可用，用则害多也。血痢与下血之区别，痢病血下必里急后重，下血则无里急后重，以此可知矣。胃风汤主去肠胃风冷，八物汤证而恶地黄者，可用胃风汤，肺穗有湿者，地黄不应，不可也。

水分闭塞，脐下有动气者，五苓散主之。此方证，脐下无动气，元气强而水分闭塞者，四苓散主之。水分闭塞者，有用藿香正气散者也。胃热而水分弱者，参苓白术散主之，以水分弱为目标。

脾胃之气弱，三焦不和而下利者，七味白术散主之。三焦和者，此方不可也，宜用异功散、四君子汤。任脉通而胀者，宜六君子汤；任脉通而高者，当归地黄不应，不可也。

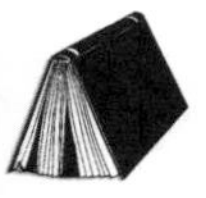

此乃肝要之目的也。

因此，痢病者，又用败毒散加莲肉陈仓米，专治疫痢而有心得。总体用小柴胡汤，若腹热盛，元气强，恶寒者，宜此方，然痢病可通用败毒散，热盛者，小柴胡汤不可也。可候种种内外之证，痢病之腹证，后编详，此处略（编译者按：此段由相类似之《腹诊要诀秘录》一书，外加于此）。

二十四、诊嗝噎反胃法

嗝乃水谷入胃之上口而吐，噎即入咽而吐，嗝轻噎重。嗝者，因言胃脘口干，故由胃口之干而发。水谷入胃中经一二日或三日，不消化而吐者，谓之反胃。胃虚不能克化水谷，留滞而吐也，难治。胃口生虫而反胃，胃虚无力者易治。有因气郁所致，亦有因肺伤而发。候腹证，中脘之底坚者也。推诊之表柔和，重推之底如板样坚而应手者，此为嗝噎反胃之腹证也。消渴之腹证虽类似此证，但稍有异也。其区别在消渴条，此处略。胸膈烦闷而呕吐者，顺气和中汤主之。元气不足而呕吐者，宜用参苓白术散或钱氏白术散。呕吐兼痰者，宜用二陈汤合平胃散。因虫证而反胃者，宜用乌梅丸。脾胃虚而反胃者，宜用四君子汤加木香炮姜。决不治之证之法，记于后编。

二十五、诊水肿法

水肿有阴阳二证，阳水易治，阴水难治。总之，肿气初发，手足皆由表而肿，或以手推迹而起者，阳水也；手足皆

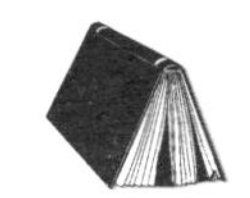

由里而肿，或以手推迹而不起者，阴水也。又云阳水者小便不通，阴水者小便少而通。诊其腹证，皮肤热而腹底冷者也，此证全体属寒，以热之处可知有邪也。推腹而痛者为实，无痛者为虚，主方用分消汤、实脾饮之类。留饮聚于胸膈者，越脾汤、小青龙汤之类也。水气集于心下者，石膏一角犀角之类，或可兼用三圣丸、利水丸之类。水气抢心，呼吸急迫，咳嗽发黄者，可用消黄汤。以上之方，虚证者不可也。

诊脐，推上下左右而观动。左右上下自由而动者，难治之证也，主方用六君子汤。其内向右而动者，可加干姜、木通；右强上下强，仅向左而动者，可加木通。左右强，上下而动者，可用异功散；向上而动者，可加肉桂；向下而动者，可加附子。手足面部之肿，虽退而心下痞不消者，可知为复水。手足面部之肿，虽不退而心下痞退者，肿可自愈矣。此乃肝要之秘诀也。水肿减后，肌肉羸瘦者为良。决不治之证之法，记于后编，此处略。

二十六、诊胀满法

胀满之腹证，与水肿则异，其病其形而腹全肿也，其邪之聚所光亮，以此可知邪之所在也。腹胀濡而无光亮，以手推而观之，正如贴纸制作的偶人，其皮肤甲错者，是为虚证，胃中生发之气虚乏之故也。主方用六君子汤，或加附子，或用薏苡附子败酱散之类。又推腹诊之，拘挛而有光亮者为实证，内有邪气而有光亮也，主方宜大黄甘遂汤。胀满者，上根本胀也。水肿者，下根本肿也。决不治之证法，记于后编，此处略。

二十七、诊疝气法

疝气之腹，小腹拘挛者，或肠间奔鸣似蛙鸣者，或脐下有积块而上下移动者，或绕脐动气者，或歧骨至横骨如立杆而有大筋者，或原在其脐，胸胁苦满，胁下痞硬者，或积聚结于脐腹之边，腰痛冲胸胁，则心痛彻背者，此皆疝气之候也。主方可选用乌苓通气散、三和散、当归四逆汤、桂枝加附子汤、乌头桂枝汤之类。

眉注：疝气所致之证，不论何证，推之皆有引阴囊之意，轻者仅引脐下。若久疝引心下，以此可知由杂病而发疝气为目的，脚气冲心、积聚、痞硬之类多矣。

二十八、诊痘疮法

痘疮初发热甚，疑似难决，虽候之法有种种，而不如以腹证而决诊之。鸠尾之下动气显者，痘疮也；无动气者，非痘疮也，此乃痘疮家肝要之腹候也。手之正中有劳宫穴，是手厥阴心包经之穴也。劳宫穴之动脉盛者，痘疮也。决死证之法，记于后编。

二十九、诊妊娠法

妊妇之腹候，及不及五月，候之可知无疑者也。诊疑似决难者，推脐下丹田观之，块物应手，推之无痛者，孕胎

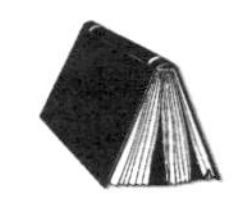

也。丹田之外有块物者，非孕胎也。以指按块物，静而观之，若为胎则随指而上者也。瘀血血块之类者，推之有痛，块物不离其位，以此可区别也。脐下块物候得硬者，心下至脐下横骨边抚之，如是数百度，凝指而有气力者，应手之候如前法。诊死胎之法，记于后编，此处略。

三十、诊消渴法

消渴之腹证，如嗝噎之腹而表柔和，重推底圆而坚，按之如板者，消渴之腹候也。虽然未至嗝噎腹证之程度，而亦有高处下处。嗝噎之腹，全腹坚如板，以此可区别也。主方可选用八味丸、六味丸、补中益气汤、八物汤、十全大补汤、逍遥散加天花粉、五苓散加甘草之类。决不治之证法，记于后编，此处略。

当阳　水府下金街　藤铺大佑卫门宅　书之

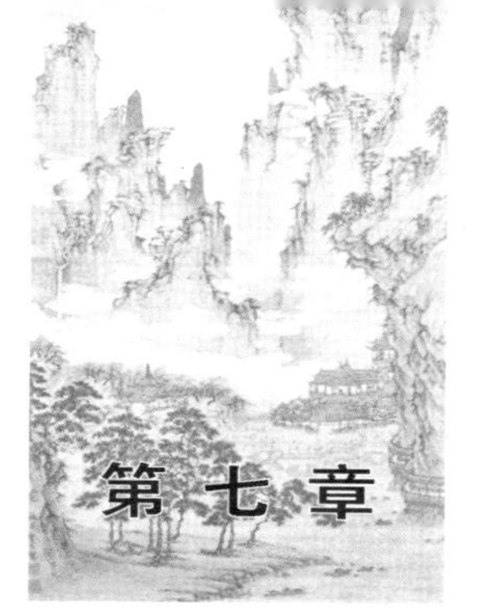

腹诊口诀

久野玄悦　原著
内藤福弥　书写
白峰迂夫冈直　校阅
李 秋 贵　译
李 文 瑞　审校

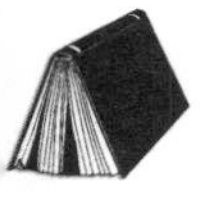

简　介

原著久野玄悦，生卒年月不详，完稿年月亦不详。此书稿为誊印本（油印），字迹工整有序。本书末页有明治27年8月16日（1894）内藤福弥书写，明治27年10月第30夜白峰迁夫冈直校阅。

内容分为：腹诊来源与方法、肾间动气、元气、君火相火、三焦、血虚、皮肉之离、阴实阳虚、阳实阴虚、胃寒胃热、中风、中气、中恶、痿证、痹证、疟、水肿、胀满、泄泻、腹痛、湿痰燥痰、消渴、嗝噎反胃、霍乱、遗精、妊胎、痘疮、任脉、京门、止吐药、杂着附录等。每项均有引《素问》、《灵枢》、《难经》和一部分后世医家对该项之论述，且有主治方或加减方。

另，原书首先介绍腹诊之事来源，然后从腹诊图开始20页之眉加注，本书亦置于腹诊图之后，以附1、附2、附3编译，其内容大多为介绍按腹之手法。

此书论述和治疗比较翔实，可谓临证应用腹诊之参考者。

书中之条目序号部分标题均系编译者所为，借以使主题层次更加明晰。

李文瑞

2013年7月10日

序

世之言腹诊者，率皆想象臆度，以漆桶扫帚为自得，乃一家之言曰：脐上有块甲汤主之，脐旁有块乙汤主之。图摄而传之，吏后生为马，秋灵之子，余每辨生非。顷得久野先生《腹诊口诀》一卷，其所言虽不免谫陋（谫陋 jiǎn lòu：浅陋之意，学术谫陋——编译者注）而亦往往有发古人未言之秘者，大概世之腹诊家之撰，余窃有嘉当，因采以藏家塾，但未详久野生之年代履历，以为可忏耳。

弘化四年（1847）　枳园主人　识

【编译者注】久野玄悦著书：《玄悦腹诊书》、《久野家腹诊》、《玄悦腹诊传》、《腹诊辨秘书》等。枳园：森立之（1870～1885），字立夫、伊识、养真，为考证派，其著书有《素问考注》、《伤寒论考注》、《神农本草经考注》，腹诊著书有《脏腑部位》。

一、腹诊来源与方法

腹诊之事，有人云乃上京久野玄悦所发明也，此玄悦者，精于腹诊之人也。以腹诊候一切疾病，在《素问》、《难

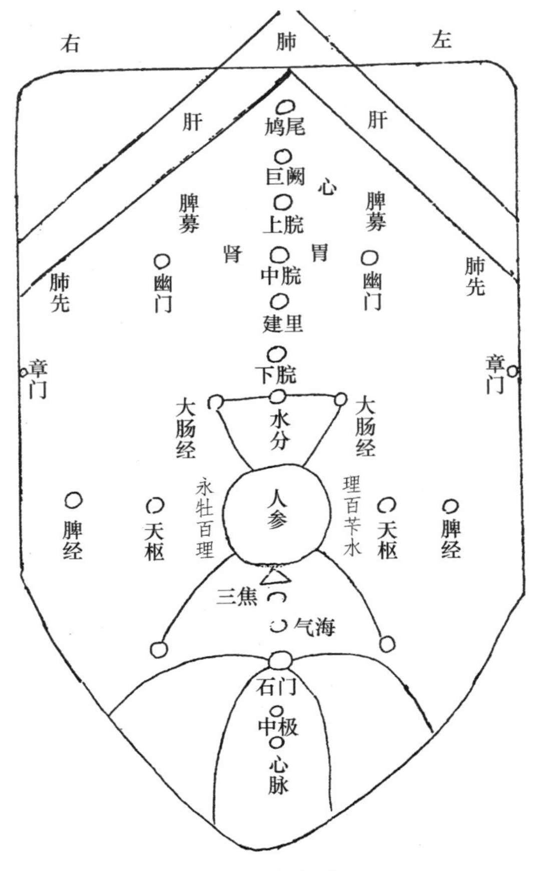

图 7-1　腹诊部位示意

经》中有谓望闻问切，神圣巧工，望面而见五色、闻声、切脉、问病人情况，举望闻问切而候病也。举此四诊者，秦越人之《难经》也。玄悦之发明，是在《难经》专论脉，以脉候病中立四诊之基础上，将此发明也。《难经·十六难》论腹诊曰："脐左有动气者，肝之病也；脐右有动气者，肺之病也；脐上有动气者，心之病也；脐下有动气者，肾之病也；脐正中有动气者，脾之病也。"此论腹诊之变也。若今日诊病，仅以切脉而不能诊病也，离开腹诊亦不能诊之也。久野氏发明而撰写，是在《难经》论脉论色之末，而云腹诊，故可知久野玄悦为腹诊之发明者也。

附1　远州和久田寅叔虎《腹诊图解》

凡腹诊之法，首先使病人仰卧，医者平坐稳呼吸，使神气纳于脐下。大病不惧死生，不屈尊富贵，不嫌弃贫贱，宜审其证候，救其疾苦，专心诊察之，绝不能误生为名利挟私心毁誉之念。其诊候之顺序，医者先以右手掌，根据病人之体位，随从左右以便利为宜，此乃常法也。在当病人心胸徐徐呼吸一息之时，宜轻扣心肺胸膈左右中而察之。夫以二三指（食指、中指、无名指）按心下鸠尾处，以测心下之间或浮或沉。次于左右肋骨端入指，诊膈内之动气，或胁下之虚实。依次为中脘处，当分左右中，用指头轻探，以指中深按，由肌肤至腹底，而细细推敲。依次在心下至脐处深按而腹中行，以寻求动气所在。再依次探脐旁、脐下、小腹，渐渐至横骨之尽处，宜审其形状。腹内病形以指头轻按而有应时，知心下及脐下悸是也；以指轻探有抵抗，重按痛甚者，芎归胶艾汤证是也。

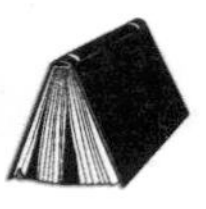

平掌展开于躯体可测知有硬物，心中之悸或腹满拘急者，乃动气之类是也，其他背沉如附物，游走，动摇，或由上引下背痛彻腰、手足痛之类，一一审其形而明其缓急，但宜问病人及观其容貌面色并参考脉候。对症候宜分辨内外标本、虚实寒热、轻重厚薄浅深，是三部（胸、腹、脐下）九候（上中下，左右中）也。

附 2　本邦老医传

诸病皆以望闻问切四诊为法。首先望病人脸色、总体形气盛衰，并考舌色，是四诊之第一也。次则问病因病症，具体如寒热、食事、二便，或口干否、喜热物否、喜冷物否、喜苦味否；二三年前是否以大病为烦，或有无多服补剂、泻剂，盗汗自汗，或梦寐快否。若为妇人宜先问经行、怀妊之多少。若为老人与小儿，二便应为第一问，老人小儿必因二便而烦也。致此乃问诊之大略也，是四诊之第二也。再次则闻言者之声，以及病者之气味，是四诊之第三也。再次则以诊脉为切诊，脉诊者以下记之，是四诊之第四也。

诊足脉有肿气者，需分上中下三焦问之。一问是否在上焦，次问是否在中焦，再问是否在下焦，三焦无事为无病之人之三焦。而恶证已极，不能复本，问诸寒热、小便之清浊宜详别也。

诊尺中，抚手之脉通而冷者，寒也；热者，知为热也。汗出者，风邪也。尺中有肿气者，可知病在足也。尺中之肉脱者，可知全身之病也。

鱼际有青文者，无论大人小儿，皆可知为寒也。

掌中汗出者，无论大人小儿，皆脾胃之寒也。

肿气在足里者，恶证也，若不肿至涌泉，根据余候判断之。

虚里之动，人迎之动脉甚者，必为吐血之候也。

唇者，一身肉之荣也。青为肉冷，赤为肉热，若兼湿而出现浮肿者，湿热也。

于颧骨而诊骨，血热甚者，热入赤骨中为热；冷入者，为冷也；卒死等出现者，颧骨冷可苏醒；骨蒸之热者，可诊颧骨也。

爪干者，筋干也；爪有病者，俗称筋病；筋病者，爪必有事也。

舌干舌焦者，亦为心热也。仔细观察上下齿、口中，可知脾胃之热也；齿肿者，可知阳明胃经之热也。

泪出者，危也，故可知皆热也。

汗出有虚实寒热之分，虽因痞而汗出，然各有所异。有掌或胸等上部出，而下部不出者；或下部汗出，而上部不出者，因此，全身汗出者为吉，乃滑汗、冷汗、玉汗所致也。

目之内障外障，亦有由痞引起者也。

耳鸣者，大多由颈中之气塞引起，亦有因外邪、热、上气、气郁、痞、妇人血虚、肾虚等引起者也。如何急止哉？用败毒之类发散亦吉也。

决生死者，触摸双手足节冷，动脉绝；大小便自利，目不转睛；弱舌额落，口吃呃逆而不食；阴囊缩引腹内，脉迟数不定；腹之动悉脐上，总体唯在腹上，动气上而呼吸由中脘出者，宜辨其快慢也；耳不闻，鼻下挛缩，人中塌陷，面部发黑或为紫色，坐时齿长爪青，大便下完谷；手足肿气出，可有潮热；肩息，烦躁，着物难，喜水，或不寐，或昼

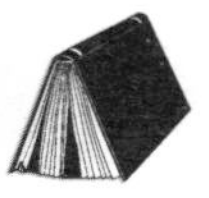

夜皆寐，发坚立。总体衰竭，若淋如秋气之象者，死候也。

吉证者，脉无力而弱，少食，眼中总体颜色佳，腹有力，胸振跳不止，肩息止者，吉候也。腹凝结，脐拔，中焦凝结，大便秘结，身大冷，小便不自利，有其中之一证者，可以自行照料也。

腹诊现任脉而碍手者，恶兆也，此乃内干所致也，知不足宜补之。大病可现而不现者，有肿气也，凡腹皆属脾胃也。

带脉消失者，恶证也，中风等所致也。章门边满胀而弱，有手触感不明显之样者，肾虚也。凡腹右强左弱者，常人也；反之，则可知为病也。

痞积任脉参入者，木香砂仁枳实主之。自下而上，上者为疝；参入者，肝积也，柴胡青皮主之。凡推下之药，加温药有效也。

腹如鱼鳞付背，手当能和者，佳候也；板如布帛者，脾胃大虚也。

腹有动气者，积也。虚里之动者，外皆有病也。

腹诊之所见，有脐拔与不拔之别，脐胀气拔所致离出摘样。脐周能手之入样者，凶也，死候也。脐周坚者，亦为脾胃之虚也。不拔不坚者，吉也。伤食，腹凝结而胀，上吐下泻。

男子，为胃之火水，为下焦之水火，故肾精之水枯燥而生虚烦之病。胸水，陈术参芪肉桂梗主之。下焦之火，可用知母、黄柏、生地、地骨皮、芒硝、甘草等十二味之末一帖；若下冷者，去知母、黄柏、生地、芒硝、地骨皮等五味，亦可加菟丝子、杜仲、莲肉、蛇床子、干姜等。

女子，为胸之水火，为下焦之水火，故津液不能滋养上焦。胸热、头痛、手热足冷，此为脚气。胸火，用芩连莎枳柴芍。下焦之水，可与杜仲、干姜、肉桂、川芎、防己、羌活、浮小麦、红花、当归等。若合虫疾者，可加莪术、三棱、缩砂、乌梅、吴茱萸、甘草等。

以上为男女疗法之心得也，男女小儿之三大事之传也。小儿上焦热而下冷，乃疳胀为病者也。胸冷腰温者，小儿总体之心得也。

脉诊，王叔和以人迎气口，诊内外佳也。一切之病，以脉沉细迟为吉也。诊脉以指引之后，少停片刻者，胃气不足（注：胃气以肺部为本），但肿病者，另当别论。将病者之手置于医之手上，重而无力者，病重也。病轻者，元气轻浮也（注：但久病老病无急证也）。

五月夏至至立秋之间，无病之人或不可死之人，亦有死脉出，不可惊（注：古此说当留口传也）。但二三日亦有脉，或有脉绝者，不可惊，可用五味汤（注：即五味异功散）。感受暑邪亦有脉绝者。

劳瘵之脉，两个月三个月而烦，脉数不退者，可与建中汤或退潮汤之类、灸治等，病稍有验。凡数脉不退者，五十日百日之内必死。死证者，足里稍肿，然死期临近也。劳瘵之死期，有细数之脉，浮而缓慢者，不能疏忽大意，一二日之内必死也。

附3　补遗

虚里之动脉，《内经》有载，自己无考，用之难者也。夫平人常右方不见动，左方必动者也，左胁至乳下见有动气，温和而应手。静者，平人之常为宜。若总支之候此动气甚重，牢实者，必死之候也。按之，分吉凶，最宜进行腹诊锻炼也。总支之候，越虚里之候，分喘息之吉凶等，亦宜此法。

二、肾间动气

肾间动气者，始于《难经·八难》也。此动气之义，动气之“动”者，多围绕在手周围，将其动谓之肾间动气，乃古人之所立也。凡此动气以手按之，仔细体会其中之动气。其具体是，以此动气确实存在而发明矣，古人之说亦有之也。所谓动气者，在左属肾，于右为命门；左肾主水，右命门主火；右命门之火上升，左肾之水下降，因之而动，则是肾间动气也。动气内系人之脏腑，而不可不知也。其动，即肾间动气，人身之用而不能停止也。

《易经》曰：“太极动而生阳，静而生阴。”动者，眼目视物而不分散也。动中有静，静中有动也。然其太极之动，若动在天地之间，生化万物，则是其动所致也。譬如杉杉树之种子生出可见，若长成大树则不可见也，是生生不止所致也。肾间动气者，其说不一，具体如下。有以足少阴肾经，足内踝下太溪之动为候之说；古人谓寸关尺，寸部候上焦，尺部候下焦，则是肾间为候之说；有随呼吸而候之，其动气之所在脐下之说也，其证据是于丹田气海穴用手立针时，边交谈边放置可见其针动之说。此皆云“动”字，计三种者也。肾间动气者，人之太极，寸口亦进行呼吸也。

大迎动气，亦是肾间动气所致，何哉？正如《难经·八

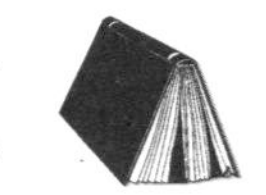

难》所云："谓肾间动气者，五脏六腑之本，十二经脉之根，呼吸之门，三焦之原。一名守邪之神。故气者，人之根本也。"动者，谓人身脏腑之太极者也。丹田气海之处有动气者，是谓肾间动气，然亦有不云肾间动气也，丹田气海穴立针见动之说亦有不可取者也。脐下有动气为肾病，脐下之动亦不谓肾间动气也。

《难经·十六难》曰："肾间动气者，病之所在。"也就是说，取动气之说也。立针动气之说，甚非也。一身之守邪神立针而动，挤压者也。然谓动气，动者也。如植豆之始生二叶也，人之肾亦有两方，如二叶之柔软，左为肾，右属命门也。其中内有肾间动气也，豆亦由其中间生出成长者也，亦是在肾间动气之事也。相同过程，人之成长，是肾间动气所致也。此肾间动气，以手取定而难者也。人之生生不息之处为肾间动气，生生之气即为肾间动气所致也。云其仔细，老人者，因经年而气血衰之人，而生生之气亦随之消失矣。其云如何？肾间动气衰，故不能生而成形也。然肾间动气之候，不能立其候而传也。譬如其人之形，年轻人如老衰人之腹者，无肾间动气者也，老人此腹多也，老人无肾间动气者也。若无谷气保而居，此则致生生之气绝；先天之气无，仅后天之气则不能立也。夫故如老人之腹，频有动气者，吉也，无大切。仔细观察肾间动气，若脐下如老人，肾间动气减弱者也。肾间动气，以手可取得者，无事也。

《难经·八难》曰："寸口脉平而死者，精气独绝于内也。"此处以无病之平人而论其变，以今日老人而考精气内绝。今日以谷气为养而内生，先天之元气必不绝也。肾间动

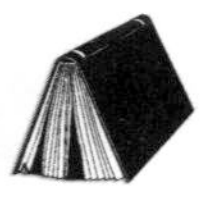

气者，以手难取者也。十二经之内动，皆为肾间动气。张世贤语："脉者，肾间动气所生也。"《素问·经脉论》曰："谷气入于胃，以动脉通血行气。"也就是说，任何动气之本，皆为肾间动气也。其正是神气受于天之处，与谷气相合，而充于身者也。引领十二经者，必为胃中之气也。如何引领一身哉？入胃中之谷气者，充身之物也，一旦精气绝，则肾间动气亦绝者也。动气之"动"者，无事也；所谓动气者，元气之事也。

丹溪曰："天非此火不能生物，人非此火不能有生。"谓此火者，则为气也。

三、元气

观察元气，以脐观察者也。仔细述之，脐为怀胎之处，一名谓天枢，其肝要之处为天枢。人之怀胎，如瓜之蒂、茄之蒂，与人身之蒂相同也。由脐之尾传其气，养人之形，发育成长者也，瓜、茄子之类亦由蒂通气成形而长大者也。也就是说，脐与蒂者，相同也。脐者，元气所生之处也。因此，元气之虚实，以脐而观察也。脐底无力，下压而易入手者，元气弱也；脐底无力者，元气虚也。自脐之左右上下压而观之，不论压何处均动摇者，全体元气之虚也。

有云水肿类脐切，如升高之太阳出者也，全体力壮自有切处，而太阳出也，此乃脐切之谓者也，元气之虚也。压脐而根硬，元气之实者也，是以脐而候元气之谓也。

四、君火相火

1. 腹证论述

腹部观察君火相火，亦是以脐观察也。君相二火之义，亦与前之诠义相通，有君火无形、相火有形之说，亦有相火无形之说，《素问·天元纪大论》内有“君火以名，相火以形”之说。君火以名而存在，相火以位而形出也。位者，列五行之位，与水、木、金、土四行而有形，此乃并位也，故《素问·天元纪大论》确立有形也。《难经·二十五难》论曰“心主与三焦为表里，俱有名而无形”，其所云相火无形。《内经》之有形说，《难经》之无形说，二者各有其道理也。《内经》之有形说，论五行之所，故必有形也。据《难经》论今日人身之常，若为有形之火，则成祸矣。所谓火者，全体无形而燃烧者也。凡付物而有形，若有形则而灾出，故《难经》云无形也，若有形者是为病也。因此，在《难经》是言其常而无形也。有时在四方立君、相火，在膻中之心立君火，在肾立相火。然玄悦之腹诊方法，则不如此而立，立君火者，以脐而立也。进而立君火、相火，人之二者均有而和谐，火若分为二，全体为一也。燃着于物为相火也，燃着于物或否皆为君火也，二者柔和协调之时，君火即相火，相火则君火，二者相合也。当君火即相火，相火则君火之时，膻中有动气，以其动气而立为君火；其相火之所见，脐之左或右如此动气分散，脐满而有动气形成相火，至鸠尾尖，叩打而上升，以之而立为相火者也。

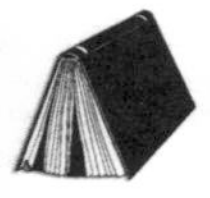

2. 临证治疗

相火君火之治疗，脐或左或右有动气者，用干姜，以温其气而行郁滞之气也。又有右用干姜，左用青皮之说。玄悦氏左右皆用干姜，脐上有动气者，用附子。其仔细述之，君火有余则为相火，由脐上升者，手足厥冷与否是非常重要的。临诊病人，脐上有动气者用附子也。脐上有动气，其气之上逆剧而并有动气者，消除其上逆之气，上下循行也。脉沉微，手足冷，用附子温其里也。脐下有动气者用肉桂，其故乃《难经·十六难》所曰“脐下有动气者，肾之病也”，故用肉桂也。肉桂为什么是助命门火之药?《素问》曰：“肾恶燥，急食辛以润之。”肉桂其味辛甘，恰好得于内，近似干姜附子者也，有生液之功。因此，仲景之八味丸亦组入，其具有润命门之功，并益肾阴，而收其气也。在膻中者为君火，以脐下为相火，其道理是，越明越清也。以肾中之阳立为君火，《素问·刺禁论》曰“七节之旁，中有小心”，下之七节在十四椎下，则指向肾中之阳，乃君火之谓也。然膻中之心依何而立？宜据下之小心而立也。其物降下于肾，膻中之火，如油皿在灯火下有油，故点灯而可居也。若油尽则灯火自灭，如人身亦下之阴水不足，则心之吧嗒吧嗒亦消失也。腹诊，以脐之动气立为君火。

3. 不治之证

动气又有无根动气之说，腹证所见，脐上下或左右有动气，而脐中无动气，唯上下左右分别有动气，以此谓无根之动气，可知为死证，元气分散之故也。用人参之义，是用于脐中有动气。何哉?《难经·十六难》曰“脐中有动气，脾之病也”，压脐而不见者，虚也。是故，腹诊立君相二火，用人参、附子、干姜、肉桂之所之法也。

五、三焦

1. 腹证论述

腹诊之三焦之候者，以气海丹田而候之也。三焦者，来源于古人之说，以形而立，立形者也。亦有全体三焦者，气之所见而不立形也。所谓三焦者，上焦中焦下焦之三者也。然凡腹诊之三焦者，以脐下丹田气海为三焦而立也。其具体详论三焦者，见于《难经·三十一难》，曰:“三焦者，水谷之道路，气之所终始也。”也就是说，主人身形体气之终始也。人由上进食，食入胃中消化吸收，下行则形成大小便而排出也，此乃《难经·三十三难》三焦之用也。《难经·三十一难》曰:“上焦入而不出，由上纳食而不吐者，是上焦之用也；其食入胃中，由中焦脾胃之气运化而消化，是中焦之用也；下焦主形成大小便，主出而不入也，是下焦之用也。”当食物由上焦而入，中焦腐熟，消化此食为用，下焦通二便等之故也，也就是说，三焦重要之所，乃下焦丹田气海也。因此，三焦为决渎之官。“渎”，读“du”。那么说，由上焦入食，历经中焦，至下焦而出之故也。人身之决渎者，下焦之大小便决渎之官也。也就是说，构成三焦之用者，丹田气海之处也。因此，今日立针者，以丹田气海为三焦则立也。在上其气有余而循行，则刺脐下三焦。决渎之官，故行气于下，如扫除渎，在上之气打开也。三焦者，气

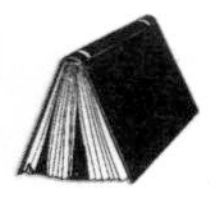

之所见无形也。《难经·三十六难》有“三焦者，元气之别使也”。成为原气之使者，气所致也，其道常通者也。真气者，所受于天，与谷气相合而充身也。真气由天受得，引领其气，以其水谷之气而引领于一身。处者，原气之别使三焦者也。“引领其气”，马氏等注曰：“以形而立也。”那么，其三焦之候于何处而候之？候三焦者，以脐下丹田气海而候之也。

2. 临证治疗

三焦不和之治疗，方选三和散、匀气散、通气散等，据候丹田气海而用之也。三焦不和者，用三和散则三焦和也。三焦者，气之所见而不离候也。其和与不和，当于丹田气海候之也。三焦之气滞而不行，则致大便结，以其结为目标而用三和散，方中川芎、羌活、紫苏等，具有发表而行其气之功，故用之也。若见表气行，三焦之气郁滞者，当用匀气散。若三焦之气滞不行而形成郁滞、瘀血等，致使三焦之气不调和者，则用通气散。是故三焦不和，用此三方之传也。

六、血虚

1. 腹证论述

血虚之候，其外证所见，唇、舌、爪皆色白者也。再者，胸部怔忡、心悸等，皆血虚之所见也。腹诊血虚之候，以脐左方天枢之处而候之，用手按之表面柔软，沉按板硬者，为血虚，因此，以脐左天枢之处名为血分，附着血分，肝藏血而主左，故名血分。《内经》曰“心主血，肝藏血”，因此，将脐左方名为血分，至末亦云血分时，皆云左天枢之处也。另一方面，在腹诊门内亦曰血分燥者，即为此事也。

2. 临证治疗

血分燥者，用四物汤；或兼元气弱者，用十全大补汤或八物汤。发生血分燥之候，除用上方外，亦可以血药当归、川芎、芍药、生地加味而用之也。

七、皮肉分离

1. 腹证论述

皮肉分离者，卫气虚之候也。候卫气虚之外证，凡见面色萎黄或萎瘁者，卫气虚也；面垢者，亦是卫气虚，此乃面之候也；肤燥者，亦是卫气虚外证之候也。据此，将卫气虚名以皮肉分离，卫气不足者，皮与肉分离者也，且观之如老人之腹，皮与肉分离者也。此乃滋养肌肉之气不足，不能滋养肌肉，故皮与肉分离也。卫气有余之腹，以手触摸而观之，皮肉均厚，毕竟肉厚，故卫气实也。

2. 临证治疗

皮肉分离之治疗，即卫气不足者，以当归、黄芪、人参、白术为主而用之，亦可加入其他方中应用，因四味治皮肉分离也。若兼血分燥者，酌情加用或选用四物汤、十全大补汤、八物汤等治疗血分燥之剂；若无血分燥者，唯以当归、黄芪、人参、白术等四味为主而用之。皮肉分离，腹诊而易见者也，因此皮肉分离，亦云卫气之虚也。

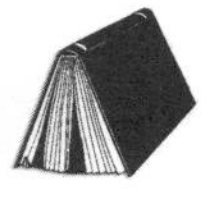

八、阴实阳虚

1. 腹证论述

阴实阳虚之腹证，以手按腹而见腹表柔软，腹底有力者也。有力者，虽按而硬也，非是候表阳，而是候里阴者也。此乃阴实阳虚之腹证也。先云正常腹，次云至极正常腹。至极正常腹，即阴阳均有力而表里相合者，甚好之腹也。

2. 临证治疗

阴实阳虚之腹证，用补药难也。总之，用补药宜细心观察，据其腹证可用藿香正气散、不换金正气散，或香砂平胃散等，当为其心得也。

九、阳实阴虚

1. 腹证论述

阳实阴虚之腹证，与前之阴实阳虚之腹证为表里也。因此，腹表有力，按寻底则力弱也，此乃甚恶之腹也。若为如此之腹，仅仅是由平人发展成病人而烦者，多死也。立针而见以表通于内，针尖有力及里，如刺豆腐之感。

2. 临证治疗

阳实阴虚之腹证，用药有四君子汤、异功散（四君子汤加陈皮）或补中益气汤。若内有物阻滞者，当用香砂六君子汤；若里弱而血分燥者，以血剂加减用之，或用十全大补汤、八物汤之类、熟地黄、当归等；若流泪者，用胃风汤。若大病致此腹者，难治。因此，平人之腹亦有表里皆有力者，尤以腹证为先也。阴虚阳实之腹证较阳虚阴实之腹证重，恶腹也。

十、胃寒胃热

老人等，多热少而舌上有苔者也；舌干燥者，乃胃热而喜冷恶热欲饮水等者也；舌湿润者，乃胃寒而喜热恶冷者也。

1. 腹证论述

胃热所见，中脘之处以手候之，任脉通利，任脉通幅广而有动气者为胃热，脐至胸微动为任脉之动气。胃腑者，由胃腑上为动之根，幅广而动也。胃寒所见，中脘无动气，中脘无力而里弱者也。重要的是见患病之人，中脘塌陷，按之后可否复原者也。凡无病之人而中脘力弱者，腹下无力，可问有无大吐泻之疾，大吐泻后而弱者也。

2. 临证治疗

胃热之治疗，主方以山栀子、黄连、黄芩加味，据腹证亦有加大黄者也。胃寒之治疗，主方用干姜、肉桂、附子，或丁子、良姜等。腹诊之大要，以候寒热虚实为第一也。中脘有动气者用白术等，因食事差而补其气，余气有力，故可治也。

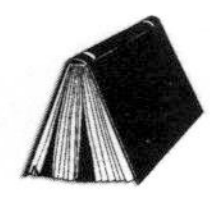

十一、中风

中风之语，乃古人之说也，腹诊家用于此说，以东垣为主。中风始于《素问》与仲景《金匮要略》两书，依外来风邪而发为立说也；河间认为，中风非外来之风，而是因肾水虚心火暴甚而发也；丹溪认为，因湿热生痰，痰生风者也；东垣认为，人至四十以上，元气减半而不足，故元气自虚者，生痰者也。诸中风之变，考三人之说与《素问》、《金匮要略》之论，则见各种各样也。平安道之《溯洄集》中，记载有真中风与类中风两种，其真中风与《素问》和仲景之说相同，由外来之风邪所致也。河间、东垣、丹溪三人所立之中风者，非真中风，而为类中风，故立类中风也。其以后虞天民，虽持平安道之说，但未解释真中风与类中风之义也。口眼㖞斜，半身不遂，言语謇涩等，皆为真中风类中风之病证，立此二者，误也。这些皆因有不足之处，而邪气乘虚入心，其故感邪而同致中风之疾也。《素问》、《金匮要略》之说，论病证者也。三人之说，区区是何非何，若不能决断则不能治疗也，腹诊家是依据东垣之说而用也。总之，中风病者，四十以上血气半虚也；或肥满者，外发而气弱之故也。

1. 腹证论述

中风之腹证所见，腰骨受刺激，骨上干枯，唯骨与骨之间无肉，以此处名之为大肉，此大肉之处塌陷，压大肉而见无力直入者也。软弱之腹必发中风，证见手足麻木者也，卒倒不醒人事者也，灸而观之可知。然以腹诊所见，则可知也，大肉脱之处，必塌陷也。

2. 临证治疗

今日从东垣之说，见中风之证，用古人之乌药顺气散。同样之病证，另见有人因头部症状而用人参、白术等，小儿则非也。若宗东垣之说，则非小儿也。

中风治疗之主方与主药：主方为四君子汤、四物汤，主药为人参、白术。右不遂者为气虚，左不遂者为血虚。其气虚者用四君子汤，血虚者用四物汤，气血两虚者用八物汤。因元气自虚，故以人参、白术为主药而用之也。

八解散：腹证所见，元气弱而左右肺穗脾募有力，中焦有阻滞者，用八解散优于用补中益气汤。若肺脾有阻滞而用补中益气汤，则助中焦之湿，故用则适得其反。中焦郁滞而有物者，故不用补中益气汤，而用八解散。

补中益气汤：腹证所见，无湿而左右肺穗脾募之处弱，中焦无湿无郁滞而元气弱者，乃所用之也。入茯苓、半夏等之八解散，燥中焦之湿，故此腹证不用八解散，而用补中益气汤。

八味顺气散：腹证所见，虽元气弱，然左肺穗脾募有力，专以左侧有湿者，而用之也。因方中有青皮，故用于左侧郁滞，因气不足而气不行，用之助元气，散左侧郁滞，而气行也。因此，八味顺气散用于左侧有阻滞而元气弱，左肺穗脾募有力者也。

乌药顺气散：腹证所见，上肺穗脾募有力，元气强者，用之也。若元气弱者，则不可用之也。方中麻黄发表，为第一药也，配伍泻热之石膏、温内之附子、补元气之人参、润内之地黄等，麻黄为发表行气之要药也。乌药顺气散用于脉浮大，肺穗脾募有力者，亦可用三生饮。中风见痰涎壅盛，若元气弱者，人参白术组方也；元气强者，用本方之原方也。能分辨元气之弱强，可与本方，或以本方加味用之也。

三和散、匀气散：二方用于三焦不和，其腹证右侧软弱者也。若见三焦不和而大便秘者，可用诸气门之三和散也；三焦不和而无大便秘者，用匀气散。特别是匀气散用风药，见不见中风者皆可用之，屡有功验之药也。此二方，为用于三焦不和之药也。

3. 不治之证

中风不治之证，如上之所述，大肉左右皆分离者，必死。外证之候所见，出于诸书也，《大成论》等亦有之。

十二、中气

中气之证，出于许叔微之《本事方》。中气多因七情之气而发也。证如中风所见，卒倒而不省人事，然又有自复之者而知人事。

1. 腹证论述

腹诊所见，较中风为轻，中风者大肉脱，中气者大肉不脱。外证，中风身温，中气身冷。元气弱者，脐之弱也。疲乏已极，亦为此事也。

2. 临证治疗

中气之治疗，主方用木香调气散、人参养荣汤也。木香调气散，用于元气弱而下腹部不塌陷者；人参养荣汤，用于元气弱而下腹部塌陷者也。

十三、中恶

中恶之证亦如中风，卒倒而不知人事，手足逆冷，肌肤粟起，头面青黑，牙关口噤。中恶者，或登冢上入庙，吊死问丧，或入人久不住室，而中不正邪恶之气也。

1. 腹证论述

中恶与诸中风、中气之类相异，凡腹无大肉脱，而元气下陷，唯水分有阻滞也。阻滞者，堵塞也。因感恶气，故气下陷而堵塞水分也。其堵塞者，开其堵塞则佳也。

2. 临证治疗

中恶之治疗，丹田气海有动气，上水分堵塞者，用四苓散；若不治者可用五苓散，乃方中加肉桂收肾间动气之故也，四苓散用于脐下有动气而水分堵塞者也。水分无堵塞，脐下无动气者，治用藿香正气散，亦可用木香调气散之类也。

十四、痿证

痿证者，《内经・素问・痿论》有论也。此痿证，读

“wei”，或足痿步行，如穿草履，脱落亦不知者也，此谓肺痿也。肺在膻中而为聚一身气之所，其肺满，气可充布于一身也。脾肺之气不足，则气自不能达于手足，而成痿证，故皆谓肺痿也。

1. 腹证论述

腹诊所见，奇经八脉之内有带脉也。带脉之循行所见，由十四椎前至脐周，人如系带环绕，故有带脉伸展也，其大之程度，大抵细如长条而可见也。

2. 临证治疗

痿证治疗，主方为补中益气汤，乃补脾肺之气之药也。补中益气汤，皆补中焦之气，而未见补肺之功，然因手太阴肺经起于中焦，若中焦之气不足，则肺自虚。因此，补中益气汤谓补脾肺者也。其内血分燥，中焦干枯，元气弱者，以六君子汤加血分药之味也。总之，痿证以补中益气汤为主方也。

十五、痹证

痹证，俗称麻痹之病，身麻木疼痛之病，有别于中风之外证者也。《内经·素问·痹论》曰：“风寒湿三气杂至，合而为痹也。”即有中风、中寒、中湿之分。其腹诊所见，知有疼痛之变也。中寒者，痛有定处，谓之痛痹；中风者，痛无定处而移动，谓之行痹；中湿者，附于皮肤筋脉重着疼痛，谓之着痹。中此三气者，皆可致麻木疼痛也。痹者，闭也，则心行之处，气血运行受阻而痛也。

1. 腹证论述

痹证之腹证，不仅大肉不分离，元气弱，而且勿论带脉伸展与否，左右肾俱动盛也。

2. 临证治疗

痹证之治疗，主方为羌活汤，此乃左右肾俱动盛之主方也。元气弱者，可先用补气之药。痹证者，大多以羌活汤为主方也。总之，所谓中焦之药、消导之药，可参考以下疟疾项之用药也。

十六、疟疾

疟疾者，春夏秋冬四时皆烦也。考《内经·素问·疟论》所论，不仅秋见烦，而且为四时共有者也，然其内以秋烦为多也。《内经·素问·阴阳应象大论》曰："夏伤于暑，秋必痎疟。"此为四时含秋，初以秋为多。其具体是，苦于夏暑，为避暑而求凉气，卧于深堂大厦，以凉气为快，全体暑邪，发散而消失也。《内经·素问·阴阳应象大论》曰："伤暑之时，体燔如炭，汗出而散。"然仅为外求凉气，而反受凉气，应发暑邪而不发，为凉气所压而内郁，至秋再度感受秋冷之气，而发为疟。《内经》亦有疟痢之证，而谓疟痢相兼也。此乃凌暑，内食冷物，外求凉气，故兼烦也。

疟疾有寒战之证，寒战有间日，或每日、二日、三日，

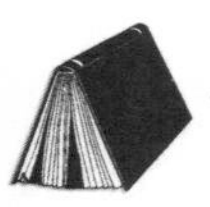

而发者也。日寒战者，易下降，邪浅之故也。由日寒战发展至二日、三日寒战者，尤难下降，邪深之故也。定时而寒战者，随荣卫循环之行度而不发，若违时而行者，则发寒战也。荣卫运行，由寅至寅，荣卫运行于百刺之间，二十五度行阴，亦在二十五度昼夜内，以五十度为营。因此，其邪郁滞之处在上中下三焦，而有浅深之别；其行荣卫之气，邪有收敛之处；其邪气引领不随时，则寒战而至极也。郁发为热，表开则热散也。阳气之收敛之处而寒战，于郁发之处而发热也。邪浅循行者，日寒战者易下降也；循行深而迟者，间日、二日、三日而发者，难下降也。

1. 腹证论述

疟疾之腹证所见，左右肺穗脾募有阻滞，其内左右均无阻滞，中焦有阻滞，腹力减弱，若有发热者，则可知为疟疾也。疟痢之腹证所见，表热炽盛，肺穗脾募有阻滞，左天枢动气甚者也。如斯之腹，应为疟痢之候也。按疟之腹，候一切病之腹，按疟门治疗一切病而有心得也。因此，一切病证候于此疟门，而得用药之意也。名曰肝疟者，往来寒热，主半表半里，足少阳胆经所主也。因胆与肝相表里，故疟者，肝之主也，脉亦弦也。以上全部所论肝疟也。

2. 临证治疗

肝疟之治疗：主方立小柴胡汤，乃半表半里药之故也。疟用常山、鳖甲，其二药为难用而恶药也，即使据疟之形，亦用之难也，久野氏只用此二味也。于是，据腹诊选择应用者也。若左有阻滞者，以青皮、常山组方；右有阻滞者，用鳖甲也；此乃用其之味也。

败毒散：外证见脉浮洪浮大，热甚无汗；腹诊所见肺穗脾募无阻滞，中焦无郁滞，元气强者，用之也，亦可用九文汤。

柴苓汤：腹证所见，肺穗脾募无阻滞堵塞，中焦亦无郁滞者也；如前之小柴胡汤之腹证，水分阻滞者，用之也。其道理是水分堵塞而阻滞，则治宜分利小便，故用五苓汤与小柴胡汤之合方，即柴苓汤。

九味清脾汤：腹证所见，两脾募有阻滞，中焦无郁滞，而元气强者，用之也。

七味清脾汤：探寻病人之寒战何如？若谓由下至上而发者，不见腹证治用此汤亦吉也。其腹证所见，勿论左右阻滞者，皆可用也。然元气弱者，不可用也。用于左有阻滞佳者，此药能开气郁之故也。另外，因此方以治虫之药多，故亦治虫也，然毕竟以开气郁而获效。如扫除箱内生虫卵之物不尽，若以盖笼罩其气，则虫生者也；若取去盖，则虫不能生，此乃气开之故也。因此方有开气之功，故用于治虫亦效佳也。

胃苓汤：腹证所见，脾募肺穗无阻滞，中焦不通，水分堵塞者，用之也。尤以泻下之功为先，中焦不通，水分堵塞者，用之也。何哉？即以平胃散和中焦而通，又以五苓散开水分，病在下腹犹可用也。

不换金正气散：腹证所见，多为两肺穗脾募与中焦均有阻滞，元气强者，用之也。此方多加味用之，常加柴胡、青皮之味也，用原方亦佳也，亦可先以槟榔、青皮组方用之。

补中益气汤：腹证所见，肺穗脾募无阻滞，中焦无郁滞，元气虚弱，心热或冷，汗多者，用之也。原本补中益气汤仅用黄芪一味之气味，黄芪本为塞气之药，中焦、肺穗脾募俱无阻滞者，皆可用之也。

四君子汤：腹证所见，元气虚弱，肺穗脾募无阻滞而反虚弱，中焦有阻滞者，用之也。其内不能用四君子汤者，可考虑用异功散。元气虚弱，内有中焦阻滞者，用此四君子汤。

六君子汤：腹证所见，肺穗脾募无阻滞，中焦有湿者，用之也。肺穗脾募无阻滞，元气虚弱，用补中益气汤；中焦有湿者，用六君子汤及其加味效佳也。若因湿而兼有气滞者，用香砂六君子汤，香附子可袪中焦之湿而行气，缩砂则理气开胃之功佳也。

人参养胃汤：古人专举疟门所用之药，是用于因内伤而发之疟。因内伤而发疟者，食酸冷果瓜之物所发也，腹证与香砂六君子汤相似，然其内元气没有那么弱，中焦易有阻滞者，用人参养胃汤，加入苍术，故散湿邪之力强，可见仅稍有别也。

八物汤：腹证所见，于前段相同，血分之处如板硬，其上置帛按之，以表柔软而底坚为血虚，以此为用之目标也。然凡天枢左方压之如板，中焦、肺穗、脾募均有阻滞者，八物汤用之难也。因中焦、肺穗、脾募均有阻滞者，治宜用六君子汤，故可先用六君子汤去除中焦、肺穗、脾募阻滞后，再用八物汤。若急用之，则不能治病，而反使病情加重者也。据上可知，此乃二方之别也。不仅治疟疾，而且治一切病，皆以此疟门治疗用药心得之肝要也。

《梅庵先生私考》曰：疟有属寒属热之别，唯有据腹诊所见而辨别佳也。大多以左方有阻滞者为寒，治疗佳也。余主要据如下而用药，左阻滞者用柴平汤，右阻滞者用不换金正气散加减，亦以随手可取效而病愈，是故考之。认为是因食滞所致者，故用《万病回春》之内消散；若中焦堵塞者，则用无人参之香砂六君子汤，或加减正气散。考虑用《万病回春》人参养胃汤内加附子之目标，须问口干与否？喜热还是喜冷？喜热者，内寒也，可用人参养胃汤加附子。疟病者，集气所致之故也。有邪之处气收敛，故恶寒，气收敛之极也。凡郁而发热，汗出而热散，则寒止也。夫故疟有邪之处，卫气收敛而挛急，故用附子温散挛急之气，使之循行之为也。

十七、水肿

1. 腹证论述

水肿分内证和外证两种，其出自于《内经》。由上躯而水肿者，立为外证；自下躯而水肿者，立为内证。又有阴肿与阳肿之分，阴肿者，以手按之则陷，抬手则不复原也；阳肿者，以手按之则陷，抬手则复原如故也。

2. 临证治疗

阳肿，治疗可愈者也；阴肿，难治者也。以手指按之后迅速复原者，内气有余之故，吉也；按之后不复原者，内气不足之故也。阳肿者易治，大便秘结，故用通下大便之类药，可治疗阳肿者也；阴肿所致腹泻，若反复用补药而多泻

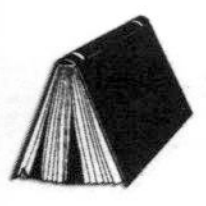

也，宜用分利之剂，故治疗难也。水肿之虚实，观之难分别者也。其难候者，是肿气多而腹胀之故也。腹胀者，为不常见之腹，故于内难见也。中脘上脘下脘按之，有痛者为实，无痛者为虚。按而可见表热，重按而可见内冷也。其处必为邪气留滞之居也。东垣曰："胃中寒则腹胀。"此能预防也。

水肿之治疗，分别有虚实证之主方。

实证者，用实脾饮、分消汤，并无代替之方也。枳实与枳壳之力伸展计之，分消汤之药味，具有两目的也；实脾饮药味只等分，压开胃膈之气，取其下降也。以枳实为组成之分消汤吉也，通下大小便，分利而出也；以枳壳为组成之实脾饮佳也，此皆实证者所用之方也。

虚证者，内伤肿气，故由弱处而肿也，用六君子汤、香砂六君子汤，或用补中益气汤。按全腹皆不痛者，虚证也。腹中必阳气不足，预知气薄，故顺气而不能循行。干姜、肉桂、附子均为温阳散寒于外之品，根据病人病情选择用之佳也。

3. 不治之证

水肿不治之证，背中平，手足至里皆肿气盛者，必死；由脐下至足有内痛者，是至关重要的。腹诊之法，脐中高出者，元气脱而脐亦脱出，故为必死不治之证也。

4. 脐切

脐切者，自左压向右，由右压向左，自上压向下，由下压向上等观之，无论何处，按之皆应而行者，谓之脐切。有此脐切者，用六君子汤、异功散及其加味有口诀。自左切向右而容易者，用香砂六君子汤加味；自右切向左者，宜用干姜木通，而易行者则仅加木通也；自下易行于上者，用异功散加肉桂，由上易行于下者加附子也。

5. 水肿男女之别

水肿有男女之别，据男子、妇人及水肿之表现，可知吉凶也。男子下部水肿者，吉也；妇人腰以上水肿者，佳兆也。男属阳，故上部水肿者，恶也；女属阴，故下部水肿盛者，恶也，此乃男女水肿之别也。

综上所述，水肿者，肿深则脉沉微者也；肿浅则脉浮大浮洪者也，皆脉易显现也。因肿气仅见脉而用热药难，此时腹诊之蕴奥则可达到也。全部可用四君子汤，其仅以补药而和之，异功散乃四君子汤加陈皮，用之佳也。玄悦氏治疗水肿，专以六君子汤为主方而用之，故依靠他来治疗也。

前处记载有内证外证之药方。外证用九文汤或藿香正气散是也。元气强，不仅中焦阻滞而下，而且热盛者，用九文汤，尤以随邪之来道而用药，吉也。由外来之邪所致者，则追外治之；内伤者，由内而治。应病疗治者，肝要也。

十八、胀满

胀满者，水肿之别证，唯腹胀满，与一身肿气有别也。唯胀满者，鼓胀也。此鼓胀胀满之义，《内经·素问·胀论》曰“鼓胀胀满”，以此而论之。其鼓胀胀满者，其形如蜘蛛，唯腹大，手足面部瘦者也。鼓胀胀满有二种。其一，脾胃之

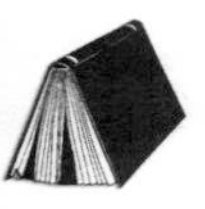

实而敦阜，脾气不顺，其为腹大而有胀证。其二，中焦之气不足，中气不顺而腹胀。由脾胃敦阜而成实也，因脾气不足而成虚也。

痞满者，痞满之状如《易经》所云，天地否卦之证也。其否卦，火在上，水在下，水火之气升降失司，谓之否卦。痞满之证，亦如否卦，升降失司，上下不通也。夫上鸠尾处有物阻滞，故以腹胀为痞满之证也。鸠尾之处有物阻滞，升降失司之状似否卦，而付名者也。

1. 腹证论述

腹诊虚实所见，按而痛者为实，不痛者属虚。按之见其滞邪者，即抚摩腹部可见，抚摩之后有光色之处，必为邪滞之处也。虚胀之腹，内空虚也。若见空虚者，以指按压，则咕咕作鸣者也。然如此鸣者，即使贵人、高位之人、重病之人等，弹腹亦可见也。其时，腹下之物抚摩而见，暂短抚摩腹胀之处，出现表鸣者也。其抚摩而鸣者，内空虚也，如敲打大鼓嘭嘭作鸣者也，气满之故也，此乃虚胀也。

2. 临证治疗

胀满之治疗，主方与前治水肿主方相类似，随脐切而用之也。腹胀肿气皆有，尤相似也，应用水肿治疗方药为佳。其内痞满之证，主以枳实、香附子等而用之。预知脾胃敦阜而胀满者，主以三棱、莪术等而用之。虚胀者，不覃氏治疗用六君子汤、香砂六君子汤、异功散之类，此乃用之变也。

3. 不治之证

胀满不治之证，此亦脐脱出也。其脱出者，如水肿之脐脱而出于皮上，如太阳上升致中高也。其脐之中高者，内元气行向根处，故如太阳上升致中高也。在上两肺尖下垂，以指按之无力而切者，不治。总之，鼓胀者，难治之病也；两肺尖切而无力者，尤为难治之证也。

十九、泄泻

1. 腹证论述

泄泻之证，因饮食停滞而泻者，治以先除中焦之停滞为佳，其腹证所见，元气强，脾募肺穗皆有力，中焦有凝滞者也。脾肾泻者，其腹证所见，中焦、元气、脐下俱弱，清晨即泻一二次，俗称黎明泻，多见于老人与肾虚之人也。食泻者，是饮食停留于胃中，不能消化，下利完谷，此乃胃中元气并弱之故也。腹泻之中，食热物后，立即入便所而下利者，俗称霜腹，又称子泻。自四五月始至秋顷多发者也，其寝冷与霜腹之脉多为沉也，此泄泻者，五虚之证必有者也。其脉细，饮食入之前后皮寒也。脉细者，脉之不足也；脉之不足者，心之不足也；皮寒者，在表之反应，此乃肺气之不足也。泻利者，肾之不足而泻，饮食入而不能消化为子泻，乃中焦脾胃虚所致，此皆为五虚之证也。脾泻肾泻者，难治也。其度甚者，下行于胃中不与停留，则恶也。即使非五虚之证，亦饮食入而不能运化者，小恶证也。古代泄泻与痢病不分，至后世方分之者也。其分者，泄泻者，无里急后重。

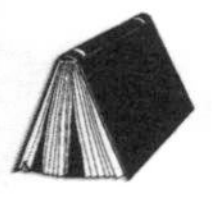

里急后重者，急以通下大便而入便所，然大便通而不通之后，残留不尽，在便所等待者也。痢病者，今日之湿毒癖积等积贮于肠胃也；泄泻者，无癖积。夫故，是痢病？是泄泻？当分别者也。

2. 临证治疗

胃苓汤：腹证所见，肺穗脾募有力，中焦有停滞，水分有阻滞，而元气强者，用之也。其故乃平胃散与五苓散合方，平胃散为去除脾胃敦阜之药，因而解中焦饮食停滞之气；水分堵塞必须从小便分利之，故合五苓散分利也。若里急后重而有气味者，加木香、槟榔子之味也。

六君子汤：腹证所见，元气虚弱，中焦停滞而有湿，肺穗脾募无异常者，用之也。凡元气弱而欲补之，若中焦有湿滞者，必偏于补胃，夫故用六君子汤。

四君子汤：腹证所见，肺穗脾募无异常，中焦亦无湿，唯元气弱而下利者，用之也。

补中益气汤：腹证所见，肺穗脾募、中焦元气皆弱而泻下者，用之也，专救助肺脾之气，泻必止也。然补中益气汤之组成有当归，可补心血，宜先少用之，乃通下滋润之药，故反可致泻，宜酌情增减其药量也。

异功散：腹证所见，中焦、元气皆弱，上肺穗脾募有湿滞者，用之也。尤以陈皮味辛性温之药，开气必行于中焦也。中焦元气弱，故用补中益气汤；兼有湿邪者，用六君子汤，亦为专补脾之药剂；肺脾有阻滞物，依此而难用者，用异功散。

胃风汤：或用于痢病、血痢，痢病与泄泻之候相同也。

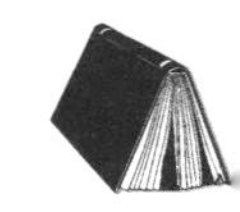

今痢病，在血大下之程度，而酌用胃风汤。玄悦之传，据血下之程度而用之也。用于血分干者，或用于血分燥者，皆其用之变也。若泄泻，见血分燥者，则可用胃风汤。腹诊所见，肺穗脾募无力者，用八物汤、十全大补汤佳；肺穗脾募、中焦皆有力者，用八物汤、大补汤之类；因地黄滋腻，脾募肺穗有力，而血分燥者，当用胃风汤。

五苓散：腹证所见，水分阻滞，脐下有动气者，用之也。水分，位于脐上一寸之处。因有肉桂，故用于脐下有动气者也；无动气者，用四苓散佳也。

藿香正气散：腹证所见，内伤饮食停滞，外感风邪而泻，内外俱受邪所居者，而用之，尤以温药能治中寒也。其内泻炽盛者，用四苓散与五苓散合方及其加减，或单用四苓散、五苓散；腹有力而胀者，与藿香正气散合方用之也。

七味白术散：腹证所见，腹底元气弱，其上为三焦不和之腹者，用之也。

除上述列举外，霜腹者，用不换金正气散加肉桂吉也；黎明下利者，用参苓白术散也；饮食停滞，水分无阻滞而下利者，仍然用不换金正气散之原方也。元气弱者，脐下等处无力，易下利者也。若腹底强，中焦元气并弱之腹，必致泄泻之证也，以上为逐一心得也。

二十、腹痛

1. 腹证论述

腹痛之证，有各种各样之病因也，然不认真考虑病因，则不能确定腹痛之治疗也。首先，腹痛者，俗称原虫膨胀所

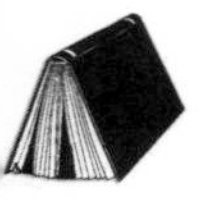

致也。何哉？肠胃乃温物之预所，因湿而可成为生虫之所，然虫生，其虫不一定引起腹痛也；同时亦有食滞，堵塞胃口，饮食停滞所为，中焦之气结，故致腹痛。其证据是，上吐下泻之后则腹痛止也，吐泻开中焦之结气之所，乃解开之故也。多食冷物，或多食酸冷之物，则可致腹痛也。此全体食滞者，食酸冷之物、寒物，则中焦之气结，故致腹痛也。即使相同食物，亦有因寒冷之物，而致腹痛者，其治疗亦相异也。亦有云因热而为腹痛者，因热所致之者，然非全体热也。腹痛之“痛”者，因寒气而痛也。其寒气，痛而寒久，则可生热也。

又有积痛与聚痛之分。聚痛者，痛无定所，忽上忽下，属六腑；积痛者，痛有定所而板硬，平手按腹，接触时似聚，见形浮而消失也，积属五脏。然肺积肾积者，亦有移动也。肾藏阴，内含阳而居之故也；肺主诸气，故往来也。聚者，在表而无形也。因此，积聚皆有腹痛。痢疾之腹痛，可下之所者也，下肠胃之间癖积也；其有湿毒可下之所者也，下而消除之故也。气之始末所居，故腹痛而发也。

2. 临证治疗

腹痛之治疗，宜求本治之。若因食滞而腹痛者，对其证而以消导剂组方，如神曲、麦芽、山楂子之类也。因食酸冷之物而腹痛者，宜用温胃中之药，气滞得以解除则行，故腹痛可止矣。因聚而腹痛者，用大七气汤，尤以因寒所致者，用大七气汤佳也。若因热所致之腹痛者，用柴平汤良也。积之腹痛者，以广芪溃坚汤为主方也。痢疾之腹痛剧者，以槟榔子、木香、枳壳等组方也。

腹痛又有以甘辛苦治疗之。以甘草之甘，缓挛急之处；以肉桂、干姜、丁子之辛，缓气滞之所，故腹痛愈，此乃因寒而用也；苦味者，芩连之类也，以此苦味与木香之类合用吉也，香气甚而以其苦与香相合，理气而行凝处之气，为其变也。由外所致者，可用三神丸之类，以黄柏一味炒三色而用之，以苦处之味为佳，此乃推下凝处之气之故也。

腹痛者，最初用温药吉也，而后用芩连之类与肉桂干姜等，腹痛皆止，此乃论用寒药与用热药之别也。腹痛者，多因寒而痛，其证据是动即必用温药，然亦有失治者。本因热而痛者，其证据是治虫药而味苦，初用黄连之苦味观之，此乃因热而痛也。然痛者，最初为寒也，因其寒而痛，假以时日郁而生热，必以寒药下之者也。最初用温药良，若久而不愈，此时用寒药下之吉也。

3. 不治之证

腹痛不治之证，任脉通，中焦左右有抵抗而痛者，难治之腹痛也。

冲痛：冲痛之腹，按上脘下脘之间观之，表和而其上柔软，里如板硬而坚者必死，若三五日间亦有者也，此腹乃阳虚阴实之腹也。

玉痛：玉痛之腹，上脘下脘无力，中脘之左右亦无力，四方皮肉离而痛者，不治之证也。

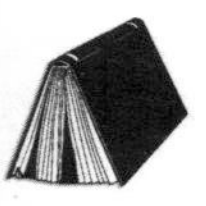

二十一、湿痰燥痰

1. 腹证论述

湿痰所见，探见皮肤，其形有如荞麦温饨流动者也。夫不能当强物，皮肤之间如大豆等状，大多不能当也。若有如面条、荞麦面条横切状之腹，此为燥痰。其腹状，常体之人少见，宫女、仕官之女中则多见。何哉？全身痰者，由郁热而生，其热之所为，煎熬润一身之津液而生，宫女之类此腹状多者也。痰易利者，为湿痰。燥痰者，喉咙内附有物，难以咯出，内燥之故也。

2. 临证治疗

湿痰者，用二陈汤。二陈汤，不下燥痰，因有半夏茯苓燥中焦，故不用也。燥痰者，以瓜蒌枳实汤为主药，元气弱者用之难，宜助元气而附有润喉咙之味，此乃用于元气强者之方也。

二十二、消渴

消渴有上中下三种消渴。上消者，多为肺气之虚热所致也；中消者，因脾胃之气不足而生，脾胃之气弱也；下消者，由肾水不足所致，虚火炽盛也。“消渴”二字分别论之，多食者为“消”，多饮者为“渴”，“消渴”者，饮与食皆多也。

1. 腹证论述

消渴之腹证者，阳虚阴实之腹也。然阴实者，按之为快。消渴之腹证，里坚有力，满而胀者也。

2. 临证治疗

上消渴用补中益气汤，中消渴亦用补中益气汤，勿论补中气之药，如六君子汤、四君子汤、异功散等补气之剂，皆可用于全身燥处之证也。中消渴者，用补中益气汤加麦门冬、天花粉之味也。下消渴者，用六味丸，肾水不足，虚火上炎，故以滋阴之药为佳，燥内之品，为其变也。

3. 不治之证

消渴不治之证，脐右动气盛者，凶也，此上中下之三消皆相同也。肾立两枚，左肾为阴，右肾为命门之火而属阳。右有动气者，虚火上炎，升腾之气炽，故右有动气盛者，恶证也。以理论之，因其虚火炽盛，循行处之气，不能正常运行之故也。何哉？气者，自左而上，下于右方；往来寒热升降之气不顺，故有虚火之动气也。

二十三、嗝噎反胃

嗝证有忧嗝、志嗝、寒嗝、热嗝、气嗝等五种。嗝、噎、反胃等三证者，各异也。噎证者，噎读“ye”，饮食入则噎吐，此乃喉咙之燥所致也。嗝证者，饮食留置胸膈而吐也。反胃者，朝食夕吐、夕食朝吐也，此乃饮食留置胃中，不消化而反吐为快，由胃中反而致吐也。噎者，喉咙之燥也；嗝者，因饮入之物，留滞胸膈所致也；反胃者，胃中虚寒也。因此，由噎致嗝、由嗝致反胃者多矣。反胃之病名，始出自仲景《金匮要略》，《灵枢·膈篇》亦有云“上膈下膈”者。其谓下膈者，今之反胃也；上膈者，今之嗝证也。

1. 腹证论述

嗝证与反胃，腹诊所见相同，表和而按之硬，腹底坚按之如板也。因胃中之热所致，故喉咙干燥，食入而噎者也。

2. 临证治疗

噎证之主方，顺气和中汤加黄连、山栀子，为解胃中热之药也。嗝证者，胸膈之气留滞而吐，故胸膈之气不能开也。主方为五嗝宽中汤，方中以丁香温胃中，缩砂开胃口，木香利胸膈之气等。若嗝证专用五嗝宽中汤，那么，反胃之腹，亦与嗝证之腹相同，临证尤为常见也。中脘所见，同样是气脱者也。因脾胃虚寒，故中焦气脱，与胃寒之腹证相同也。脾胃有虚实之分也。反胃者，以干姜、肉桂、附子为主药也。

3. 不治之证

嗝噎反胃，不治之腹证，中焦胃气之脱，多为不治。胃中之气脱者，故十人患之，十人必死矣，此乃无天真委化之气故也。

二十四、霍乱

霍乱者，首先是以夏季炎热盛之时分多病也，然夏之霍乱，乃冬之食伤所致。其具体表现，是以上吐下泻谓之霍乱。但以冬之食伤，云夏之霍乱之义，是因冬季在外阴气盛行，于内阳气不足也。夫故上吐下泻等，其气变乱，复感暑气盛，暑之所为更伤其气。特别是此季节，阳气外盛，阴气内守，居表而伤气，因易漏汗，故为内之气虚也。夫故夏之霍乱，以冬之食伤所为病，食伤重也。霍乱之腹证，水分少而口渴甚者也。常食伤者，水分不盛也，因此，霍乱与食伤皆腹胀也。

二十五、遗精

遗精者，言不知而寐内泄精也，此为遗精。

1. 腹证论述

腹证所见，水分左右皆弱者，必已遗精也。

2. 临证治疗

其左右水分拔而无力者，用清心莲子饮；脐下弱者，用八味丸。

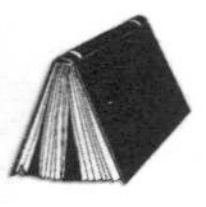

二十六、妊胎

1. 腹证论述

观察妊胎之候，于五个月之后进行者也。然其妊胎之处在脐下气海丹田之处，其始持有者也；积聚之类，亦有此事，聚于丹田气海之处也。而见成形妊胎之初始，两者区分之难也。胎者，至五个月，握拳则高成而有者也。压其高处所见，若为积聚则痛；若为胎则无痛。或按压高处所见，若为胎者，压上而上有支持之物也；若为积聚、瘀血者，以手牵拉，立即出本之所者也。妊胎之候，晚至五个月之后方能见形，而五个月之内则难观妊胎之形。要观其形宜在夜明空腹之时，方能见者也。

除此之外，又有脐下肿胀之处，以手压之所见，手内移动过程无凝结，则感觉有气也。积聚之类者，手置肿胀之处观察，手内有惮所之气也。胎者，内应含成长之气，手内有满程之气也。脉候者，手少阴心经神门之处则是也。轻轻以小指腹，置于关部之所，小指通过关部之骨侧而动，若为胎者，神门之动强也。此乃月月宜通所之月经不通，而一身之血脉盛，故此动强也。

亦有用药观察之方法，可煎服川芎，若为妊胎，则其胎动于胸下者也；若为外之物，则不动者也，此乃候妊胎、积聚、瘀血之辨别法也。

2. 死胎之候

死胎之候，脐下尤外冷者也。其脐下冷者，死胎也；有胎之所冷者，即使至临产，亦必为死胎之候也。脉候者，神门之动绝也。神门者，手小指之方，关部之通也。

二十七、痘疹

1. 腹证论述

痘疹之腹证，外发热炽，外邪或食滞等，皆热甚之物也，因此，候之难者也。鸠尾尖动气甚，若发为痘疹，则在前表也。鸠尾左右按之，手里动甚如有物。如何动而谓此动甚者，心经入手里，故血热甚而动气甚也。

2. 不治之证

痘疹不治之证，痘发成堆，出水贯脓也；然鸠尾动气甚者，是至变证者也。何哉？表热甚所致，故鸠尾之动气初发而有物也；然出水前，此动气亦不镇者也。仔细观察，表热退者，痘出者也。夫故热甚于内而可见痘六个左右也，或多出者也。若痘周围出水贯脓，应为热散之所，然内毒炽盛，故动气退而不镇者，乃恶候不治之证也。

二十八、任脉

脐上显现任脉者，为脾胃之虚也；脐下显现任脉者，为肾虚也；脐之上下均显现任脉者，脾肾两虚也。其任脉显现而胀者，脾胃虚则任脉显现之故也，无腹支撑而出者也。脐下筋出者，肾精亏虚，故任脉显现也。上下皆显现此筋者，即使平人，亦迫近大病者也；若为大病之人，确实已为难治

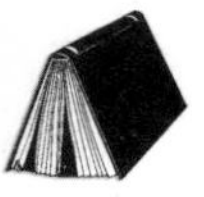

之证也。劳伤之类及阴虚火动之证，多致此腹证也。此筋显现，若为平人，念比谓能有可治疗机会，宜慎护传由；若为大病之人，乃药力难及之处也。

二十九、京门

京门之事者，京门处之肉直落，指完全入者，如是者，必可知患腰痛也。

三十、止吐药

木栾子打碎，取其中之实，加入主方之中，用之神妙也。玄悦秘藏此药，可警可戒。

三十一、杂着附录

病痢者，俗称早手，是由胸以上痛，发热而手足冷者也，其上虚里之动盛者，必急可至变证也。虚里，位于左乳下一寸六分。病泄泻者，若血分之处有凝结者，必大便泻，而确实为痢也。

噤口痢可成此证者，由中脘之处至上有动气，此乃不覃氏治疗其上多处强者也。那么，尤为痢者，左方阻滞为常，是即使下利也可治也。右有阻滞者，甚恶也。在此之时，则大便窘迫而下，故右阻滞者，恶也；左痞者，苦也。

考小儿绝死证，亦是虚里剧动者也，必绝入也。此虚里之动者，气凝结于胸膈之故也。虚里者，足阳明胃经乳根穴之动脉，位于乳下一寸六分。

《素问·平人气象论》曰："胃之大络，名曰虚里，贯膈络肺，出于左乳下，其动应衣，脉宗气也。盛喘数绝者，则病在中，结而横者有积矣。绝而不至曰死，乳之下，其动应衣，宗气泄也。"所谓宗气，指胃气而非膻中之宗气。

《甲乙经》、《脉经》非衣作手，从此言为佳。用心者，虚里之动确实以手能应也。此主诸十二经脉之宗，宗，乃本之气脉也。胃者，脏腑荣卫之海原，万物资生之母之故也。若此动脉甚盛者，如简要应答而不绝；若失中和而乱，故病在中焦，有无脉气结滞，横田先生所述，若腹中有积，其脉绝而不至者，胃气绝而不治也。此动甚盛而应衣，但振动者，胃之元气脱泄而为死候也。今劳证及内伤脾胃虚之病者，此动甚盛而应衣者也。若脾阴虚极，孤阳独动，乃胃气败绝之候，其人必死矣。

卫阳，一名趺阳。张仲景候此趺阳之动脉，考胃气。今亦于泄泻、霍乱、鼓胀等证候之，动脉已绝者，死而不治。胃经之原穴一名会原，位于足趺上五寸，骨间动脉也，陷中摇足得之。

太溪，一名吕细，凡人病，有此脉则生，无此脉则死。出自铜人，位于足内踝后跟骨上，动脉陷中动脉甚中也，足少阴肾经脉所注为腧。

太冲，足厥阴肝脉也，位于足之大趾与次趾之间，推通而上，趺之中程，趾之止所，歧骨之前成动脉也。李士材曰：肝者，东方之水也，生物之始也。此脉不衰，则生生之机尚可望也，女人专以此脉为主。

小儿惊风者，暴泻、发热、剧烈抽搐也。通常用参附之剂，勿论元气虚极，即有参附的中之证也。然不用此药而治者，十人之中亦见一人，是上证而非元气脱也。虚实之所见，届应以腹诊为最重要。因暴泻顿挫而入阴，相火上炎，上责心肺，心火炽盛，而致抽搐，此样腹证，用参附之剂，则缓抽搐也。骚动之证，用七味白术散加黄连等为佳，另外宜急用独参汤。大便色白如脓者，热也；完谷不化者，虚寒也。肿物之脓，非寒而由热所致，发如白喉也。

按：七味白术散，即钱乙《小儿直诀》之白术散：人参、白术、木香各一钱，甘草、藿香各一两，葛根二两。一书，去木香，加白扁豆、莲肉，尤妙。

吴山甫《医方考》治吐泻发热，咽干口渴者，此证因外邪所为吐泻，故胃中津液竭。

明治二十七年八月十六日　内藤福弥　书写

明治二十七年甲午十月三十日夜

此日雨有风　白峰迂夫冈直　校阅

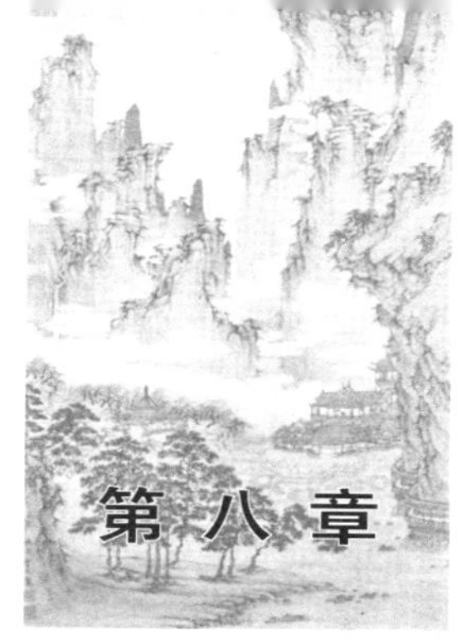

腹诊讲义

作者不详

张根腾　译

李秋贵　审校

简　介

作者不详，但原书之扇页有“玄玄堂伊藤玄渊订”字样，其落款为“安永三年（1774）秋九月二十四日”，原书末尾有“正德二年壬辰（1712）秋九月望日，时习轩主人录之”字样。据此，此处的“订”可否理解为对此书的“评议”或“评定”，亦或理解为改正修订之意。故上述之意，乃非原作者也。而书尾页“时习轩主人录之”，是否为抄录之者？然而，上述之“订”为1774年，后之“录”为1712年，两者前后相距62年。那么，此书定为抄录于1712年，修订于1774年。

此书为手写稿。其内容：共28项，即腹诊部位、肾间动气、元气、君火相火、三焦、中风、中气、中恶、瘘证、痹证、疟疾、水肿、胀满、泄泻、腹痛、怀妊、痘疹、消渴与嗝噎反胃、湿痰燥痰、阴实阳虚与阳实阴虚、血虚、胃热、胃寒、霍乱、遗精、任脉、京门、私考。

此书引用《内经》、《难经》、《伤寒杂病论》和后世医家金元四大家等对每项有关腹诊腹证之论述，同时在论中不仅论腹，还提倡主方的论治，具有辨证施治之意。故此书可谓折衷派腹诊之佳作，为临证诊断腹证参考之备者。

书中之条目序号部分标题均系编译者所为，借以使主题层次更加明晰。

李文瑞

2013年7月15日

一、腹诊部位

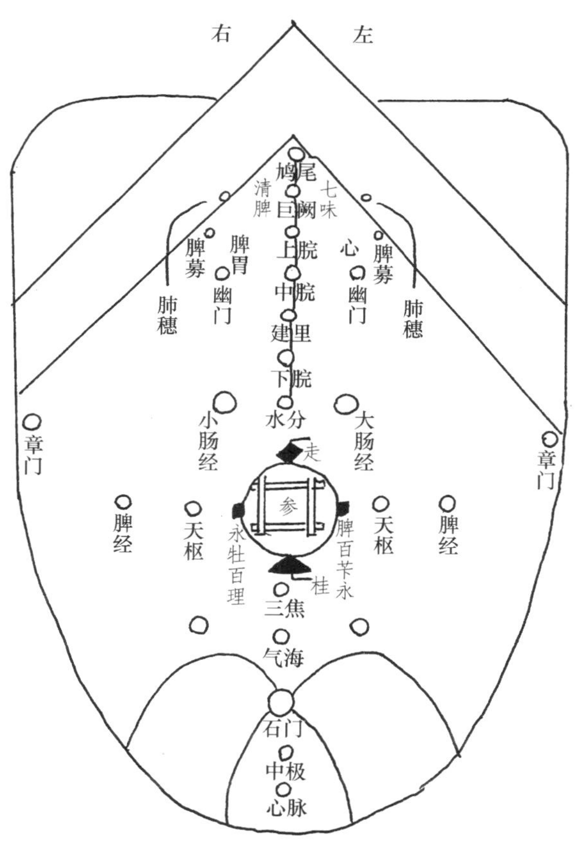

图 8-1　腹诊部位分布

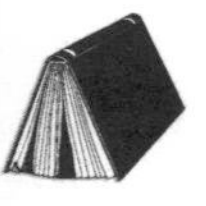

二、肾间动气

肾间动气之说，见于《难经·八难》，而最先始于《素问》、《灵枢》之中（《素问》所谓七节之傍中者，小心者是也），其《素问》、《灵枢》内有“肾间动气”之名目，在《难经》中而成定论。究其肾间动气之出处？考《难经·八难》问答文，以肾间动气为人身之根本，或十二经之原，又为守邪之神（滑氏曰：“原气胜则邪不能侵”）。若以此等问答而观之，肾间动气医者若不精心寻味，掌握则不可能也。诊候疾病，决断生死之际，以手太阴肺经寸口之动脉而决断也。其寸口处之动脉者，今日食谷精气变见出所之动脉也，即寸口动脉者，后天之气也。肾间动气者，先天之气也。然今日之医者，诊候其脉，其要者，察此肾间动气之有无也。肾间动气何处候之（虞天民、滑氏、张世贤、楼英指脐下丹田之处为肾间动气也）？当于脐下候之，何哉？肾间动气者，当于两肾之正中，以其动而故得此名。以此“动”字，当于人之脐下动之处，因此直称“肾间动气”。呜乎！昧者之甚也。原云所谓肾间动气者，观其应手动之处并非动气。所谓非动气云者，其动之势又似非动，但其应手之势并不明显。是故，此之动气者，在其处乃似动又非动之势是也。

《易经》云：“太极动而生阳，静而生于阴。”太极动者，确为不云动，而是指其阳生之处，足以云其动也。譬如两肾如杏仁、桃仁之类，若见其落地生长之处，其核分为两瓣，遂生二叶，正中有小芽，其芽逐渐生长成数千尺之大树，其

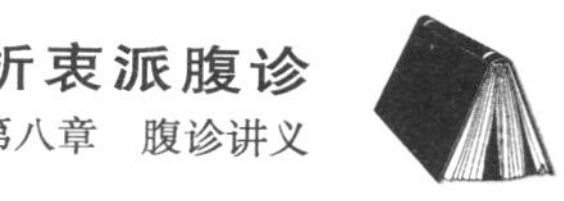

健康成长是如动气之处也。人亦与其相同，此元气居于两肾之间，故此当婴儿哇的一声刚落地，立即会合成长处之气而居，渐渐地由人而生人，生生不息，此因肾间动气者也（即将生之不息之气，称之为肾间动气）。

又云：脐下动处之气，非肾间动气。据《难经·十五难》论及腹诊曰："脐下有动气者，肾之病也。"若同书内确有此论，绝非将脐下之动气说成肾间动气。因此，古人亦不知关于肾间动气之原委，故立种种诊候之法。针治家认为肾间动气存在于脐下，何哉？以针深刺丹田、气海之处，然后暂时放开手，其针不动，以此观之，肾间动气绝非存在于此。呜呼！此说亦谬误之类，岂可确言。如何言之，乃生命之原也，对人身根本之处元气是否可施针，当细观察如何，以针刺元气得当否，若将此深入思考的话，则针家之妄说难以令人置信。

有立以手尺脉立候肾间动气之说（吕广、杨玄操、丁德用、张洁古等指尺脉而言），曰：以寸口候上焦，以关部候中焦，以尺部候肾之处（此即肾间动气之处），此说亦不足以信，作为一身之根本，十二经之原的动气，直至指爪末端亦有动脉之处，肾间动气为其根本，其动而何以动，非肾间之动。

张世贤曰：脉禀肾间之动气而始，脉禀胃中之谷气而生。

基于上说，何谓肾间之动？亦有说以足少阴肾内踝后太溪之动，而立肾间动气之候，此说亦同前段所论，而不能确立为诊法。又一说以呼吸而立肾间动气之候，如何以呼吸而知？若暂时堵塞呼吸之门，则死。此即肾中一发之

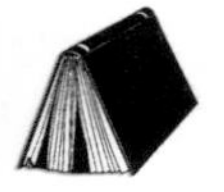

气，故可死。《难经·八难》曰："十二经脉之原，呼吸之门。"又有呼出心与肺，吸入肝与肾之说，以呼吸候肾间动气第一处。然而此言如前条所云，作为一身之根本，取于何处候肾间动气，又谓古人亦拘泥于一个"动"字而已。

《难经》立命门之说，其左为肾，右为命门。左肾主水，右命门为相火，其左肾水降，右命门火升，水火精气始发处之气，谓之肾间动气。此说虽然似是，亦难免穿凿之误。《难经》若论命门之义，不言水火之分，且男子藏精，女子系胞，其气通于肾，必有火也。前之数条，依此来证实，尚不足以信，然而云如何候肾间动气时，《难经·八难》论曰："寸口脉平而死者，何谓也？……寸口脉平而死者，生气独绝于内也。"生气者，即指肾间动气，必须依此候任脉上下之处而得之。譬如老人气象之势，以其腹形血气盛衰而测知肾气之盛衰。总之，老人先天之气尽否，又要观其后天之气维持如何。若内在生气充盛，则腹也当如其形充盛；若见形体血气盛而腹如老人者，乃知生气不足也。特别是借助后天之气维持者，不久其生生之气亦伤，此时医者按其腹时，其指端无力而陷下，此乃肾间之动气脱也（老人多如此）。今对病人进行诊察，脐下明显虚弱者，此人将不得生也。按脐下根部有力者，乃生气充满也，此即虽其病甚而如此生气充满，又有何死之事。如此所指诊察之处者，今日云在腹部候肾间动气，在此下任脉之处，虽然此处确实善诊肾间动气之伤，而脐下有动气也不能称为肾间动气。然而谓脐下似有动气，或似无动气，根据病人在脐下若有动气，应当有应手而动，但是应手之处，亦不能说是肾间动气。

三、元气

立元气于腹者，以脐立元气之候也。如何又以脐立元气哉？然之所以详述其理，首以概述论腹诊者，归于《难经》。其论腹诊之处见于《难经·十六难》，以脐候脾胃，即于此处候元气，《难经》直见也。如何在此立元气之诊？要人仰卧，手足平伸，其人之中分处当为脐者也。又云人之脾胃居于中焦，脐亦当在人之中分，故于脐候元气，此之脐，元气之所也。

若将瓜及茄子之类的蒂称之为脐，人之脐亦同其理。彼瓜与茄子之类，从此处运送气而生生不息成长，其一个蒂运送气，其气渐渐向内通畅，后长至高大。人乃一滴精水入子宫内，每月来潮之经水围绕其精，以此保养，当其时沿着脐带之端，将精气运送于胎中，使之在内生长，故名脐带，又称命带。凡云天地者，天气降，地气升，其升降之气会合处称为“气交”。宇宙间万物之生，皆以气合而其遂生。人之脐亦在中分，心中之阴气下降，肾中之阳气上升，其升降之气会合处，即为脐也。由于此气合，消化每日之饮食，而且五脏六腑也能顺从和调，故将脐立为元气之候也。将靠脐旁之腧穴，名为天枢（枢训为枢纽）。盖脐者，天地心肾之气合枢要之所，犹如门户之枢机以防盗贼，故将此处穴称之为天枢，以其有此等功用。总之，将脐称为天枢，是指脐周围俞穴，均为候元气之所也。

一说不是由脐通气而养育胎中之子，则是在胎内以饮乳汁而育生也。呜呼！此乃庸医之妄说，不足以信。予虽未见

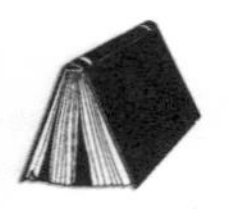

其奥妙，而试述一说，夫人在胎中，神气全备，乳汁不能食，若在胎中，饮乳汁处有气者，乃神气充足之兆也，用什么得以在胎中狭屈端坐，食乳汁者即生，此即吾师所传，非吾臆说。或曰在胎中食乳汁之说不足其言，其子在胎中之时，乳汁犹未通，其儿已生之时即通。若见于此，于胎中乳汁未发出则明矣。若果然有食乳汁之事，用何使大便通，曰世间之子生产时，要有下黑粪，此即于胎中因食乳汁而便粪之处也，犹留滞胎中，生产之时，从其下明也。予笑曰：其下黑秽之事不足诧异，医家或曰胎垢，或云肠垢，即作为胎中血垢恶秽，随其儿生产而下。

汝未知医家之至理，可谓愚而益愚也。且见世间之妊妇，若将手伸向高处取器物，其子离乳，故其病子亦病，此亦是吾子从错误得出者也。盖妊妇，如前条所述发病者，逢胎儿之居处，以此自古来，即名胎动。古方以屈腰抬足时，其胎即健。由于此等之说，在胎中食乳之论甚非也。在胎中，间接将母之饮食之气经脐带通过，以养育胎儿，故以脐为候元气之所，其义在此，后脐切之条详细论述，学医者当考虑在其处而候元气之有无。

四、君火相火

（附：走官永参）

君火、相火之义，在《难经·二十五难》、《内经·天元纪大论》、《内经·四节真邪论》等诸篇均有详细论述；《格致余论》之相火论，论述亦详细。总之，君火与相火不同，君火执政不乱，居守主位，其火盛炎上至相火处，故君火在

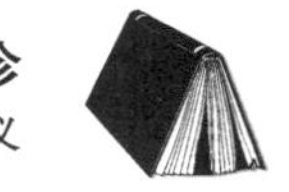

五行中为君，相火者，其五行中连火之元，有君相之气。今水、火、木、金、土之五行，往来者，气也。其位于五行之处者，相火也；以五行之君者，名君火也，元一名二也。

1. 腹证论述

久野氏将相火君火移入腹证之诊候，以脐而定君火之位处，即以脐作为君火之位处。如前所述，脐者，一身之枢要，人身之命带，特别是候脾胃为第一要处也。脾者，主土，万物所生之母也，在人身受纳水谷之精气，充布五脏六腑者，皆受脾胃之气也。诚然观此五脏六腑充沛之处，脾胃与受命于君之诸臣无异，故以脐候脾胃，制定君火、相火。譬如脐之上下均有动气，以至左右天枢处亦有动气，其动气即相火也。在脐下叩打，立为君火，若有动气乃为相火。

2. 临证治疗

相火君火之治疗，脐左右上下动之不同，而用药亦有差异。大抵脐下有动气者，当用官（肉桂），之所以用肉桂，盖肾恶燥，急食辛以润之。肉桂味辛性温，自然有生津液之功，以其有如此功用，以脐下之动用之佳而相合也。若脐中有动气，左右上下无动气者，即脾胃之虚也，虚则宜用参（人参）。若脐上有动气者，宜速用走（附子走而不守故名之走）。原因在于左右及下部空虚，而唯上部盛实者，乃相火厥逆而致，因其逆气而两足厥冷。凡脐下离开之处有动气者，知其手足厥冷，当用附子，至于用药多少，宜据其病而相应用者也。譬如其病已甚者，用人参应配附子。用人参、附子、肉桂，特别是根据其病之浅深轻重而用其气味也。脐

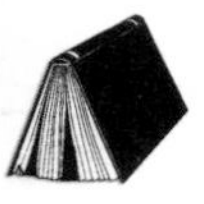

之左右有动气，候其上下，或左或右一方有动气者，当用永（干姜）也。

如此得知，在何时以脐而使用附子、肉桂、干姜、人参之四味，是故在目录里记载了此四味。因而知此相火之动，对病人至为重要。若脐中左右及脐下无动气，而唯有在离开脐之上有动气者，极为难治也。盖离根处若有动气，先查阅条目诊候腹部动气，据此以明确用药之义也。《难经·十六难》曰："脐左有动气者，肝之病也；脐右有动气者，肺之病也；脐上有动气者，心之病也；脐下有动气者，肾之病也；脐中有动气者，脾之病也。"此义宜参考《难经》，无症状之轻病人，应予于区别。另外，患痢疾，左右分离开之处者亦多如此，其必死也，此即噤口痢之重证。此证见于古方，用黑砂糖。盖此之动气，乃泻下所为，治不容缓。诚然如此，医者由此而得以成熟也。

五、三焦

1. 腹证论述

三焦之义，《内经》中有论述之处，《难经》二十五难、三十一难亦有所见。勿论医书，汗牛充栋，然皆不离《素问》、《灵枢》二书，此皆以两书为其根本，古人亦有所发明而立诸论。其中《难经·三十一难》将三焦之本予以论述，每次以此讲习，三焦者，形之有无之说颇多，难以抉择。北齐褚澄云将饿死之人剖开其腹而观之，于膀胱之上有物大如手者，称作三焦。马玄台亦言其有形，而从此说。按《三因方》中末有举子徐遁者医理精深，曰齐国曾大饥，群丐相脔

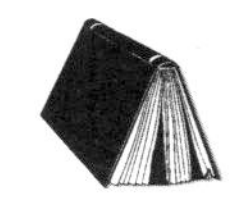

而食，有一人皮肉尽而骨脉全，观其五脏，见右肾之下有脂膜如手大者，正与膀胱相对，有两条白脉自其中出夹脊而贯脑。以此说，其开腹之事令人怀疑。《难经·二十五难》曰“心主与三焦为表里，俱有名而无形”，如何无形？其处入六腑。若言其原委，《难经·三十一难》曰“三焦者，水谷道路，气之所终始也”，是以将三焦归入六腑。为什么说是水谷之道路？人有上、中、下三焦之分，饮食入口已咽下而传入上焦，亦运至中焦而经中焦脾气消化，其渣传入下焦。若以此观之，水谷之道路明显有形，非言入六腑之中。若有形则为今日之用，故考《灵枢·五癃津液别论》观之，决渎大小便同样因三焦之气和而通顺，候腹以脐下、丹田、气海而定三焦之候，以三焦之候立腹位，中焦亦当立也。如何又云以下焦立三焦之候？三焦作为气之体而无形，三焦至极用处者，通利大小便之处也，故三焦为重要之所。如何云大小便秘结日久而死，或小便不通日久而死，此皆三焦之气不和之故也。

2. 临证治疗

《难经·三十一难》曰：三焦者，气之海或气之所终始也。以此等之说而将丹田气海为腹诊上候三焦之处，故针治家以刺丹田气海名为三焦之针刺法，即为此意也，特别用于水谷之决渎而候三焦。凡脐下有湿气，或推之痛，或又脐下之筋张，此皆三焦之气失和也，所以大小便秘结，故用三和散为主方，以三焦不和为应用目标。按在“风门”有匀气散，在“秘结门”有三和散，在“痜疝门”有通气散。若有寒湿者，宜五积散。三焦不和，风气留滞者，宜用三和散；无风气留滞而因三焦不和，二便闭塞者，当用通气散或匀气

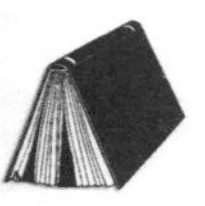

散之类，加乌药等，以通肾胃之气。是故三焦之气不和，而肾胃之气不通者，用匀气散，亦即此意。特别是观其处之气，是否结滞，或寒湿风气，有无留滞，而应该考虑用以上之四方。

六、中风

中风之意，为诸学者平素讨论之要，以下三者所论虽各有其异，其理相逆，然归其一也。丹溪认为，南方之人，由湿、热、痰而生；河间认为，因肾水不足，心火暴盛而生；东垣认为，因四十以上，元气自虚而生中风。而仲景《金匮要略》及《内经》指出，中风因受外来之风邪而生。如此各持一说，其理似有差异，究其要领并无不同。而今吾等腹诊家唯遵从东垣之说而候之，且中风之类病证繁多，故王安道之《溯洄集》中立真中风、类中风之说。《内经》云外来之风邪而发病者，则为真中风，三者所论者，皆为类中风，然此说亦妄言而难信也。考《内经·邪客篇》，凡邪中人者，若原本此处虚而其邪得侵，内有不足之处，外邪乘虚而入者也。大抵类证有中恶、痹证、痿证、中气等病证，为中风之类病也。如此类似中风一类病很多，如何决断中风似乎很难，特别是中风若痰涎盛，不省人事者，庸医以脉来分辨则难矣！若非腹诊则难以分辨决断也。

1. 腹证论述

中风之证，如何以腹候之？首先，人之腹有带肉，其带肉分离者，当知为中风也。所谓带肉者，胁肋无骨处乃股之

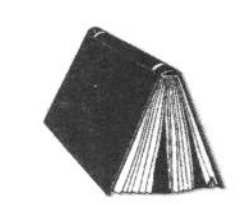

附根，大骨与肋骨间之肉也。譬如虽无卒倒、不省人事，而带肉分离者，当知为中风之先兆也。若左之带肉分离者，左半身不遂；右之带肉分离者，右半身不遂；左右皆离者，难治。如何知此？推大骨与胁肋间之肉，不屈曲而入者，带肉之离也。其带肉不离者，非中风也。若带肉分离，即使是平人亦可预告之已发中风矣。其带肉分离之人，必麻痹者也。关于带肉分离之事，此为口传也。

2. 临证治疗

中风之治疗，腹诊家遵从东垣之治法、方药，亦与八味顺气散及补中益气汤二方治之。其中若痰涎盛者，当用祛痰之药，以此二方为基础，或加或减，其义见前君火相火之项。盖八味顺气散，乃四君子加减，有专补元气而佐以顺气之功；补中益气汤，专补中焦脾胃而益元气。若以此考东垣之说，并非仅此二方，其内亦可有血虚者。候血虚之腹而得者，当用八物汤或十全大补汤。中风治疗主药者，人参、白术、茯苓之三味也，乃四君子汤内专为补气之药也。

3. 不治之证

中风不治之证，其带肉左右分离者，不治之证也，假令其人言语止，虽可得以生，但十人中亦仅有一人得生也。其人卒倒，不省人事，无论身体向左或向右倒，此时望腹所见，若左之带肉分离者，左不遂；右之带肉分离者，右不遂；若左右之带肉皆分离者，可知死期将至矣。

七、中气

中气之证，与中风有相似之处。许叔微在《本事方》中对中气之证就有论述，其外证所见，霍然欲仆、昏倒、不省人事，乃与中风类似之证也。然若见此候，应分别中风与中气，因此在《本事方》记载，中风者身温，中气者身冷。

1. 腹证论述

以外证所见而观其腹，中风者，左或右有肉带分离；若不离者，即中气也。中气之证，元气虚弱者也。其元气弱，带肉不离，是与中风之别也。元气弱者，按脐所见，均为沉而有力者也。

2. 临证治疗

中气之治疗，若其元气弱而有力者，当与木香调气散。中气之证，其气顺复如本之时，如梦之感觉，迅速恢复正常。观其所发之时，卒然不省人事，若是急证亦可愈，即使渐渐而至，其亦感觉与梦幻有异，故虽重如中风之日，但经月可治者也。若见元气不足而按之软者，当用人参养荣汤。大抵中风中气的区别方法，如上所述。

八、中恶

中恶之证者，或至山中，感其土地之鬼气，或入宗庙，或过墓边其恶气侵入，突然昏倒、人事不省，为其证也，类似与中风中气之病证也。

1. 腹证论述

中恶之证，虽无中风之带肉分离，但与中气之腹亦异也，大抵候腹，水分气滞者也。若元气未衰，带肉不分离，唯水分气滞而不省人事者，可知为中恶之证也。

2. 临证治疗

中恶之治疗，主方当用藿香正气散。如何用此方？此正气散为散邪气、扶正气之方，故得其名为正气散。凡感鬼气，异感时令之气，皆以藿香正气散为主方。在其内有可用五苓散、四苓散之处，若水分有郁滞者，当与四苓散。假令藿香正气散作为通利水分之剂，治疗难获效者，可用不换金正气散、四苓散加减而得效。若仅水分微有郁滞者，四苓散可也；若脐下有动气者，当用五苓散也，医者宜临证而区别也。

九、痿证

痿证，亦近似中风之类病也。其外证所见，手痿不能握物，足痿不能步履，手足痿痹者，谓之痿证。因肺气不足所致，故谓之肺痿。如何将其称为肺痿？手足为诸阳之本，肺居膻中，主诸气，其气敷布周身。肺气不足，其气不能布散全身，故手足痿，步履不能自由，此皆为肺气不足所致也。《内经·痿论》有痿而不用之论及本书之见，尤以语言及元气通，手足不自由，所见与中风不仁、半身不遂相近似。

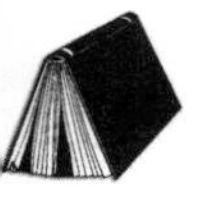

1. 腹证论述

腹诊所见，虽如中风，但带肉不分离而带脉显现，亦与中风、中恶之腹证各异也。凡言人奇经八脉之一带脉者，十二相连处经后，十四椎前，脐处如人系带之经，故名曰带脉。此痿证候腹，由天枢至侧腹显现带脉者也，盖元气不足也。

2. 临证治疗

痿证之治疗，宜与补中益气汤。此方为东垣所制，专补中焦元气之药也。肺气不足，为何用补中益气汤？肺者，属西方之金；中焦脾胃者，主中央之土。肺金者，脾土所生者也，故欲补肺者，先补脾胃而盖此理也。论十二经及十四经，皆最先论肺经。手太阴肺经，起于中焦，可见肺经起之根原者，脾胃也。因此，肺气不足用补中益气汤之理明矣！唯良医可知此方之用法也。

十、痹证

痹证，如《内经·痹论》及孙允贤《大成论》记载：“风寒湿三气杂至，合而为痹也。”本为外来之邪，据其邪之轻重，或为痹，或发痛是也。又元气足而发为外证者，类似中风也。

1. 腹证论述

候痹证之腹，如中风而带肉不分离，与中气、中恶、痿证各异，唯两肾之间动脉显现充盛者也（脐下及两方充盛也）。《难经》立左为肾，右为命门。因其两肾之动盛，其左右动气，正中亦动，故脐下动气甚者，定为痹证。此证之病名虽各种各样，但均为邪气入侵之所，感受风寒湿三气而发病者也。

2. 临证治疗

痹证之治疗，主方用羌活汤。盖此方具有疏散外邪、行气止痛之功。内观其元气之虚实，元气虚弱者，当随其虚而治之。所谓痹证者，世传痛风之义也。随此证，或用顺气汤，或用肉桂，或用人参。唯宜分辨虚实而施治，否则岂能妄而成功哉？凡医者，若能掌握其精要，则谓之名医也。

十一、疟疾

1. 腹证论述

疟疾之义，《素问·疟论》中有详论，其他杂书中亦可见也。观疟之腹，见诸病之本而治疗之。首先确定肺穗与脾募，将不容穴之处谓之肺穗，其不容穴（位于幽门旁一寸五分，离中行二寸，对后阙）之下，承满（位于不容穴下一寸，离中行二寸，对上脘）之处谓之脾募，左右各有者也。在中焦当于中脘之右肺穗脾募及中焦，认真诊候而得之。其上元气之虚实，或在肺穗脾募有支撑之物，或在中脘者，当详细诊候其上而用药。凡立腹之候，丹溪等云其梗概，左痞为气，右痞为食，任脉通利，上脘至中脘之间痞为痰，吾师

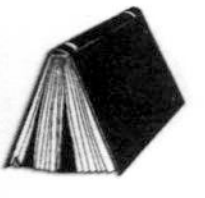

玄悦则不从于此说。

2. 临证治疗

玄悦治疟之药：吾师玄悦用于治疟之药有二种，曰鳖甲，曰常山也。此二味虽用之难，但从其腹而又可用之也。若左肺穗脾募有阻滞者，用常山；右肺穗脾募有阻滞者，宜用鳖甲。

小柴胡汤：吾师玄悦将小柴胡汤作为治虐之主方。何用此方？此方者，主伤寒半表半里，因疟疾亦有往来寒热，诚如半表半里之伤寒，故用小柴胡汤主之也。今观其疟，在表而又似在里，在里而又似在表，与半表半里之伤寒几乎相同。今观其腹，左肺穗脾募有力，元气不足，恶寒发热者，可用小柴胡汤加常山、青皮；右肺穗脾募有力，元气不足，恶寒发热者，当加鳖甲。常山、鳖甲之二味，疟初之用虽难；等疟疾经过一段时间，尤以日久，欲劫而去之时，望以此二味加减用之。大抵用九味清脾汤，彼亦为小柴胡汤加减之方也。特别是在最初，即使有波动，亦以散发为宜。最初，世间均常用九味清脾汤为固定不移之通剂。所谓肝疟，左肺穗脾募有力，元气甚虚者，名曰肝疟，主方宜与小柴胡汤。

败毒散：因小柴胡汤方中有人参，而元气强者不宜用，故败毒散当用于小柴胡汤之腹证，但元气强而热甚寒少者也。

柴苓汤：乃小柴胡汤合四苓散之方也。其腹证所见，元气虚弱，热盛而水分阻塞者，宜以此方开通水道。

九味清脾汤：亦即小柴胡汤加减之方也。其腹证所见，小柴胡汤之腹证而无表热者，当用此方。

胃苓汤：乃平胃散合五苓散加芍药之方也。其腹证所见，肺穗脾募有湿，如欲知其有湿，可试抚摸其腹，如见起伏不平者，此即有湿，若水分堵塞者，犹宜用此方。

不换金正气散：腹证所见，右肺穗脾募有湿，元气强者，可用此方，或加青皮、羌活更佳，或以此二味加味用之。

七味清脾汤：腹证所见，左右肺穗有滞物，中焦之元气强者，当与此方（养按：此方一本无之）。

补中益气汤：腹证所见，元气不足，上至左右肺穗脾募无湿，上脘及中脘无阻滞，当投此方。其中，两肺穗脾募无湿而中焦有阻滞者，不宜用此方；中焦无阻滞而元气虚弱者，宜用此方。

四君子汤：腹证所见，中焦与元气皆虚弱而肺穗脾募有湿者，当用此方。如以上中焦与元气皆虚弱而不用补中益气汤，是因上至肺穗脾募有湿者也（养按：因方中黄芪、当归有抑制去湿气之功，故此时当与四君子汤）。

六君子汤：腹证所见，全腹似当用四君子汤，但肺穗脾募有湿而气分滞结，或元气虚弱者，当用此方。若不效可加香砂，以加强六君子汤之功也。盖六君子汤去中焦之湿而补益元气，加香砂和脾胃而补元气，大助之义明显，而且中焦与元气皆虚弱，肺穗气分有滞者，当用此方。

八物汤：腹证所见，气血皆虚，元气虚弱者，用之有效。然方中因地黄之阴，其量虽少，若肺穗脾募有湿或有壅滞者，元气虚弱，气血不足切不可用，但也不可过于拘泥。元气虚弱，若血分无干枯者，勿用此方；若血分干枯者，当

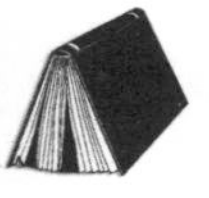

用此方。

人参养胃汤：多用于疟疾之后，或疟病之中。其腹证所见，元气虚弱，上肺穗脾募无湿，中焦有阻滞者，当与此方，因全身元气虚弱，故难用他药，用此方可开中焦而救元气也。

团氏治疟之方：用于疟而得其义，其人左腹痞塞，或有寒热者，当属左肝部有热，可与柴平汤；若知属寒者，当用大七气汤；若右痞而元气强者，当用内消散加三棱、莪术、枳实之类，以辟积而祛除积滞。总之，当用此类药者，以切脉、候腹，元气强，中焦以上痞塞者，而用之。若脉微细者，亦可用之；唯不痞塞者，当慎用之。有寒者，大七气汤也；有热者，柴平汤也；中焦有辟积者，内消散也，此乃自得必用之方也。

凡当今诊病人之腹，每必投香砂，因大抵上脘、中脘无湿者少，故平日诊腹，多可与香砂。若用八解散加香砂，可有多种考虑，或有用异功散者。元气虚弱而肺穗脾募与中焦皆无阻滞者，用补中益气汤；元气虚弱，肺穗脾募无滞物，按之有力者，用六君子汤；元气虚弱，肺穗脾募无异常，唯中焦痞塞者，当用异功散。特别是六君子汤或人参养胃汤加减多用之，而与他方者则少矣。

十二、水肿

水肿之证，有因内伤而发，亦有因外伤而发者。《内经》记载，风所伤者，上则为肿；湿所伤者，下则为肿，以上下而论也。其内伤所得水肿者，亦有虚实之别也。全身水肿

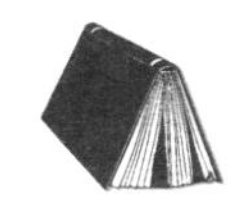

者，如腹胀之病证而不属热者也。《内经·汤液醪醴论》亦有治此水肿之法，专顺阳气，补益阳气，水肿自减。一身肿气者，毕竟因阳气不行，津液亦自不行，凝集于皮肤而致肿，此证古人以为有寒热之差也。《内经·经脉篇》曰："胃中寒则胀满。"东垣曰："诸腹胀大属寒。"然《内经·至真要大论》曰："诸腹胀大皆属于热。"虽《内经》有两处相近，但《内经·至真要大论》曰属热者，为寒极而生热之理，寻其病因，皆必属寒也。盖生热之因，乃皮肤肿满时，阳气不顺，津液不行，遂郁而生热，即《内经·至真要大论》之属热者也。

1. 腹证论述

水肿有阳证与阴证之分。阳证者，虽有腹胀，大便秘结，但其肿处以指按之则陷，抬手则复原如故，不留指痕。阴证者，大便不秘结反而泄，其肿处以指按之则陷，抬手则不复原。见阴脉者，难治；见阳脉者，易治。阳证者，其肿气不减时，或以通大便，亦可消其肿也。阴证者，补之肿不消，下之元气衰，故难治也。

全腹皆肿，究其何处有邪，难以判别。若原本属寒之病，其腹当硬，邪聚之处由外及里不热，以其内热之处，左右皆有邪也。此证之虚实之辨，有口传。以手按其腹，手下痛者，实也。按之反快者，可知其虚也，所以假借按处之力而得其腹力也。若脐突出者，此证为恶证也。其脐凸而浮者，有虚实之别。其义者，论脐切之处而详辨者也。

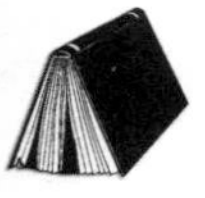

2. 临证治疗

水肿之治疗，主方用分消汤或实脾饮等，然元气虚弱者，不用此二方。水肿之类，脐凸浮者，所用之方药亦有不同，唯实证者，可与上二方。

3. 不治之证

水肿不治之证，以外证而言，不论何处，若痛在足者，不治之证也。其痛处着色，伤而出水者也，常呈现此外证者，难治也。或热聚而发者，多难免于死，朝发夕死，夕发朝死之急证也。总之，脐切者，难治也，此即古人所云脐凸、背平、足心平者，皆死者也。

4. 脐切

所谓脐切者，即凸出之脐，取其左右上下按之，如有浮物而动者也，主方可用六君子汤。其由右方切向左方，上下有根底者，加干姜、木通；若由左方切向右方，上下有根底者，加木通一味，亦可加干姜、木通；若并不切向左右者，用异功散加减；切向上者，加肉桂；切向下者，加附子；切向上下左右者，难治，此非汤药所及，或许死期已近矣。

5. 男女水肿之别

男女水肿之别，据男女其肿之表现，可分别吉凶。男子下部肿甚者，吉也；女子上甚而下轻者，吉也。盖男子属阳，当忌上部阳分肿气盛；女子属阴，当忌下部阴分肿气盛。此即男女肿水之别，宜如此辨决也。

十三、胀满

1. 腹证论述

胀满之证，有邪之处与水肿不同，其腹所见，其形如蛛蛛，手足细而腹胀大之证也。见此腹，有邪之处甚光亮，当为肿胀之腹，又皆光亮，而有邪之处其光亮尤甚。按而观之，其腹坚硬，故以指按有邪之处，且指下难明。若摩其腹，如中空而有鸣声者，不死，以其脾胃之气当满之故也。

2. 临证治疗

胀满之治疗，主方可用前已记载之分消汤、实脾饮之类。

3. 不治之证

胀满不治之证，其中坤离之分，以八卦配于腹，坤及离卦，正当两脾募之处，以其处按之软弱坤离相离者也，其证必死之恶兆，即不治之证也，此证不论脐切有力与否犹当死也。然此胀满之证，候脐切者难，如前所述，水肿亦见脐切，胀满虽胀甚却难见，因以坤离相背定为死候。《万病回春》曰："脐凸肉硬，肚大青筋，足背手掌但平，男从胸下肿止，女从胸上肿止，立不治。"

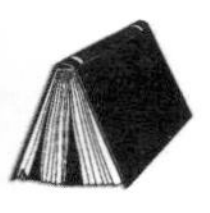

十四、泄泻

1. 腹证论述

泄泻之证，其外证最重要。如古人所论，脉细皮寒，前后泄利，饮食不入者死。有此外证者，不治之征兆也。盖脉细，心气不足而皮肤寒者；肺气不足，气少则肝之虚也。其二便频数者，皆为肾不足也。饮食不入者，当分三焦论之。因上焦者，饮食速入，赖中焦脾胃消化之，而成为二便通利者，又赖三焦的调和者也。饮食不入，因中焦之故则难治。分别泄泻之证者，饮食不入者，难治。故古人云"饮食不入则死，入胃则生"，即此意也。以上五证，为五虚之证。

泄泻之义，《难经》亦有详论，考其文所见，泄泻中难治者，脾肾之泻也。如何有脾肾之名？肾者，胃之关，饮食由上焦入中焦，于此消化，以使其二便通畅也。因二阴肾所主，故其为胃之关也。肾伤，则中焦脾胃之消化亦伤，遂致脾胃虚而下泻，此乃脾肾之泻也。脾肾二脏之伤者，尤难治也。

2. 临证治疗

泄泻之治疗，主方分别载于下，宜于参考之。

胃苓汤：乃平胃散与五苓散之合方也。腹证所见，肺穗脾募有湿，水分阻塞，脐下有动气者，当用此方。若脐下无动气，但欲用此方，则为肺脾有湿而与之。其所以然者，方中以平胃散解除中焦之湿，以五苓散分利水道，用猪苓、泽

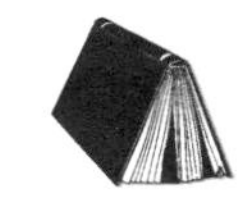

泻以分利水道以实大便，譬如一味豆浆入袋中，其汁自袋壁而出，豆浆则凝固成块。所以用分利水道之猪苓、泽泻二味，令渗入膀胱，所余之渣滓而成大便，如豆浆之理也。人身之脾胃蕴湿而反恶湿，犹如稻苗生于水中，水过反死，此即为用胃苓汤之旨也。“夏月去肉桂，加黄连”之说，亦当适其所需而行。肉桂有益猪苓、泽泻之功，亦易率尔去之，仲景八味丸中桂附亦同此意。肉桂味辛温，而肾恶燥，《内经·至真要大论》曰“食辛而润之”，肉桂辛温，有内益津液而润肾之功。猪苓、泽泻无味之品，难达下部，故借肉桂之力而获下达之效也。虽云夏月亦勿去，但胃肠湿热盛者难用。察其热盛，当问病人，便下时肛门有灼热而痛者，难用肉桂，其时可加用味苦之黄连。不知其理者，一概夏月去桂加连，冬月去连加桂，非吾医之所为，是谓愚者。若食滞而泻下者，亦可用此方。以平胃散消食，猪苓、泽泻以分利水道而实大便。盖此方加肉桂者，大抵其泄泻之类属寒湿，故而用也。但见寒湿而泻，也非一概施用此方。方中甘草之有无，均为此方。此方去甘草而用之，据薛氏之说，甘草味甘，故缓和之功强，用之则有损于药效，当减而用之。总之，猪苓、泽泻入药，去甘草而用之佳。分利水道之剂，如猪苓、泽泻、木通皆属无味之品，以其无味之药，获通利之功。若加甘草，则无味之药而成甘味，减弱分利之效。此甘味，久则影响胃中迅速通达水道之功。

六君子汤：腹证所见，元气虚弱，中焦有湿而泻下者，本当用胃苓汤，但中焦有湿而元气虚弱者，故难用味淡之品，此时当用此方。虽中焦有湿而难用厚朴，故以六君子汤燥湿、补元气。此方如前所述，亦可加香砂二味，以加强燥

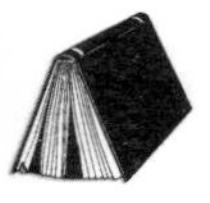

湿和脾胃之功。借六君子汤和脾胃之功，当稍行加减而用之。

四君子汤：四君子汤、异功散、补中益气汤三方，大致相同，皆用于中焦元气虚弱者。其中用四君子汤之味，何恶提升之药？补中益气汤升麻、柴胡有向上升提之效，故以黄芪固表气，为补元气之剂。根据病人情况不同，或恶升提，或用黄芪塞中气而难用者，此时当用四君子汤。

补中益气汤：腹证所见，元气与中焦皆弱，肺穗脾募皆有阻滞而无湿气者，可与此方。

异功散：腹证所见，四君子汤之腹证而中焦虚弱，肺穗脾募略有湿，不能用四君子汤、补中益气汤时，必用异功散。盖方中陈皮味辛，开胸膈之气，若无此开胸膈之一味，肺穗脾募有湿者难用也。

胃风汤：用此方别有一通，观世间医者，见痢疾之类，若为血痢欲用此方，反可致害者甚多也。是故吾家用此方颇有心得，大抵虽有八物汤之腹证而不能用八物汤时，可用此方。气血不足者，当用八物汤；若肺穗脾募有湿，气血俱不足，并血分燥者，可与胃风汤。此方无甘草，为其着眼之处。总之，胃风汤乃下血门之药方，特别是治下血与血痢。下血者，无里急后重；有里急后重者，为血痢。今用此方时，当有血分燥者也。无甘草者，因甘草易泥于中焦不达下部之故也。此已于前述及，因见一粟而知全貌也。

五苓散：腹证所见，水分闭塞，脐下有动气者，可用之也。方中肉桂之义，前之胃苓汤条下已论及，故在此兹不详辨。

四苓散：腹证所见，脐下无动气，水气闭塞，元气不衰

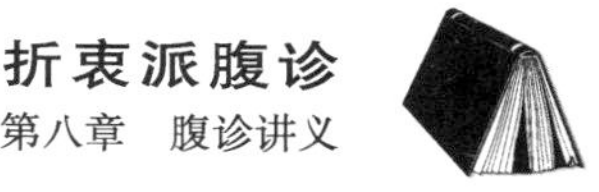

者，可用此方。

藿香正气散：腹证所见，水分无闭塞，脐下亦无动气，但元气独盛者，可用此方。

参苓白术散：腹证所见，全腹或胃热，水分弱，下泻者，可与此方。即使全腹热，当用四君子汤，若伴中焦元气弱并胃热者，亦宜用此方。

七味白术散：腹证所见，或为脾胃虚弱，或三焦不和而泻者，当用之也。若脾胃虚弱而三焦和者，不宜用此方，当用异功散或四君子汤；三焦不和者，当用此方。

败毒散：凡腹中元气虚弱，腹筋暴露，任脉通如桶，中空内陷之证，用补中益气汤不适者，唯宜用六君子汤。此类腹证，难与地黄、当归。一切疾病若与此相合，则可用药，并且宜用败毒散加莲肉、陈仓米等方，出于“痢疾门”，专治疫痢。凡小柴胡汤之腹证，内有热，元气盛而恶寒者，不用小柴胡汤，此时可用败毒散加陈仓米、莲肉。通常疫痢之证，皆用败毒散加陈仓米、莲肉，但见腹证可用小柴胡汤而元气盛者，则宜用此方也，即见此腹证与外证相合，乃可对证用方。

十五、腹痛

1. 腹证论述

腹痛之证，当分积与聚所致者也。总之，积者，五脏所主；聚者，六腑所主，此义属《难经》五脏六腑之积聚。如何得以分辨？聚者，其痛转动，忽上忽下，痛无定处，或浮于皮肤也。积者，其痛无移动，五脏所主，故不可见于皮

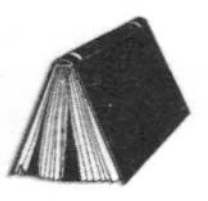

肤。候此者，以手按寻痛处，其形硬而凝者，为积也。然其五脏亦有两种转动之积，即肾主之积与肺主之积，此二者转动也。盖肺主诸气，肾生阳气而藏之，故可转动，但并不是似聚之动而显现于皮肤。因此，以外证痛与不痛，而分积聚之二种。

2. 临证治疗

腹痛之治疗，其积聚，若属热者，可与广芪溃坚汤及柴平汤；属寒者，可用大七气汤。因气而发痛者，此或有形或无形，唯无形之痞而时痛者，可用正气天香汤，盖香气、顺气之药所主之方也。若因中焦食积郁滞而发痛者，可用不换金正气散、香砂平胃散之类，并加消导之药。若因中焦之气不足而发痛者，皆为胃口痛之腹候，可用香砂六君子汤加木香，中焦胃口痛，欲行助中气之法，当用此类药物。若因瘀血等而发痛者，当加桃仁、红花、延胡索、肉桂、当归、川芎等，此即分虚实寒热用药之法。前言腹痛属寒，积聚之类，亦因所生之处，皆属寒，其义《内经》已有详论。故大体用肉桂、干姜之类，但亦有用三神丸、胡连、黄连等寒药而痛解除者。若腹痛属热者，何以用温药？原始于因寒凝，日久郁而化热，若与苦寒之剂，或可痊愈，若寻其病因，则必为有寒也。

3. 不治之证

腹痛不治之证，任脉通，当中脘及两胁痛盛者，难治。痛狭中脘者，忽欲死者也。此痛者，如积聚而有形，若痛而其形现于外，恐已不仅为痛者也。

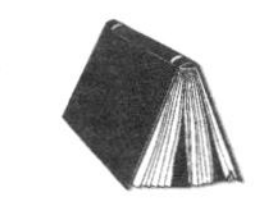

冲痛：属腹痛之类，为不治之证也。此证，以手按腹，见皮肤之处柔软，若沉按其痛处，手下如板，其底坚硬而痛者也。譬如于重叠真绵等之上，若以手按，其上柔软，置于叠处则硬，其与此腹证相同，是不治之证也，五日内死之急证，非汤药所及，此为冲痛。冲痛之名，古代书籍中有之而非久野氏所发明，以此痛名为冲痛，但其名义不详。

玉痛：亦属腹痛之一，亦为不治之证也。玉痛之腹诊所见，中脘之上下左右皆无力而肉脱，唯以中脘壅滞而痛，谓之玉痛。玉痛之名，出于古书而非久野氏之发明。此痛证，朝发夕死，夕发朝死。若为急证，腹痛不可轻视，医者亦当深思。

十六、怀妊与瘀血

大凡妇人在怀妊时期，难以决断其为怀妊还是瘀血？是因怀妊期，变证多端者也。玄溯按：大全云，有经一年、二年，乃至四年而后产者，又有鬼胎。若怀妊五个月，一时下血，内已抱成胎者，是谓漏胎之证。若自怀妊起，每月行经如常者，是盛胎。初中后期，月事不通而怀妊者，为暗胎。俗云何知蓄生妊胎，大抵以乳晕大小为其证也。又曰，过五个月，其乳房增大，乳汁自出，此又为二证。乳晕变黑，亦有为怀妊者；亦有乳晕变黑而乳汁出，但月事仍通而无他变者。然而，月经通否，作为怀妊的证据来说，亦难一概而论。推而论之，月事有下者，月事不下者，皆难以决断是否怀妊。

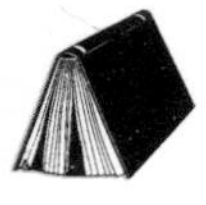

1. 腹证论述

大抵怀妊之腹，抚摩脐下丹田气海之处，其内如真绵，随推按之手势，由肉持气而弛张者也，先令早晨空腹时诊之，脐下形如鸡卵者，即胎也。盖食气入胃，随其气着于脐下，故难知也，推其胀处，举而见之，即而复原，或有稍上浮而又复归，内推似浮，举而复归，可知妊胎。推之上浮，暂且不复原者，知为瘀血。当然，若内有妊胎，按之强者，为有子。对妊娠或瘀血，有疑惑时，只可逐渐决断，因其时短暂，推举之并无损害，大抵不必多虑。切勿煎汤以别妊娠与瘀血。然《本草》川芎条下曰：经水三月不行之验胎法，生川芎为末，空腹煎艾汤送服一匙，内微动者，是有胎；不动者，非也。如此，用川芎以动与不动来判断妊娠与瘀血。又曰：因跌扑举重损胎不安，或子死腹中者，川芎研末，以酒送服方寸匕，一二服，须臾胎立出。

2. 死胎之候

死胎之候，以脉而可知也。诊手少阴心经之掌后神门处之动脉，若有死胎，则不动。死胎之候，另有传授，若按脐下极冷者，即知为死胎。生胎虽亦有冷者，但其只在肌肤，而死胎之冷，其冷于手内者也。因此，手内冷与不冷而分辨观之也。

十七、痘疹

大凡痘疹之类，小儿以至大人均可见，初发热太盛，故与伤于风，或伤于寒之发热相似。痘疹疮难以判断，大抵痘疹之热，虽一身悉盛，但如古人所说，常见臀与耳廓冷。手厥阴心包经之掌内劳宫穴动脉盛者，当知有痘疹。后人所发，风寒入侵，虽热盛者，但此处并无动脉可见，此即外候也。

1. 腹证论述

以腹证而论，鸠尾有动气者，即痘疹也。其他如风寒者，虽为外邪发热，此处亦无动气，医者当切记，动与不动，此当详审。或按劳宫穴，《十四经》、《资生经》俱误也。《灵枢·本输篇》曰："劳宫，掌中中指本节之内间也。"即屈中指与食指，并两指之中于掌内之穴也。

2. 临证治疗

盖因气寒之故，此动盛，即宗气之动也。若用延龄丹、类香散之剂，开其宗气即可苏生。因元气之虚而失气者，何故以延龄丹苏生，其时非人参莫救，此乃医家之要也。

3. 不治之证

全体鸠尾处有动气，痘疹已出之时，动气即止，若痘疹发起如粟粒而此动气不退者，可知为不治之证也。团氏曰：予于此候而所得者，盖小儿之类，伤风、伤寒，皆因发热盛而发痘疹。若痘疹而无热盛者，绝死者也，其绝死可预见也。阳明胃经之虚里动盛者，必当绝死也。

根根脉：痘疹初起之时，鸠尾动处之脉，谓之根根脉，为不治之证也。痘疹出后而动气盛者，亦谓根根脉。盖心

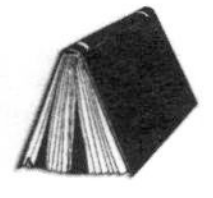

气、肾气之根在于此，故得根根之名也。

十八、消渴与嗝噎反胃

消渴，分为上消渴、中消渴、下消渴，其义如《大成论》所言：上消渴者，肺所主也；中消渴者，脾所主也；下消渴者，肾所主也。嗝证、噎证、反胃之类病证，《大成论》有“五噎、五嗝”。

1. 腹证论述

候腹观之，消渴证与嗝噎反胃证之腹证，如前记之腹痛项之不治之证，腹上柔软，深按坚如板者也，然二证之腹稍有不同。嗝噎反胃证者，腹底按之坚硬如板，其上下左右皆不坚硬而如湿所见也。消渴证者，腹反无坚硬，皮肤柔软，推而求之，其腹底如推板，医者当以分毫之差区别以上病证。唯腹坚硬者，知为嗝证。反胃、噎证，亦因此理而得知也。

2. 临证治疗

消渴之治疗，自古以来禁用针刺。主方用六味地黄丸、补中益气汤，或六味、益气兼而用之；亦有酌用逍遥散加大量天花粉，但宜先与六味或益气者也；若他药难用者，亦可用八物汤、十全大补汤。

嗝证、反胃、噎证等之治疗。大抵嗝证者，可与五嗝宽中汤。反胃者，可用附子、肉桂、干姜等至极温药。噎证，如食入喉咙即噎者，可用顺阳和中汤以润喉咙。嗝证之类，其食阻于胸膈而不能入于胃中者，宜与前面所述之五嗝宽中汤。反胃属其饮食已入于胃，不得消化而反出，如朝食暮吐之类，宜与前之温补之剂。

3. 不治之证

消渴不治之证，据左为肾右为命门之说而考之，脐下丹田气海之处而右动气盛者，死灾当即至也（立庵按：右肾之处动气盛者，盖指左肾被命门之火却而邪火所作，故无治之术也）。

嗝噎反胃不治之证，推其中脘之处坚硬，中脘正中塌陷者，为死证也。

十九、湿痰燥痰

1. 腹证论述

大凡痰之义，据诸学者平素所论，只有湿痰、燥痰二种。以其腹证区分湿燥二痰，若荞麦饮之而利，如物隐于皮肉之间，抚而有竖物者，知为湿痰；若荞麦饮之，如有物横者，知为燥痰。以此竖横，可熟得分别湿燥二痰也。其间若有豆粒样腹而阴虚火动者，此腹多宜潜心诊候也。

2. 临证治疗

湿痰与燥痰治疗主方各异。湿痰者，当与二陈汤；燥痰者，宜用瓜蒌枳实汤。盖二陈汤为燥中焦湿痰之剂，故湿痰用燥痰之剂也。若燥痰用燥剂，则痰反难消，故用瓜蒌枳实汤，专主润喉咙利胸膈之剂，犹如以油洗黏稠之器，自能脱落，痰滞可以自行消灭。

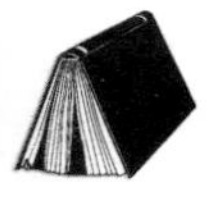

二十、阴实阳虚与阳实阴虚

1. 腹证论述

若熟得阴实阳虚之义，则阳实阴虚之理亦自明矣。凡人之腹者，若表里稍有力，上下皆合，谓之常也。推而察之，若表无力，至里按求而有力者，可知阴实阳虚也。若表有力，而按求里无力者，当知为阳实阴虚也。阴实阳虚与阳实阴虚里弱者不同，当熟识其《针治大要》所存之处。若阳实阴虚，此阴阳二症常有相反，言其腹证亦是斐然，先取虚其阳实其阴，虚其阳表，即针刺所为，另有别传。

2. 临证治疗

阳虚阴实之治疗，主方用四君子汤、六君子汤及异功散。此三方之义，已在疟疾项论述，可从其义也。若兼有血分之燥者，三方内可加用当归、地黄、芍药之三味也。

二十一、血虚

凡血虚之外证所见，唇色白，舌色淡，爪不润者，即血虚之外候也。然其唇舌爪三色不显露，虽有血虚者，以脉而候，最为庸医所疑之处，以诊腹而观之，按左天枢处表面柔软，沉按则坚硬者也。若按之痛者，为积聚；而按之不痛者，为血分之枯也。尤其左右，皆肝之所主也，肝有七叶，即左三叶，右四叶。肝为少阳之脏，故于少阳之用专主左也。因心生血，肝藏血，按左天枢以候血之虚实也。若按之表弱而至里坚硬者，多大便秘结，宜向病人询问大便如何？若答曰不结而泻下者，可知此乃里之虚弱也。医者当于此处深得其潜义，可考其内有无燥屎也。肺主右，故大肠亦在右绕行十六曲，燥屎亦应在右，却左侧如有圆物者，则为燥屎也。总之，秘结之处者，皆必留滞于左天枢下，多见于积聚，在左有之者，燥屎聚于此处者也。

养按：燥屎在左者，水道分利之始，因入大肠而停滞，水道之下口，膀胱之头堵塞者也。

二十二、胃热

胃热、胃寒二者之区别，虽以脉来辨别，但为庸医所注意之处。以腹证来别寒热者，大抵腹正中为任脉，上脘、中脘处动气盛者，知其为胃热。本以任脉由脐下上至头上处，究其经络所动，故往往可观胃热。虽为胃热，但唯中脘以上动气盛，其动最盛如芤脉。脐中、脐下有动者，决断胃热，当为学者熟悉审识。

二十三、胃寒

当今对病人而候其腹，按其中脘甚弱，如指入而塌陷者，知胃寒也。此即胃中生发阳气不足，故可显如此之外证，其下无动气也。大凡大病，若中脘亦如上之塌陷者，发呃逆者也，见于胃寒之证。此塌陷而发呃逆者，尤难止也。无论用丁香温胃，还是用附子、肉桂、干姜益阳气，若阳气塌陷者，难于止也。平人虽其形体健强，但此处塌陷者，可

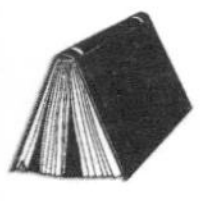

与大便泻下相合也。此学者应审识之。

二十四、霍乱

凡霍乱之病，上吐下泻，与伤食无差异也。古人暂分而曰之，夏之霍乱，乃冬之伤食所致。如此，虽自古以来就有论辩，但至吾腹诊之术，又确有区别。霍乱者，水分闭塞也；伤食者，非水分闭塞也。学者于此，宜可分辨矣。

二十五、遗精

1. 腹证论述

遗精有虚实两端，究其何以区别？无梦而精气之泄者，虚也；梦中与好色之辈相交而泄者，实也。若因与鬼交而泄者，先有对手，然毕竟为虚中之实也，观其本梦亦志不收，故总归为虚。所谓魂魄二者，肾藏志，魄不收而为梦，故肾之不足也。

2. 临证治疗

遗精之治疗，主方可用清心莲子饮。盖因莲肉有固精补气之故也。观其腹证，水分之处，无论偏左或偏右塌陷，或右弱左强，或右强左弱，如何辨之强弱，此为要也。

二十六、任脉

任脉之候者，与脾胃虚肾虚见合也。首先，见脾胃之虚为肝之要也。以指尖按之所见，脐上显现任脉者，脾胃虚也；脐上不显现而脐下显现者，当知肾虚也；上下皆显现者，为脾肾二脏之虚也。此任脉显现，其人卧床，难以起居者，死也。上下皆显现者，亦可知必死也。至此时，应避云其虚，而云其伤，特别是上下之筋显现者，乃大病将至，死期不远矣。

二十七、京门

京门处以候生死，肝之要也。若其人口干，以湿巾而得之，或痰黏咳出如丝线，观其外证，京门之肉脱者，纵然对人言语明白，更无毛发之苦，亦不免死者也。京门处肉脱者，《难经》必然归至行尸之类。平日由这里诊候，若有其变，切勿惊慌。

二十八、私考

是以前所论，凡诊候腹部，抚摸其疏松者谓之湿，主方用香砂六君子汤。痞在何处？当以分辨。今世之人，痞湿皆混治者，是为大误也。据病人腹诊之候，因见有冲逆而又见有下陷者，以药方而言，当以补中益气汤之类升提也，亦有用针刺者。针刺时，宜位于病人左侧，盖针尖向下，特别是针在拔针之处，随此针而气随而上也。若为上气壅之病人，当刺其右侧，针尖向上而行补泻，随着拔针而气下，此是迎之针也。总之，候其腹先候膻中、虚里之动；由此至两不容穴，进而候上脘，中脘俞穴；再候脐部

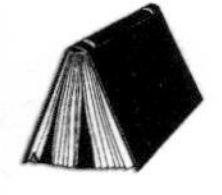

之天枢，由此而候脐下，若指尖如入洞穴者，知为死证也。今观劳证之人腹证，多有此候者也，据此可知其易死而难得生也。

正德二年壬辰秋九月望日　时习轩主人录之

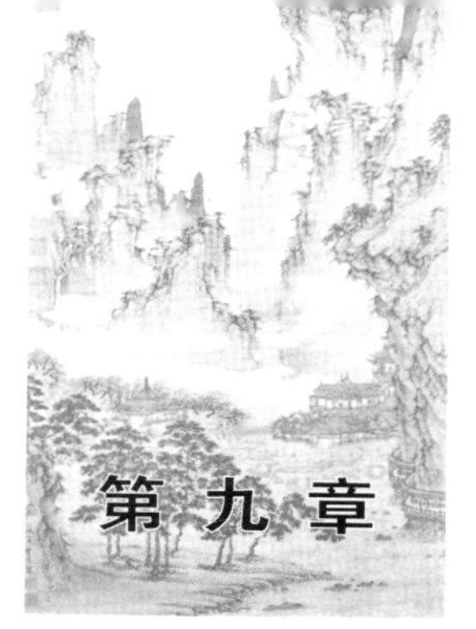

腹诊秘录

和田东郭　秘授
王　　凌　译
李 秋 贵　审校

简　介

和田东郭（1744～1803），名璞，字韞卿，一字泰纯，号东郭、含章斋。该氏生前医学著作宏富，如《百庆一贯》、《痘疹伤寒杂记》、《东郭医误谈》、《医谈受听录》、《腹诊秘录》等20余部。

此之《腹诊秘录》又名《含章腹诊录》，手写本，为其口授之腹诊口诀，门人记录而成。

本书列有肾间动气、虚里动、膜聚（脾先肺先心先之膜聚、脾胃之膜聚、水分之膜聚、肝胆之膜聚、大小肠之膜聚）、腹候（命根肾膀胱之腹候、相火之腹候、百般恶候）、中风、膈胀、水肿胀满、泻痢之腹、淋病之腹、腹痛之腹、小儿疱疮之腹、怀妊之腹、五方腹证等13条目，11张图。内容阐述腹诊、腹证、腹候等之理论与临证实践相结合，实际而贴切。

书中之标题与条目序号均系编译者所为，借以使主题层次更加明晰。

李文瑞

2015年3月15日

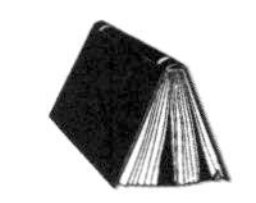

候病人之腹，首先使病人侧躺，静心凝神，用右手掌心轻轻地由鸠尾，沿不容、承满、上脘、中脘、天枢之顺序按至脐部，感觉腹部或痞痛或硬或软，或总体胀满或上腹痞积，或小腹有闷气或左右痞积，或腹中无物、腹背相连等等。再用手轻按中脘附近，候寒热之浮中沉，然后以三指轻按脐部。

一、肾间动气

脐者，人身体之根本也。因此，先诊脐与肾间之动气是十分重要的。按脐中观之，若感觉有支撑而平静者，无病之人也；若感觉底部软而无力者，难治，元气绝也。观其腹部，第一可见脐也。本虚之人而肾精受侵时，二日三日皆有脐中动气；肾精有余之人而受侵时，脐中动气至翌日者也。脾胃虚弱之人，中脘下至脐周围，沿任脉如伏箸状而筋立者也，当以补中焦之药补之。肾水之虚者，脐下至石门关元周围，沿任脉如伏细箸状，易于正中而筋立者也，当以滋阴之药补之。肾水虚而下亦相火旺者，火动之证也。动气在左者，不苦；从脐下右侧动气上升者，难治之证也。右动气盛，左动气亦盛者，其为肾虚之证，亦先从中焦衰，故中脘向下沿任脉筋立，脐下亦沿任脉筋立者也。

总之，年轻人之腹，按脐上强而硬，脐下无力者，定为体虚之人也；若脐下有力，脐上逐步微变软者为宜。年长人之腹，下虚上实，故脐下之气弱而偏软，脐上至鸠尾处胀也者，此乃老人之常也；若脐下之气强劲有力者，无病之人也。若上脘至肋部有痞积者，食后必堵塞者也。若上脘至左右两侧闷堵者，食之无味者也。若右侧有痞积者，食滞也。左侧有痞积者，疝气也。

观诸病证，腹诊之时，大抵注意三点，从中脘按至脐下，软弱而底无力者，难治之证也。若按之筋强者，难治之证也。若按之有胀满感，见腹上如油纸有光泽者，死证也。若腹中无物，腹背相连者，脾胃之元阳虚，难治之证也。伤寒里证如此者，万无一生也，时疫之证亦同之也。

肾间之动气，究其如何存在？概万物诞生之初，天一之水也，阴阳不能相离者，故地二之火亦同生于水中也。水主下，火主升，相互制约而得阴阳交泰，养生命而维持者也，故于人身，直中阴阳水火升降之生气，在丹田气海周围动摇者，名之谓肾间动气也。动气温和者，当为平人也。动气甚者，火动之证也，异常也。按之所见，腹内上下左右皆有动气，到处移动者，为聚也。按之坚硬不动者，为积也。聚与积块皆有动气之发，指压有反弹感者也，此乃由于积聚气滞而致动者也，如流水撞击石块激起水波花样，故气道通畅，则动气止者也。丹田气海之动脉与之不同，称之为肾间动气。

《难经》记载，脐下肾间之动气者，人之生命十二经脉之根本也。《内经》曰“七节之旁，中有小心”者，指此动脉也，又曰“神精之所舍，元气之所系。男子藏精，女子系胞”，故不急不缓，温和移动为本。腹诊时能掌握动气之强弱是关键，因心得而可诊之。

二、虚里动

根据《内经》中对虚里动之候记载，结合本人之见解认为，虚里者，脾之大络也。夫平人之常，右方不见动，仅左方有动气者也。左胁至左乳下有动气者，温和而应手。若静者，当为平人之常；若此动气甚而紧实者，必死之证也。不应手者，亦为死证也。通过按腹辨别吉凶，需要经过反复的腹诊练习。总之，痞满之证，以虚而候之有无。分辨喘息之吉凶者，此法亦宜。于巨里小腹之候，对妇人需要斟酌，注意适宜，并非不能采用腹诊，可在遵循礼法的前提下进行腹诊。

三、膜聚

1. 脾先肺先心先之膜聚

如图 9-1 所示，不论左右，脾先之膜聚而无其气者，食郁也，故不食。不论左右，肺先之膜聚而其气结者，生痰也，故食而无味。

传云：脾先肺先皆郁滞者，少食也。或云脾先郁滞者，当少食也。

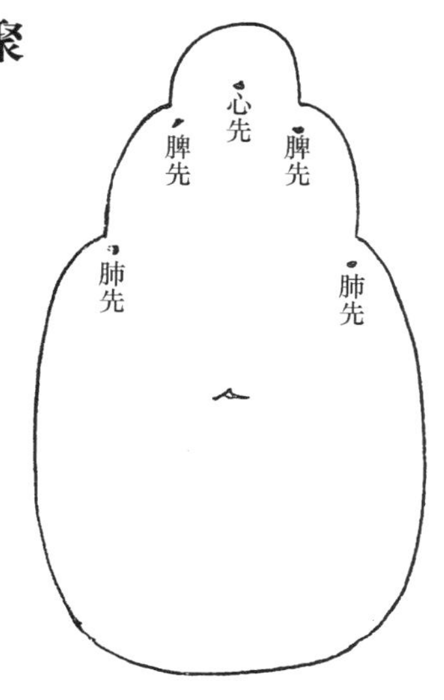

图 9-1　脾先肺先心先之膜聚

心先膜聚而其气结者，

生食痰也，故不食，即使食亦难下咽也。气郁闷堵而胸痛者，此本食痰积于胸中不下，郁而生热，故胸气不开，作痛者也。

2. 脾胃之膜聚

如图 9-2 所示，脾胃之膜聚而其气结者，食滞也。按之则痛且发动气，此乃脾胃不和而引发相火也。膜聚而不舒，则脾胃俱连而不舒者也。若脾胃如衣服之中棉絮，膜则如棉絮表面的一层丝棉。膜与脏腑，不相离者也。若膜堵塞，则脏腑俱挛急；若脏腑有病，膜亦从病也，故聚也。大极之中筋，或见笔管状，或见沟虚者，俱脾胃之虚燥也，必发动气，此乃脾胃虚燥引发相火也。因脾胃虚燥，而膜亦萎缩，变得没有黏性。膜变得虚薄，因而与皮肤分离，出现如笔管状或沟虚样筋。若脾胃一旦得养时，生津液而肥达，自然笔管状或沟虚样筋亦随之消失，恢复正常之腹。然此证有虚假，腹皮与腑脏之间，不含有物气为虚胀，此膜虚干瘦薄，中间产生间隙而入，虚气者也。此腹在大病之末、一切病后及原本虚弱之小儿多见者也。

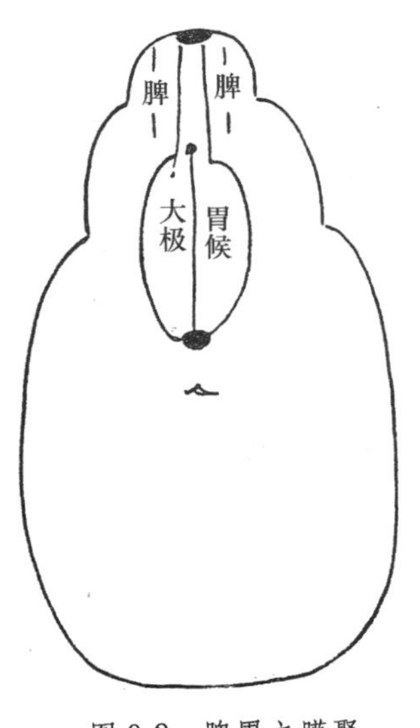

图 9-2　脾胃之膜聚

3. 水分之膜聚

如图 9-3 所示，水分之膜聚，其气结而久有食滞者，肠癖也，肠垢也，小便涩而大便或泻或结也。水分若见沟虚或笔管状者，肠虚也。大便易泻，小便频，当诊脐下之候也。

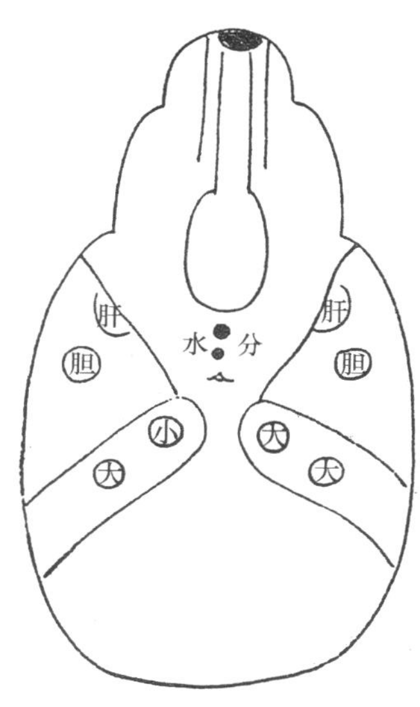

图 9-3 水分之膜聚

4. 肝胆之膜聚

肝胆之膜聚，其气结者，食湿之滞气也，且引发疝证也。疝证之腹，皮与膜之间有数个细核连接也。如聚膜之腹，用手按之软弱或满胀，或郁结或消退，或升或降，或快或苦者也。若右侧苦胀上逆八寸，或因元气益损伤或结气，胆在肺先，肝在脾先，结气上冲而苦急，甚则绝死。此似原有形之积癖，曾有物显，皆虚胀结气之所为，而本无形之物也。

5. 大小肠之膜聚

大小肠之处者，大小便之所司也。因膜聚而其气积者，大便多易结。若肠内有痰者，易泄（或泄之留，或结之泄，此证皆虚也），此多为食滞流下之肠癖、肠垢、肠内之痞积也。无痞积与膜聚，按之手陷而肠瘦，皮膜干燥而虚薄者，肠虚也，大小便多结也。若大便难而小便脱，或大便泄而有

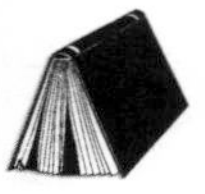

物，皆肠虚也。

四、腹候

1. 命根肾膀胱之腹候

如图 9-4 所示，将北斗向左右两边分开，脐带不离根者，命根也。命根严重偏斜者，不治之证也。其腹证为，平躺时真元虚弱无法到达两侧者也，向左或右，因离根而切落者也。

脐下至关元，肾之候也。内部饱满有黏性并肥实，且无笔管状样筋者，肾气之足也，精肥者此证多矣。若出现沟虚笔管状样筋者，肾虚而精之败也。有膜聚者，不可预见之肾候。此为大小肠之癖滞，导致排便不畅。有痰疝者，便反易泻而有残余，小便多涩。

关元下至横骨，膀胱之候也。聚膜者，小便闭涩，或现沟间或气虚，按之虚胀，或出现笔管状样筋者，膀胱之虚也，小便易泻，精水亦不足也。

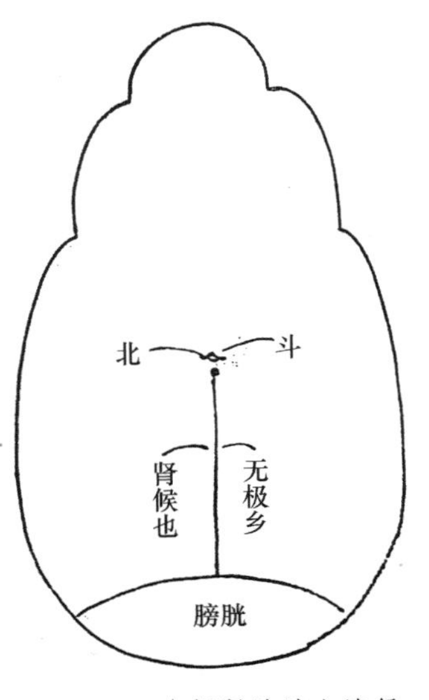

图 9-4　命根肾膀胱之腹候

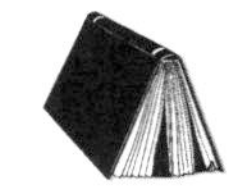

2. 相火之腹候

如图 9-5 所示，相火从肾之处起，出现于脐左侧五分之处，次第动气向上升搏而入虚里。虚里动者，阴火也，肾火也。肾之相火必到无极之处，产生笔管状、沟虚状筋者，当用降火之药也，数日阴火最终入归肾处者，痊愈也。若大极之处有沟虚之筋者，用滋阴之剂而难以吸收，可先用补脾之药，而后用降火之品。宫女之类，亦有肾候相火上逆者，此当知淫念之宿火所为也。总之，相火转向右侧而动气入虚里者，百死无一生也。

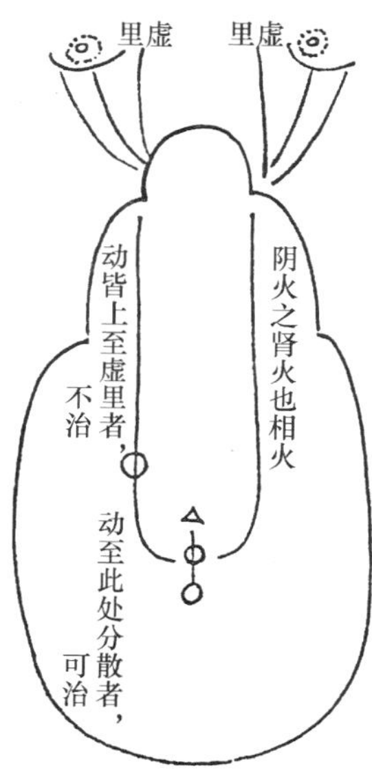

图 9-5　相火之腹候

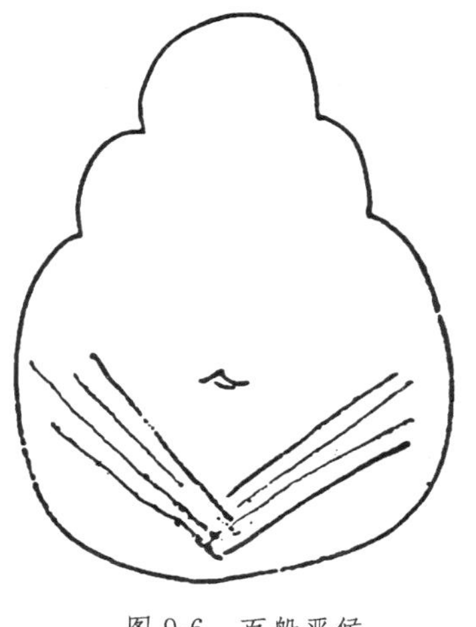
图 9-6　百般恶候

3. 百般恶候

所谓百般恶候，皆由脐下下元之处到章门之下，如图 9-6 所示，引元气之经纹者，必可治也。

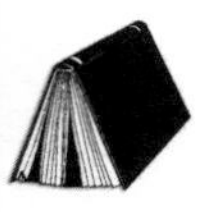

五、中风

中风之腹，据三五七年前可见者也。若左季肋之肉减而皮薄者，必左瘫也。预而防之，可用补血之剂。若右季肋之肉减而皮薄者，必右瘫也。预而防之，可用顺气之剂。其他方法，在皮薄之处可施以针灸，如灸章门、京门、带脉等，若此皮肉生者，可免中风之患也。若左右俱有者，亦可气血双补。当今发中风者，亦应该对前期征兆引起注意。若左右无上述之消减者，病体为类中风也，必非真中风而治之，多为食滞类中风也，心脾前必当候脘。无左右之候，心脾前及中脘无结聚，手足不仁者，此乃痿证也。

有人说，从章门附近至腰部有纵筋者也，然此部位的筋虽不断却紧绷，此人两三年内必患中风。若左肋如此，则右半身不遂；但右肋如此者，气循行而易治也。若左肋如此者，气不循行而难治也（注：二说大同小异，可供参考也）。

猝死之腹，谓之阴实阳虚，皮实胀而腹底柔弱无气，且有漏洞而不应手者也。此亦有生者，如不养生而内虚外实者也。

六、膈胀

膈胀之腹证，胃中脘之底部如多枝之一枝伏立而坚硬者也。如见此腹，当知为嗝证也。

七、水肿胀满

水肿胀满之证，腹内甚胀，从脐部动观之，动气脱离脐后十四椎之处，到处移动。腹内甚胀而脐后脱离者，必死之证也。若仅腹胀剧，而气不脱离脐后十四椎之处而左右不动者，可治也。凡腹胀之证的诊疗大抵如此，轻按中脘附近，痛者为实，不痛者为脾胃之虚也（胀满之证，难见沟虚状、笔管状二候也）。

北斗吊起（痉挛）者，不治。北斗周围外胀内空，肉皮分离，而仅见气堵塞者，不治，以此谓之上胀底陷者也。

八、泻痢之腹

胃之上中脘无聚块，或生沟虚状笔管状而泻者，虚也，当应补之。无虚候有聚块而泻者，可攻之。若按中脘天枢附近而痛者，胃之积也，应泻之。水分有积滞之聚结而泻者，可用分利消导之法。

凡泻痢之证，在胃之处及水分之两方无滞有虚沟而泻者，难治也。胃之处与肾之处俱见虚沟，夜间及清晨而泻者，多为脾肾之泻也。

九、淋病之腹

下脘水分之处堵塞而小便涩痛者，胃中之湿热也。气海发动而手之两尺脉有力者，或大便秘结者，湿热甚也。脐下见笔管状（腹直肌挛缩）者，虚也，当与补血之剂。

十、腹痛之腹

腹痛之腹，心先至脐下横骨处，腹底有板状硬物，两胁和上下分离者，可知不出十二小时必死矣。若中行而显现和缓之处者，用药可治也。

十一、小儿疱疮之腹

小儿疱疮之候，毒气过多而疮色恶。按脐下观之，温和而相火不动者，可治也。若见疱疮宜分而脐下动甚者，难治之证也。

十二、怀妊之腹

怀妊与血块之分辨，病人平躺，按脐而观之，若为怀妊，则高起而动者也；若为血块，则高起而无动气者也。痞块于朝浮现于上者，怀男子在左侧，怀女子在右侧。腹诊之义，以自己腹中按而候之可见，若无自己之功夫，则不能成功者也。怀妊与血块，以切脉和神门之动而难诊者，以腹诊可知者也。

辨别怀妊之方法还有乳胀、乳头黑色润、脐下有力、经行不调（此平素不调者，则不知也）。

经行顺调，来而止者，一验也。胎偏向左右两侧者，非妊娠；唯胎在正中而有胎动者，妊娠也。血块在正中亦有动者，然血块多偏向左右者也。真妊娠者，如袋中入鼠，扎紧袋口而按知有鼠。又如将手伸进袖筒内，手从上按而于下移动，若为妊娠，必有动气者也。然至四五个月而无胎动者，可知非妊娠也。或由肝气筋引而移动者，亦需考虑。

十三、五方腹证

半夏泻心汤等五方腹证图所见，可供临证参考辨别之。

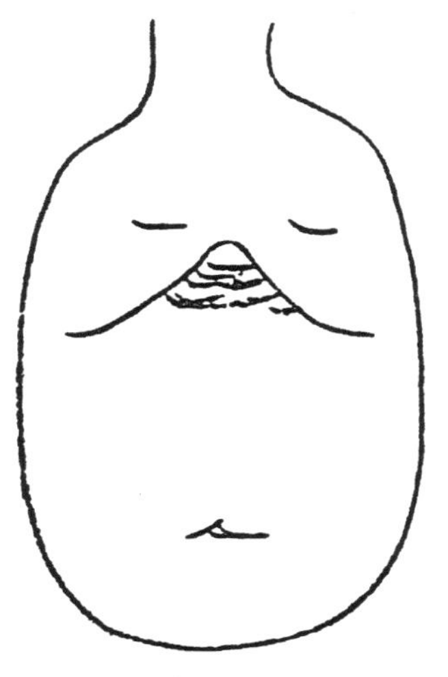

图 9-7　半夏泻心汤腹证

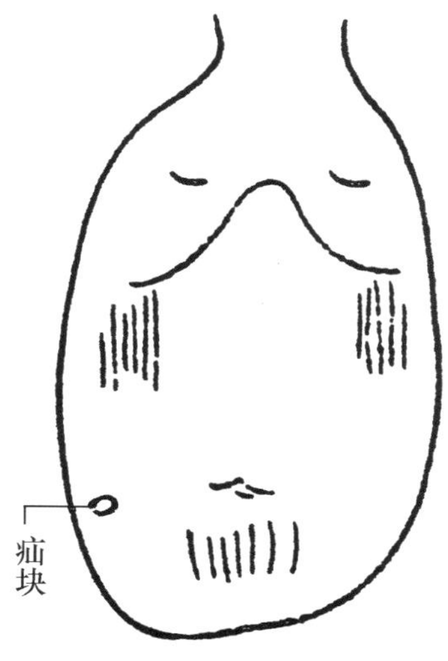

图 9-8　大黄附子汤腹证

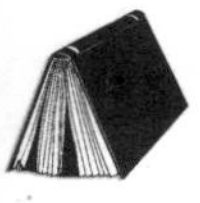

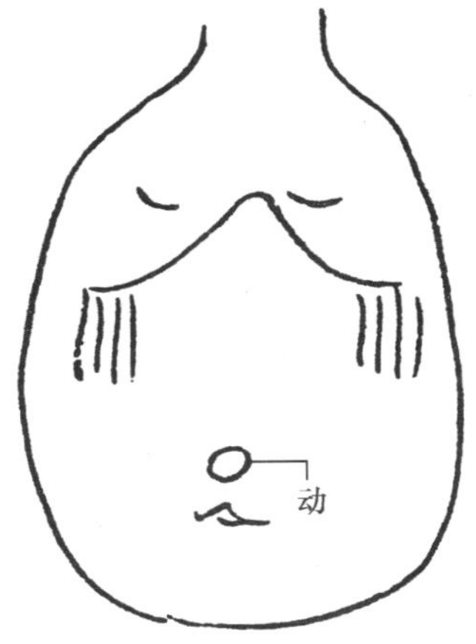

图 9-9　桂姜汤腹证

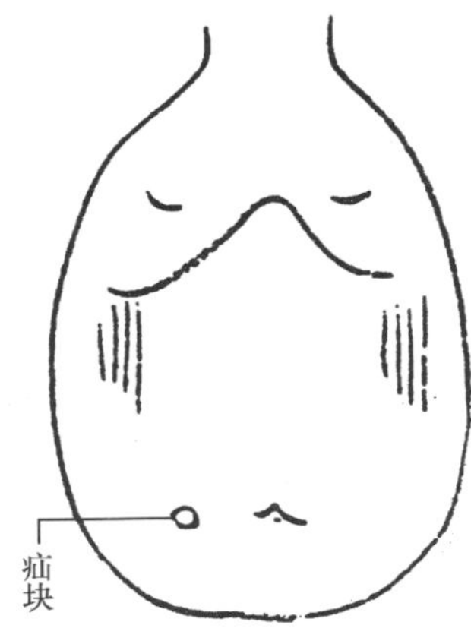

图 9-10　四逆散加刘寄奴吴茱萸牡蛎腹证

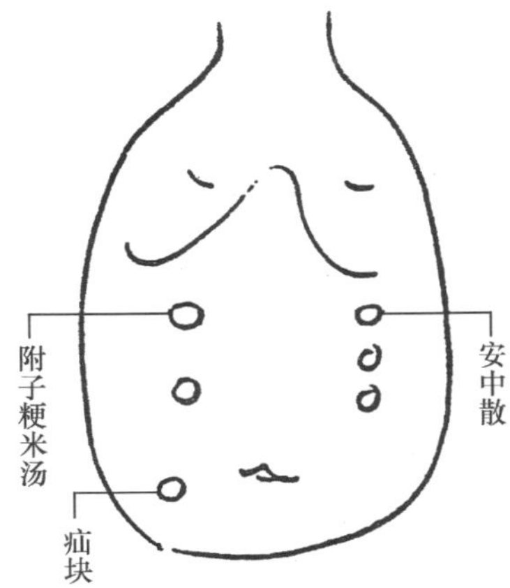

图 9-11　附子粳米汤与安中散腹证

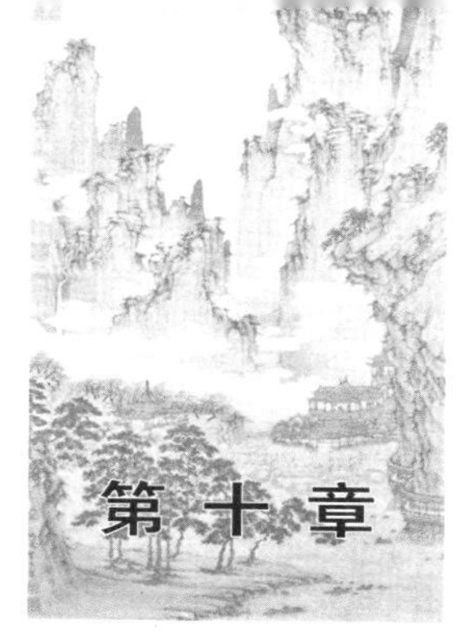

愿亭腹诊

作　者　不详
张　军　译
李秋贵　审校

简　　介

此书为手写本。作者不详，但卷末有如下记载：“六角重任所辑之《古方便览》中图，腹里形状终七八品，是亦因此书以公于世欤。此书也为松冈恕庵之弟云阴枝游子所藏，野村氏得之，传当野氏，其后传最里氏，余今誊写而以藏之。”成书年代亦不详。

全书内容有腹诊、胸胁苦满、凝块、寒疝、大虚郁结证、脐下之块、内虚寒证、胃中郁结、胃虚之客气动、大肠湿热、动气之状、燥屎积热、腹中块物、腹中俱胀而硬、积气、积滞肠垢与瘀血、肠痈、瘀血与带下、胁痛、小腹肿块、少腹胀、结胸结热寒实结胸痞满痛之辨、大陷胸汤及丸证、留饮、项背强急、腰强急痛、癖块、水气与脚气等 28 个条目，33 张图。其中条目及论述，有的为伤寒派腹诊所属，有的又为难经派腹诊所属。据此，将此书编入《折衷派腹诊》之中。书中文图并用，适用于临证腹诊之参考。

书中之标题整合与条目序号均系编译者所为，借以使主题层次更加明晰。

李文瑞

2015 年 3 月 15 日

一、腹诊

如图 10-1 所示，腹之左右，乳下稍内，入背之七椎旁二行出通，左右共出缺盆骨下。气海丹田两穴之间，右筋行于左腿之内，左筋行于右腿之内，俗称生命之所，下至血海穴，下入膝内，出于膝外阳陵泉之旁，下为趺阳之脉，下通而入外踝之内，又出巡于内踝之上，行于大拇趾本节。若右之内，环绕左右而入，故若块在脐之右，则左足必拘挛，若块在脐之左，则可辨知右足拘挛也。

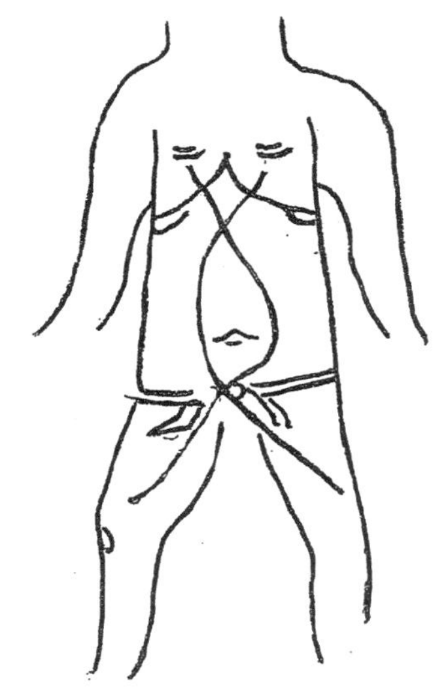

图 10-1　腹诊示意Ⅰ

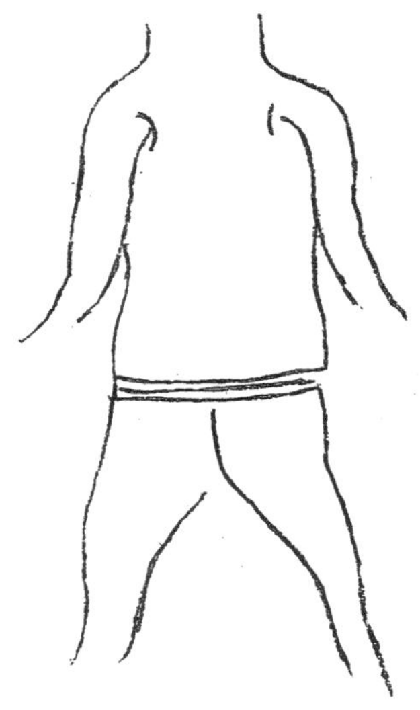

图 10-2　腹诊示意Ⅱ

如图 10-2 所示，出于阳陵泉旁，绕趺阳之穴，入外踝之上，又巡内踝之上，于大拇之本节终。腹之三行上通入乳

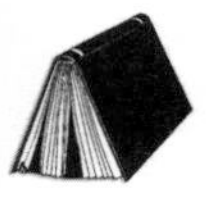

下，出于背之三行七椎之所，上出膏肓之上，又出于缺盆骨下，故可知背之七椎之所软痛。诊腹，若脐右有块，则彻在背之左，脐左有块，则彻在背之右。

上述二图，腹诊之大意也，腹中病必牵引而病也。

分辨悸与动，悸者，下而应在皮肤上；动者，皮肤上，强按之底有动也，以此可辨知悸与动之异也。治方大异，故动气虽上在胸中，但皮上不动，只胸中动者，显现悸而全动也。

胸痹而心中悸者，茯苓杏仁甘草汤茯苓甘草汤合方。动气者，柴胡加芒硝汤。

心中悸，予以按胸，应手而胸中悸动者，皆为水气所致，宜小半夏加茯苓合茯苓杏仁甘草汤。甚者，如走山道气急而至烦，甚则胸中气满聚而息迫，此云胸痹也。气聚于胸如作早钟，此乃兼水气之证，治用茯苓杏仁甘草汤合小半夏汤。怔忡与惊悸有别，治方亦不同。小儿惊风，多由茯苓杏仁甘草汤主之；妇人产前后之证，合葵子茯苓散。

心下悸，由鸠尾下至上脘中脘之间而动，以手按之应手者也，此乃水气凌心之故也，为茯苓甘草汤证。若小便不利者，宜茯苓戎盐汤，或代牡蛎芒硝茯苓三味。心下沿任脉而动气，由脐上起，上入气滞而性急者，肝积也，为大柴胡汤证。腹中动气于心下，上气聚胸中而息迫者，似胸痹而非胸痹，大柴胡汤之证也，当以腹中有动气为目标也。

二行通之筋，拘挛而张，任脉通而入指者，为空虚，中气之虚也，宜用黄芪桂枝五物汤，或十全大补汤加附子干姜、小建中汤之类。

三行通之挛急，胸胁苦满者，小柴胡汤之证也。上述心中悸动者，茯苓杏仁甘草汤；若合方用于干呕气逆者，合吴茱萸汤。古治方之要诀，此则云从证，治本病见兼证者，合诸而用，三行通以此云胁下。

心下悸者，水气所致也。心下悸在上脘之所，以手轻浮，置于皮上而应手，按之动彻膻中，动而胸中烦也。

动气，重手按底强动者也，皮上不动者也。动气者，大肠湿热所致，多由脐左方起，上冲心下也。

二、胸胁苦满

所谓柴胡之证者，常现胸高俗称鸠胸是也。又一证，仅膻中高者，亦是柴胡之热证，或亦有合茯苓杏仁甘草汤证也。若有此证，则勿论患何之病证，皆小柴胡汤主之，其他证从之。主方如图 10-3 所示腹状之证，十人之中亦有四五人，甚多者，两胁下三行通，上冲而呼吸困难，此则为胸胁苦满。

前证，胸胁苦满，以手按胸，胸中悸动，甚则气出而心烦，茯苓杏仁甘草汤合小半夏汤，此乃胸痹之主治而去胸中之水气也。

与前证相同，心下上脘之旁以手按之，悸动应手者，谓之心下悸动。胸胁苦满而心下悸动者，小柴胡汤合茯苓甘草汤。若小便不利者，牡蛎芒硝茯苓之三味，或可合茯苓戎盐汤。

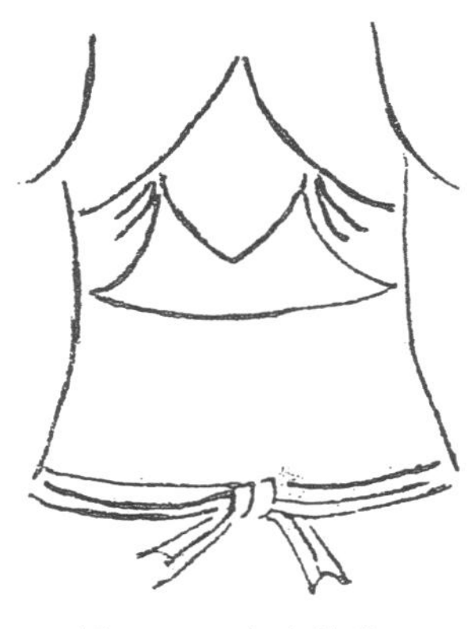

图 10-3　胸胁苦满

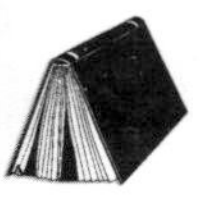

前证，发热恶寒或头痛背强急而胸满者，本方合葛根汤。

小柴胡汤之正证，干呕或呕吐涎沫，服本方无效者，加吴茱萸。吴茱萸，下胸中之气而降逆气，故头痛吐涎沫或干呕可除也。

往来寒热，咳嗽，胸胁苦满，微汗等证，小柴胡汤合桂枝加厚朴杏子汤；若无汗加广黄汤，是三方之合也。

若胸胁苦满，眩晕而不能起者，小柴胡汤加川芎天麻；或此证而有脐上动气之证，多为大柴胡汤之证也。

杂病或病后，有胸胁苦满之形，肩背强痛，又或其人虽强痛，而以手按之痛乎？若不痛而现痿缓者，皆用葛根汤；若现自汗者，桂枝加葛根汤；若只强痛者，小柴胡汤加葛根。

诸热病不仅郁结甚者，而且胸胁苦满，由胁下至脐边皆强，按之痛不可近手，似小结胸大结胸之证，而热结苦满之甚，如此苦满难解者，小柴胡汤合栀子枳实汤加芒硝可也。若不食者，大柴胡汤加芒硝；若大小便不利者，前方加滑石；若不效者，以大承气汤大剂急下之。

病胸胁苦满，脐之左右如寒疝而雷鸣者，合芍药甘草汤，兼用旄丘丸或蒸民丸；亦可用柴胡桂枝干姜汤，亦可兼用丸药；又脐上有动气者，大柴胡汤兼用丸药。

大人小儿龟背，皆在本方基础上，在葛根汤、桂枝加葛根汤二方之中择合，亦可用五七十帖，其中，最多之量仅为紫丸四五分，如兼服双紫丸亦佳。大吐涎沫，又有下秽物之功。隔四五日用之，欲达蓄积之毒尽，丸药不可变，主方初中后不可易。

大人小儿龟胸者，皆柴胡之证也。本方合茯苓杏仁甘草汤，与用于胸痹之证，粗略相同，此亦兼用丸药，可除积毒，与治龟背相似。

小柴胡证，多项背强者也。稍有肩强者，加葛根芍药二味，不然则小柴胡汤无效。

杂病见胸胁苦满、胸痛而解难者，水饮所致也，小柴胡汤合桂枝枳实生姜汤；甚者，兼用下泉丸，此乃心悬痛之类也。心悬痛者，桂枝枳实生姜汤合小半夏汤，兼用下泉丸。

胸胁苦满而有中脘痞塞者，小柴胡加厚朴佳也。小柴胡汤证，择用柴胡桂枝干姜汤二方为要。世医如此证，用净府汤、顺气和中汤、抑胆汤、竹茹温胆汤等。

三、凝块

如图 10-4 所示，此凝块，或按如石，或按如捣饼而动，或按之痛，治方异也。或左或右，无论怎样，皆胁下苦满，两胁苦满，治方相同，宜用本方。脐侧有凝块者，积滞所致，故兼用旋丘丸、蒸民丸之类，可下积滞也。

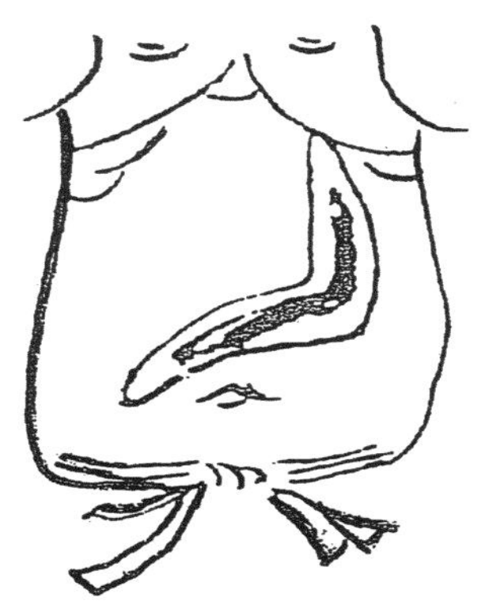

图 10-4　凝块

此证而腹中脐上有动者，大柴胡汤之证也。若大便不硬者去大黄，若大便秘者加芒硝，兼用蒸民丸。脐旁积滞无动气者，用本方。积滞者，肠垢也。

此证腰足挛急或痛者，是脐旁凝块所致，然以小柴胡汤或柴胡桂枝干姜汤兼用旄丘丸、蒸民丸，可下积滞，以此谓之疝。此证在右胁下或在左胁下，治法无异也。

若腹中雷鸣者，附子粳米汤与芍药甘草汤合用。此证脐旁有积滞之肠垢而无动气，然兼用旄丘丸微下可也，此乃寒疝之证也。

由此以下脐旁多出积滞之证，凡按之痛者，有动气者，必当兼用蒸民丸、旄丘丸；但此证无动气无痛者，温剂之证也。

附子粳米汤、理中汤、桂枝干姜汤等必合芍药甘草汤，但可兼用丸药消息之。若脐旁之动者，大肠中有积滞而生温热也。大肠湿热之证者，燥屎之证也。能见黄黑舌苔，因而可辨其证也。妇人有血积者，有此舌苔者少也。积块痛而无动气者，此乃无大肠湿热者也。有动气者，是因大肠湿热而动也。治方大小柴胡汤、桃仁承气汤、桂枝茯苓汤等，兼用旄丘丸、抵当丸及汤。若无效，则可用干地黄、当归、白术、桂枝、大黄等。

四、寒疝

如图 10-5 所示，按之不动又无动气者，此乃寒疝之证也。腹形状之证多，积滞多在左方，或亦在脐右旁，按之软，按之痛，或有动气，为大肠湿热之证，宜选择大小柴胡汤、桂枝干姜汤，兼用旄丘丸、蒸民丸。按之痛而有动气者，大肠积滞兼湿热皆明矣。轻者，大柴胡汤去大黄；剧者，大柴胡汤加芒硝，兼用旋丘丸、蒸民丸。

此形状而腰脚挛痛，或酸软等，为脐旁凝结所致，故以小柴胡汤加芍药治胁下苦满，以丸药下积滞，亦可用柴胡桂枝干姜汤，此乃上述寒疝之证也。若腹中雷鸣者，属寒疝之类，附子粳米汤合芍药甘草汤，兼用旋丘丸、蒸民丸。

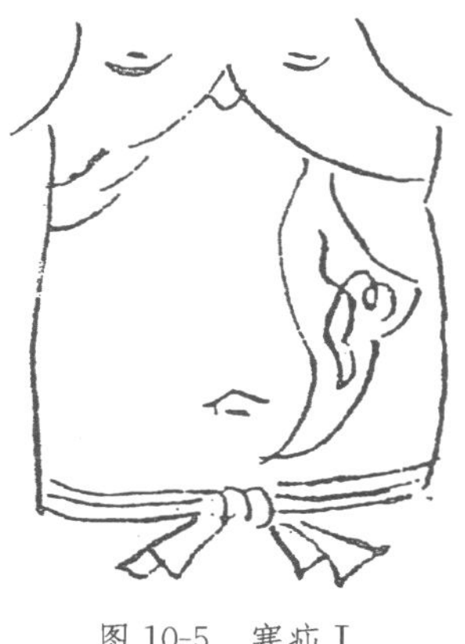

图 10-5　寒疝Ⅰ

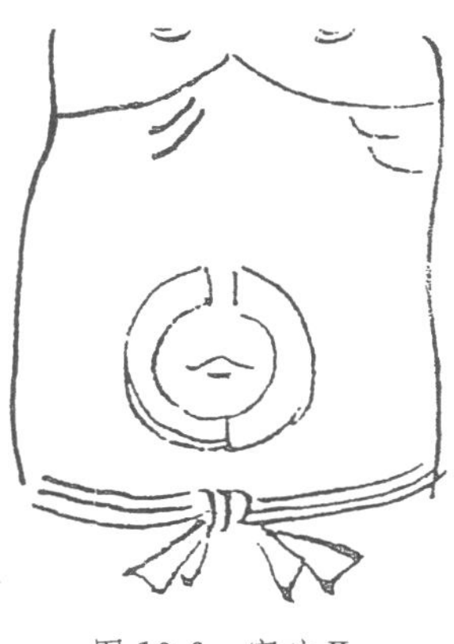

图 10-6　寒疝Ⅱ

如图 10-6 所示形状，当为柴胡桂枝干姜汤证，是寒疝之类。按之痛者为实，可以丸药下之；若不痛者，宜附子粳米汤合芍药甘草汤，兼用丸药。腰脚挈痛或酸痛者，多可用前方。

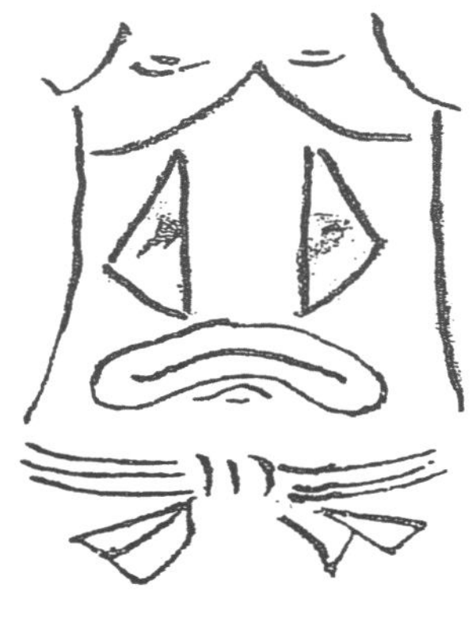

图 10-7　寒疝Ⅲ

腰痛腹疼雷鸣者，附子剂可也。若按之不痛者，附子粳米汤主之。寒疝之形而无雷鸣者，柴胡桂枝干姜汤主之。唯雷鸣与否，可知附子与柴胡之别也。

如图10-7所示，按之痛者为实，大柴胡汤主之；按之不痛者，温药可也。如图之形状，胁下苦满者，小柴胡汤主之。脐周凝滞者为寒疝，附子粳米汤合芍药甘草汤。附子粳米汤主腹中雷鸣、呕逆，或腹中疼痛，小柴胡汤主胸胁苦满、呕逆、胁痛等。

上二方之中，先当以急之方治之。若无效，则可二方合用。呕逆甚者，小柴胡汤合吴茱萸汤，之后可用附子粳米汤。按之不痛而无雷鸣者，柴胡桂枝干姜汤之证也。

由脐边牵引腰而腰掣痛者，苓姜术甘汤主之。左侧可合用附子粳米汤，必加芍药。但脐边寒疝者，皆为附子粳米汤主治，故二方合用。芍药甘草汤，缓挛急，故三方相合，兼用硥丘丸。

干呕吐涎沫，若头痛者，小柴胡汤合吴茱萸汤。此证心下任脉通，坚硬而有动气者，用大柴胡汤，世医用五积散加减。

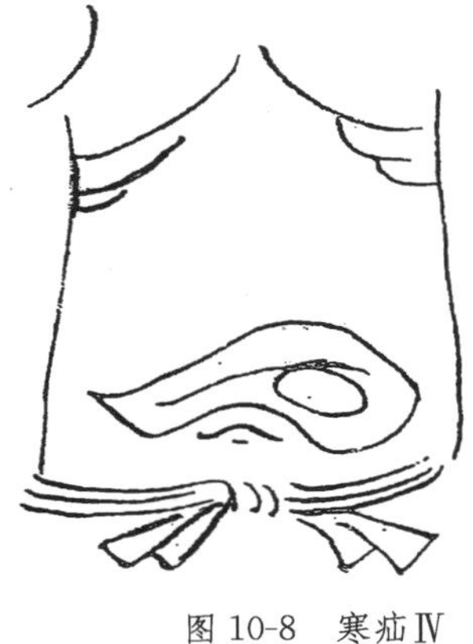

图10-8　寒疝Ⅳ

如图10-8所示，绕脐如筑堤，拥挤于脐成块，此谓之寒疝。此证必脐旁雷鸣，腹腰挛急而痛，附子粳米汤之证也。寒疝，腹中疼痛兼呕哕也。若按之痛而显现寒疝之证者，柴胡桂枝干姜汤之主治也，兼用蒸民丸可下积滞。

寒疝者，附子粳米汤、芍药甘草汤合方可也。前后之方借以攻克，为攻之方也。附子粳米汤、苓桂术甘汤、芍药甘草汤三方合方，借以攻背腰，攻方者也。前二方为去腰中冷气水气之方，只一通治之，亦有用附子粳米汤、苓桂术甘汤、芍药甘草汤三方合方者。从证，用苓桂术甘汤、真武汤合方效速，真武汤去脐下之冷块水气。

下寒疝之块，兼用旄丘丸。下如鱼脑髓白淫者，疝毒也。若腹中疼痛腰痛甚而有拘挛呕哕者，用附子粳米汤合芍药甘草汤；若不愈者，可合吴茱萸汤。

前证，若胸胁苦满，腹中雷鸣，呕哕干呕，腹中拘急者，先用小柴胡汤合吴茱萸汤治胸胁苦满，后与附子粳米汤合芍药甘草汤缓腹中拘急。若缓拘挛急迫者，芍药甘草汤之主治也。

有云转胞之证，绕脐皿如茶碗而胀，其中常觉冷气，又有腹痛者，此乃膀胱转而水气内贮，故成块也。膀胱之旁聚如此形状者，金匮肾气丸煎服，或用真武汤煎服炼蜜肾气丸，唯宜从证。腰如坐冷水中，重如带五千钱，或冷痛而苓桂术甘汤证甚者，与真武汤合方。唯腰冷者，苓桂术甘汤可也。肾着汤证甚者，世医用参附汤。

寒疝，腹中水气凝滞而成块者，故下之下白淫。总之，下白淫，则寒疝之冷快自然而解，可择用理中汤、附子粳米汤、真武汤、苓桂术甘汤，此证间有利者，可用温药。

五、大虚郁结证

如图 10-9 所示，脐上无动气者，大虚也；或为虚，兼

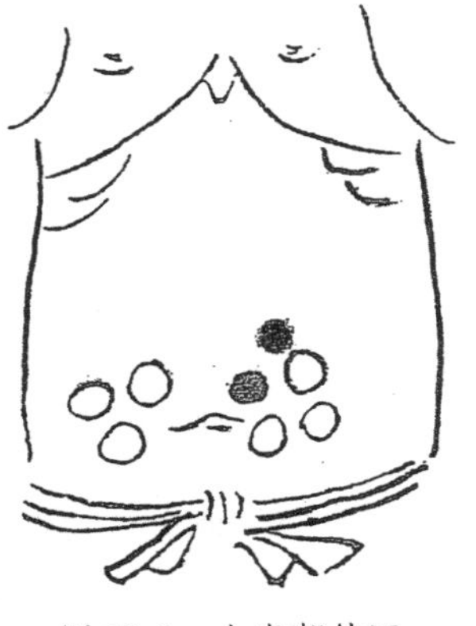
图 10-9　大虚郁结证

实证而有动气者，谩而非实也。此之形状者，乃大虚郁结之证也。腹中无动气，面色青白，腹皮薄而胀，小块如橘如馒头，必有四五枚或六七枚，按之却快者，此属大虚之证而气郁结也；或大便滑泄者，用小建中汤、黄芪桂枝五物汤、炙甘草汤。若妇人，亦有温经汤之证。此证假令有动气者，勿妄攻之，时医用归脾汤加味（归脾汤加香附子），或十全大补汤加香附子，或加味逍遥散、补中益气汤、正气天香散行气香窜之辈。

六、脐下之块

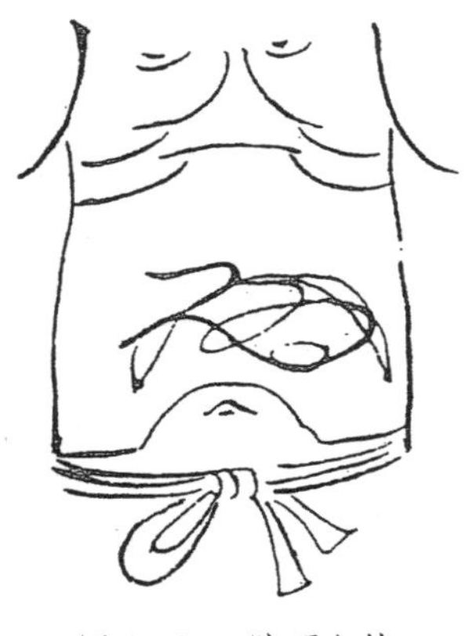
图 10-10　脐下之块

如图 18-10 所示，块在脐下之形状。此证动气，按其块而痛者为实，不痛者为虚。脐下之块，按之痛者为实，泄水丸主之，亦可用猪苓汤、五苓散等合六一散。

七、内虚寒证

如图 10-11 所示，腹皆胀而腹皮薄者，为大虚，必脐下无动气者也。腹皮薄皆胀而无动气，按之却快者，内虚寒证也。或大便泻下或不泻，是理中汤、小建中汤、枳实理中汤证；气上冲者，桂枝人参汤证也；下利清谷者，四逆人参汤证也。时医用壮阳汤加木香，或香砂六君子汤加附子干姜。

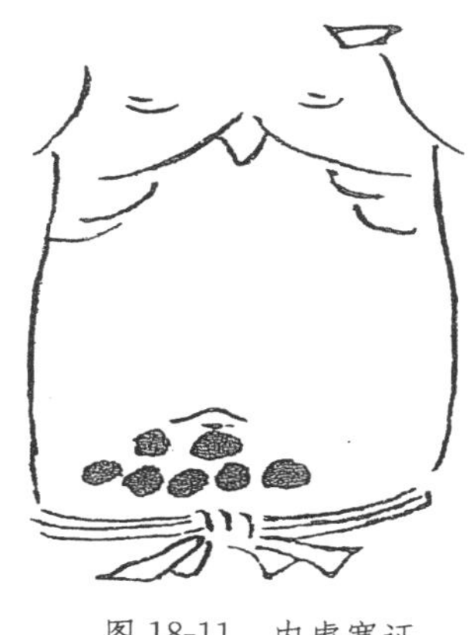

图 18-11　内虚寒证

八、胃中郁结

如图 10-12 所示，按之坚硬，非块而无动气，脐上硬者，胃中郁结也。前证脾胃湿热郁结，吐酸嘈杂，或呕吐不止，或隐隐作痛者，顺气开郁之剂可也。顺气和中汤证当有吐酸吞酸，开郁可用清热解郁汤，或二陈汤加减，或渍坚汤、起曲丸料加减。

中气虚者，香砂六君子汤加枳实、黄连。脉沉者，大七气汤。

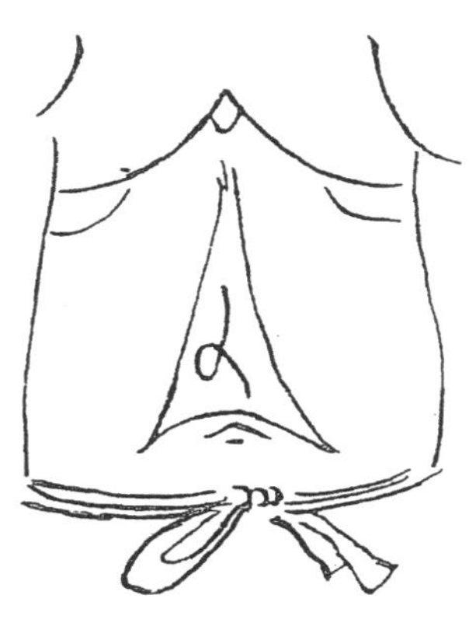

图 10-12　胃中郁结

伤食，多脐上痛，呕吐恶心，腹疼难忍者，择用金屑丸、香月神通丸、枇杷叶汤。腹中泻下而痛减者，食积也。食热物之后，食寒冷物而腹中痛者，寒热不调和而大痛也，桂枝加大黄汤主之。腹痛闭结者，实邪也，厚朴三物汤主之。腹满痛，发热十日，脉数，饮食如故者，厚朴七物汤主之。脾积气滞，心腹满闷，诸般冷痛者，三味汤、腹调丸主之。干霍乱、湿霍乱、诸般腹痛吐泻者，香月神通丸、枇杷叶汤，或加减理中汤可也。

九、胃虚之客气动

如图 10-13 所示，此证，必无动气者也；若有动气者，非内实，而为胃虚之客气动也。动气往来于纵横，使之腹皮薄，任脉通，以指压之深浅为度，其色青白者，虚证也，黄芪桂枝五物汤主之。若动甚者，甘草泻心汤少少与之，后与小建中汤。腹皮引背，内因腹中，气聚于胸而息迫者，小建中汤之证也。腹痛吐泻之后，间有此证也。

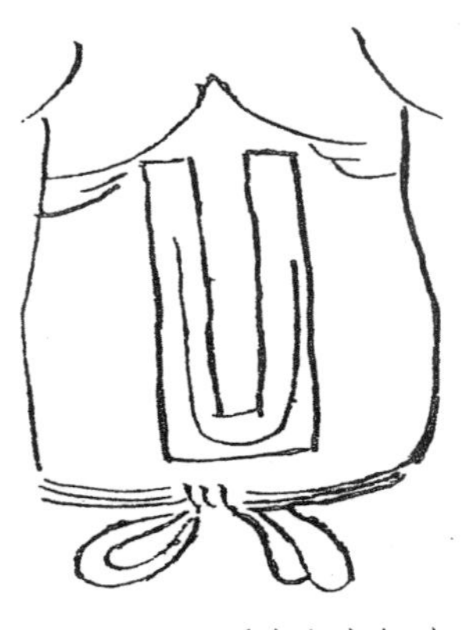
图 10-13　胃虚之客气动

二行通内引，手足热而倦怠者，是腹皮痉挛之故也。以手足心共热为目标，而用小建中汤。此证有动气者，非全内实之动，乃客气上逆所致也，甘草泻心汤之证不可误也。

十、大肠湿热

如图 10-14 所示，动气在心下而上逆者，动气由脐左而上者也。在右者，此由大肠湿热而动，全热之势也。此证为大肠中有积滞之肠垢，若大肠便秘者，加芒硝，兼用蒸民丸。此证尤多，特别是妇人多矣。时时恶热，而又恶寒者，积热之证也。所谓恶寒非寒是也，全大肠湿热所致也。

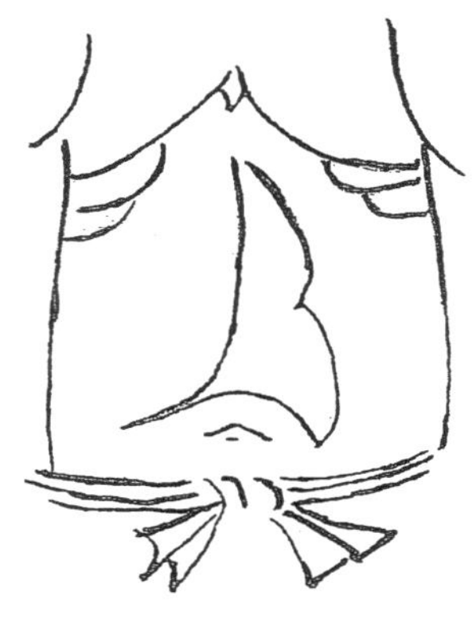

图 10-14　大肠湿热

此证有动气者，心烦气短，遇事发怒气，世所谓肝积也。

动气附于任脉通，贴近心之上下，痛气重者，为性急所致，当与大柴胡汤。若大便秘者，加芒硝，兼用蒸民丸。若不效者，用大剂之厚枳汤送服蒸民丸。动气少而见于心下者，虽不见积滞，亦必用大柴胡汤，或去大黄加芒硝，消息而用之。

动气者，原来浮在皮上，显现至下由底而出者也。由大肠积滞之肠垢而发郁热，故逆，柴胡加芒硝汤下积滞。世医见动气之证，则误为小建中汤证者，间而有之，此动气若用小建中汤，则病日益加重，不可误也。

此困证，年久而大便秘，或因大便而发为入厕之意，经年月至生此病，急卒治难，半年、一年、常服可愈。若攻下太过，而客气上逆，心下痞者，用甘草泻心汤；若攻下后下利清谷者，用四逆汤。

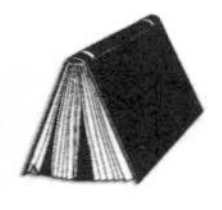

此证用攻下剂后，出现之证不可不知，客气上逆之证亦有动气，此动幅广而全腹动者也。大肠湿热所致之动气者，由脐旁起而上冲，并有筋立者也，当能辨知而施治矣。

一切在心下脐上者，心内实之证也，必用大柴胡汤或加芒硝，或以厚枳汤送服蒸民丸。

虚证而动气者，大柴胡汤去大黄加甘草，正方不宜，或用小柴胡加芍药汤。

植村曰：脐旁动气，乃由大肠湿热所致者，多用厚朴七物汤，或厚朴三物汤加桂枝、芍药、槟榔。若依药性用大黄微利而不快利者，加桂枝则运津液而快利也。松岗曰：无芒硝则大黄无效也。

动气之证，由背第七椎旁开一寸四至俞穴忌灸，火气内入，与郁热相搏，动气益盛而病进。用大柴胡汤，有传曰先去大黄，加甘草用之；又有加人参者，时时宜从之。

十一、动气之状

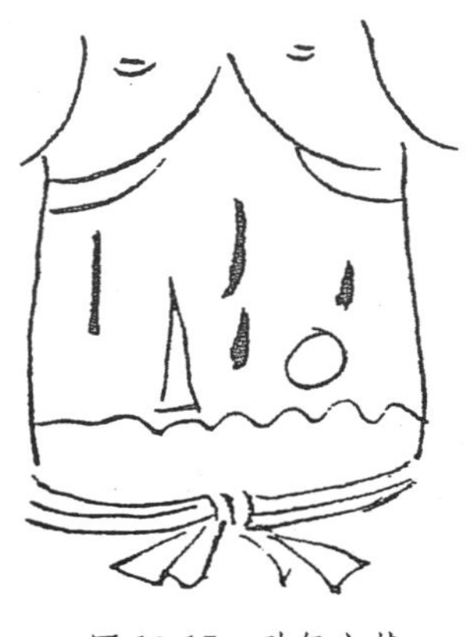
图 10-15　动气之状

如图 10-15 所示，动气之状在皮中，一面坚入，其中指如坚筋，坚入而有动气在，此乃上证之甚者也。此证积年，病根深至者，难治。

动气燥屎之证忌灸，若强灸则火气彻内，恶候忽进来也，用厚枳汤、蒸民丸，或大柴胡汤加芒硝。

十二、燥屎积热

如图 10-16 所示，内有积热，故心下必有动气，此内热所致也。

《伤寒论》云“额上有汗”者，燥屎之证是也。

《伤寒论》云“燥屎五六枚”者，此状坚如馒如橘，若按之则可触及动气所在。此者，不仅现于伤寒，而且杂病亦多见。

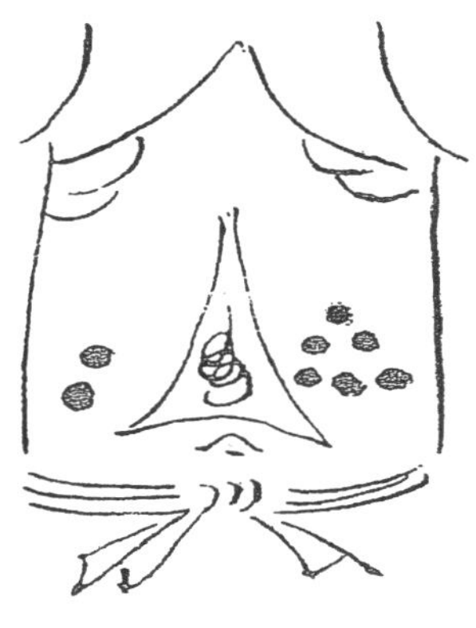

图 10-16 燥屎积热

《伤寒论》云“皮肤甲错”者，常在寸尺的皮肤之内出现多种层次（皮肤粗糙），此乃胸中津液亏乏所致也。

此燥屎之证，即使进行性疾病，亦可用大承气汤、小承气汤、厚朴三物汤、厚朴七物汤、厚朴枳实汤，兼用蒸民丸、旄丘丸。

伤寒杂病，动气上及心下，脐旁有块，面热有汗，舌黄苔、黑苔，又曰舌上黑苔如剑尖如竹叶，苔先尖者，燥屎深久者也。

凡燥屎之证，大便少而泄者，用前方微泄下者，所谓《伤寒论》之微利也。微利者，急下之，大承气汤主之。舌黑苔有二证，显现燥屎，有水乘火位者，脉之虚实，症状深考腹中之诊，而可定病因，有用四逆加人参汤、理中加附子汤等之大剂者也。

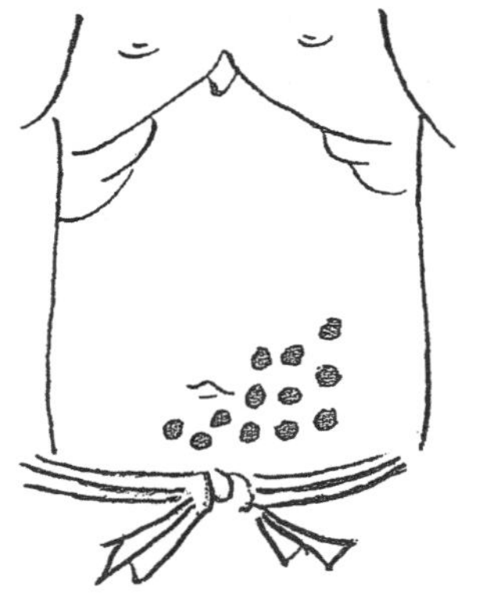
图 10-17　腹中块物

十三、腹中块物

如图 10-17 所示，腹中块物，按之痛多而有动气，或亦有无动气者也。此块之形状或左或右，然多在左也。此证，热毒凝滞之人多有者也。

风疼有三年五年或有十年不愈者，腹中有如此之积滞，风疼之热毒，其余可考从证。间或有此证者，用大柴胡加芒硝汤，或兼用蒸民丸，轻者用旋丘丸。其外身小疮出而不治者，若诊腹中有块，则可用前方。

一证无故发热，又有头痛，此亦有持病，唯依腹证，用前方有效者多矣。

十四、腹中俱胀而硬

如图 10-18 所示，腹中俱胀而硬者。此证诊腹部有动者，大便常秘结，便后又有便未净未完之感。一年、十年，亦有十四五年大便不通快者也，治法与上述之燥屎证相同。此证世谓之积气甚者也，此乃脏中积滞之肠垢所致也。

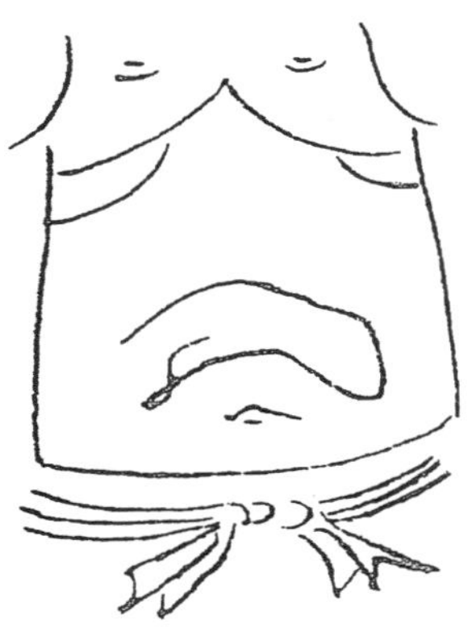
图 10-18　腹中俱胀而硬

按心下脐上无动气者为虚证，用理中汤、枳实厚朴汤，或加细辛、吴茱萸。

十五、积气

如图 10-19 所示，按而观之如寒疝。如此寒疝半片状，左或右有凝块，世云积气也，此为脏中积滞肠垢之证，牵引腰足而痛也。

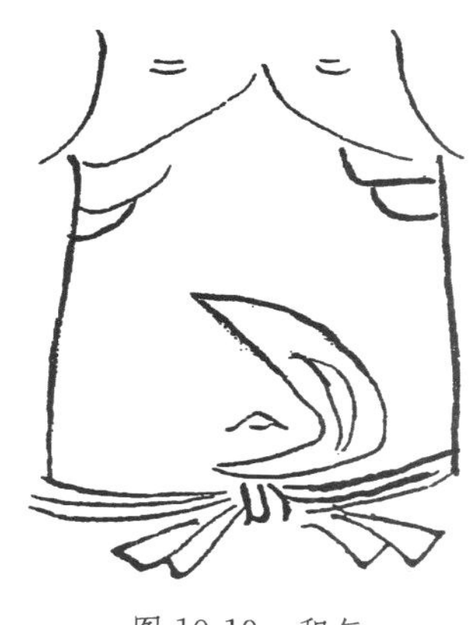

图 10-19　积气

腹中雷鸣或腰脚拘急者，附子粳米汤、芍药甘草汤合方，兼用旋丘丸。若有动气，或无动气按块而痛者，用厚朴枳实汤、蒸民丸，或大柴胡汤兼用旋丘丸；无动者，柴胡桂枝干姜汤，兼用旋丘丸。如此证要有血块，按之痛甚，不可近手而坚硬甚者，与大柴胡汤、桃核承气汤，兼用蒸民丸、浮孚丸，或抵当丸。凝块按之无动气而不痛者，附子粳米汤兼用旋丘丸。

十六、积滞肠垢与瘀血

如图 10-20 所示，脐上少有动气为蓄积之肠垢，下剂可也；心下强，按之无动气而软者，瘀血之证也。如图 10-21 所示，脐上至心下软而无动气，若脐上少有动气者为积块，是经年蓄积而成肠垢之证也。积滞肠垢与瘀血难辨别者，此腹诊为第一可考也。积滞肠垢之证，治方与上述燥屎之证相同。瘀血者，脐上至心下强，按之软而无动气者也，治用桃核承气汤、代抵当丸。前证病至深者，难治之证也。

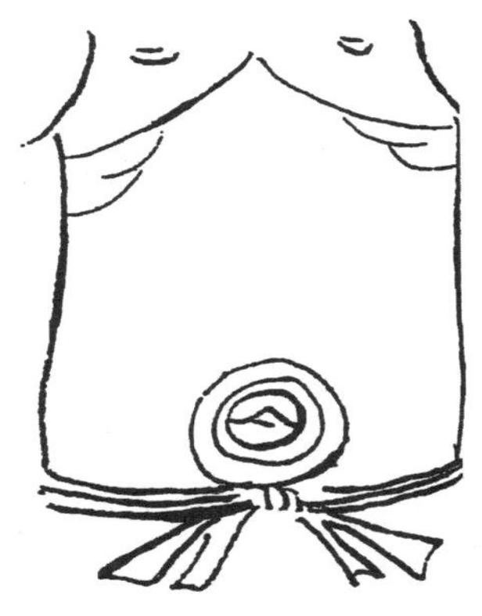

图 10-20　积滞肠垢与瘀血Ⅰ

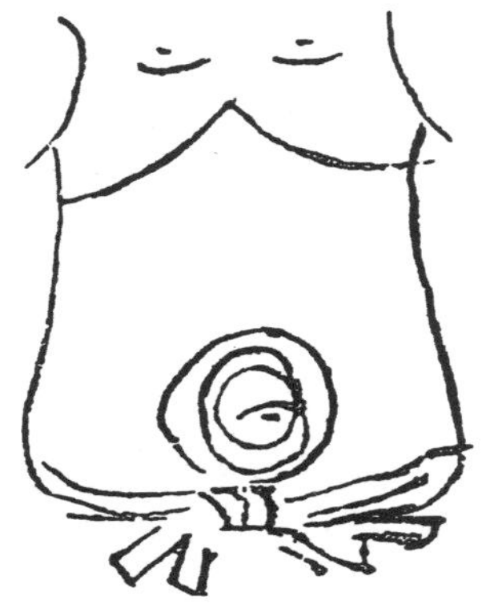

图 10-21　积滞肠垢与瘀血Ⅱ

十七、肠痈

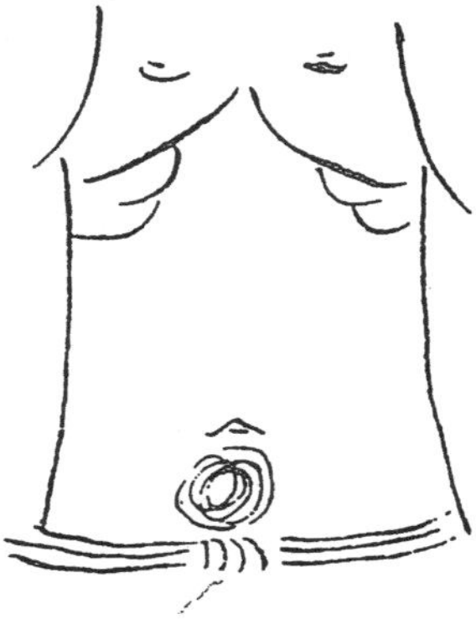

图 10-22　肠痈

如图 10-22 所示，显现非血块而深可考，按块物至坚硬者也。此乃肠痈之证，小腹满如敦状，脐下凝结，经水无而无分泌物，脐下如水肿，择用桃核承气汤大黄牡丹汤合方、代抵当丸及汤、桂枝合人参汤、浮孚丸、丹皮丸、大黄甘遂汤。此证如水肿，脐下显现水气者，用代抵当丸。

肠痈之证，发于少腹，由右或左而生，发所左右无定所。此证，产后恶血滞，或残经水生血块，经久成脓，少腹痛不可近手，其状按而观之，如按土鳖也。诊妊娠，形状相同，按之少腹亦不痛，形粗与肠痈相同，深可考。妊娠者，宜安胎。脓既成，若溃脓于外者，则脐中无穴，脓出而下，至此时，由于使用大黄牡丹汤而出现的虚证，治方用黄芪建中汤、十全大补汤加附子，或从证当归解毒汤等可参考。

十八、瘀血与带下

如图 10-23 所示，妇人有此带下之快，妇人多在右或左，如此在左右，少带下者，属瘀血。若在脐左侧者，右足痛；若在脐右侧者，左足痛而挛急，以桂枝茯苓丸及汤，兼用浮孚丸。此块物坚硬者，瘀血也，用前敦状之治方。

妇人脐中出脂水者，此亦为带下之证，以桂枝茯苓丸及汤，兼用浮孚丸，或与猪苓汤合方，此证世医多误为积气，用前方下秽物。

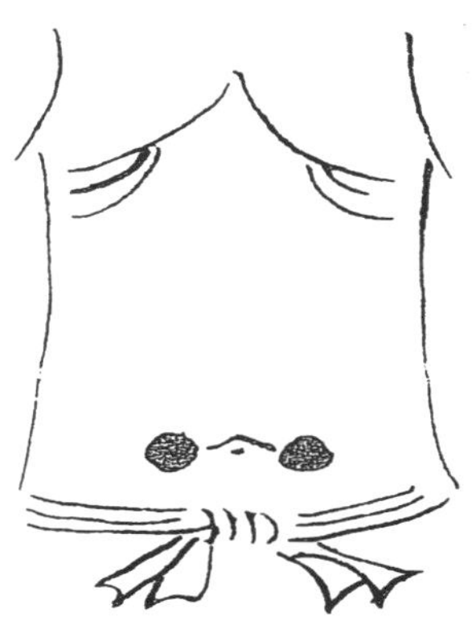

图 10-23　瘀血

男子如有此块者，由打扑或肿物而发，可辨知也，多属恶血，治方大柴胡汤、桃核承气汤、代抵当丸、当归芍药散，兼用浮孚丸，可也。

十九、胁痛

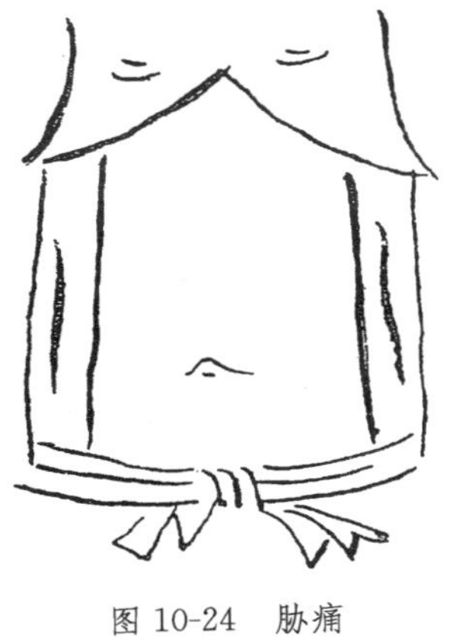
图 10-24　胁痛

如图 10-24 所示，两胁或右或左一方强痛。先生曰：此乃里筋也，即沿章门右一方痛者为多。胁下痛者为寒疝，大黄附子汤主之；亦可用甘草干姜汤合芍药甘草汤，亦可参考前方用之，或兼用下泉丸，皆可从证用之。

章门通筋张痛，息而转侧难，以指少按之则彻，是支饮也，为十枣汤证。家传以甘遂半夏汤兼用下泉丸一帖，奏效，亦可以桃花汤兼用丝衣。此证偏身有冷气者，宜前方。

大黄附子汤兼用下泉丸无效者，此证乃水气之故，宜用泄水之剂。

二十、小腹肿块

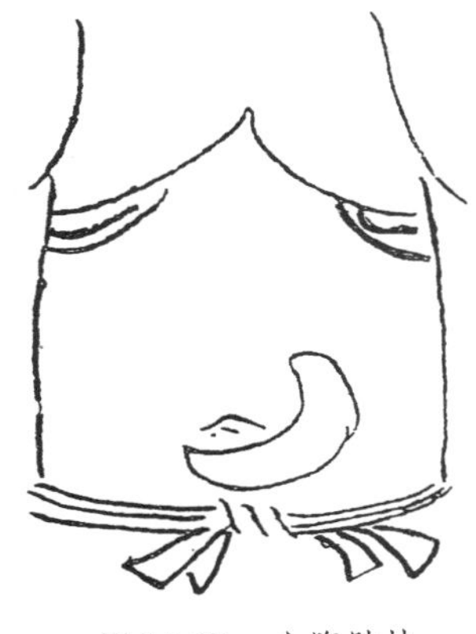
图 10-25　小腹肿块

如图 18-25 所示，脐下之块不硬而软为妇人带下证，治方猪苓汤合桂枝茯苓丸。

臁疮、雁来疮、一切肿物，若为下部湿热之证，小腹右侧必有块物，治用泄水丸一日一钱送下，煎剂大连翘汤加厂来红，二三日可泻下。

便毒、淋疾、阴囊偏肿等，下部为湿热者，多小腹有块，以龙胆泻肝汤除湿热，亦可用泄水丸一钱，二三日。

二十一、少腹胀

如图 10-26 所示，少腹胀多者，腰冷也。若脐下有冷气者，用真武汤；腰冷者，合苓桂术甘汤用之。

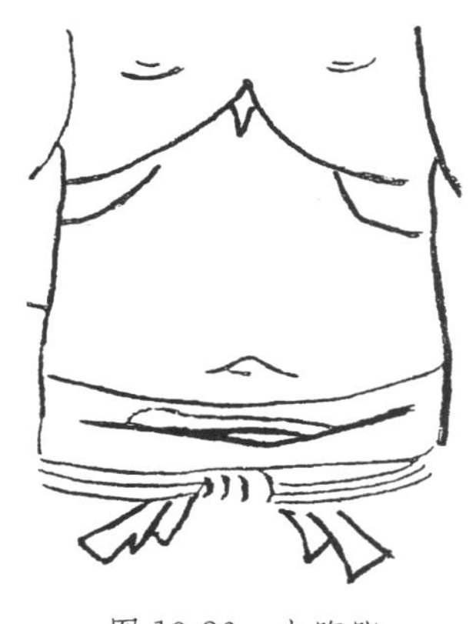

图 10-26　少腹胀

下元虚微，小便清利，少腹胀者，用金匮肾气丸及汤。由此证而肿满者，多宜速施治，真武汤亦可也。

妇人兼瘀血，如水肿而如水状者，治用大黄甘遂汤、代抵当丸。

二十二、结胸结热寒实结胸痞满痛之辨

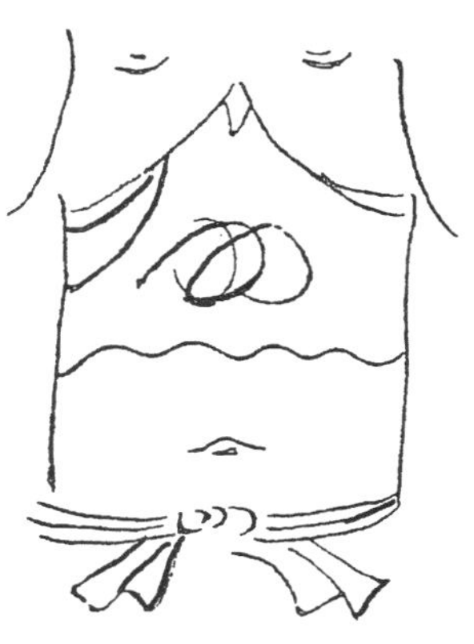

图 10-27　结胸结热寒实结胸痞满痛之辨

如图 10-27 所示，结胸、结热、寒实结胸、痞满痛四证之辨。

小结胸之证，心下至皮下胀，甚则高起，按之痛甚，息

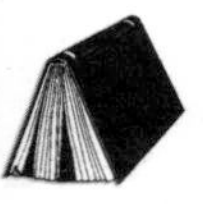

迫言语亦彻痛也，此胸中蓄热之故也，小陷胸汤主之。或间有小柴胡汤合小陷胸汤之证，或间有合大柴胡汤其他诸方之证，或间有心下剂之证，邪热结聚之故也。

大结胸之证，胸中心下脐腹中，按之胀满如石硬，痛甚不可近手，身动摇，烦闷难忍，此乃大急证也，迟则不救，急用大陷胸汤；若及背而痛者，可用大陷胸丸。

结热之证，形如小结胸，若按则少腹底痛，按之难入胁下腹下，此乃结热之证也，如狂者多。仲景曰：胸下苦满难解者，柴胡加芒硝汤主之，先与小柴胡加芒硝汤合枳实栀子汤，或大柴胡加芒硝汤合栀子汤。

寒实结胸之证，如小结胸证，心下至皮上硬而高起，按而不痛，此不痛者为寒实结胸，是寒邪内陷所致，如大陷胸汤证，治用枳实理中丸及汤，有录为理中汤枳实茯苓为主剂者也。

痞满痛者，沿心下三行之间按之痛。所谓痞硬痞满，其证，按心下软而强，若按底痛甚不可近手。此证多初大便泻，胸中至心下有邪气所聚，此非结热结胸之类，全以胃虚而客气上逆而致硬痛，用甘草泻心汤。此证若背恶寒者，用附子泻心汤；干呕者，可用半夏泻心汤、甘草泻心汤。此证，大便泻后不尽，虚邪客邪所致也。初大便不泻，痞满而痛者，此非痞满，乃实之结热之证也。

云大柴胡汤证，如小结胸结热之证，多由脐左侧或脐中上逆至心下而动，则上沿任脉动气者，此亦有大柴胡汤及加芒硝之主证也。

二十三、大陷胸汤及丸证

如图 10-28 所示之状，按之痛甚不可近手而有热；若身动摇，则彻腹而胸中懊侬；由腹及背挛痛反张，似大承气汤证而甚者也，舌干生白苔者，大陷胸汤及丸主之。若速不施治则死，急证也。大陷胸汤证，是以胸腹至背挛痛为目标而用之也。

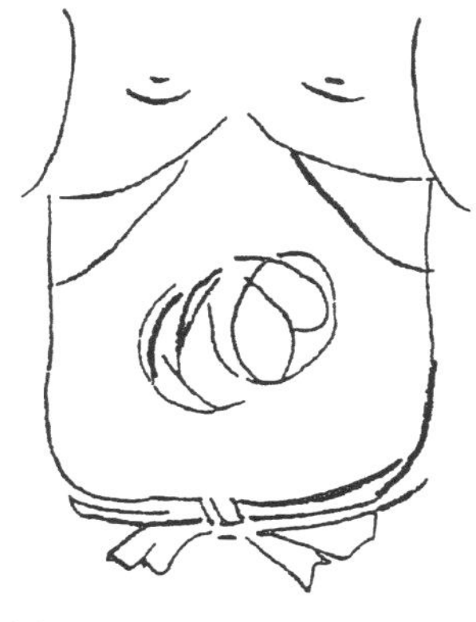
图 10-28　大陷胸汤及丸证

二十四、留饮

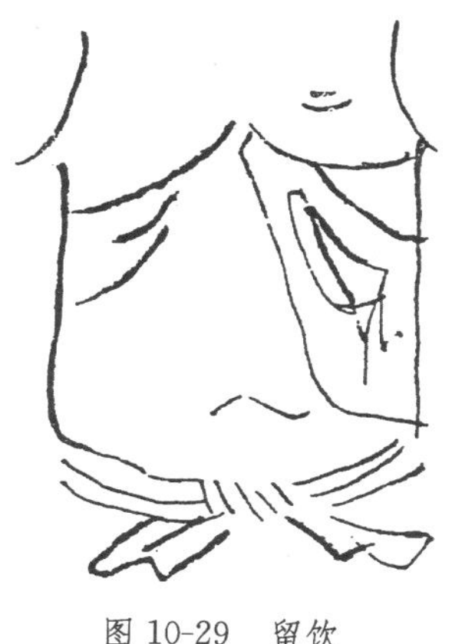
图 10-29　留饮

如图 10-29 所示，留饮及胁挛痛而坚满者，或左或右或左右皆有心下坚满也。仲景曰："病者脉伏，其欲自利，利反快，虽利心下续坚满，此为留饮。"此证，不下利亦是一证。

此水饮之聚处多胀痛，息短促，动摇转侧，或觉半身有冷气者，以指头微按胸腹则惊，重按则胀痛息促，喜按，以甘遂半夏汤兼用下泉丸一钱，一帖可愈；大黄附子汤兼用下泉丸亦可也，用四五帖亦有效。若轻治，则以半夏茯苓枳实薤白大剂兼用下泉丸，植村丝衣家方则以桃花汤兼用紫丸。

二十五、项背强急

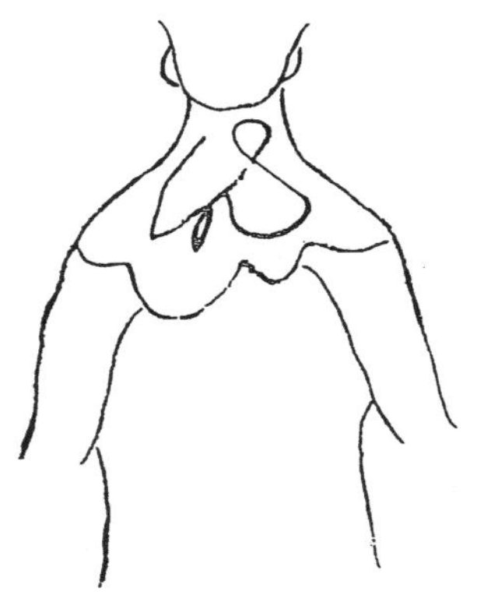
图 10-30　项背强急

如图 10-30 所示，项背强急有二证，无汗者，葛根汤；有汗者，桂枝加葛根汤。

太阳病，项背强急而热，恶风无汗者，表实也，或身痛，葛根汤主之，呕者加半夏。太阳与阳明合病，必身热下利者，葛根汤主之，呕者加半夏。项背强急，心悸而下利者，葛根黄连黄芩汤主之。前证不汗出而胸胁苦满者，葛根汤合小柴胡汤。

太阳病，项背强急而发热，自汗出，恶风者，桂枝加葛根汤；若身痛者，桂枝加附子汤加葛根。前证若胸胁苦满者，合小柴胡汤。上述自汗者，时医用行气香苏散、通气防风汤。

二十六、腰强急痛

如图 10-31 所示，腰强急痛者，苓姜术甘汤主之。项背强急而腰痛者，苓姜术甘汤合葛根汤。

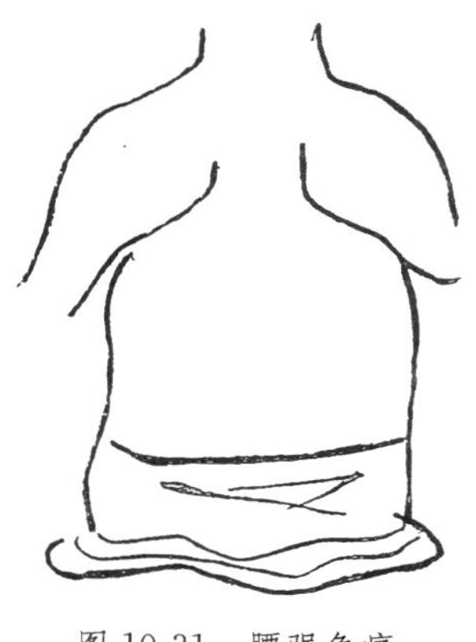
图 10-31　腰强急痛

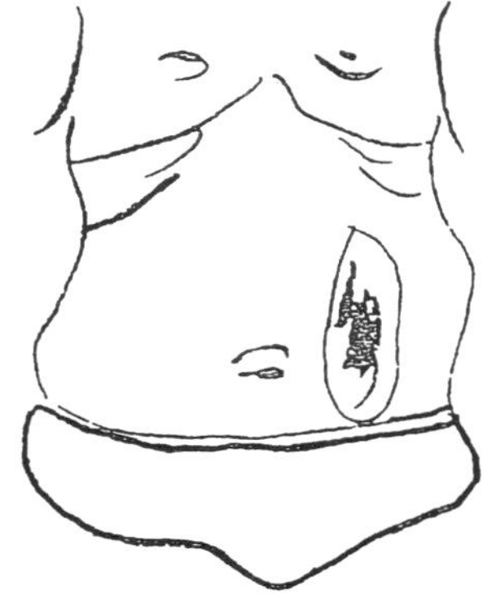
图 10-32　癖块

二十七、癖块

如图 10-32 所示，小儿见此证，俗称急惊风，所谓惊厥，名异而病一也。此块上下左右无定处，块在下者，病不发也，原由惊生，或因胎毒而生。以左手按膻中而胸中有动气者，茯苓杏仁甘草汤主之。

时医用净府汤，拘急不得治者，何哉！以芍药甘草汤兼用双丝衣，或以三品之桃花散加三棱、莪术、槟榔子、青皮、木香、大黄之类，此胎乃毒也。癫痫历经前证之年者，宿疾也。《伤寒论》之黄连汤兼用治痫丸，或双紫丸亦可择用五帖。痫为实，因胎毒不尽而生，以双丝衣泻下，补脾用助运化之药。

急惊风，仲景玉函之柴胡加龙骨牡蛎汤加天广木可也。

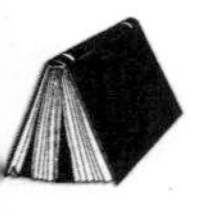

二十八、水气与脚气

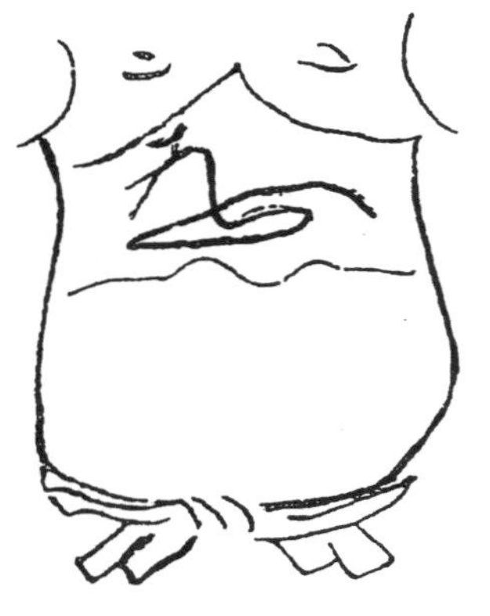
图 10-33　水气与脚气

如图 10-33 所示，心下为水气聚者，用力按心下则坚。形甚者，如寒实结胸，或由胸中心下而上，水气聚于胸中者也。按之急迫者用槟榔汤，植村隔日兼用丝衣三四分至五分；甚者如水肿状，用丝衣蜜丸；病深者，因胸痹而肩息呼吸急迫，此不问有无冲心者也。

脚气入腹，少腹不仁，此亦为水气所致，肾气丸煎汤服用。

脚气冲心者，水聚心下，此水入心包络也。心者，君火也。水入心胸，消君火之正火之故也，此证终究为死。冲心之形，如积之冲胸，心下如寒实结胸凝结而呕吐，则发冲心。若冲心者，植村白梅丸佳也。冲心治方出于古书，若平息冲心，则可用槟榔汤加犀角。深诊脚气之证，吴茱萸汤有大效，须用知矣。

余按：六角重任所辑之《古方便览》中图，腹里形状终七八品，是亦因此书以公于世欤。此书也为松冈恕庵之弟云阴枝游子所藏，野村氏得之，传当野氏，其后传最里氏，余今誊写而以藏之。

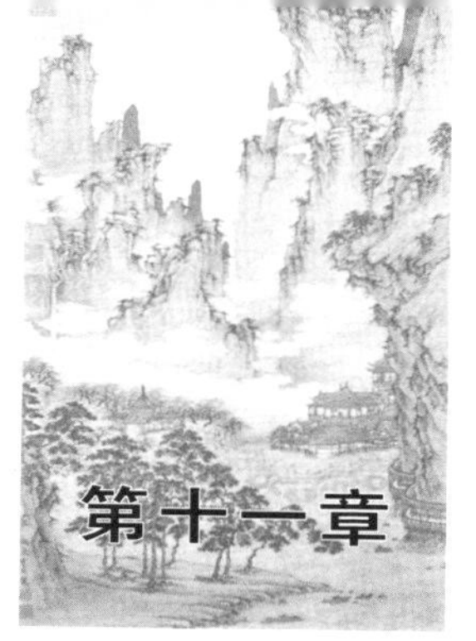

第十一章

草刈三越先生腹诊秘传

草刈三越　著

赵 展 荣　译

李 秋 贵　审校

简　介

作者草刈三越，出羽国山方（今山形县）人，生卒年月不详，本书为手写本，成书年月不详。内容有腹诊示意、动气论、胃气诊候、中风论、疟论、泄泻论、淋病论、水肿鼓胀论、杂论等 9 个条目，医论较多，用方较少，且为后世方。

考草刈三越，有书称“三悦”，其另一部分腹诊书为《腹诊传法》，编译者将其列入《难经派腹诊》，请详参该书第 291 页。

草刈三越还著《医教正意》的医论集，延宝七年（1679）刊。全书分四卷本，卷一：医道、医术、医学总论、摄生、医易五行并所属、阴阳；卷二：运气、脉象、经穴并穴位主治、脉位；卷三：气味性、五行正气味、药性、制方、药方并外感内主方式；卷四：《难经正义》。此书为汉文本。

书中条目序号与部分标题系编译者所为，借以使主题层次更加明晰。

李文瑞

2015 年 6 月 15 日

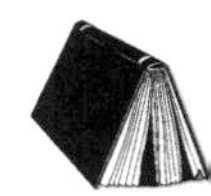

一、腹诊示意

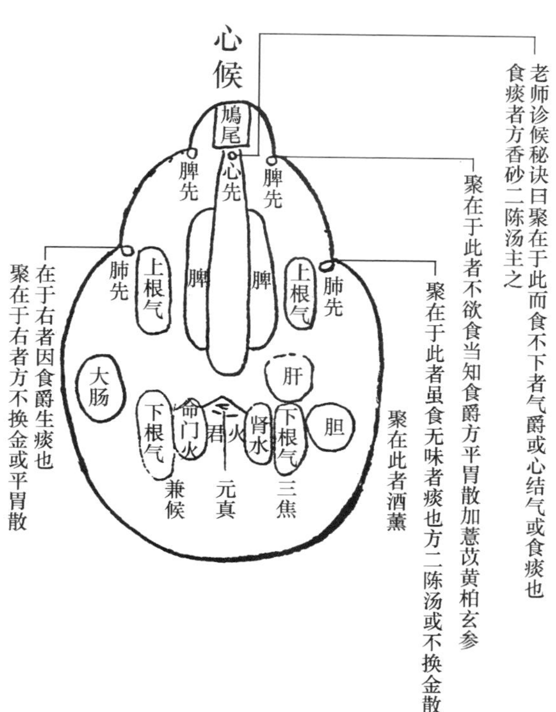

图 11-1　腹诊示意

二、动气论

古传《难经》曰：肾间动气，腹有其动气。知如何而动，其理不知。先生口授曰：云动气之根元，首先说明肾有

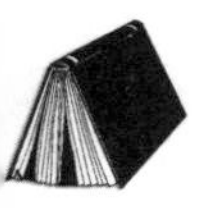

两枚在脐之两方，左肾者水也，右肾者火也。所谓其动者，在两肾之中间任脉之经，而生下以后，即有太极之一元气，在脐中天枢之地而动也。盖肾有两枚，而右肾之火欲升，左肾之水镇之，水火各相战，二气动而动，故为肾气之动气也。所谓君相二火，诸书论详也。先生口授云，君相不分别，唯可知君火内有相火，相火内有君火。动气脐之上升者，相火也。其以脐中温和而动者，谓之君火。诸书云先天之气者，肾间动气也。即君火亦云真一之元气也。既然如此，脉如何平和？此动气绝者，必死。脉绝而此动气尤有者，用药可治也。其诊法，以手按腹至脐中入中指，用食指无名指当按天枢而候，动气自显著也。或其以中指按之，可见脐前后左右而动。脐坚固而动者，元气实也。脐随指而动者，天元之气绝也。

三越先生口传曰：腹中肾气之动气，即生死之要候，实为人命之舍也。诊之，水坎中所任之一阳秘闭而不动者，元气也。以手按之，不虚举之而不动者，善可知生矣。按之而虚举之，亢而凶者，可知死矣。

又曰：见彼动气皮肉出，经冲脐之左旁入虚里而发动者，此乃阴虚火动也，早施治疗则动气自然复，脐中动静者为愈也。主方宜滋阴降火汤，或六味地黄丸加知母黄柏之类，亦可兼灸京门、气海、关元等。

又曰：彼动气历冲脐之左右旁俱入虚里者，死而不治也，医多虽以八味丸加玄参治之，然十之八九必死矣。

又曰：脐下中行，羸瘦而肉薄，按之如沟虚，皮肉之间应手如系笔管筋者，肾虚也。此乃肾水枯竭，任脉干而涩也。治法滋补之，筋自然退去者则愈；不收者，死焉。

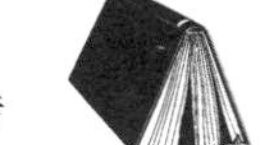

三、胃气诊候

先生曰：中焦胃气之候，如前论按举之，无太过不及，如水鸟随波而浮沉者吉也，谓之有胃气也。笔管状之候亦复然，寂翁子（升庵家父）曰：脐上下左右之四寸周围有气余而无肌肉之截间，按举之，无空虚发动太过不及者，平人也，且量此广狭而知寿之长短也。

四、中风论

中风证，五脏体气虚而生者也。左胁肉离者为血虚，当用血剂。然中焦虚弱者，血剂用之难，可与血剂中加入补中焦之药而用之。若右胁不足者为气虚，当用气药，即匀气散、八味顺气散之类也。手足不仁而腹诊候不离者，乃丹溪所谓痿证者，难治之证也。气血两虚之中，气虚者，早治（快愈）也；血虚者，治之难者也。求速效药难，腹诊，环骨章门二处之肉剥脱，松软而无力者也。有此症候者，未发时宜灸治等早速治疗。

先生师口传曰：考其候未发前早灸章门、京门带脉等诸穴，慎诊之，三五年乃至十年之前，决知有中风之患也。如已发者，察之亦须分别类证也。

五、疟论

疟证诸说，然皆可见温热生也。腹诊，大抵右支撑而痞

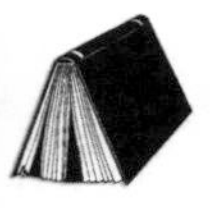

者，中气不足之故也，先阳明经受邪者也。右有支撑而正气强者，宜不换金正气散；正气弱者，人参养胃汤主之。初候腹而邪正俱强者，九味羌活汤佳也。左强恶寒甚，右强发热甚，酒制柴胡主之。所谓相气者，中焦胃气之候也。

先生曰：诸书疟证虽有数种，而治疗之切要在于能分知内外之二证也。盖知之法，先诊腹有积聚者，为内伤脾胃之积滞，宜与以七味清脾汤、不换金正气散等类也。若素中气虚弱者，或大病后胃气虚耗者，皆腹诊不足之候者，宜以人参养胃汤或加味补中益气汤之属，治其本也。若腹诊无聚与虚之候，唯偏于病者，为外感也，宜以败毒散、九味清脾汤之属也。

六、泄泻论

泄泻者，大抵由中气不足而生者也。中焦无积聚，中气虚而泻者，参苓白术散、六君子汤、异功散等主之。水分有积聚支饮而苦者，可与胃苓汤四苓散，较异功散佳也。积聚支饮偏于右者，脾之虚也，与胃苓汤亦可也。方中有猪苓、泽泻，故分利水谷而吉也。有白术、茯苓，故温补中焦而燥湿土也。凡清浊，常于水分分利而分大小便也。若水谷不分，俱入膀胱，水注大肠，故成泄泻也。亦云脾胃泻而有其证者，用补脾胃药中加五味子、白僵蚕、山药佳也。积聚支饮在左者，用藿香正气散去桔梗白芷藿香，亦可用胃苓汤加肉桂也。

先生曰：诊之有滞气者，槟榔枳壳主之。诊之虚者，人参白术山药莲肉薏苡仁主之。盖按之痛者，邪痛也，此为滞

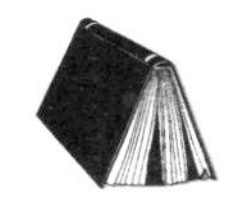

积。按之忽快者，虚痛也，为内虚。

七、淋病论

主方《万病回春》有必效散、五淋散、八正散三方，凡淋病多因脾胃之湿热而生也。脐上一寸五分下脘水分边实塞，脾胃受湿热，因胃下口小肠上口之间，阑门之动作不停，而成淋病也，宜用平胃散、不换金正气散之类加猪苓、泽泻、赤茯苓。八正散用于肾膀胱大肠贮热而二便难通者，或纵欲而成淋者佳也，勿论脐中动甚，两尺脉动者也。五淋散宜用于脾胃无湿热而肾膀胱有热者，或相火动者也，勿论何方皆可入猪苓、泽泻而用之。真阴虚而有病者，四物汤加利水之药可也。湿热外证，饮食不进，小便赤涩而出脓血者，上之脉倍常者也。

先生曰：如本文所述而别无他传，但水分及下元之正气虚而为淋，口干身热或思虑辛劳过度而病势重者，取诸心肾不交则清心莲子饮可也。

八、水肿鼓胀论

水肿单纯肿，故纹理不分明也，唯脐之根不离则可治，既离者则不可治也。知离与不离者，脐中入指而诊其动也。于自由动者，既离也，但亦有两方离，片片有离而上下之经不离者也。有传经离者，木通主之。盖脐者，人身之正中天枢北斗也。以天地察之，即天之大气举地而居也。天之六气与地之五运相倚而支持，故地不落而在天中无异也。治疗之

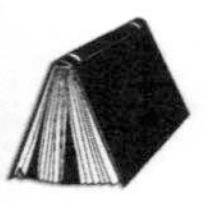

法有实脾饮、分消汤，亦有四君子汤加减方。诊按中脘边而痛者，分消汤、实脾饮可也。此方乃补泻兼施，降满气而补之方也。不痛者，当知脾胃之虚也，用六君子汤、异功散、四君子汤加味，补脾土佳也。脐突出，或脐离而动摇者，不治。脐下之根元系胁之下方而显现纹理者，可治；横于脐下，不见元气之纹，而单纯肿者，必死也。

先生曰：脐者，人之根蒂也，蒂系着脊之十四椎者也。是故脐心渊深者寿，浅平者夭，凸者小壮必夭。水肿之候，脐心突出，推四边外胀而及内空，如本文脐下无元气之系纹者，死而不治。

愚按：下总国海上郡高田扈一女，曾患虚劳骨蒸，自汗盗汗，饮食不进，大便泻，小便涩少。诊之，脉左右皆细数而虚，望之，面唇青色，形体甚瘦，皮肤大干枯，目见甚深，时间为十一月二日，正遇时令之大寒，四肢厥冷，几死在胸息。予投十全大补汤加酒制黄连、大附子，顿得苏生也。四日之后，大鼓水满，小腹下垂，脐蒂脐心凸起而脐下有横纹，涌泉平坦而如板。余按以为此乃内寒未尽而攻脾胃，与以补中治湿，交以白雪糕饼，令随意而食之。十日水肿尽消，前证未除。依然重投滋阴至宝汤数十帖，诸证咸痊。于是按古书宝皆曰，水肿脐突出，涌泉平者，非药物可治者也，盖有所不悉乎？今就先生质之，受其经系横纹之诊传而试之，十无一失矣，实为医门之真法，岂可不尽心乎。

九、杂论

嗝噎之腹，中脘之底板如置杯而坚者也。

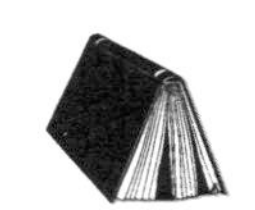

卒死之腹，上之皮肤实，底空而无力者也。以此云阳实阴虚，多为有生禀者也。先生曰：此证非生禀而已，乃因不慎调护而伤及三宝（编译者注：三宝者，乃指精、气、神三者是也），皆内虚而必有此证也。

凡腹一方弱一方强，或按一方则倚于另一方者为吉，反之之为凶。病人之腹如无患，为虚证也。

诸病脾先支而肺先不支者食，而脾先不支而肺先支者不食。

产妇，若母为大事，则勿早生子；若子为大事，则不拘母而当早生子，治法亦从之。胞衣复久不下者为凶，久与迟者皆为害也。

疟在鸠尾堵塞而有积聚者，可灸心腧身柱，肺强者灸膏肓，脾胃有强弱者灸十一十二俞，肾者灸十三四俞。

腹痛，大腹小腹俱张者，不治；张而四方之旁离者，不过十二时即死。先生曰：上下如板张，中行微柔者，犹可治也。

病气不足正气不足者，不治也。假令一旦言治，或不食或形衰者，内无治之候也。

痘疮形甚者不苦，相火动甚者也。若形俱而动苦者，死不治也。

至“关格覆溢”（《灵枢·终始篇》）之脉者，老人其气下陷而动者也，今脐上动而下部无动气；壮人常气上升，今反脐下有动而上部无动气，此乃变也，故谓之“关格覆溢”。脐上下俱有动气者，为宜。但老人上实下虚，少壮下实上虚者也。反常理者，变也。变者，可知为病矣。

漉漉之汗者，上焦之汗出也。产妇有之而多为死证，俗称玉汗黏汗也。先生曰：上焦胸膈之间汗出而黏，如油如珠而不流者，此真气夺也，一日或半日而死也。胸膈之间有如水疱疹而隐于皮中，可发而不发者，此真阳夺也，脱之候益甚则漉漉汗出最重。

浑浑之脉者，离元气之所，上逆鸠尾而动者也。

熇熇之热者，上部有热而已，此乃阴阳隔绝，必死之候也。

疟一两度而发者，如前之疟论所云，如块而未诊疟，必不可截疟；疟之候出后，当截疟。

腹诊，肌皮与肉之间有如流注，磊磊成块者，必疝气也。

前本文以先生遗亡之书，记之先生曰此卷也。余少小游学京，师授业于三越先生，借其口授于遗亡者也。盖此法论，面传口授，未许置之简读，故委其国书而未译雅言，汝亦宜接哉，少加私意也。余顷首而退，随记之，尤以后附有先生亲切口授之要法而传。门子而非一子，盟誓之徒宜秘而无传矣。

吉永升庵　寂严子志

予少壮好于医，游学帝京浪华东都，归乡而博业时维有室所，识名于邻里同悬，雨逢隐师灵照，荣于博览，传授此书，深藏于筐。予亲炙之友，因以授之，为以余短才之助，余顷首书之，以收于笥焉。

根本昌庵　虞斋记

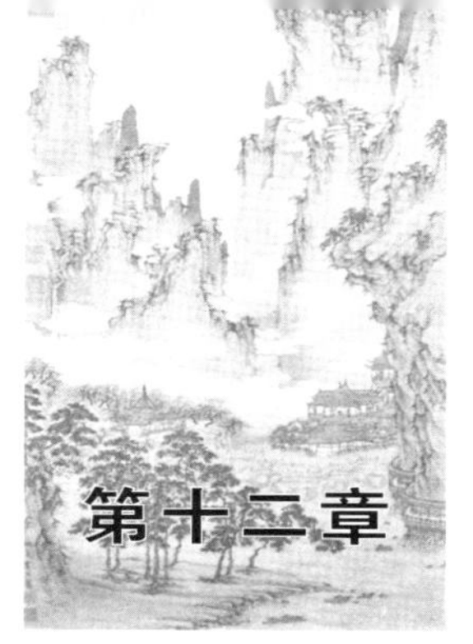

古训医传·腹候辨

宇津木昆台　著
王　　凌　译
李　文　瑞　审校

简　介

宇津木昆台（1779～1848），名古屋人，名益天，字无敌。学医于浅井贞庵、平野尤门，后进京继续钻研医学。其医论以大凡致病之因在风、寒、热三种邪气，并阐扬吉益南涯之“气血水”理论。

《古训医传》完全以日本语编写，由四大部组成。一部：《医学警悟》六卷（《伤寒论》、《金匮要略》为总论）；二部：《风寒热病方经篇》七卷（《伤寒论》注解）；三部：《风寒热病方纬篇》七卷（《金匮要略》注解）；四部：《药能方法辨》五卷（解释古方所用药物之药能），全书共计二十五卷。天宝十二年（1841）正刊发行。此之“腹候辨”之译文，乃译自《古训医传·医学警悟》之卷二中的“腹候辨”全文。

其内容：腹诊总论，首论腹诊乃望闻问切四诊中“切诊”之重要部分，即所谓腹诊是也。腹诊不仅只按腹，还包括胸背腰项手脚各处，以察皮肤（肉）之厚薄软硬，观察颜色之枯泽善恶，从而诊断阴阳虚实，以及论述腹诊顺序和手法等。然后分表证、少阳证、水饮气食之辨、心下痞之辨、水饮腹痛下利之辨、谵语血块水块之辨、蛔虫妊娠厥冷厥寒之辨、诸方之辨等，多以《伤寒杂病论》之三阴三阳六经为论，阐发各种腹诊与腹候。

宇津氏在此文末抒怀其个人警悟：世医忽视脉腹两候，弃而省略者多矣。一听病者对病症之处的描述，仅凭自己记忆而诊断疾病，不顾其是否正确，即盲目投方用药，虽偶有

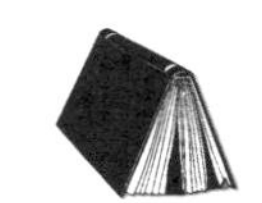

歪打正着者，但却丝毫不计用错药之后果，岂是救人于疾苦之道哉？谨告医者：虽有“生死有命，富贵在天”，总有人力所不及之处，但求秉承医生之天职，以救人于疾苦为准则，予以治疗，切不可被病者之视听所蒙蔽者也。

书中标题与条目序号系编译者所为，借以使主题层次更加明晰。

李文瑞

2015 年 7 月 20 日

一、腹诊总论

腹诊者，切诊之一，四诊之要也，不可不详辨之。腹诊，不仅只按腹，还包括胸背腰项手脚各处，以察其肉之厚薄软硬，望其色之枯泽善恶，从而诊断阴阳虚实者也。医生者对病人，首先诊脉，望颜色舌苔，闻其声音，问其病症之处，然后立于病人左侧，医者先以右手，在患者心胸之间左右按抚，而后按扶病人之左肋，依次由乳上按至季肋，于其部位以手掌诊察之，先候虚里动气之高低微甚沉浮，再辨别气血水之主客、阴阳虚实，右侧亦如此候之。诊察左右胸肋之后，再以手指转至心下，轻轻按压胸之中央数次，以候心下之硬濡，再以手指分向左右按两胁，由歧骨斜向沿骨下按，以察其左右上下之拘急痞硬濡坚强弱、皮肉之厚薄、癥瘕之有无等。再将手指转至心下，按任脉两旁，向下一直按至脐中及其两旁，于此潜心候肾间动气。再以手掌推左右两胁，上提由背部向腹部推按之，亦以察虚实拘急硬濡等，此乃腹诊之大法也。然后按抚其项背脊椎，以察其凝濡肥瘠。再让病人伸腿，依次抚按其髋股膝胫，诊跗上之脉，以察其胃气之旺衰、水血之主客、色泽之润燥、浮肿之有无等，因此，需要下一番功夫。初诊脉时诊得病毒所在部位，今由腹候而得知病毒之部位，二者是否相应，此乃四诊之要也。腹候一目了然，而诊脉微妙，难以断定。是故，详辨腹候可知脉之微妙也，脉候与腹候相互参伍，则可知其病证也。今试举一二以示之。

二、表证

凡表证者，必项背头肩处有恙，而胸腹部无异常也。若表证而见胸腹部异常者，其必为宿癖，而非新病者也。因表证，其宿癖有动者也，亦有不动者也。因表证愈，其宿癖自愈者也，亦有不愈而不发生变化者也。其表证之时宿癖不动，但因投发表之剂而表证和，却致宿癖动而为主证者也。其表证，因人之禀赋不同，而发生种种变化，不一定是里证、阳证、阴证，亦不必以此为准。初次切脉候腹时，应预先诊断其宿癖之强弱剧易，以察其变动往来之所。又虽无宿癖，但因发表之太过或不及，则有忽然转变为里证者也，其转变亦一定要辨别阴阳虚实。因此，对于表证者，不宜仅以腹候为证据，而宜四诊合参诊断之。

三、少阳证

至于少阳证，腹候呈多样化。首先从部位观之，从口舌咽喉至心胸胁肋之左右皆为少阳部位；间或有阳明证外攻，致口舌腐烂、齿龈疼痛，或自汗出、恶热、身重等病状，此乃阳明病势上攻进犯少阳者也。先宜详察少阳正面之腹候，夫小柴胡汤以胸胁为其证，其胸胁以左侧为本部位，故在左胸胁硬满痞塞，水血失和，其势心胸中俱痞鞭者也。若其兼腹中拘挛急痛者，加芍药。若无拘急，水气不和而腹痛者，加黄连。若其水凝结胸中，不呕而烦者，加栝蒌仁；有动气者，加牡蛎；悸者，加茯苓。若热甚烦渴者，加石膏，倍人参。若血液枯燥而津少虚者，加栝蒌根。其他小柴胡汤之腹候，有许多兼证者，当随其兼证加减用之，其详见《风寒热病方经篇·太阳篇下》小柴胡汤条，此类腹候在左之证者也。其在右者，同为少阳之部位，虽其处方有异，但皆为柴胡类诸方。唯在左，增加水血之变者也。实者，大柴胡汤也，虚者，柴胡桂姜汤也，皆以左为主，而及心下胸中者也。在右者，为血分，用当归芍药之类者也。按《素问·脉要精微论》所述，以左寸口候肺与胸中，以右寸口候心与膻中。由此观之，胸中属左居前，膻中属右居后，以考脏腑之部位。以脏腑之位考之，脾胃在左居前，肝胆于右居后而靠近背部。如胸胁苦满，即使左右俱满，也必以左为主，右为辅；若右甚者，必胸前轻而背后重。因此，右胁生变者，必气息受阻，其病必以背后为主。虽言左右同为胸胁胀满，但左为柴胡之候，为气道，从旁而及中央者也；右为当归芍药之候，为血分，从旁而及背后者也。左及背后，右及胸前者，皆为变症，其人之宿癖所致也。若左右分别言之，左称胸中，右称膻中。至虚实者，万病各有辨别，宜诊别之，以免误入攻救之二途。

四、水饮气食之辨

胁不甚而心下甚者，却如医者之翻手，其痛强而灼热者，水气之实证也，而又有大陷胸汤证与十枣汤证之别。大陷胸汤证，水饮凝结于胸膈中，胃气亦燥实也。若下之后而成结胸者，胃气因下剂而动激，逆迫于心胸，故曰“膈内拒痛，客气动膈”，其证为水热凝结于膈内，而兼胃实也。十

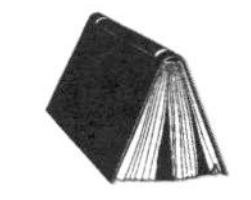

枣汤证则不然，本为悬饮内痛之证，因表邪而里水上溢至心胸间，主里水者也；或亦有胁下之水上溢之势，而无胃实之变者也。在同一部位亦有大柴胡汤证，其上下不通畅，中脘气血水食郁闭者也。因此，今饮食之所，因水食郁气闭阻而呕吐，肠胃以下之气又为郁气而上提，下部之气不行，致使肠胃以下之水下行，此乃大柴胡汤之剧证也，而大陷胸汤证与十枣汤证各有主客之别。

五、心下痞之辨

血气集于心胸，胁腹无力，心下硬痞者，脏结之证也。水饮动摇，上行则不能哭泣，下行则腹中雷鸣下利，此同在心胸之部位，胃中脱而血气不顺，水血不交谐所致也。剧者，胃气不磨而谷不化，此乃生姜泻心汤、甘草泻心汤两方所主也。心下硬痞，下利不止者，此乃下焦大脱而水血阳气尽失，不能交和者也，其心下硬痞为客，下焦无力为主，为赤石脂禹余粮汤证。心下痞硬，水血集于膈上，噫气半出半停者，此乃水血居于上焦而不和，为旋覆代赭石汤证，与赤石脂禹余粮汤上下相反也。心下硬痞，表热盛而下利不止者，此乃不知表证未除，而误认为唯里证宜下，数次下之，表气愈不能解，外热盛而里气渐脱，导致下利不止也，此乃中焦水血不和，酿成如此之证，为桂枝人参汤证。以上三条，同为心下硬痞，但要辨别上焦中焦下焦，此等之证，宜据腹候而诊辨其别。心下痞而不硬，按之濡者，为大黄黄连泻心汤证。其上若兼恶寒汗出，为脱证之恶寒，乃附子泻心汤证。同样之病状，与泻心汤不解者，乃表气未无内陷，胃

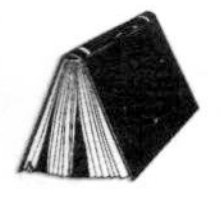

气上行而成积者，此乃五苓散之证也。以上三条之腹候，不挡手者，非表证而为里证也，这些症状应该牢记之。

六、水饮腹痛下利之辨

心胸中水饮，有小陷胸汤证与白散证之别。腹痛，有小柴胡汤证与小建中汤证之别；小建中汤证之部位，有与实证之调胃承气汤之别。似十枣汤证之水饮，而胸中痞硬，气息不畅者，此乃瓜蒂散之证也。支饮有膈间支饮、心下支饮、肠间支饮之别，胸胁腹候皆有差别。水饮，瓜蒂散在上部，十枣汤在中部，大陷胸汤在上部兼中下部，应以此推究一切气血水之凝散也。虽然以上言表证无腹候，但是葛根黄连黄芩汤为脉促，表未解者，血气迫于胸中，喘咳甚，至旁观者惊也。其腹候心腹俱坚如板，脊背强急，如负重担，下利或不下利，少腹有濡坚之别，其病势从腹部上升至拘挛脊椎项背之方，不能卧。如桂枝加厚朴杏仁汤证，生里实证，表证一旦解，即投下剂以下里实，其里和而解。若其里不和，水饮再显于表气者，是因下剂过激，上迫而微喘，故其腹候，但微满上迫，而无痞硬拘挛之病状者，为小青龙汤证，即里水表邪，上迫喘咳而腹中拘挛者也。

其他的发热、身热、灼热、潮热、瘀热、痘热、麻疹热、伤疤热及发斑热等之腹候，一一以掌中候之，可知其差别。夫万病皆有左右之别，已如上述所示。其判断明了者，如半身偏枯之中风是也，因其左右之别而处方异者也，详见《风寒热病方纬篇·中风历节病篇》。

七、谵语血块水块之辨

阳明胃实之潮热、腹满、燥屎、不大便、谵语等腹候，不待辨则自明矣。但唯谵语一症，以《风寒热病方经篇》之说，虽为胃实之候，而众多病者有各自征候，有表热之谵语和身热之谵语。非胃实之证，而独有柴胡加龙骨牡蛎汤证之谵语。阳明篇有发汗则燥，心愦愦反谵语者二证。虽本由胃实所致，但转入少阳后发谵语者，不能一概疑胃实，且燥屎疑似伴有血块水块重要者也。燥屎，按之不痛，若兼水气，则不按自痛者也，其痛发作有时。热盛而谵语者，实证也。无热而阳脱之燥屎者，必为干粪，按之如囊中装小石，以手探之如累累然者，密煎导类之证也。

血块者，按之时隐时现，转移不定，亦有按之不隐不动者也。其不转动者，必见胸腹左右之大筋，或肠胃内外凝着者也。其块按之不隐者，上从心胸到胁腹左右直至横骨之部位，皆病症之处也。若热盛而痛强者，多为肠痈。此血块为天然固有之毒，人人过半无不贮藏此毒者也，名为百合毒。凡皮表除感受外邪之外，此毒是一切杂病之根源，即百合毒也，详见《风寒热病方伟篇·百合病篇》。

水块者，痛强而无热气，以掌中候之，如握冷物，掌中为冷之状态。此在《风寒热病方经篇·厥阴病篇》有范例，谓之冷结。燥屎、血块、水块，宜仔细诊别之。

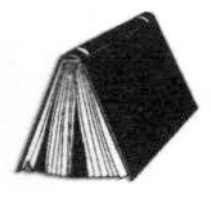

八、蛔虫妊娠厥冷厥寒之辨

有蛔虫病者，必有蓄血，蓄血而发热者，肠痈也。其蓄血虽不应手，但以蛔虫可知蓄血，此乃蓄血必生蛔虫之故也。若其蓄血应手，即成血块也。无论大人小孩，凡有蛔虫者必有蓄血，应当切之。积聚谷气差别有三，《风寒热病方·五脏风寒积聚病篇》就其论述详而可知，故在此不赘述。候动气之法，上文已述，且疑似妇人妊娠，其辨别甚难，当然亦有容易诊断者也。上云三种块物和与之相似病证，加之其人有宿疾，则可导致种种病证。

凡经断两个月而疑似妊娠者，余用家方香柴汤可判断是否妊娠，屡试百发百中。虽然对于有宿疾者，即使用香柴汤亦难诊断，但至九十天以上则可诊断，详见《风寒热病方纬篇·妊娠篇》。

手足厥冷厥寒，应以手诊别之，切勿忽视。

九、诸方之辨

凡发汗剂、下剂、和解剂各数十方，皆各有该方之候，其详对照《风寒热病方经篇》、《风寒热病方纬篇》各方原文，则可知也，是故不一一辨其候法，但举方名以示其辨别。凡下剂，首先有大小调胃桃核四承气之别，其他有大陷胸汤、大柴胡汤、十枣汤、柴胡加龙骨牡蛎汤、抵当汤、抵当丸、大陷胸丸、白散、麻仁丸、大黄牡丹汤、茵陈蒿汤、三黄汤、厚朴七物汤、厚朴大黄汤、厚朴三物汤、已椒历黄

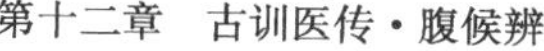
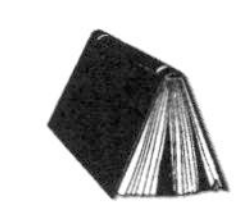

丸、栀子大黄汤、大黄甘遂汤、甘遂半夏汤、大黄甘草汤、大黄硝石汤、大黄附子汤、大黄䗪虫丸、风引汤、苓甘姜味辛夏仁黄汤、下瘀血汤、九痛丸、走马汤、备急丸等实证可攻者，而内又有虚实夹杂者，其腹候之差别亦不尽相同，详见《风寒热病方经篇》、《风寒热病方纬篇》各方本条原文。栀子豉汤类别中，有栀子干姜汤、栀子厚朴汤、栀子柏皮汤之别。茵陈蒿汤与抵当汤有别，与麻黄连翘赤小豆汤相反，而腹候则同中有异。真武汤与干姜附子汤、芍药甘草附子汤、茯苓四逆汤有别，与半夏泻心汤类、猪苓汤相反，而各非定式。

至阴病者，在表有麻黄附子细辛汤、麻黄附子甘草汤、附子汤、甘草汤、桔梗汤，于里有黄连阿胶汤、苦酒汤、半夏汤。及太阴厥阴者，有猪肤汤、白通汤、真武汤、桃花汤、吴茱萸汤、通脉四逆汤，更有四逆散、猪苓汤、承气类，皆示虚中有实者也。厥阴者，有乌梅丸、白虎汤、当归四逆汤、四逆汤、瓜蒂散、茯苓甘草汤、干姜黄连黄芩人参汤、白头翁汤、麻黄升麻汤等，而虚实转换者也。其他加减之方，有桂枝类、柴胡类、石膏类、大黄类、附子类、其外类方，在此不一一枚举。虽诸方各自腹候应一一辨别，而因涉事繁杂，笔力不及，故略之。但因病者各有征候，医者以手能诊得阴阳虚实、上中下左右、气血水之主客盛衰，则可洞察病情而诊治之。

十、个人警悟

世医忽视脉腹两候，弃而省略者多矣。一听病者对病症

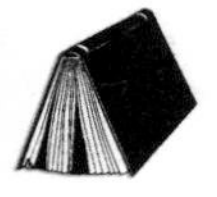

之处的描述，仅凭自己记忆而诊断疾病，不顾其是否正确，即盲目投方用药。虽偶有歪打正着者，但却丝毫不计用错药之后果，岂是救人于疾苦之道哉？谨告医者：虽有“生死有命，富贵在天”，总有人力所不及之处，但求秉承医生之天职，以救人于疾苦为准则，予以治疗，切不可被病者之视听所蒙蔽者也。

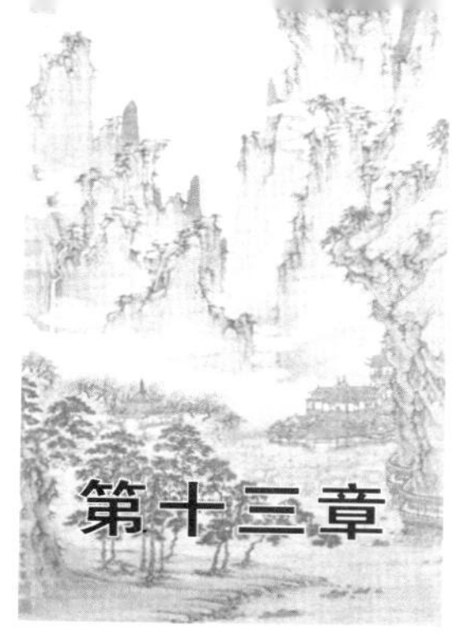

丛桂亭医事小言·腹候

原南阳　著

王　凌　译

李秋贵　审校

简　介

《丛桂亭医事小言》，作者原南阳（1752～1820）名昌克，字子柔，号南阳；为其口授之医论治疗著作，由门人笔录校正而成书，全书七卷。有享和三年（1803）自序，文化二年（1805）田村（津田）玄仙序，文政三年（1820）篠本恭跋之刊本。有嘉永七年（1854）再刊本。书中论述病证及治法，为反映南阳灵活运用古方、后世方、针灸法等医术之代表作。其卷七称《丛桂亭藏方》，收录自家所创处方，今日临床上用之“乙宗汤”、“九味槟榔汤”等处方即出于此书。书中内容通俗易懂，因临床实用价值甚高，多次再版刊行，印数颇多，广为流传。此外，为补正此书之不足，山田业广（1808～1881）曾撰《医事小言补正》（1865年完成，写本一册）。《近世汉方集成》已合并影印为《丛桂亭医事小言》与《医事小言补正》，南阳还有《经穴条解》等名著。《丛桂亭医事小言》之腹候为其腹诊代表作，专论腹诊，其内容分腹部之见（呼吸、虚里动、动悸）、腹部皮肉之厚薄、五脏之积、脉数、水肿与脚气、虫积之候、恶候、腹气上冲、动气上冲、肠痈、积聚、妊娠、疝气疝积、手足不遂与拘挛、脐凸、水气等，进行腹诊腹证腹候之论述。原南阳之腹候论，简而赅博，腹证实用性强，为腹诊之拔萃。

书中之标题与条目序号均系编译者所为，借以使主题层次更加明晰。

李文瑞

2015年7月1日

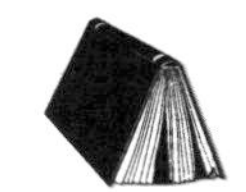

一、腹部之见

腹部之见，应候呼吸之腹候。若急变之病人呼吸不平稳，宜候动悸。《素问·平人气象论》曰："胃之大络，名曰虚里，贯膈络肺，出于左乳下，其动应衣（"其动应衣"四字，马玄台称为衍字，但考下文非衍也），脉宗气也。盛喘数绝者，则病在中，结而横有积矣，绝不至曰死。乳之下其动应衣，宗气泄也。"虚里动甚且高而挡手者，恶证也。若再妊胎者，则更为不利，产后易发急症也。下文又曰"其动应衣，宗气泄也"之意，应认真观察。世所谓黄胖病，虚里动甚高者，并不一定为恶证，宜勘辨之，此亦在《偶记》中论黄胖病详也，宜参阅之。不仅要候虚里之动，而且亦应注意候腹部之动悸。动悸有变化者，无论何病皆不可掉以轻心，有可能为急证者也。若为小儿，则多发惊也。无论有何痼疾人之动悸，皆常变化者也。此等之候，更宜参伍望闻问切而候得也。大小建中柴胡汤之类，皆由腹候而投方用之，故宜认真判断腹候。

二、腹部皮肉之厚薄

腹部整体之候法，腹之皮肉肥厚如肥人之股，皮与肉紧实难分者为善；腹之皮薄而无光泽，皮与肉分离而见筋者为恶。所谓诊腹势，软硬适中，呼吸平顺，无论何处按之皆不痛者，谓之腹势良也。

腹之皮薄与肉分离，扯动脊背之肉，如金箔店挂在晾杆

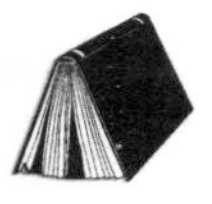

上之绢布者，为津液枯之人与澼囊吐泻虚脱之人。津液极尽之腹，皮肤虚浮，如抚拔掉羽毛鸡之胸者，为极虚之凶候。若以手抚之，自汗多者，为濒死之人，汗出手足肌肤皆有者也，或如扶死人之肌肤者也。多产之妇腹之皮肉分离而虚浮者为常态，以津液皮肤润泽可显现者也。心下痞硬，按之如板，而无食欲者，多为难治之证；然而，发怒或抑郁之人如此腹者，则并非难治之证。皮肉分离，底部拘挛而多见板状立筋，而任脉凹陷者，为恶候，劳瘵多拘挛，故呼吸急促，脉数者也。脐下无力者为虚腹，用力按压脐下，沉而有移动之块，重按之，勿论身体皆疼痛难忍者，虚证也。脐下无力甚，轻按则痛者，亦属虚证。关元气海周围为治病之关键穴位，而有其道理者也。

凡上腹大而软，下腹无力之处有动气，面色无红润者，大病前兆之候也。未治愈久病之人，以手按之动悸而疼痛难忍者，极虚也，为难治之证。若动悸静者，即使大病亦无急死者也。肥人之腹形，由胸肋至下腹高高隆起，大而柔软者；或心下平缓，下腹隆起者，皆谓之佳腹也。瘦人之腹形，由胸肋至小腹整体扁平，按之柔软者，佳腹也。以上所述之佳腹，皆腹皮厚而与皮肉不分离，润泽而无动悸者也。小儿者，心下高而，少腹小者也。成人谓之腹形恶，而小儿则为常态之形。对此类腹形应当熟记于心。病中之人，腹形有变，脊瘦如削，胸肋如板，横骨之所空而高者，恶候也。疫病或痢疾，一两日之内出现此腹者，多为难治之证也。动悸等出现明显之前，则难见者也。如在此之前，熟练腹诊而知腹势之脱，及时明难治之极，则可治愈矣。

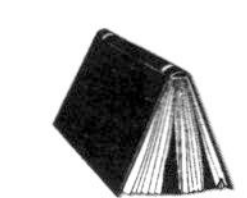

三、五脏之积

五脏之积，分而名之。肝之积，名曰肥气；心之积，名曰伏梁；脾之积，名曰痞气；肺之积，名曰息贲；肾之积，名曰奔豚。当然亦必非拘泥之，古方家云腹部拘挛谓之芍药之证，此乃实指伏梁者也。大体从乳下至脐上处拘挛而如有手臂状者，即为伏梁之义也。观脏之时称为伏梁者，割开皮肉见众多筋绷紧聚积而有异物，按之有硬块者，此为拘急之腹，应与甘草大枣或芍药方。若急痛者，大建中汤所主也。奔豚者，肾积所致也。凡动悸上冲而有形，其动甚者，呼吸急促，或昏眩，或发惊，必为肾积者也。不高明之医者，治之则难也。《金匮要略》对其病有四种说法，不太易理解，但应颇知有惊悸者也。《千金方》等书云“奔豚气”者，具体归结于有积聚之处也。

四、脉数

脉数，表现为热强而腹候无腹热者，推抚之表热而候腹时，轻用手心则可见发热之势者为伏热，且易下降。小儿暴热甚难辨别，常引发痉挛。一般而言，脉象难知者，以腹候决断则可知也。心下之真中有悸动时，宜用手掌轻按，切勿粗心大意。

五、水肿与脚气

无论是水肿还是脚气，心下不见水气者，无大事者也。

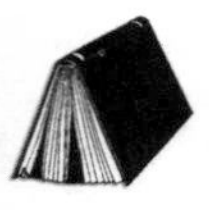

当见心下擢生水气者，切勿粗心大意，应嘱病家尽快治疗。水肿从外表较易发现症状，若未能注意急剧变化，则可出现心下蓄水，呼吸急促，故宜注意急变之处也。水肿之证有咳嗽，腹之动气强，脉数者，为恶证。脚气冲心者，以心下、动气、呼吸、脉决断而可知也。

六、虫积之候

虫积之候，位于心下，内柔软且高高鼓起，用手抚摸似胀非胀，掌心凹陷而有气味者也。此腹之人，乃虫积之外候者也，其外候之详论，可见“虫积”之论述。

七、恶候

按腹之痞，如水面浮物，随手移动，欲取之而又不能见之，时隐时现，时可现全块；或因肠脂膜破裂而露出，以手按之隐而不见者，皆为恶候也。脂膜破裂者，多发疝气者也。注意按脐下坚块之处，以诊察有无恶化之前兆。若病情发展，则可致小便不利、转胞等证。气急之人，肋骨之动如扇者，为恶候，亦多有急变者也。

八、腹气上冲

心下正中有细微动悸，其动悸及鸠尾处而不易入寐者，此乃腹气皆上冲之故也。有奔豚之状者，可与酸枣仁汤加茯苓之味。长夜难入眠者，即使空腹，亦难以平稳入睡者，此

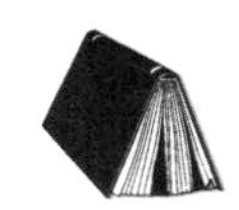

乃本有病症而饮食不调，易导致空腹而心神不定者也。观其大概，临卧前食少许茶泡饭，则可催眠，此乃安定腹气之故也。小儿遗溺者，亦为腹气上冲而小腹空虚所致也。大人夜间数次小便者，下冷之故也，亦为腹气上冲之故也；临卧前食饼或厚味之鱼肉鸡肉之类，可减少小便次数。小儿遗溺者，亦可进厚味之食物，则可止遗溺。此乃腹中实，腹气不能上冲者也。若进食淡味，食物消化太快，深更半夜熟睡之时，腹中空空，而致腹气上冲，故小便频数不止。再者，早起之后一直不能进食之人，亦为有积气之人。

虽有人云因晨起口感不适合即刻进食早餐，但其实是因睡中腹空，腹气上冲，积气移动所致，甚则午餐亦不能进食者也。晨起后，静心饮杯早茶，而后行走，以舒缓腹气而引发食欲。若知整夜未进食，睡中腹中饥饿之理，则可作为协助各种治疗之参考。一概云多数无积聚者，早睡早起则晨起即可进食之说不可信。因不同之人，而有消化厚薄之异。暴饮暴食之后，翌朝饥饿难耐，有人云是因前一天晚上胃部被大量食物充满扩大之故也。此乃饱食之后，睡中腹不空，醒后腹气实，故翌朝易产生食欲，而进食早餐香者也。

八、动气上冲

若动悸亢，则形成上冲之气。动气上逆致耳鸣者，动脉在耳中跳动所致也。心下悸之人，眩晕者也。伏案写字之人，若俄顷起立则昏倒者，虽说亦与颈肩病有关，但首先应是动气突然上冲，逼至心下所致。若快速及时地按压心下，则可防止昏倒。即可理解子玄子之禁晕术，亦宜理解奔豚气

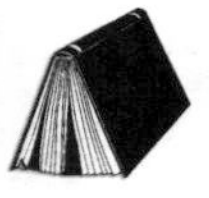

之义。心下痞满，多为气滞所致，故起立则眩晕或昏厥者，可知苓桂术甘汤之意味也。

十、肠痈

肠痈者，以腹候可决断者也。脐下少腹旁有块，不以指按亦痛，皮肤甲错而不润泽，腹痛剧烈，腹内雷鸣，如酒壶倒水之声，或如舀子舀水之声，则可知有脓者也。以手按痛之处常有积聚，谓之肿物化脓之处者也，宜据疼痛之轻重而处方用药。若为产妇，多在半产后、产后、食伤后等导致腹痛，不可掉以轻心，否则再度发为病症。因下脓血而云肠痈者，乃医者无见识所为，尤以详参“肠痈”之论述。

十一、积聚

排下块物并非易事，却很重要。一般难排下者，应设法使其自行排下。若块物在脐以上者，虽更加困难，但妇人之块则易下者也。对于久攻不下之块物，不宜长时间猛攻之，否则易致命者也。古语有云，大积大聚不可侵之。因此，盲目治疗只会适得其反。

十二、妊娠

诊断是否妊娠者，腹候为第一也。虽子玄子在《产论》与《产论翼》有详细记载，更应学习贺川家《亲灵》，犹在“妇人之病论”有详述。应当谨记一条：因病而经闭，经水

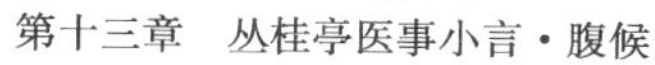
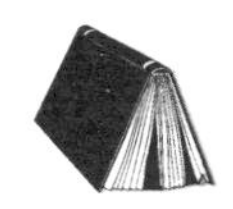

不调也。若为瘀血者，腹诊时未发现令人担忧之恶候，且平素经水亦无不调之况，而唯有经水停滞者，则可知为妊娠者也，大多第二个月即可知也。崩漏、脱血后之妊娠，正如《产论》之阐述，若平素常有此类症状，宜用心寻问之，以参伍而进行诊断之。

十三、疝气疝积

常腹鸣下利之人，动悸而胸膈痞积，心下气塞，按肋下痛及腰部者，则为疝气。而疝积，有多种见证者也，应注意参伍气塞之人，很可能为疝积。疝气是一种比较普遍之病证，曾数次以治疗疝气，腹痛、下利、水肿等症状而获效，则可知诸证为疝气所致者也。

十四、手足不遂与拘挛

手足不遂、拘挛之类，皆由腹内块物所致也。块物在左者，左侧肢体不遂，与右者，右侧肢体不遂。治疗不宜只关注手足，而应治腹部以除病根。中风者，皆因此而发，故而得名，详读《叶桂偶记》则可知也。《内经·素问》岐伯："病名伏梁，此乃风根。"即此意也。

十五、脐凸

水肿之腹满，脐凸者，凶兆也。腹满、鼓胀皆有脐凸，按脐由此方移向彼方者，亦为恶候也。小儿啼泣而脐凸者，是因其啼泣所致，若治愈啼泣，脐则复常者也，因此，对小儿来说，并非恶证。

十六、水气

不论水肿还是脚气，皆犹更心下生水气所致，故候心下可早知而治未病也。是故，诊察数人，以手指按之有水气感为第一之要也。腹诊是在衣被之中候之，不能依靠眼见者也。腹部水气，以手按之，初起按迹皮下不明显，然而随病之进展则可见手足凹陷之迹。此者，候而可知也。妇人者，因男女授受不亲，而医者亦只能膈衣而诊，若为高贵之妇人则犹甚也，因腹诊无法自由施展，故辨治甚易误也。其实应通报其左右之人，力争不膈衣而正常腹诊。初起之时，以手按压腿胫内侧之骨上，按后有指压造成的凹陷，如果非得用眼观察才能得知的话不算合格的医生，有经验的医生靠手感便知病情，不用依靠眼睛查证。当然，初学者还做不到这一点。应当以精神来进行诊疗，即使在黑暗中把脉也能通过手感判断出寸口的水气。在白天，清晰可见三指的痕迹、三部的凹陷，在给病人把脉时通过认真观察诊疗的情况也很多。

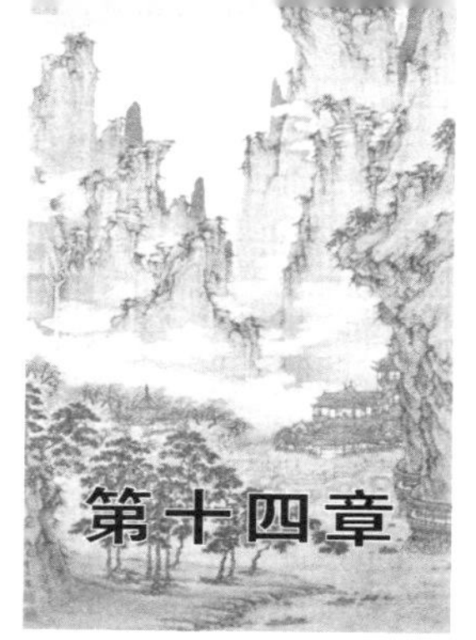

东郭诊诀

和田东郭　口述

门人　整理成稿

吴 翥 堂　译

李 秋 贵　审校

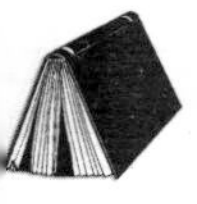

简　介

此书为和田东郭（1744～1803）口述，由门人清水康之、久保养德等整理而成稿。和田东郭，号含章斋，名璞，字韫卿，通称泰纯，摄津高槻人。生后入大板户田旭山、京都吉野东洞之门，论医不拘泥东洞学说，而自成一家之言。宽正九年（1797）任法桥，十一年（1799）晋升法眼。擅长临证，重视腹诊。

本书摘自《蕉窗杂话》之“东郭医谈”、“东郭夜话”，有学者认为此书引用于《腹诊后录》。前半部分为东郭诊决，后半部分是东郭诊腹一家传（即《花井流腹候总括》），编译中分两节加以介绍。

第一节东郭诊决：内容有腹诊之手法、抚摩肩臂腕、望目与神阙之脉、望舌苔与爪甲、心下之水气与脐下之动气、脚气劳瘵湿毒、热病杂病与大病、观鼻梁与望耳色、中风瘫痪、转胞小便不利、观病人咽之法、诊病人腹之法、诊脉、小儿蛔虫与腹满、命门之火亢、腹痛之腹候、澼囊之腹候、热气强之证、结毒之腹候、癖物、肝肾之虚火亢、小儿胎毒、疝块积块、痉病、劳瘵、腹胀、望形、望色、望舌等29条目，主以腹诊之手法和五官四肢之疾、脚气劳瘵湿毒、中风瘫痪、腹痛、小儿胎毒等之腹诊、腹候和腹证。

第二节东郭诊腹一家传：内容有腹诊部位、房事后之诊、肾虚、动气、表出疮毒内攻之诊、心虚郁痰并劳心之诊、黄疸、燥屎并肠痈、鼓胀必死、水肿必死、湿毒内攻、

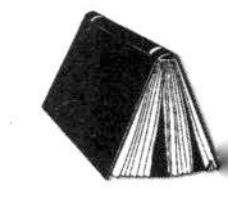

脾胃虚、中风中气之候、疟母、滞食并小儿胎毒、痘毒死证、男子疝气女子带下、虫积之候、脚气、鬼门动、痫毒死证并小儿痫、腹诊大意、外邪腹候、气动腹候、其他腹候等25条目，图24张。阐述腹诊和腹候，图文并茂，言简意赅，述之清晰。

注：这里需要说明者，第二节内容与已编入日本汉方腹诊书之《伤寒派腹诊》第501～519页的“花井流腹候总括”一书基本相同，但又稍有出入，为使“东郭诊决”全篇出现此书中，故将其编入此章之中，望读者理解是念。

书中条目整合及序号与部分标题系编译者所为，借以使主题层次更加明晰。

李文瑞

22015年7月10日

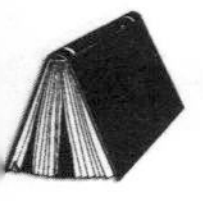

第一节　东郭诊诀

一、腹诊之手法

腹诊，当以平手而诊，不然病人感到疼痛也。先诊鸠尾，次诊水分，次第沿任脉诊至脐下。望任脉之势，且又有动者，任脉本位之动也。左右有动气而其声虚者，这些处所分绵密，而酴附着之处相违，故最初鸠尾水分之处堵塞，诊左右积气入不入胸骨，由此诊左右筋骨章门，此乃大法也。诊得虚里之动，当为腹诊之结果也。

二、抚摩肩臂腕

抚摩病人之肩臂腕等，从堵塞与否观之，可知皮肤肌肉紧缩与否所为。若精细观察，大抵以此可诊得虚实之别者也。若为全身有毒之人，其人腕之肉面隐隐而黑紫，如有斑点者，其胸等处亦有者也。望天庭之毒色而容易者，望有无黄色，是否如光，燥与否，有何色者，为其大法也。高贵之人等，皮肤雪白，仍然其白内可见毒色。至毒难见者，其诊甚骨者也。特别是病人，先望之处，大概可察其容面，即四诊之第一，然先由脉分别者偏远。由望诊开始终于切腹脉者，切脉而腹诊亦在其中，当为心得。

三、望目与神阙之脉

凡病客眼睛如鱼目而赤者，难治之证也。

凡诸病可望神阙之脉。实证者，以指强按而望之，脉轻浮不见底，小而虚者，与攻下之剂。此脉可考，此脉大抵与下剂而无特殊关系。虚人者，浮轻飘或与实人相反，神阙之脉，水分之动气，气口之脉，皆诊之样同也，以指腹而诊，水分之动亦可诊得矣。

四、望舌苔与爪甲

凡热病者，舌苔厚也。甚薄者，多为恶候，当为心得。

凡诸病可望爪甲，有光泽者佳。虚证误与攻击剂，忽爪甲光泽失者也。

五、心下之水气与脐下之动气

观心下之水气者，以指诊水分之动，举指模样亦当注意矣。

凡诊脐下之动气，以指按脐下，上则病人之呼吸与脐下之诊相互可见。随呼吸而有气味者，难治之证也，在死期之间，当为心得。

六、脚气劳瘵湿毒

脚气、劳瘵、湿毒等，脐下五六分，以任脉各开一寸

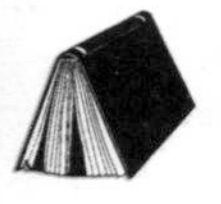

许，左右之内必有动者也。劳瘵之动者，虚而数，大抵脉虚也。脚气之动者，弦也。湿毒之动者，无定法，而能考脉证可察，湿毒之病人，必上之处左右之内有动悸者也。当为心得，此三证脐之动为其候也。

七、热病杂病与大病

凡热病杂病，眼中过于亮丽者，恶候也。若突然视弱亦恶，则其病虚而少，视弱亦宜。劳瘵，至其外之杂证，病与眼中则相应者也。

大病，趺阳之脉左右皆齐顺者，恶候也。

八、观鼻梁与望耳色

诊大病之人，勿论眼神，其外观鼻梁者为第一也。大病难治之证，必明堂年寿等之边际不相匀称也。医书，以前无诊鼻梁，只记载观兰廷之扇动。然予多次试验，观鼻梁之边际不相称，有决死者也。难治之证，鼻梁之势少也。

耳者，肾之主所，故房劳之人而肾虚者，耳色恶也。妓女白人，耳色皆恶也。

九、中风瘫痪

中风瘫痪之证，肩连骨而如五指入者，不治也。又此证不能握掌者，不治也。开而不能握者，可治也。外证治后能握手，属不治者也。

十、转胞小便不利

转胞小便不利之证，脐下有块者也，圆者可治，如材棱者不治。

十一、观病人咽之法

观病人咽之法，让病人闭住呼吸，可排除呕吐而能见者也。按病人之舌可见，其舌之按样，按舌心不可，按舌心必呕。望咽之右宜按左，望咽之左宜按右，如此绝不呕者也，当用箸之类按为宜。

十二、诊病人腹之法

诊病人之腹，譬如望病者腹之右柔软左拘挛，当问知右方苦，则决右方恶心之苦成者也。此亦得见而有牵拉底者，贴背而如此也。又见牵拉而上之处，结拘恶，当为心得。

十三、诊脉

诊病人时，医者宁心静气当为大事。医者病人，病人医者，均当如此。脉者，真彩者也。真彩者，胃气也。假令剧病之人，见沉微沉细之脉，医者宜静心宁气，数遍取之为佳，此乃底言语述难而有美味者，当为心得也。此剧病勿以剧治之谓也，医有心得者，当以平生呼吸，随之而诊，不然

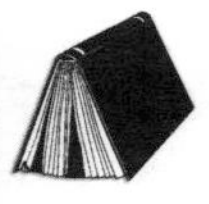

未能取得真彩，故在《素问》有微妙之脉，如何微妙者也。

十四、小儿蛔虫与腹满

望小儿蛔虫有无之法，有蛔虫者，脐下因虫动而痛，吐涎沫，目光苍老也。

腹满用附子，皮薄而润，则胀消也。

十五、命门之火亢

水分之动，隆起而动者，所谓命门之火炎上者，必定不久者也。命门之火亢，则肾弱，乃因肾气壮则可镇其动者也。

十六、腹痛之腹候

大抵得医即功之处者，腹痛与呕也。其心得有六条，积痛、食痛、蛔痛、饮痛、瘀血痛、肠痈痛是也。此六者之中见误至死者，食痛肠痈也。予自然以多年之功望病人，如辨黑白菽麦也。总是自然而然地以多年之功观病人，故无尽得，述其大概也。食痛者，按心下见凹，手入则心下或背方痛者，食积痛也。此证有用备急类方吐下，然用香平等方佳也。积痛者，如前之宿食，心下不凹而胀，心下手不入者，积气也。此亦常为剧证，付背而动者，其心下柔也。蛔痛者，按其处认真镇气，诊之微动而挡手，觉心动者也。瘀血痛者，多在脐旁少腹，按其痛处有块挡手也。饮痛者，其痛彼是散乱而痛也。此痛即使有积气，其处饮聚亦显现也。肠痈痛者，此病十人有八九人，在右按腹，左右总自然有异者也。手行其肠痈之上，由外处以手指掐之，则肌甚好，而且必右足挛急小便淋漓。似疝或蛔，因医误思疝蛔治疗而不愈者多为此证，以大黄牡丹皮汤或桃核承气汤下之为妙，痛亦止者也，小儿尤宜用心也。

十七、澼囊之腹候

澼囊之腹候，初如活物入囊，不时蠕动则彼高于此，实则如鼠等入囊而有头足样，推这边而那边自然脱出至高，推上而下脱出等无定所者也，初多由脐旁插入右股下者也。

十八、热气强之证

热气强之证，而不发疮者，小水短涩则常不通，不通则致频数者也。然初起两胁堵塞，脉亦左右不合而脱也。全体初有微邪聚集于肝部及两胁下以病而动，小水多不通而腰痛也。

十九、结毒之腹候

凡结毒之腹候，皆聚心下者，先用大柴胡汤，似腹形轻轻按数遍而观之，自然与手触有违，此手触之中，予数年试病人而可意解神识，格别以手强按，反不分者也。胎毒者，本为小疮梅疮痘疮，内攻脚气，诸毒悉于心下，其候显现者

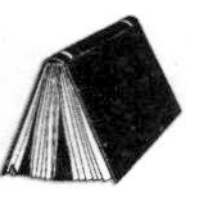

也。只一相违者，患流行病人之腹候也。此证已面失形色，合谷之所或肩等处肉脱者，恶候而其腹相违，如虚脱之腹，妙而违者也。那么，若显现真流行病而为血风，假令见流行之形为下垂者，仍然为结毒之候也。然诊候结毒，不仅限观腹候，故再以天庭之血色、皮肤之候、腹脉等，参伍错综，候而可得。总之，毒气集聚心下，必及胸中者也，故以解开心下之毒为本。集聚胸中甚者，宜先解胸中，而心下亦随之解矣；或先治心下，或解胸中，于此处辨病位，施术前后之处，用力而不能成也。

二十、癖物

治癖物有方，下而寐者，上而头眩者，两者分开者也。其癖物有下者，可见二者混在一起冲击肋中之长处。

二十一、肝肾之虚火亢

肝肾之虚火亢，虚里动，而诊候之，所谓隔靴搔痒者也，当以水分之动而诊之。总之，人之腹皮，上方厚而下方薄者也。

二十二、小儿胎毒

所谓小儿胎毒者，为先天之毒，乃受于母之胎，其间受母之食毒，又自然吸入秽浊之物而生也，所谓以瘀血为主者，令一呼吸则拘急也。小儿长之后，诊察此证而得者，尤以仔细体会观血色也。即使内有若干胎毒，亦未表分而不发，内见硬者也。格别色之妖艳而白者等，多有此证者也；或亦有至黑，或亦有至药色者，仍然由毒所致，反见药色者也。此要者，唯仔细认得毒色为第一也。

二十三、疝块积块

普通之疝块，初大略如此图样，在脐斜下方也。脾胃不足之痛，大抵如此图样，在脐稍横下方是也，勿论左右皆相同也。

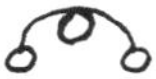

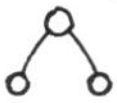

凡观大病之人，下地持力，疝块积块等所处之方位相互变化者，甚恶也。常左方有坚硬，其痛癖俄顷移动于右，言左方不痛快者，不可疏忽大意也。

二十四、痉病

下总佐仓痉病多，其国人之话，痉病不治之证，颊车之处酸痛者，轻抚而消失。闻此说后试之，果然随酸痛而消失也。

二十五、劳瘵

相术家，法令广之人者，诸人之多倚赖为良相。望患劳瘵人之肋骨，按之有不匀称者也。总之，肋胸之鸠尾尖如此图样，即使何亦佳者也。若如挟此图样之人，则多患瘵疾者也。予数试，然以此观之，此证最由先天所受而

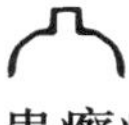

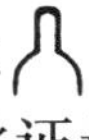

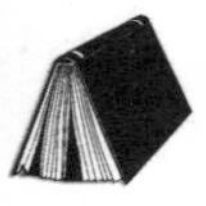

来，故宜兼治也。即使颜色如何之频艳亦患此证者，自然而然觉不太适宜者也，天庭亦如此也。即使背之血色亦宜仔细注意观察，已知前述而有者也。

二十六、腹胀

患腹胀之人，皆底有块者也。因块而腹胀者，不和而胀，反之，一旦急胀而无块者，此宜详察腹诊而明者也。

二十七、望形

急病缓病，入病床之间诊脉，首先隔病客之间而坐，望病人形。其法，勿论何病人，若为死证，可见形贱而小者也。对于急病病家，医者尤以早乞诊脉，接近病床，必卒尔寄于病床，隔间而坐，能知晓病容。夫从病人之容貌而观之，不能起床者，死病也，与俗称活死人相同。

二十八、望色

望色之法及死候，天庭色衰者虚，盛色者吉，枯色皱纹者难治，有死色者不治。日月额凹陷者死，失色者难治。鼻有死色或羸脱者死，耳瘦色失者死，发际有白气（白点）者死。爪色，热病多黑，黄胖为爪色，黄而反茗色，灰黑血色者不治。鼓胀及胀满，似鼓者不治。面冷或鼻冷或少商冷者死，额上冷者死，气急胸动者死。

二十九、望舌

舌色红嫩，则为佳。舌形失，光而干燥，其舌苔厚腻如腐面者，参附可行者也；有上述之舌候者，可用附子剂也；甚难者，不仅候舌之全形，而且有无汗而谵语妄言之证，舌正黑而焦，按压其上干燥，其中似赤而裂，由此出血而其人发躁者，亦可用附子。总之，舌如上述者，易知其脉亦必无根而浮大与沉微沉细等，唯兼弦紧洪大者，知虚脉难，熟考则可明白者也。上述之舌两样内而成红色者，为极虚之候，故病深；黑色反之病浅，此乃虚火熏上，实证病浅之故也。候舌证不合而反常者，甚恶也。大抵心胸之间有闭处者，药剂发起感触而出现热气，因而可能见舌之真面目。所谓黑苔干燥等者，即悦为佳兆也。然其间彻病脱落而热强，舌候亦有依然不变者，此乃不治之证也。又舌之一变化，苔脱落一片而燥者，有用石膏，亦有用附子，又有用四物汤，当为心得。此候在非常时而用之，仔细观察病人之有无，如何分辨，在纸上尽难言矣。舌候者，唯辨阴阳虚实而为细微之处，当强而拘挛不显现，如石膏附子之分，六种颜色在大病人之上，辨别虚实两道之大段处，虚实二者完全明也。若上述药方形不附，舌候诸同者，而疫之舌、痘之舌亦有分别者，不然至有结毒者舌候，又可知别之事也。凡诸病，腹脉舌证之四者合参，病因虚实，因此可显现偏废者也。

小儿三关之脉，予亦依此观之，为分别之规矩者也。

第二节 东郭诊腹一家传

一、腹诊部位

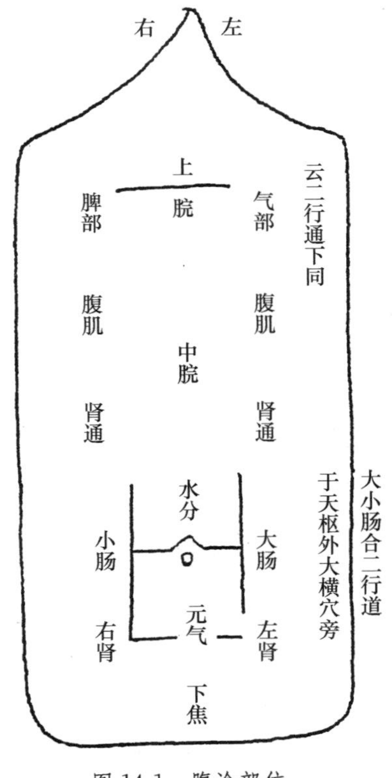

图 14-1 腹诊部位

二、房事后之诊

禁房事之病人，犯房事时，翌日虽然水分无力之甚，但仍有动气，距天枢深处按左肾部，从右格外有力，以此而可知也。

三、肾虚

肾气泄亏，肾虚之证，由于脐无力而致水分下陷，虽有动气但其无力，属于六味丸类之左脉沉，右脉有热之候。

四、动气

凡腹部之动气尚未消失者，浮散之动气属虚，亢实之动气属湿热，微细之动气属阳虚。知腹中之动气，而得治术方可入妻室。病人腹中无动气者，必入膻中，乃甚危之证也。动气者，常人在脐中，出居于水分；病甚者，上一寸而危者，入胸中而成冲气也。

《难经》曰：肾间动气者，于脐下似动非动。脐下有动气者，肾之病也。《易经》云："太极动而生阳，静而生于阴。"与动毕竟同为阳气之别称。所谓肾间动气绝，老人等在脐下之脱也。根元之动，平人脐中鼓起而不亢进，常安静也；在水分处其余亢尚存者也。此二处无动者，危也。脉为热不见之外候，热病也，投寒剂有疑惑时，其中水分或脐中之一动亢者，热所致也。对于手脉盛者而言，疑外候有寒证时，由动气之手脉致静者，可用温药。

五、表出疮毒内攻之诊

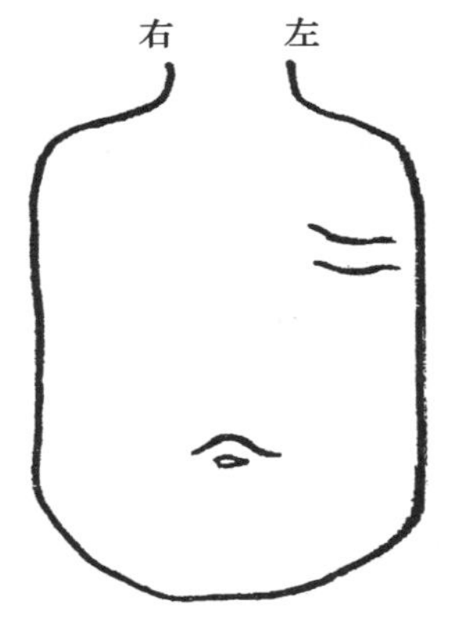

图 14-2　表出疮毒内攻之诊

如图 14-2 所示，左右如腹状，诊虚腹与拘急强之别。凡外现疮毒内攻，毒在左上，以手掌抚之可见。如图符合，毒附之所坚，表现于左上也，故先附于左，皆是疮毒所致也。若问无外疮表现者，必附于瘀血之上，有血热证者，有吐血也。

六、心虚郁痰并劳心之诊

筋坚而左右有别，左甚之人，其筋张紧而先乘心者，劳心也。甚者，据水分、心诊遗精，动亢，或动有结代者，异风所致也。

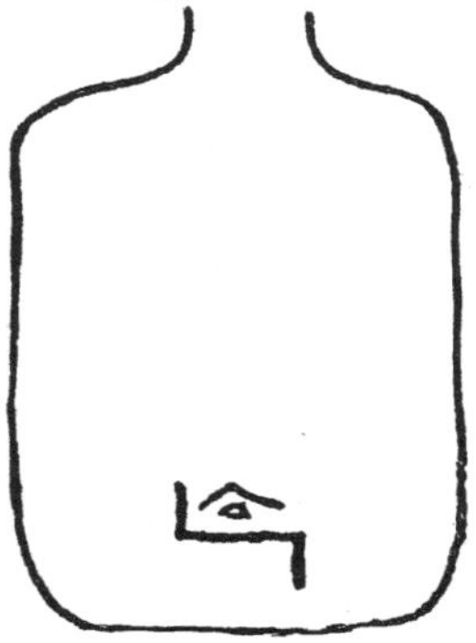

七、黄疸

右　左

图 14-3　黄疸腹证

如图 14-3 所示，表蒸蒸发热，或因外热而不食，或恶心，或心中懊侬，肝部有凝，右关脉一部高者，可预知黄疸也。

八、燥屎并肠痈

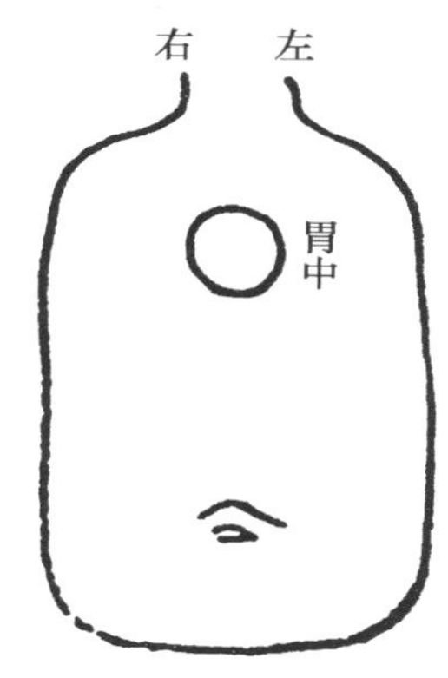

图 14-4　燥屎并肠痈腹证

食先于右收入胃中，消化后，在水分之糟粕形成屎而排出，由右至脐下左侧周围而下，故有燥屎证者，以其部为之候也。如图 14-4 所示，燥屎历经日数，多在脐左右之下周围形成。肠痈亦在此部位，按病人之心意推之觉痛，此部位外有物者，肿物或肠痈者也，可知为肠外之物也。

九、鼓胀必死

鼓胀，常见腹有青筋，皮肤枯燥者，必死也。

十、水肿必死

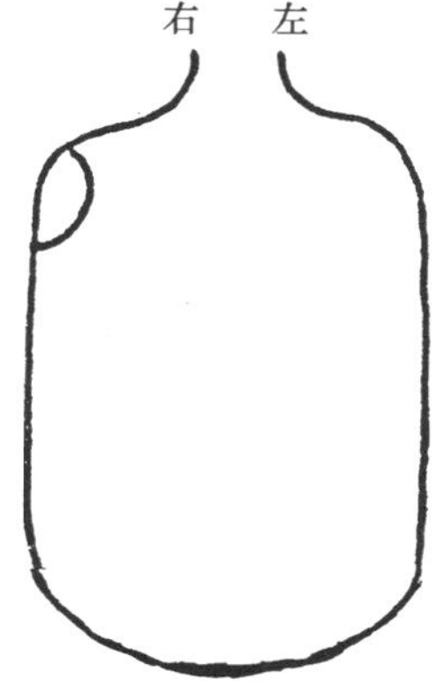

图 14-5　水肿必死腹证

如图 14-5 所示，水肿，过分利水而悉肿，心下有水结者，再发必死。右痞硬者，危笃也。

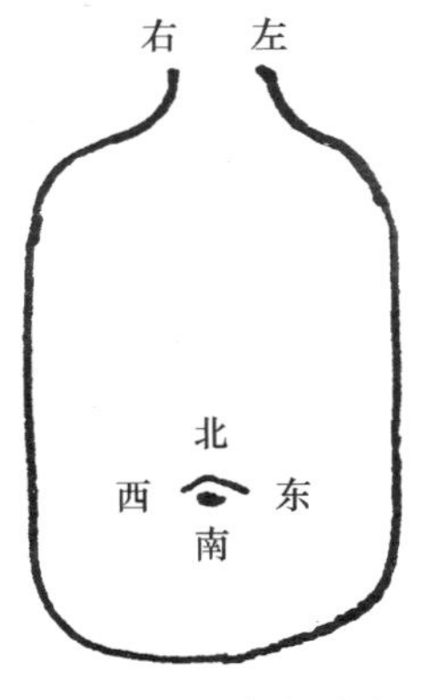

图 14-6 湿毒内攻腹证

十一、湿毒内攻

如图 14-6 所示，湿毒内攻者，如此之凝而有动气，且有外证也。凡有此凝者，手足痛而不愈，其毒之上，由脐下至左侧周围，或由左上所致，或由右直上所致，其表现于左为东，或为上，故于左侧周围而上所致也。

十二、脾胃虚

如图 14-7 所示，此如鱼皮附着者，中气虚也。虚胀等发前皆如此，毕竟由内生之气弱而阳气乏者也。

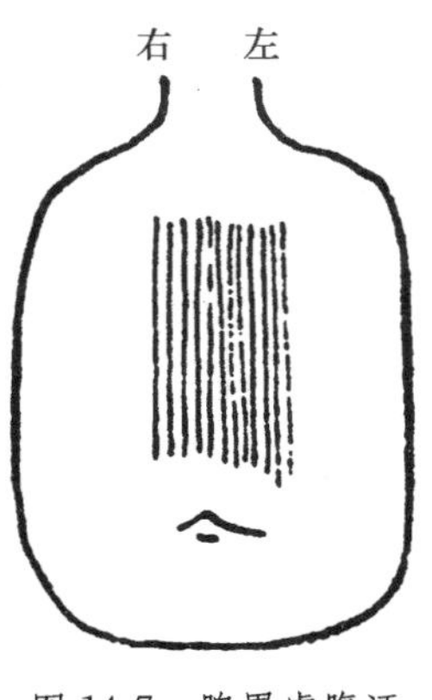

图 14-7 脾胃虚腹证

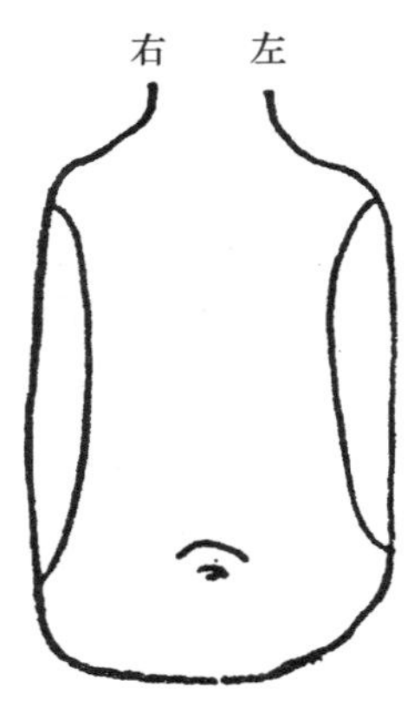

图 14-8 中风中气之候

十三、中风中气之候

如图 14-8 所示，中风左侧身不遂者，左肚肉脱；右侧身不遂者，右肚肉脱；左右肉脱者，左右身不遂也。凡卒倒之病人，若似中风，其脉沉而肚肉不脱者，乃中气所致也。

十四、疟母

如图 14-9 所示，从左胁下至少腹，形成一条笔直的筋拘急。如图 14-10 所示，痞在左右肝方，上部患头痛、肩痛；右痞则致左偏头痛，左痞则为右偏头痛。下疳毒甚者，应及阴茎之中也。如图 14-11 所示，①左右按之如块者，疮积也。②产后脐下有瘀血难下，小产后脐下软；③通过经闭新旧，可知大小也。

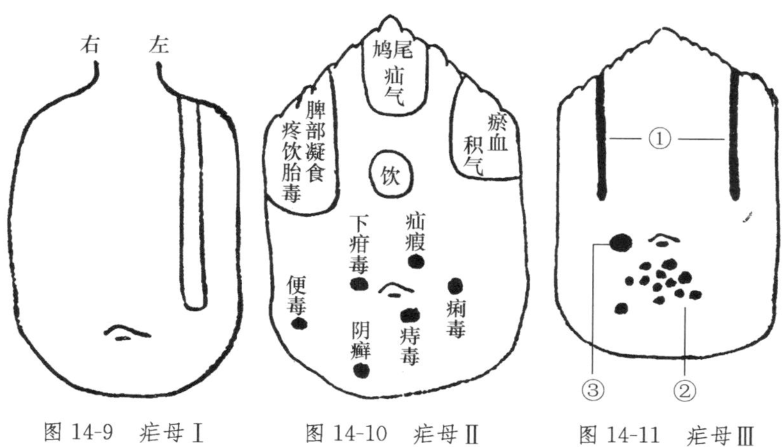

图 14-9　疟母Ⅰ　　图 14-10　疟母Ⅱ　　图 14-11　疟母Ⅲ

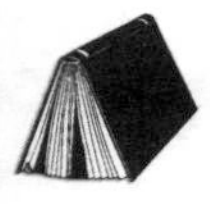

十五、滞食并小儿胎毒

滞食宿酒者附着于右，胎毒亦相同。其中，胎毒者坚，贮食者柔也。如图 14-12 所示，滞食之候，肝气郁于胃中，水分有动，或肝气郁于水分动而胃中无动，乃滞食也。如图 14-13 所示，胎毒之候，恶露入腹年久者，逐渐由肝部至胃中，下之后，大肠下而变为痔也，与先天之毒有别也。

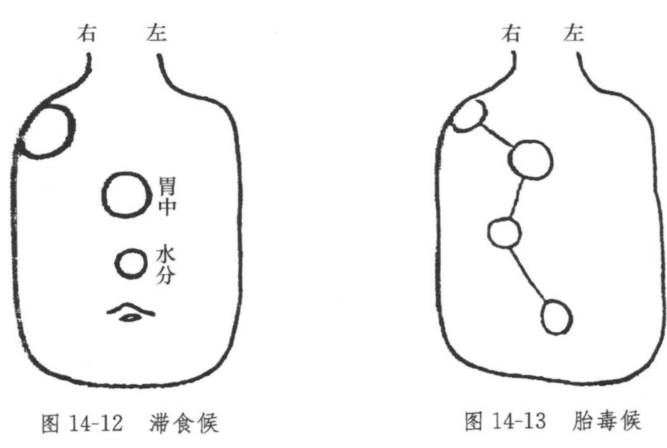

图 14-12 滞食候

图 14-13 胎毒候

十六、痘毒死证

痘八九日至末，心下有动气之后，上冲至胸上者，必烦躁而死。其内贯脓之时，少少有动出者，动至胸上，而腹乃本之根也。又重新回到原处，胸动而下动无根者必死。诸证亦然，此乃秘中之秘也。

十七、男子疝气女子带下

男子疝气如图 14-14 所示，女子带下之毒亦附着于此。内经曰：男子七疝，女子带下，若有瘕聚，疝与带下宜同处有候也。疝，强按之内引阴囊，有气滞，或仅内引脐下。若为老疝者，心下支也。

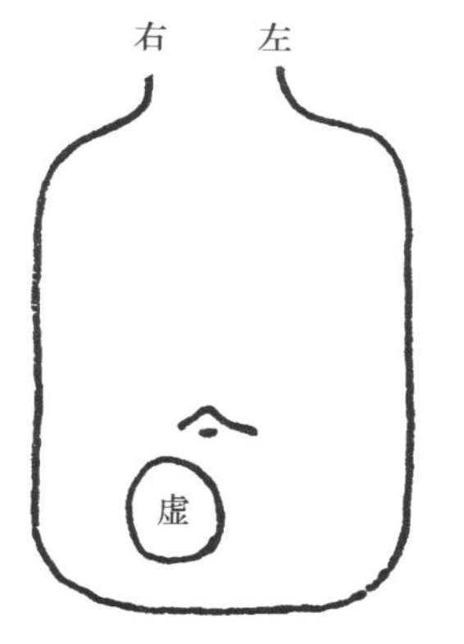

图 14-14　男子疝气女子带下

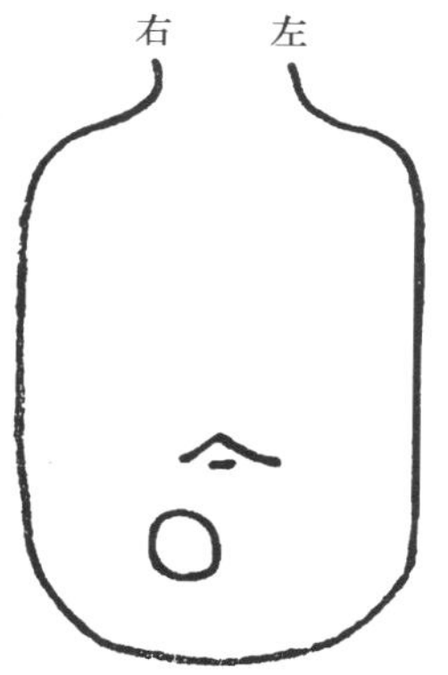

图 14-15　虫积之候

十八、虫积之候

如图 14-15 所示，虫积之候，脐左右皆拘急，脐之右下有凝也。

十九、脚气

当时云脚气者，本有疝瘕也。云其上感湿邪而致冲心者，也所谓冲疝。真脚气少，故用槟榔等药治疝气有效。夫腹诊亦脐左之疝毒堵塞任脉，甚者任脉升而附着于心。下焦之湿由足而上，初入腹脐下动，一寸一寸而上，冲于心是也。

二十、鬼门动

如图 14-16 及图 14-17 所示，老人、体虚等在鬼门处动亢者，必死。咽喉腐烂症等于此处动亢者，必死。凡诸病此处动高者，危也。

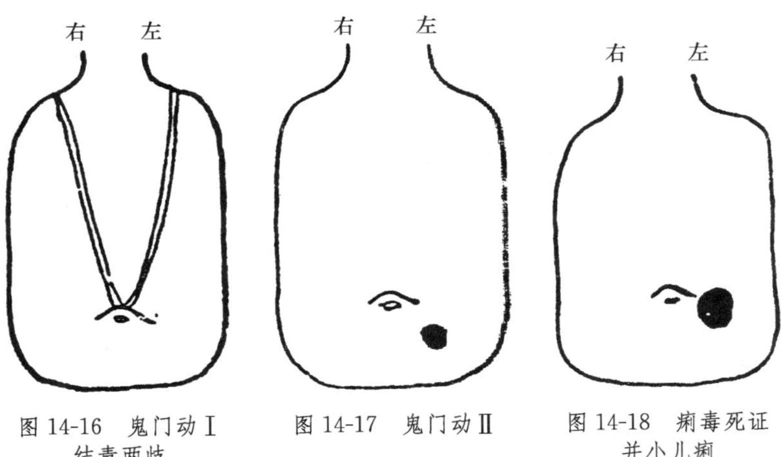

图 14-16　鬼门动Ⅰ 结毒两歧

图 14-17　鬼门动Ⅱ

图 14-18　痢毒死证 并小儿痢

二十一、痢毒死证并小儿痢

如图 14-18 所示，痢毒，绕脐右侧动者，多死。小儿外热甚，若左之痢毒不应手者，必为小儿痢也。

二十二、腹诊大意

腹诊，左为气者属血，气乃无形，又似有形之物，其物前云有五因之积，若为左积，以气剂顺其气。又以和血剂和血，以破血剂破血。积不消者，用莪术三棱之属，借其行气活血之功，以消其积矣。凡出现腹部拘急者，以逍遥抑肝之类使血剂协调而和肝血；右侧腹拘急者，用建中汤缓解之。轻者用甘草汤，重者用四逆散。若右侧拘急重而左侧拘急轻者，用建中汤或柴胡桂枝汤。逍遥散治右肝部有凝聚者，此者治食滞亦易愈。非食滞而凝聚或有动者，危笃之候也。左侧拘急甚移于右侧拘急者，后世用逍遥加减，即古方柴胡桂枝汤。

二十三、外邪腹候

如图 14-19 所示，外邪久而不解者，左腹肌之中比右肌无力，与中风肚肉脱应别也，其表现横腹不

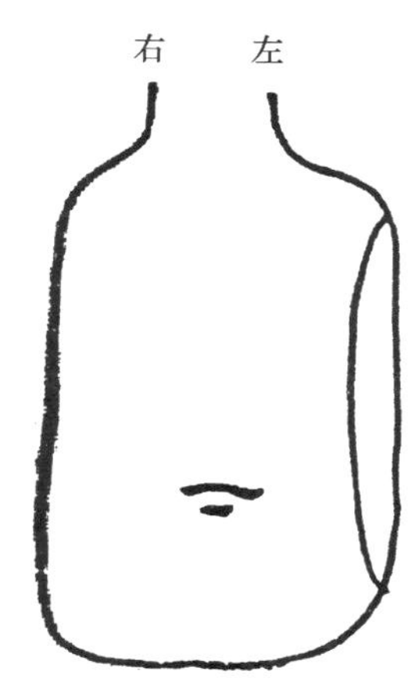

图 14-19　外邪腹候

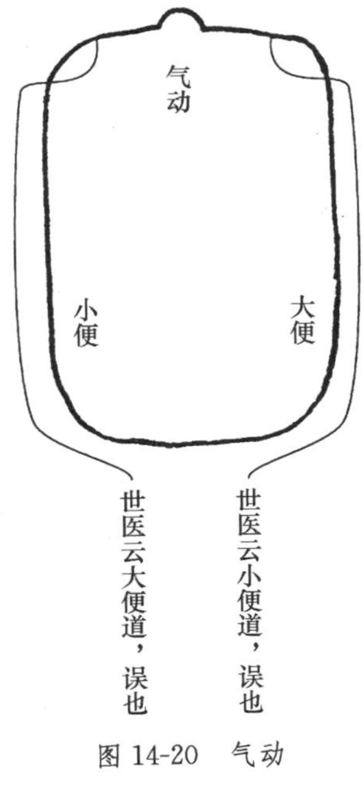

图 14-20　气动

华，由肚至内腹肌软弱无力。左上侧时时发动者，亦应知其外邪未解也。

二十四、气动腹候

如图 14-20 所示，下焦之左右有小动者，耳鸣或耳聋也。水分之动有异风者，气劳之候也。入房小肠周围动者，由劳心所致也，遗精之诊亦同之。药毒者，脾部腹肌下垂者也，多为附毒。任脉脱者，死证也。又曰：见胃管多在膈也。

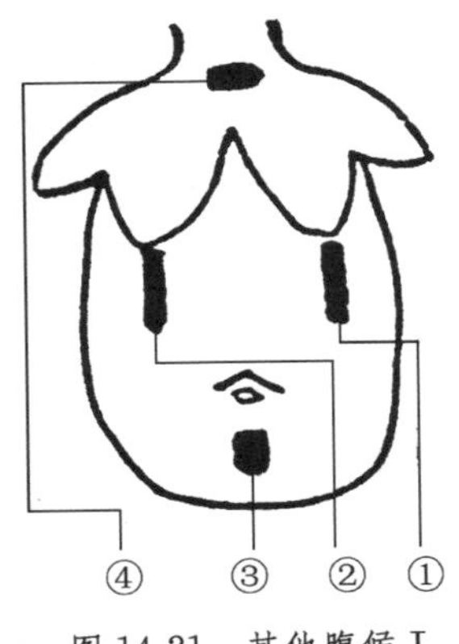

图 14-21　其他腹候Ⅰ

二十五、其他腹候

如图 14-21 所示，①水分之动气者，内伤也。②左右及脐下之动气高，动气上冲者，必死也。③决生死之动气，此动气上冲者为死证，此动气由少腹而起也。④云胸动而心悸者，此为动气，如手足身体中跳动者，真武汤主之。

如图 14-22 所示，①大陷

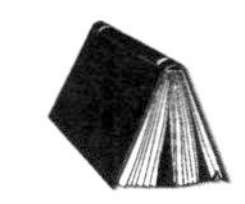

胸汤之腹，心下及胸上高，故歧骨之边凹陷者也。小柴胡汤之腹，胸胁苦满在贲门之边。②此处有动气者，为外邪，主表证。③此处聚结旁有宿块者，桃仁承气汤主之。④有妊块而按之痛者，燥屎也。⑤口传：此为大柴胡汤急痛之处。

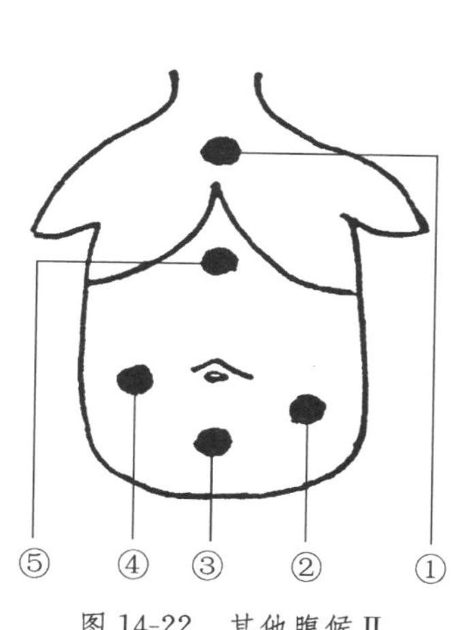

图 14-22　其他腹候Ⅱ

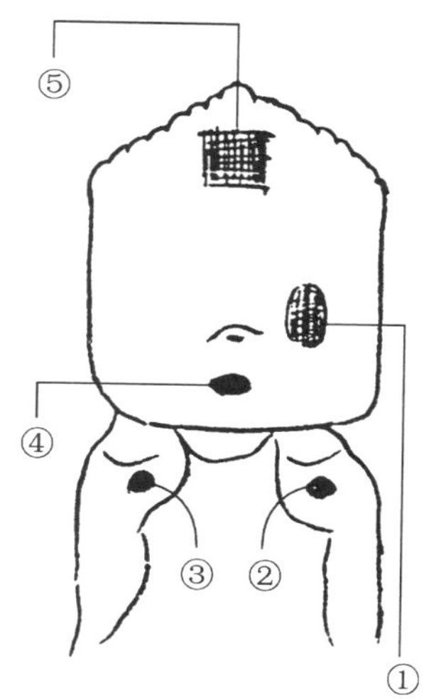

图 14-23　其他腹候Ⅲ

如图 14-23 所示，①此处为蛔虫，症见面色青白，唇红，目下睑赤，恶心，或吐清水等。②此处为瘀血块，或抵当丸证。③此处有燥屎，今按调胃承气汤治之。④燥屎块，按之痛，腹如辰砢者，承气汤所主。⑤此为建中汤拘挛之处。

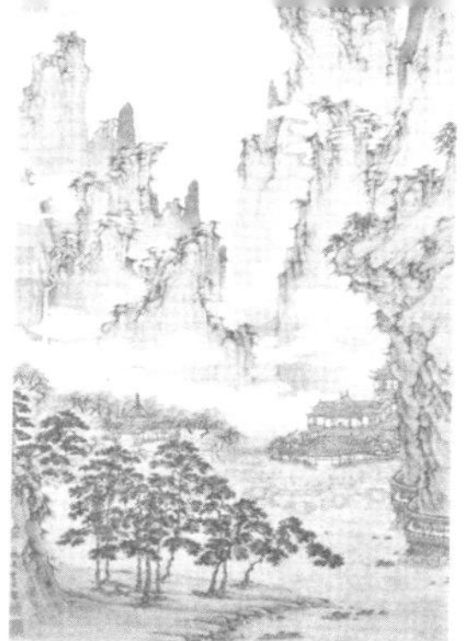

附　录

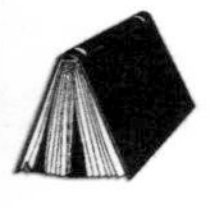

《诸病源候论》腹候摘摭

黄飞　范婷　常婧舒

编译者按：中医学的腹征、腹症、腹证源于《内经》、《难经》，发展于张仲景《伤寒杂病论》，至隋代巢元方《诸病源候论》在上述经典的基础上更加发挥而记载了大量的腹征、腹症、腹证、腹候。

本《日本汉方腹诊选编》丛书之《伤寒派腹诊》、《难经派腹诊》的“腹诊考”，已分别在各派书的尾部“附录”选录。今次《折衷派腹诊》将《诸病源候论》，亦在“附录”加以摘摭，供读者参考。

一、风病诸候

1. 中风候

脾中风，踞而腹满，身通黄，吐咸水，汗出者可治。

肾中风，踞而腰痛，视胁左右，未有黄色如饼粢大者可治。

肺中风，偃卧而胸满短气，冒闷汗出，视目下、鼻上下两边，下行至口，色白可治。

2. 风痉候

风痉者，口噤不开，背强而直，如发痫之状。其重者，耳中策策痛。卒然身体痉直者，死也。

3. 风角弓反张候

风邪伤人，令腰背反折，不能俯仰，似角弓者，由邪入诸阳经故也。

4. 风口喎候

风邪入于足阳明、手太阳之经，遇寒则筋急引颊，故使口喎僻，言语不正，而目不能平视。

5. 柔风候

血气俱虚，风邪并入，在于阳则皮肤缓，在于阴则腹里急。柔风之状，四肢不能收，里急不能仰。

6. 风痱候

风痱之状，身体无痛，四肢不收，神智不乱，一臂不遂者，风痱也。

7. 风腲退候

风腲退者，四肢不收，身体疼痛，肌肉虚满，骨节懈怠，腰脚缓弱，不自觉知是也。

8. 风偏枯候

其状半身不遂，肌肉偏枯，小而痛，言不变，智不乱是也。

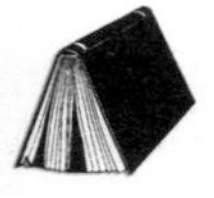

9. 风身体手足不遂候

脾气弱，即肌肉虚，受风邪所侵，故不能为胃通行水谷之气，致四肢肌肉无所禀受。而风邪在经络，搏于阳经，气行则迟，关机缓纵，故令身体手足不遂也。

10. 风半身不遂候

脾胃既弱，水谷之精，润养不周，致血气偏虚，而为风邪所侵，故半身不遂也。……病苦悲伤不乐，恶闻人声，少气，时汗出，臂偏不举。

11. 偏风候

其状或不知痛痒，或缓纵，或痹痛是也。

12. 风亸曳候

人以胃气养于肌肉经络也。胃若衰损，其气不实，经脉虚，则筋肉懈惰，故风邪搏于筋，而使亸曳也。

13. 风不仁候

其状，搔之皮肤如隔衣是也。诊其寸口脉缓，则皮肤不仁。

14. 贼风候

贼风者……其伤人也，但痛不可得按抑，不可得转动，痛处体卒无热。伤风冷则骨解深痛，按之乃应骨痛也。

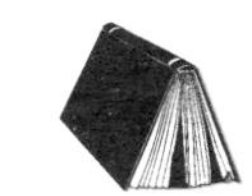

15. 风湿候

其状令人懈惰，精神昏愦。若经久，亦令人四肢缓纵不遂。入脏则喑痖，口舌不收；或脚痹弱，变成脚气。

16. 风痹候

其状，肌肉顽厚，或疼痛。

脉痹不已，又遇邪者，则移入心。其状，心下鼓，气暴上，逆喘不通，嗌干，喜噫。

17. 风湿痹候

风湿痹病之状，或皮肤顽厚，或肌肉酸痛。……久不瘥，入于经络，搏于阳经，亦变令身体手足不遂。

18. 风四肢拘挛不得屈伸候

邪客于足太阳之络，令人肩背拘急也。足厥阴肝之经也，肝通主诸筋，王在春，其经络虚，遇风邪则伤于筋，使四肢拘挛，不得屈伸。诊其脉，急细如弦者，筋急足挛也。

19. 风痹手足不遂候

风寒之客肌肤，初始为痹，后伤阳经，随其虚处而停滞，与血气相搏，血气行则迟缓，使机关弛纵，故风痹而复手足不遂也。

20. 风湿痹身体手足不遂候

若伤诸阳之经，阳气行则迟缓，而机关弛纵，筋脉不收摄，故风湿痹而复身体手足不遂也。

21. 历节风候

历节风之状，短气，自汗出，历节疼痛不可忍，屈伸不得是也。

22. 风身体疼痛候

风身体疼痛者，风湿搏于阳气故也。

23. 风入腹拘急切痛候

风入腹拘急切痛者，是体虚受风冷，风冷客于三焦，经于脏腑，寒热交争，故心腹拘急切痛。

24. 刺风候

其状，风邪走遍于身，而皮肤淫跃。邪气与正气交争，风邪击搏，如锥刀所刺，故名刺风也。

25. 蛊风候

蛊风者，由体虚受风。其风在于皮肤，淫淫跃跃，若画若刺，一身尽痛。

29. 风冷候

然风之伤人，有冷有热。若挟冷者，冷折于气血，使人面青心闷，呕逆吐沫，四肢痛冷，故谓之风冷。

30. 风气候

风之伤气，有冷有热，冷则厥逆，热则烦惋。

31. 五癫病候

三曰风癫，发时眼目相引，牵纵反强，羊鸣，食顷方解……四曰湿癫，眉头痛，身重……五曰劳癫，发作时时，反目口噤，手足相引，身热。

32. 风狂病候

又肝藏魂，悲哀动中则伤魂，魂伤则狂忘不精明，不敢正当人，阴缩而挛筋，两胁骨不举。

33. 鬼魅候

凡人有为鬼物所魅……病苦乍寒乍热，心腹满，短气，不能饮食，此魅之所持也。

34. 风瘖癗候

夫人阳气外虚则多汗，汗出当风，风气搏于肌肉，与热气并，则生瘖癗，状如麻豆，甚者渐大，搔之成疮。

35. 诸癞候

初觉皮肤不仁，或淫淫苦痒如虫行，或眼前见物如垂丝，或隐轸辄赤黑。……或身体遍痒，搔之生疮；或身面肿，痛彻骨髓；或顽如钱大，状如蚝毒；或如梳，或如手，锥刺不痛；或青赤黄黑，犹如腐木之形；或痛无常处，流移非一；或如酸枣，或如悬铃；或似绳缚拘急，难以俯仰，手足不能摇动，眼目流肿，内外生疮，小便赤黄，尿有余沥，面无颜色，恍惚多忘。

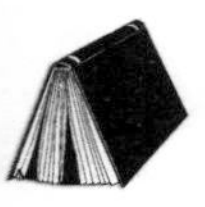

36. 乌癞候

初觉皮毛变异，或淫淫苦痒如虫行，或眼前见物如垂丝，言语无定，心常惊恐。皮肉中或如桃李子，隐轸赤黑，手足顽痹，针刺不痛，脚下不得蹹地。

37. 白癞候

凡癞病，语声嘶破，目视不明，四肢顽痹，支节火燃，心里懊热，手脚俱缓，背膂至急，肉如遭劈，身体手足隐轸起，往往正白在肉里，鼻有息肉，目生白珠当瞳子，视无所见，此名白癞。

二、虚劳病诸候

1. 虚劳候

肺劳者，短气而面肿，鼻不闻香臭。

肝劳者，面目干黑，口苦，精神不守，恐畏不能独卧，目视不明。

肾劳者，背难以俯仰，小便不利，色赤黄而有余沥，茎内痛，阴湿囊生疮，小腹满急。

六极者……三曰筋极，令人数转筋，十指爪甲皆痛，苦倦不能久立。四曰胃极，令人酸削齿苦痛，手足烦疼，不可以立，不欲行动。五曰肌极，令人羸瘦无润泽，饮食不生肌肤。

七伤者……三曰强力举重，久坐湿地伤肾，肾伤、少精，腰背痛，厥逆下冷。

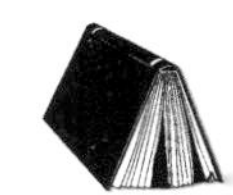

2. 虚劳羸瘦候

虚劳之人，精髓萎竭，血气虚弱，不能充盛肌肤，此故羸瘦也。

3. 虚劳三焦不调候

若上焦有热，则胸膈否满，口苦咽干；有寒则吞酢而吐沫。中焦有热，则身重目黄；有寒则善胀而食不消。下焦有热，则大便难，有寒则小腹痛而小便数。

4. 虚劳四肢逆冷候

经脉所行，皆起于手足。虚劳则血气衰损，不能温其四肢，故四肢逆冷也。

5. 虚劳手足烦疼候

虚劳血气衰弱，阴阳不利，邪气乘之，冷热交争，故以烦疼也。

6. 虚劳积聚候

积聚者，腑脏之病也。积者，脏病也，阴气所生也。聚者，腑病也，阳气所成也。虚劳之人，阴阳伤损，血气凝涩，不能宣通经络，故积聚于内也。

7. 虚劳癥瘕候

癥瘕病者，皆由久寒积冷，饮食不消所致也。结聚牢强，按之不转动为癥，推之浮移为瘕。虚劳之人，脾胃气

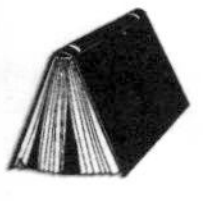

弱，不能克消水谷，复为寒冷所乘，故结成此病也。

8. 虚劳咳嗽候

久不已，令人胸背微痛，或惊悸烦满，或喘息上气，或咳逆唾血，此皆脏腑之咳也。

9. 虚劳筋挛候

肝藏血而候筋，虚劳损血，不能荣养于筋，致使筋气极虚，又为寒邪所侵，故筋挛也。

10. 虚劳风痿痹不遂候

病在于阴，其人苦筋骨痿枯，身体疼痛，此为痿痹之病，皆愁思所致，忧虑所为。

11. 虚劳体痛候

若遇风邪与正风相搏，逢寒则身体痛，值热则皮肤痒。

12. 虚劳膝冷候

肾居下焦主腰脚，其气荣润骨髓，今肾虚受风寒，故令膝冷也，久不已，则脚酸痛屈弱。

13. 虚劳髀枢痛候

肾主腰脚，肾虚弱，则为风邪所乘，风冷客于髀枢之间，故痛也。

14. 虚劳偏枯候

风邪乘虚，客于半身，留在肌肤，未即发作；因饮水，水未消散，即劳于肾，风水相搏，乘虚偏发，风邪留止，血气不行，故半身手足枯细，为偏枯也。

15. 病后虚肿候

夫病后经络既虚，受于风湿，肤腠闭塞，荣卫不利，气不宣泄，故致虚肿。虚肿不已，津液涩，或变为微水也。

16. 虚劳浮肿候

若脾虚则不能克制于水，肾虚则水气流溢，散于皮肤，故令身体浮肿。若气血俱涩，则多变为水病也。

17. 虚劳心腹否满候

虚劳损伤，血气皆虚，复为寒邪所乘，腑脏之气不宣发于外，停积在里，故令心腹否满也。

18. 虚劳心腹痛候

虚劳者，脏气不足，复为风邪所乘，邪正相干，冷热击搏，故心腹俱痛。

19. 虚劳骨蒸候

一曰骨蒸，其根在肾。旦起体凉，日晚即热，烦躁，寝不能安，食无味，小便赤黄，忽忽烦乱，细喘无力，腰疼，两足逆冷，手心常热。

二曰脉蒸……若蒸盛之时，或变为疳，脐下闷，或暴利不止。

三曰皮蒸……蒸盛之时，胸满或自称得注热，两胁下胀，大嗽彻背连胛疼，眠寐不安。或蒸毒伤脏，口内唾血。

四曰肉蒸，其根在脾。体热如火，烦躁无汗，心腹鼓胀，食即欲呕，小便如血，大便秘涩。蒸盛之时，身肿目赤，寝卧不安。

五曰内蒸……其人必因患后得之，骨肉自消，饭食无味，或皮燥而无光。蒸盛之时，四肢渐细，足趺肿起。

20. 虚劳里急候

劳伤内损，故腹里拘急也。上部之脉微细而卧引里急，里急心膈上有热者，口干渴。寸口脉阳弦下急，阴弦里急，弦为胃气虚，食难已饱，饱则急痛不得息。寸微、关实、尺弦紧者，少腹腰背下苦拘急痛，外如不喜寒，身愦愦也。

21. 虚劳失精候

肾气虚损，不能藏精，故精漏失。其病小腹弦急，阴头寒，目眶痛，发落。

22. 虚劳阴冷候

肾主精髓，开窍于阴。今阴虚阳弱，血气不能相荣，故使阴冷也。久不已，则阴萎弱。

23. 虚劳阴萎候

诊其脉……阴阳衰微，而风邪入于肾经，故阴不起，或引小腹痛也。

24. 虚劳阴疝肿缩候

众筋会于阴器。邪客于厥阴、少阴之经，与冷气相搏，则阴痛肿而挛缩。

三、腰背病诸候

1. 腰痛候

肾主腰脚，肾经虚损，风冷乘之，故腰痛也。又邪客于足少阴之络，令人腰痛引少腹，不可以仰息。

2. 腰痛不得俯仰候

肾主腰脚，而三阴三阳十二经八脉，有贯肾络于腰脊者，劳损于肾，动伤经络，又为风冷所侵，血气击搏，故腰痛也。阳病者不能俯，阴病者不能仰，阴阳俱受邪气者，故令腰痛而不能俯仰。

3. 风湿腰痛候

劳伤肾气，经络既虚，或因卧湿当风，而风湿乘虚搏于肾经，与血气相击而腰痛，故云风湿腰痛。

4. 臀腰候

臀腰者，谓卒然伤损于腰而致痛也。

5. 卒腰痛候

夫劳伤之人，肾气虚损，而肾主腰脚，其经贯肾络脊，风邪乘虚，卒入肾经，故卒然而患腰痛。

6. 久腰痛候

肾虚受于风邪，风邪停积于肾经，与血气相击，久而不

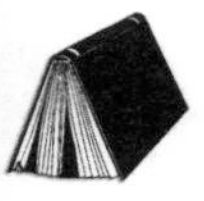

散，故久腰痛。

7. 肾着腰痛候

其病状，身重腰冷，腰重如带五千钱，如坐于水，形状如水，不渴，小便自利，饮食如故，久久变为水病，肾湿故也。

8. 腰脚疼痛候

劳伤则肾虚，虚则受于风冷，风冷与真气交争，故腰脚疼痛。

9. 背偻候

肝主筋而藏血……若虚，则受风，风寒搏于脊膂之筋，冷则挛急，故令背偻。

四、消渴病诸候

1. 消渴候

其病变多发痈疽，此坐热气留于经络不引，血气壅涩，故成痈脓。

溢在脾，令人口甘，此肥美之所发。此人必数食甘美而多肥，令人内热，甘者令人满，故其气上溢，转为消渴。

厥阴之病，消渴重，心中疼，饥而不欲食，甚则欲吐蛔。

2. 渴病候

夫渴数饮，其人必眩。背寒而呕者，因利虚故也。……其久病变成发痈疽，或成水疾。

3. 渴利后发疮候

其渴利虽瘥，热犹未尽，发于皮肤，皮肤先有风湿，湿热相搏，所以生疮。

五、解散病诸候

1. 寒食散发候

服寒食散，二两为剂，分作三帖。

若产妇中风寒，身体强痛，不得动摇者，便温服一剂，因以寒水浴即瘥。

若药偏在一处，偏痛、偏冷、偏热、偏痹及眩、烦、腹满者，便以水逐洗，于水下即了了矣。

或关节强直，不可屈伸，坐久停息，不习烦劳，药气停止，络结不散越，沉滞于血中故也，任力自温，便冷洗即瘥。

或手足偏痛，诸节解身体发痈疮硬结，坐寝处久，不自移徙，暴热偏并，聚在一处。或硬结核痛甚者，发如痈，觉便以冷水洗，冷石熨。

或周体患肿，不能自转徙，坐久停息，久不饮酒，药气沉在皮肤之内，血脉不通故也。

或臂脚偏急苦痛者，由久坐卧席温下热，不自移转，气入肺胃脾骨故也。

或肌皮硬如木石枯，不可得屈伸，坐食热卧温作癖，久不下，五脏隔闭，血脉不周通故也。

或四肢面目皆浮肿，坐食饮温，又不自劳，药与正气停并故也。

或身皮楚痛，转移不在一处，如风，坐犯热所为，非得风也。冷洗冷石熨之即瘥。

2. 解散痰癖候

其状，痰多则胸膈否满，头眩痛，癖结则心胁结急是也。

3. 解散浮肿候

服散而浮肿者，由食饮温而久不自劳，药势与血气相并，使气壅在肌肤，不得宣散，故令浮肿。

4. 解散上气候

其状，胸满短气是也。

5. 解散心腹痛心襟候

其状，心腹痛而战襟，不能言语是也。

6. 解散下利后诸病候

其状，或手足烦热，或口噤，或呕逆之类是也。

7. 解散脚热腰痛候

其状，脚烦热而腰挛痛。

8. 解散心腹胀满候

居处犯温，致令石势不宣，内壅腑脏，与气相搏，故心腹胀满。

六、伤寒病诸候

1. 伤寒候

病一日至二日，气在孔窍皮肤之间，故病者头痛恶寒，腰背强重，此邪气在表，洗浴发汗即愈。病三日以上，气浮在上部，胸心填塞，故头痛，胸中满闷，当吐之则愈。病五日以上，气深结在脏，故腹胀身重，骨节烦疼，当下之则愈。

两伤于寒者，病一日，则巨阳与少阴俱病，则头痛、口干烦满。二日，则阳明与太阴俱病，则腹满、身热、不食、谵言。三日，则少阳与厥阴俱病，则耳聋、囊缩、厥逆。

其不两伤于寒者，一日巨阳受之，故头项痛，腰背强。二日阳明受之，阳明主肉，其脉夹鼻络于目，故身热而鼻干，不得卧也。三日少阳受之，少阳主骨，其脉循胁络于耳，故胸胁痛耳聋。……四日太阴受之，太阴脉布于胃，络于嗌，故腹满而嗌干。……六日厥阴受之，厥阴脉循阴器而络于肝，故烦满而囊缩。……十日太阴病衰，腹减如故，则思饮食。十一日少阴病衰，渴止不满，舌干已而嚏。十二日厥阴病衰，囊纵少腹微下。

少阴病，恶寒身蜷而利，手足四逆者，不治；其人吐利，躁逆者死。利止而眩，时时自冒者死。四逆，恶寒而身蜷，其脉不至，其人不烦而躁者死。

太阴之为病，腹满吐食，不可下，下之益甚，时腹自痛，下之，胸下结牢。脉浮，可发其汗。

阳明病，心下牢满，不可下，下之遂利，杀人。

太阳与少阳并病，心下牢，头项强而眩，不可下。

三阳合病，腹满身重，大小便调，其脉浮牢而数，渴欲饮水，此不可下。

2. 伤寒中风候

太阳病中风……阴阳俱虚竭，身体则枯燥，但头汗出，齐颈而还。腹满微喘，口干咽烂，或不大便，久则谶言，甚者至哕，手足躁扰，循衣摸床。

阳明中风，口苦而咽干，腹满微喘，发热恶寒，脉浮若紧，下之则腹满，小便难。

少阳中风，两耳无闻，目赤，胸中满而烦，不可吐之。吐之则悸而惊。

太阴中风，四肢烦疼，其脉阳微阴涩而长，为欲愈。

5. 伤寒四日候

伤寒四日，太阴受病。……腹满而嗌干也。

6. 伤寒六日候

伤寒六日，厥阴受病。……烦满而囊缩也。

7. 伤寒发汗不解候

阳受病者，其人身体疼痛，发热而恶寒，敕涩拘急，脉洪大，有此证候，则为病在表，发汗则愈。若但烦热，不恶寒，身不疼痛，此为表不受病，故虽强发其汗，而不能解也。

8. 伤寒斑疮候

毒既未散，而表已虚，热毒乘虚出于皮肤，所以发斑疮隐疹如锦文，重者，喉口身体皆成疮也。

9. 伤寒登豆疮候

伤寒势毒气盛，多发疱疮，其疮色白或赤，发于皮肤，头作瘭浆，戴白脓者，其毒则轻；有紫黑色作根，隐隐在肌肉里，其毒则重。甚者五内七窍皆有疮。其疮形如登豆，故以名焉。

10. 伤寒登豆疮后灭瘢候

其病折则疮愈，而毒气尚未全散，故疮痂虽落，其瘢犹黡，或凹凸肉起，所以宜用消毒灭瘢之药以傅之。

11. 伤寒谬语候

病若谵言妄语，身当有热，脉当得洪大，而反手足四厥，脉反沉细而微者，死病也。谵言妄语身热，脉洪大生，沉细微，手足四逆者死。

12. 伤寒干呕候

此谓热气在于脾胃也。或发汗解后，胃中不和，尚有蓄热，热气上熏，则心下否结，故干呕。

13. 伤寒哕候

伤寒哕而腹满者，视其前后，知何部不利，利之即愈。……又病人本虚，伏热在胃，则胸满，胸满则气逆，气逆不可攻其热，攻其热，必哕。

14. 伤寒厥候

此由阳气暴衰，阴气独盛，阴胜于阳，故阳脉为之逆，不通于手足，所以逆冷也。

15. 伤寒悸候

此由伤寒病发汗已后，因又下之，内有虚热则渴，渴则饮水，水气乘心，必振寒而心下悸也。

太阳病，小便不利者，为多饮水，心下必悸。小便少者，必苦里急。

16. 伤寒痓候

痓之为状，身热足寒，项颈强，恶寒，时头热，面目热，摇头，卒口噤，背直身体反张是也。

17. 伤寒心否候

太阳少阳并病，脉浮紧，而下之，紧反入里，则作否。否者，心下满也。病发于阴者，不可下，下之则心下否，按之自耎，但气否耳，不可复下也。若热毒气乘心，心下否满，面赤目黄，狂言恍惚者，此为有实，宜速吐下之。

18. 伤寒结胸候

结胸者，谓热毒结聚于心胸也。此由病发于阳，而早下之，热气乘虚而否结不散也。按之痛，其脉寸口浮，关上反自沉是也。

19. 伤寒余热候

伤寒病，其人或未发汗吐下，或经服药已后，而脉洪大实数，腹内胀满，小便赤黄，大便难，或烦或渴，面色变赤，此为腑脏有结热故也。

20. 坏伤寒候

本太阳病不解，转入少阳，胁下牢满，干呕不能食，往来寒热，尚未吐下，其脉沉紧，与小柴胡汤；若已吐下发汗，饮柴胡证罢，此为坏病。

21. 伤寒五脏热候

伤寒病，其人先苦身热，嗌干而渴，饮水即心下满，洒淅身热，不得汗，恶风，时咳逆者，此肺热也。若其人先苦身热嗌干，而小腹绕脐痛，腹下满，狂言默默，恶风欲呕者，此肝热也。若其人先苦手掌心热，烦心欲呕，身热心下满，口干不能多饮，目黄，汗不出，欲得寒水，时妄笑者，此心热也。若其人先苦身热，四肢不举，足胫寒，腹满欲呕而泄，恶闻食臭者，此脾热也。若其人先苦嗌干，内热连足胫，腹满大便难，小便赤黄，腰脊痛者，此肾热也。

22. 伤寒变成黄候

其人状变黄如橘色，或如桃枝色，腹微满，此由寒湿气不散，瘀热在于脾胃故也。

23. 伤寒心腹胀满痛候

此由其人先患冷癖，因发热病，服冷药及饮冷水，结在心下，此为脏虚，动于旧癖故也。或吐下已后，病不解，内外有热，故心腹胀满痛，此为有实也。

24. 伤寒宿食不消候

此谓被下后，六七日不大便，烦热不解，腹满而痛，此为胃内有干粪，挟宿食故也。

25. 伤寒脓血利候

此由热毒伤于肠胃，故下脓血如鱼脑，或如烂肉汁，壮热而腹痛，此湿毒气盛故也。

26. 伤寒利候

若湿毒气盛，则腹痛壮热，下脓血如鱼脑，如烂肉汁。若寒毒入胃，则腹满，身热，下清。下清者，不可攻其表，汗出必胀满，表里俱虚故也。

少阴病，从九日，而身手足尽热，热在膀胱，必便血。

若利止恶寒而蜷，手足温者，可治也。

27. 伤寒阴阳毒候

夫欲辨阴阳毒病者，始得病时，可看手足指，冷者是阴，不冷者是阳。……其候身重背强，喉咽痛，糜粥不下；毒气攻心，心腹烦痛，短气，四肢厥逆，呕吐；体如被打发斑，此皆其候。

28. 伤寒百合病

其状，腹满微喘，大便硬，三四日一大便，时复小溏者，病在中焦也。

29. 伤寒内有瘀血候

夫人先瘀结在内，因伤寒病，若热搏于久瘀，则发热如狂；若有寒，则小腹满，小便反利。

30. 伤寒毒流肿候

人阴阳俱虚，湿毒气与风热相搏，则荣卫涩，荣卫涩则血气不散，血气不散则邪热致壅，随其经络所生而流肿也。

31. 伤寒病后胃气不和利候

此由初受病时，毒热气盛，多服冷药，以自泻下，病折已后，热势既退，冷气乃动，故使心下愊牢，噫哕食臭，腹内雷鸣而泄利。

32. 伤寒病后脚气候

肾主腰脚，今肾既湿，故脚弱而肿。其人小肠有余热，即小便不利，则气上，脚弱而气上，故为脚气也。

33. 伤寒阴阳易候

阴阳易病者，是男子妇人伤寒病新瘥未平复，而与之交接得病者，名为阴阳易也。……其得病之状，身体重，小腹里急，或引阴中拘挛，热上冲胸，头重不能举，眼内生䁾，四肢拘急，小腹疞痛，手足蜷，皆即死。其亦有不即死者，病苦小腹里急，热上冲胸，头重不欲举，百节解离，经脉缓弱，气血虚，骨髓空竭，便恍恍吸吸，气力转少，着床不能摇动，起居仰人，或引岁月方死。

34. 伤寒交接劳复候

病虽云瘥，若未平复，不可交接，必小腹急痛，手足拘蜷，二时之间亡。

七、时气病诸候

1. 时气一日候

时气病一日，太阳受病。太阳为三阳之首，主于头项，故得病一日，头项腰脊痛。

2. 时气三日候

时气病三日，少阳受病。少阳脉循于胁，上于颈耳，故得病三日，胸胁热而耳聋也。

3. 时气四日候

时气病四日，太阴受病。太阴为三阴之首，三日以后，诸阳受病讫，即传之于阴，太阴之脉，主于喉嗌，故得病四日，腹满而嗌干。

4. 时气六日候

时气病六日，厥阴受病。厥阴脉循阴器，络于肝，故得病六日，烦满而阴缩。

5. 时气取吐候

有得病二三日，便心胸烦满，此为毒气已入。

6. 时气烦候

其毒气在于心而烦者，则令人闷而欲呕；若其人胃内有燥粪而烦者，则谬语，时绕脐痛，腹为之满，皆当察其证候也。

7. 时气哕候

伏热在胃，令人胸满，胸满则气逆，气逆则哕。

8. 时气发斑候

热气躁于外，故身体发斑如锦文。

9. 时气毒攻手足候

热毒气从脏腑出，攻于手足，手足则焮热赤肿疼痛也。

10. 时气疱疮候

夫表虚里实，热毒内盛，则多发疱疮。重者周布遍身，其状如火疮。若根赤头白者，则毒轻，若色紫黑则毒重。

11. 时气瘙疮候

夫病新瘥，血气未复，皮肤尚虚疏，而触冒风日，则遍体起细疮，瘙痒如癣疥状，名为逸风。

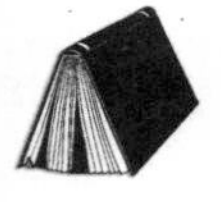

12. 时气脓血利候

此由热伤于肠胃，故下脓血如鱼脑，或如烂肉汁，壮热而腹疞痛，此湿毒气所为也。

13. 时气阴阳毒候

此谓阴阳二气偏虚，则受于毒。若病身重腰脊痛，烦闷，面赤斑出，咽喉痛，或下利狂走，此为阳毒。若身重背强，短气呕逆，唇青面黑，四肢逆冷，为阴毒。

14. 时气变成黄候

夫时气病，湿毒气盛，蓄于脾胃，脾胃有热，则新谷郁蒸，不能消化，大小便结涩，故令身面变黄，或如橘柚，或如桃枝色。

15. 时气病瘥后交接劳复候

夫病新瘥者，阴阳二气未和，早合房室，则令人阴肿入腹，腹内疞痛，名为交接劳复。

16. 时气阴茎肿候

此由肾脏虚所致。肾气通于阴，今肾为热邪所伤，毒气下流，故令阴肿。

八、热病诸候

1. 热病候

肝热病者，小便先黄，腹痛多卧，身热。热争则狂言及

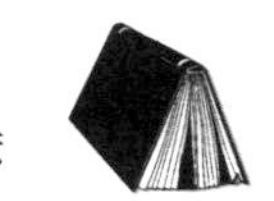

惊，胁满痛，手足躁，不安卧。

心热病者，先不乐，数日乃热。热争则卒心痛，烦冤善呕，头痛面赤无汗。

脾热病者，先头重颊痛，烦心，欲呕，身热。热争则腰痛，腹满泄，两颔痛。

肺热病者，先淅然起毛恶风，舌上黄，身热。热争则喘咳，痹走胸应背，不得太息，头痛不甚，汗出而寒。

肾热病者，先腰痛胫酸，苦渴数饮，身热。热争则项痛而强，胫寒且酸，足下热，不欲言，其项痛淖澹。

2. 热病一日候

热病一日，病在太阳，太阳主表，表谓皮肤也。病在皮肤之间，故头项腰脊疼痛。

3. 热病三日候

热病三日，少阳受病。诸阳相传病讫，病犹在表，未入于脏，故胸胁热而耳聋。

4. 热病四日候

热病四日，太阴受病。太阴者，三阴之首也。三阳受病讫，传入于阴，故毒气已入胸膈。其病喉干腹满，故可吐而愈。

5. 热病六日候

热病六日，厥阴受病。毒气入肠胃，其人烦满而阴缩，故可下而愈。

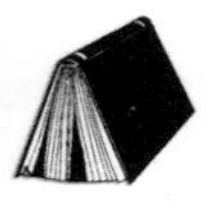

6. 热病解肌发汗候

病已经五六日，然其人喉口不焦干，心腹不满，又不引饮，但头痛，身体壮热，脉洪大者，此为病证在表，未入于脏。故虽五六日，犹须解肌发汗。

7. 热病烦候

此由阳胜于阴，热气独盛，否结于脏，则三焦隔绝，故身热而烦也。

8. 热病疱疮候

夫热病疱疮者，此由表虚里实，热气盛则发疮，重者周布遍身。若疮色赤头白，则毒轻，色紫黑则毒重。

9. 热病斑疮候

夫热病在表，或未发汗，或已发汗吐下后，表证未解，毒气不散，烦热而渴，渴而不能饮，表虚里实，故身体发斑如锦文。

10. 热病热疮候

人脏腑虚实不调，则生于客热。表有风湿，与热气相搏，则身体生疮，痒痛而脓汁出，甚者一瘥一剧，此风热所为也。

11. 热病毒攻手足候

夫热病毒攻手足，及人五脏六腑井荥俞皆出于手足指。

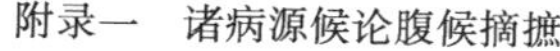
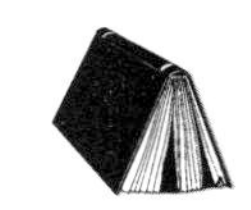

今毒气从腑脏而出，循于经络，攻于手足，故手足指皆肿赤焮痛也。

12. 热病哕候

伏热在胃，则令人胸满，胸满则气逆，气逆则哕。

九、温病诸候

1. 温病候

凡皮肤热甚，脉盛躁者，病温也。……凡温病人，二三日，身躯热，腹满头痛，食欲如故，脉直疾，八日死。四五日，头痛，腹满而吐，脉来细强，十二日死，此病不治。……下利，腹中痛甚者，死不治。

2. 温病一日候

温病一日，太阳受病。太阳主表，表谓皮肤也，病在皮肤之间，故头项腰脊痛。

3. 温病三日候

温病三日，少阳受病，故胸胁热而耳聋。

4. 温病四日候

温病四日，太阴受病。太阴者，三阴之首也。三阳受病讫，传之于阴，故毒气入胸膈之内，其病咽干腹满，故可吐而愈。

5. 温病六日候

温病六日，厥阴受病，毒气入肠胃，其病烦满而阴缩，故可下而愈。

6. 温病取吐候

温病热发四日，病在胸膈，当吐之愈。有得病一二日，便心胸烦满，为毒已入，兼有痰实，亦吐之。

7. 温病发斑候

温毒始发出于肌肤，斑烂隐轸，如锦文也。

8. 温病烦候

其毒气在于心而烦者，则令人闷而欲呕。若其胃内有燥粪而烦者，则谬语而绕脐痛也。

9. 温病哕候

伏热在胃，令人胸满，胸满则气逆，气逆则哕。

10. 温病变成黄候

发汗不解，温毒气瘀结在胃，小便为之不利，故变成黄，身如橘色。

11. 温病交接劳复候

病虽瘥，阴阳未和，因早房室，令人阴肿缩入腹，腹疠痛，名为交接之劳复也。

十、疫疠病诸候

1. 疫疠疱疮候

热毒盛，则生疱疮，疮周布遍身，状如火疮，色赤头白者毒轻，色黑紫瘀者毒重。

2. 瘴气候

假令本有冷，今得温瘴，虽暴壮热烦满，视寒正须温药汗之，汗之不歇，不妨寒药下之。

其一日、二日，瘴气在皮肤之间，故病者头痛恶寒，腰背强重。若寒气在表，发汗及针必愈。三日以上，气浮于上，填塞心胸，使头痛胸满而闷，宜以吐药，吐之必愈。五日以上，瘴气深结在脏腑，故腹胀身重，骨节烦疼，当下之。

十一、疟病诸候

1. 疟病候

足太阳疟，令人腰痛头重，寒从背起，先寒后热渴，渴然后热止，汗出，难已，刺郄中出血。

足厥阴疟，令人腰痛，少腹满，小便不利，如癃状，非癃也，数小便，意恐惧，气不足，肠中悒悒，刺足厥阴。

脾病为疟者，令人寒，腹中痛，肠中鸣，鸣已汗出。

肾病为疟者，令人凄凄然，腰脊痛而宛转，大便涩，目掉不定，手足寒。

胃疟，令人且病也。善饥而不能食，食而支满腹大。

2. 痎疟候

此阴阳上下交争，虚实更作，阴阳相移也。阳并于阴，则阴实阳虚，阳明虚则寒栗鼓颔，巨阳虚则腰背头项痛，三阳俱虚，阴气胜，胜则骨寒而痛，寒生于内，故中外皆寒。

3. 瘅疟候

其状，但热不寒，阴气孤绝，阳气独发，则少气烦惋，手足热而呕也。

4. 痰实疟候

痰实疟者，谓患人胸膈先有停痰结实，因成疟病，则令人心下胀满，气逆烦呕也。

5. 久疟候

夫疟岁岁发，至三岁发，连月发不解，胁下有否，治之不得攻其否，但得虚其津液……

十二、黄病诸候

1. 黄病候

黄病者，一身尽疼，发热，面色洞黄。七八日后，壮热在里，有血当下之去之，如豚肝状。其人少腹内急。若其人眼睛涩疼，鼻骨疼，两膊及项强，腰背急，即是患黄。

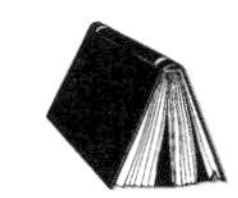

2. 劳黄候

脾脏中风，风与瘀热相搏，故令身体发黄。额上黑，微汗出，手足中热，薄暮发，膀胱急，四肢烦，小便自利，名为劳黄。

3. 急黄候

脾胃有热，谷气郁蒸，因为热毒所加，故卒然发黄，心满气喘，命在顷刻，故云急黄也。

4. 内黄候

热毒气在脾胃，与谷气相搏，热蒸在内，不得宣散，先心腹胀满气急，然后身面悉黄，名为内黄。

5. 风黄候

凡人先患风湿，复遇冷气相搏，则举身疼痛，发热而体黄也。

6. 癖黄候

气水饮停滞，结聚成癖。因热气相搏，则郁蒸不散，故胁下满痛，而身发黄，名为癖黄。

7. 酒疸候

夫虚劳之人，若饮酒多，进谷少者，则胃内生热，因大醉当风入水，则身目发黄，心中懊痛，足胫满，小便黄，面发赤斑。若下之，久久变为黑疸，面青目黑，心中如啖蒜齑状，大便正黑，皮肤爪之不仁。

若腹满欲吐，鼻燥，其脉浮，先吐之，沉弦，先下之。

8. 谷疸候

阳明病，脉迟，食难用饱，饱者，则发烦头眩者，必小便难，此欲为谷疸。虽下之，其腹必满，其脉迟故也。

9. 女劳疸候

女劳疸之状，身目皆黄，发热恶寒，小腹满急，小便难。由大劳大热而交接，交接竟，入水所致也。

10. 黑疸候

黑疸之状，苦小腹满，身体尽黄，额上反黑，足下热，大便黑是也。

11. 湿疸候

湿疸病者，脾胃有热，与湿气相搏，故病苦身体疼，面目黄，小便不利，此为湿疸。

12. 五色黄候

其人身热面发黄赤，视其眼赤，高视，心腹胀满，脉赤便是，此由脾移热于心，心色赤，故其人身热面发赤黄，不可治，治之难瘥。

13. 黄汗候

黄汗之为病，身体洪肿，发热，汗出而渴，状如风水，汗染衣，正黄如檗汁，其脉自沉。

十三、冷热病诸候

1. 冷热不调候

上焦有热，或喉口生疮，胸膈烦满；下焦有冷，则腹胀肠鸣，绞痛泄痢。

2. 寒热厥候

夫厥者逆也，谓阴阳二气卒有衰绝，逆于常度。若阳气衰于下，则为寒厥；阴气衰于下，则为热厥。

夫厥者，或令人腹满……此由阴气盛于上，则下虚，下虚则腹胀满。

太阳之厥，踵首头重，足不能行，发为眴仆。阳明之厥，则癫疾欲走呼，腹满不能卧，卧则面赤而热，妄见妄言。少阳之厥，则暴聋颊肿，胸热胁痛，骱支不可以运。太阴之厥，腹满䐜胀，后不利以不欲食，食之则呕，不得卧也。少阴之厥者，则舌干尿赤，腹满心痛。厥阴之厥者，少腹肿痛，䐜胀，泾溲不利，好卧屈膝，阴缩肿，胫内热。

十四、气病诸候

1. 上气喉中如水鸡鸣候

肺病令人上气，兼胸膈痰满，气行壅滞，喘息不调，致咽喉有声，如水鸡之鸣也。

2. 上气肿候

肺主于气，候身之皮毛。而气之行，循环脏腑，流通经络。若外为邪所乘，则肤腠闭密，使气内壅，与津液相并，不得泄越，故上气而身肿也。

3. 贲豚气候

神志伤，动气积于肾，而气下上游走如豚之奔，故曰贲豚。其气乘心，若心中踊踊，如事所惊，如人所恐，五脏不定，食饮辄呕，气满胸中，狂痴不定，妄言妄见，此惊恐贲豚之状。若气满支心，心下闷乱，不欲闻人声，休作有时，乍瘥乍极，吸吸短气，手足厥逆，内烦结痛，温温欲呕，此忧思贲豚之状。

4. 冷气候

其状，或腹胀，或腹痛，甚则气逆上而面青手足冷。

5. 七气候

凡七气积聚，牢大如杯若柈，在心下腹中，疾痛欲死，饮食不能，时来时去，每发欲死，如有祸状，此皆七气所生。

怒气则上气不可忍，热上抢心，短气欲死，不得气息也。恚气则积聚在心下，不可饮食。……愁气则喜忘，不识人，置物四方，还取不得去处，若闻急即手足筋挛不举。

6. 五膈气候

忧膈之病，胸中气结烦闷，津液不通，饮食不下，羸瘦，不为气力。

恚膈之为病，心下苦实满，噫辄酢心，食不消，心下积结，牢在胃中，大小便不利。

气膈之为病，胸胁逆满，咽塞，胸膈不通，恶闻食臭。

寒膈之为病，心腹胀满，咳逆，腹上苦冷，雷鸣绕脐痛，食不消，不能食肥。

热膈之为病，脏有热气，五心中热，口中烂生疮，骨烦四肢重，唇口干燥，身体头面手足或热，腰背皆疼痛，胸痹引背，食不消，不能多食，羸瘦少气及癖也。

7. 逆气候

诊其脉，趺阳脉太过，则令人逆气，背痛温温然。寸口脉伏，胸中有逆气。关上脉细，其人逆气，腹痛胀满。

8. 厥逆气候

阳虚则阴实，实则阴盛，阴盛则上乘于阳，卫气为之厥逆，失于常度，故寒从背起，手足冷逆，阴盛故也。

9. 少气候

诊右手寸口脉，阴实者，肺实也。苦少气，胸内满彭彭与髆相引，脉来濡者，虚少气也。……右手关上脉阴阳俱虚者，足太阴、阳明俱虚也，病苦胃中如空状，少气不足以息，四逆寒。

10. 游气候

夫五脏不调，则三焦气满，满则气游于内，不能宣散，

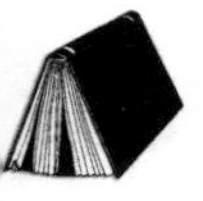

故其病但烦满虚胀。

11. 胸胁支满候

肺之积气在于右胁，肝之积气在于左胁，二脏虚实不和，气蓄于内，故胸胁支满。春脉不及，令人胸痛引背，下则两胁胀满。寸口脉滑为阳实，胸中逆满也。

12. 上气胸胁支满候

寒冷在内，与脏腑相搏，积于胁下，冷乘于气，气则逆上冲于胸胁，故上气而胸胁支满。

13. 久寒胸胁支满候

阴气积于内，久而不已，则生寒，寒气与脏气相搏，冲于胸胁，故支满。

十五、脚气病诸候

1. 脚气缓弱候

其状，自膝至脚有不仁，或若痹，或淫淫如虫所缘，或脚趾及膝胫洒洒尔，或脚屈弱不能行，或微肿，或酷冷或痛疼，或缓从不遂，或挛急；……或举体转筋，或壮热头痛，或胸心冲悸，寝处不欲见明；或腹内苦痛而兼下者。……若治之缓，便上入腹。入腹或肿或不肿，胸胁满气上便杀人。

2. 脚气疼不仁候

此由风湿毒气与血气相搏，正气与邪气交击，而正气不

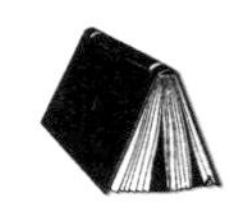

宣散，故疼痛。邪在肤腠，血气则涩，涩则皮肤厚，搔之如隔衣不觉知，是名为不仁也。

3. 脚气痹挛候

脚气之病，有挟风毒，风毒则搏于筋，筋为挛。风湿乘于血，则痹，故令痹挛也。

4. 脚气心腹胀急候

此由风湿毒气从脚上入于内，与脏气相搏，结聚不散，故心腹胀急也。

5. 脚气肿满候

此由风湿毒气，搏于肾经，肾主于水，今为邪所搏，则肾气不能宣通水液，水液不传于小肠，致水气壅溢腑脏，浸渍皮肤，故肿满也。

十六、咳嗽病诸候

1. 咳嗽候

心咳之状，咳则心痛，喉中喝喝如梗，甚则咽肿喉痹。

肝咳之状，咳则两胁下痛，甚则不可以转侧，两胠下满。

脾咳之状，咳则右胁下痛，阴阴引于髆背，甚则不可动，动则咳剧。

肾咳之状，咳则腰背相引而痛，甚则咳逆。

三焦咳之状，咳而腹满，不欲食饮。

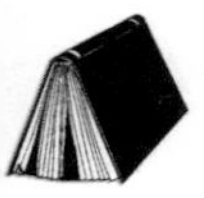

三曰支咳，心下硬满，咳则引痛，其脉反迟是也。

六曰脾咳，咳而涎出，续续不止，引少腹是也。

七曰肺咳，咳而引颈项，而唾涎沫是也。

2. 久咳嗽候

其状，咳而腹满，不欲食饮，此皆寒气聚于胃而关于肺，使人多涕唾而变面浮肿气逆故也。

3. 久咳嗽上气候

久不瘥，则胸背痛，面肿，甚则唾脓血。

4. 咳逆候

其状，咳而胸满气逆，髆背痛，汗出，尻、阴股、膝、腨、胻、足皆痛。

5. 久咳逆候

夫气久逆不下，则变身面皆肿满。表里虚，气往来乘之故也。

十七、淋病诸候

1. 石淋候

其病之状，小便则茎里痛，尿不能卒出，痛引少腹，膀胱里急，沙石从小便道出，甚者塞痛令闷绝。

2. 气淋候

其状，膀胱小腹皆满，尿涩常有余沥是也。

3. 劳淋候

其状，尿留茎内，数起不出，引小腹痛，小便不利，劳倦即发也。

十八、小便病诸候

1. 小便不禁候

肾虚下焦冷，不能温制其水液，故小便不禁也。尺脉实，小腹牢痛，小便不禁。

2. 小便不通候

肾与膀胱既热，热入于胞，热气大盛，故结涩令小便不通，小腹胀满气急。甚者，水气上逆，令心急腹满，乃至于死。

3. 胞转候

其病状，脐下急痛，小便不通是也。

十九、大便病诸候

1. 大便难候

诊其左手寸口人迎以前脉，手少阴经也。脉沉为阴，阴实者，病苦闭，大便不利，腹满四肢重，身热，苦胃胀。……趺阳脉微弦，法当腹满，不满者，必大便难而脚痛，此虚寒从上向下也。

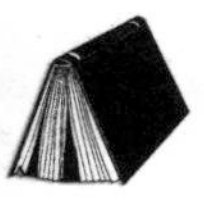

2. 关格大小便不通候

关格则阴阳气否结，腹内胀满，气不行于大小肠，故关格而大小便不通也。

又风邪在三焦，三焦约者，则小肠痛内闭，大小便不通，日不得前后，而手足寒者，为三阴俱逆，三日死也。

3. 大小便难候

诊其尺脉滑而浮大，此为阳干于阴，其人苦小腹痛满，不能尿，尿即阴中痛，大便亦然。

二十、五脏六腑病诸候

1. 肝病候

肝气盛，为血有余，则病目赤，两胁下痛引小腹，善怒；气逆则头眩耳聋不聪，颊肿，是肝气之实也，则宜泻之。肝气不足，则病目不明，两胁拘急，筋挛，不得太息，爪甲枯，面青，善悲恐，如人将捕之，是肝气之虚也，则宜补之。

2. 心病候

心气盛，为神有余，则病胸内痛，胁支满，胁下痛，膺背膊腋间痛，两臂内痛，喜笑不休，是心气之实也，则宜泻之。心气不足，则胸腹大，胁下与腰背相引痛，惊悸恍惚，少颜色，舌本强，善忧悲，是为心气之虚也，则宜补之。

3. 脾病候

脾气盛，为形有余，则病腹胀，溲不利，身重苦饥，足痿不收，胻善瘛，脚下痛，是为脾气之实也，则宜泻之。脾气不足，则四肢不用，后泄，食不化，呕逆，腹胀肠鸣，是为脾气之虚也，则宜补之。

4. 肺病候

肺气盛，为气有余，则病喘咳上气，肩背痛，汗出，尻、阴、股、膝、踹、胫、足皆痛，是为肺气之实也，则宜泻之。

5. 肾病候

肾气盛，为志有余，则病腹胀飧泄，体肿喘咳，汗出憎风，面目黑，小便黄，是为肾气之实也，则宜泻之。肾气不足，则厥，腰背冷，胸内痛，耳鸣苦聋，是为肾气之虚也，则宜补之。肾病者，腹大体肿，喘咳汗出憎风，虚则胸中痛。

6. 胆病候

其气盛为有余，则病腹内冒冒不安，身躯习习，是为胆气之实也，则宜泻之。胆气不足，其气上溢而口苦，善太息，呕宿汁，心下澹澹，如人将捕之，嗌中介介，数唾，是为胆气之虚也，则宜补之。

7. 小肠病候

其气盛为有余，则病小肠热，焦竭干涩，小肠䐜胀，是为小肠之气实也，则宜泻之。

8. 胃病候

气盛为有余，则病腹䐜胀气满，是为胃气之实也，则宜

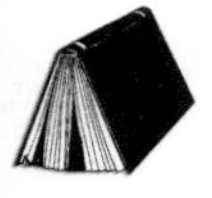

泻之。

9. 大肠病候

其气盛为有余，则病肠内切痛，如锥刀刺，无休息，腰背寒痹挛急，是为大肠气之实，则宜泻之。

10. 膀胱病候

其气盛为有余，则病热，胞涩，小便不通，小腹偏肿痛，是为膀胱气之实也，则宜泻之。

11. 三焦病候

三焦气盛为有余，则胀气满于皮肤内，轻轻然而不牢，或小便涩，或大便难，是为三焦之实也，则宜泻之。三焦之气不足，则寒气客之，病遗尿，或泄利，或胸满，或食不消，是三焦之气虚也，则宜补之。

二十一、心病诸候

1. 心痛候

心为诸脏主而藏神，其正经不可伤，伤之而痛，为真心痛，朝发夕死，夕发朝死。

又诸脏虚受病，气乘于心者，亦令心痛，则心下急痛，谓之脾心痛也。

足阳明为胃之经，气虚逆乘心而痛。其状，腹胀，归于心而痛甚，谓之胃心痛也。

2. 心悬急懊痛候

其痛悬急懊者，是邪迫于阳，气不得宣畅，壅瘀生热，故心如悬而急，烦懊痛也。

二十二、腹病诸候

1. 腹痛候

腹痛者，由腑脏虚，寒冷之气，客于肠胃募原之间，结聚不散，正气与邪气交争相击，故痛。其有阴气搏于阴经者，则腹痛而肠鸣，谓之寒中，是阳气不足，阴气有余者也。

诊其寸口脉沉而紧，则腹痛。尺脉紧，脐下痛。脉沉迟，腹痛。脉来触触者，少腹痛。脉阴弦，则腹痛。

2. 久腹痛候

久腹痛者，脏腑虚而有寒，客于腹内，连滞不歇，发作有时，发则肠鸣而腹绞痛，谓之寒中。是冷搏于阴经，令阳气不足，阴气有余也。

3. 腹胀候

腹胀者，由阳气外虚，阴气内积故也。……冷积于腑脏之间不散，与脾气相拥，虚则胀，故腹满而气微喘。

诊其脉，右手寸口气口以前手阳明经也，脉浮为阳，按之牢强，谓之为实；阳实者，病腹满，善喘咳。右手关上脉，足太阴经也。阴实者，病腹胀满，烦扰不得卧也。关脉实，即腹满响。关上脉浮而大，风在胃内，腹胀急，心内澹

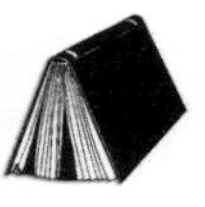

澹，食欲呕逆。关脉浮，腹满不欲食，脉浮为是虚满。

左手尺中神门以后脉足少阴经，沉者为阴，阴实者，病苦小腹满。左手尺中阴实者，肾实也，苦腹胀善鸣。左手关后尺中脉浮为阳，阳实者，膀胱实也，苦少腹满引腰痛。脉来外涩者，为奔腹胀满也，病苦腹满而喘。

4. 久腹胀候

久腹胀者，此由风冷邪气在腹内不散，与脏腑相搏，脾虚故胀。其胀不已，连滞停积，时瘥时发，则成久胀也。

二十三、心腹痛病诸候

1. 心腹痛候

心腹痛者，由腑脏虚弱，风寒客于其间故也。邪气发作，与正气相击，上冲于心则心痛，下攻于腹则腹痛，上下相攻，故心腹绞痛，气不得息。

2. 久心腹痛候

久心腹痛者，由寒客于腑脏之间，与血气相搏，随气上下，攻击心腹，绞结而痛。脏气虚，邪气盛，停积成疹，发作有时，为久心腹痛也。然心腹久痛，冷气结聚，连年积岁，日月过深，变为寒疝。

3. 心腹相引痛候

心腹相引痛者，足太阴之经与络俱虚，为寒冷邪气所乘故也。……经入于胃，络注于心，此二脉俱虚，为邪所乘，

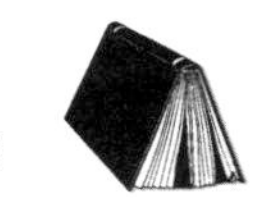

正气与邪气交争，在于经则胃脘急痛，在于络则心下急痛。经络之气往来，邪正相击，在于其间，所以心腹相引痛也。

4. 心腹胀候

心腹胀者，脏虚而邪气客之，乘于心脾故也。……脏虚邪气客于二经，与正气相搏，积聚在内，气并于脾，脾虚则胀，故令心腹烦满，气急而胀也。

5. 久心腹胀候

久心腹胀者，由腑脏不调，寒气乘之，入并于心脾，脾虚则胀，停积成痃，有时发动，故为久也。

6. 胸胁痛候

胸胁痛者，由胆与肝及肾之支脉虚，为寒气所乘故也。……邪气之与正气交击，故令胸胁相引而急痛也。

7. 卒苦烦满又胸胁痛欲死候

此由手少阳之络脉虚，为风邪所乘故也。……风邪在其经，邪气迫于心络，心气不得宣畅，故烦满；乍上攻于胸，或下引于胁，故烦满而又胸胁痛也。若经久邪气留连，搏于脏则成积，搏于腑则成聚也。

8. 胁痛候

邪客于足少阳之络，令人胁痛咳汗出。阴气击于肝，寒气客于脉中，则血泣脉急，引胁与小腹。诊其脉弦而急，胁下如刀刺，状如飞尸，至困不死。左手脉大，右手脉小，病右胁下痛。寸口脉双弦，则胁下拘急，其人涩涩而寒。

二十四、痢病诸候

1. 水谷痢候

又新食竟取风，名为胃风。其状，恶风，头多汗，膈下塞不通，食饮不下，胀满，形瘦腹大，失衣则䐜满，食寒则洞泄。

2. 久水谷痢候

痢由脾弱肠虚，金土气衰，母子俱病，不复相扶，不能克水，致水气流溢，浸渍肌肉，故变肿也。

3. 痢兼烦候

痢则腑脏俱虚，水气相并，上乘于心，心气不宣畅，否满在内，故令痢而兼烦者也。

5. 痢兼渴候

渴而引饮，则痢不止，翻益水气，脾胃已虚，不能克消水，水气流溢，浸渍肌肉，则变肿也。

6. 痢兼肿候

痢兼肿者，是痢久脾虚，水气在于肌肉之所为也。

7. 痢后肿候

痢虽得断，水犹未消，肌肉先受风邪，风水相搏，肤腠闭密，而成肿也。

8. 痢后腹痛候

痢后腹痛者，体虚受风冷，风冷入于肠胃，则痢后腹痛。

9. 痢后心下逆满候

痢断之后，腑脏犹未调和，邪气尚不消尽，邪乘于气则气逆，与饮食相搏而上，故令心下逆满也。

二十五、湿䘌病诸候

1. 湿䘌候

有急结湿，先因腹痛下利，脓血相兼出，病成翻大小便不通，头项满痛，小腹急满，起坐不安，亦是内食五脏。

2. 心䘌候

初不觉他病，忽忽嗜睡，四肢沉重。此䘌或食心，则心烦闷懊痛，后乃侵食余处。

3. 疳䘌候

一是白疳，令人皮肤枯燥，面失颜色。

三是蛲疳，食人脊膂，游行五脏，体重浮肿。

四是疳䘌，食人下部疼痒，腰脊挛急。

五疳缓者，则变成五蒸。……皆令人腰疼心满，虚乏无力，日渐羸瘦，或寒热无常，或手足烦热，或逆冷，或利或涩或汗也。

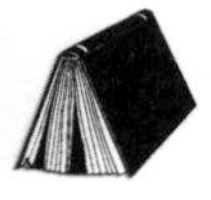

二十六、九虫病诸候

1. 九虫候

肉虫，令人烦满。……赤虫，令人肠鸣。

2. 蛔虫候

其发动则腹中痛，发作肿聚，去来上下，痛有休息，亦攻心痛。

3. 寸白虫候

其发动则损人精气，腰脚疼弱。

二十七、积聚病诸候

1. 积聚候

积者阴气，五脏所生，始发不离其部，故上下有所穷已；聚者阳气，六腑所成，故无根本，上下无所留止，其痛无有常处。诸脏受邪，初未能为积聚，留滞不去，乃成积聚。

肝之积，名曰肥气。在左胁下，如覆杯，有头足。

心之积，名曰伏梁。起脐上，大如臂，上至心下。

脾之积，名曰否气。在胃脘，覆大如盘。久不愈，令人四肢不收，发黄疸，饮食不为肌肤。

肺之积，名曰息贲。在右肋下，覆大如杯。

肾之积，名曰贲豚。发于少腹，上至心下，若豚贲走之状，上下无时。久不愈，令人喘逆，骨萎少气。

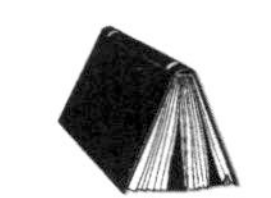

诊得肺积，脉浮而毛，按之辟易。胁下气逆，背相引痛，少气，善忘，目瞑，皮肤寒，秋愈夏剧。主皮中时痛如虱缘状，其甚，如针刺之状，时痒，色白也。

诊得心积，脉沉而芤，时上下无常处。病悸，腹中热，面赤，咽干，心烦，掌中热，甚即唾血。主身瘛疭，主血厥，夏瘥冬剧。

诊得脾积，脉浮大而长。饥则减，饱则见䐜，起与谷争，累累如桃李，起见于外。腹满呕泄，肠鸣，四肢重，足胫肿厥，不能卧。

诊得肝积，脉弦而细。两胁下痛，邪走心下，足胫寒。胁痛引小腹，男子积疝也，女子病淋也。身无膏泽，喜转筋，爪甲枯黑，春瘥秋剧。

诊得肾积，脉沉而急。苦脊与腰相引痛，饥则见，饱则减。病腰痛小腹里急。

2. 积聚痼结候

积聚痼结者，是五脏六腑之气，已积聚于内，重因饮食不节，寒温不调，邪气重沓，牢痼盘结者也，若久即成癥。

3. 积聚心腹痛候

此皆由寒气搏于脏腑，与阴阳气相击下上，故心腹痛也。

诊其寸口之脉沉而横，胁下有积，腹中有横积聚痛。又，寸口脉细沉滑者，有积聚在胁下，左右皆满，与背相引痛。又云：寸口脉紧而牢者，胁下腹中有横积结，痛而泄利。

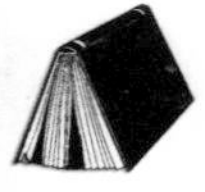

4. 积聚心腹胀满候

积聚成病，蕴结在内，则气行不宣通，气搏于腑脏，故心腹胀满，心腹胀满则烦而闷，尤短气也。

5. 积聚宿食候

积聚而宿食不消者，由脏腑为寒气所乘，脾胃虚冷，故不消化，留为宿食也。诊其脉来实，心腹积聚，饮食不消，胃中冷故也。

二十八、癥瘕病诸候

1. 癥候

癥者，由寒温失节，致腑脏之气虚弱，而食饮不消，聚结在内，染渐生长块瘕，盘牢不移动者，是癥也。言其形状，可征验也。若积引岁月，人即柴瘦，腹转大，遂致死。

2. 暴癥候

暴癥者，由腑脏虚弱，食生冷之物，脏既虚弱，不能消之，结聚成块，卒然而起，其生无渐，名曰暴癥也。

3. 鳖癥候

鳖癥者，谓腹内癥结，如鳖之形状。……癥者其病结成，推之不动移是也。

4. 发癥候

有人因食饮内误有头发，随食而入成癥，胸喉间如有虫，上下来去者是也。

5. 瘕病候

瘕病者，由寒温不适，饮食不消，与脏气相搏，积在腹内，结块瘕痛，随气移动是也。

6. 鳖瘕候

鳖瘕者，谓腹中瘕结如鳖状是也。……瘕言假也，谓其有形假而推移也。

7. 鱼瘕候

有人胃气虚弱者，食生鱼，因为冷气所搏，不能消之，结成鱼瘕，揣之有形，状如鱼是也。

8. 蛇瘕候

其病在腹，摸揣亦有蛇状，谓蛇瘕也。

9. 谷瘕候

人有能食而不大便，初有不觉为患，久乃腹内成块结，推之可动，故名为谷瘕也。

二十九、疝病诸候

1. 诸疝候

疝者痛也。或少腹痛，不得大小便；或手足厥冷，绕脐痛，自汗出；或冷气逆上抢心腹，令心痛，或里急而腹痛。

2. 寒疝候

寒疝者，阴气积于内，则卫气不行；卫气不行，则寒气盛也。故令恶寒不欲食，手足厥冷，绕脐痛，自汗出，遇寒即发，故云寒疝也。

3. 寒疝心痛候

夫寒疝心痛，阴气内结所生也。阴气不散，则寒气盛；寒气盛，则痛上下无常处；冷气上冲于心，故令心痛也。

4. 寒疝腹痛候

此由阴气积于内，寒气结搏而不散，腑脏虚弱，故风邪冷气，与正气相击，则腹痛里急，故云寒疝腹痛也。

5. 寒疝心腹痛候

其痛随气上下，或上冲于心，或在于腹，皆由寒气所作，所以谓之寒疝心腹痛也。

6. 寒疝积聚候

其为病也，或左右胁下如覆杯，或脐上下如臂，或胃脘间覆大如盘，羸瘦少气；或洒淅寒热，四肢不收，饮食不为肌肤；或累累如桃李；或腹满呕泄，寒即痛，故云寒疝积聚也。

7. 七疝候

厥逆心痛足寒，诸饮食吐不下，名曰厥疝也。腹中气乍

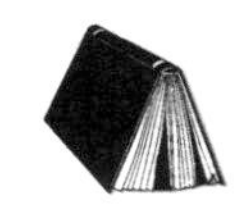

满，心下尽痛，气积如臂，名曰蹷疝也。寒饮食即胁下腹中尽痛，名曰寒疝也。腹中乍满乍减而痛，名曰气疝也。腹中痛在脐旁，名曰盘疝也。腹中脐下有积聚，名曰胕疝也。小腹与阴相引而痛，大便难，名曰狼疝也。

8. 心疝候

疝者痛也，由阴气积于内，寒气不散，上冲于心，故使心痛，谓之心疝也。其痛也，或如锥刀所刺，或阴阴而痛，或四肢逆冷，或唇口变青，皆其候也。

9. 疝瘕候

其病，腹内急痛，腰背相引痛，亦引小腹痛。

三十、痰饮病诸候

1. 痰饮候

其病也，胸胁胀满，水谷不消，结在腹内两肋，水入肠胃，动作有声，体重多唾，短气好眠，胸背痛，甚则上气咳逆，倚息短气不能卧，其形如肿是也。

2. 痰饮食不消候

或令腹里虚满，或水谷不消化，或时呕逆，皆其候也。

3. 痰结实候

此由痰水积聚在胸府，遇冷热之气相搏，结实不消，故令人心腹否满，气息不安，头眩目暗，常欲呕逆，故言痰

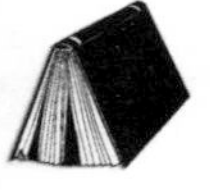

结实。

4. 诸痰候

或冷，或热，或结实，或食不消，或胸腹否满，或短气好眠，诸候非一，故云诸痰。

5. 流饮候

流饮者，由饮水多，水流走于肠胃之间，漉漉有声，谓之流饮。……将息遇冷，亦能虚胀，久不瘥，结聚而成癖也。

6. 流饮宿食候

令人噫则有宿食之气，腹胀满，亦壮热，或吞酸，皆其候也。

7. 留饮候

乃令人胁下痛，短气而渴，皆其候也。

8. 留饮宿食候

留饮宿食者，由饮酒后饮水多，水气停留于脾胃之间，脾得湿气则不能消食，令人噫气酸臭，腹胀满吞酸，所以谓之留饮宿食也。

9. 癖饮候

此由饮水多，水气停聚两胁之间，遇寒气相搏，则结聚而成块，谓之癖饮。在胁下，弦亘起，按之则作水声。

10. 诸饮候

其为病也，或两胁胀满，或心胸烦闷，或眼暗口干，或呕逆短气，诸候非一，故云诸饮。

11. 支饮候

其病，令人咳逆喘息，身体如肿之状，谓之支饮也。

12. 溢饮候

溢饮，谓因大渴而暴饮水，水气溢于肠胃之外，在于皮肤之间，故言溢饮。令人身体疼重而多汗，是其候也。

13. 悬饮候

悬饮，谓饮水过多，留注胁下，令胁间悬痛，咳唾引胁痛，故云悬饮。

三十一、癖病诸候

1. 癖候

癖者，谓僻侧在于两胁之间，有时而痛是也。

2. 久癖候

在于两肋下，经久不瘥，乃结聚成形，段而起，按之乃水鸣，积有岁年，故云久癖。

3. 癖结候

此由饮水聚停不散，复因饮食相搏，致使结积在于胁下，时有弦亘起，或胀痛，或喘息短气，古云癖结。

4. 癖食不消候

使人羸瘦不能食，时泄利，腹内痛，气力乏弱，颜色黧黑是也。

5. 寒癖候

寒癖之为病，是水饮停积，胁下弦强是也，因遇寒即痛，所以谓之寒癖。

6. 饮癖候

其状，胁下弦急，时有水声。

7. 痰癖候

痰又停聚流移于胁肋之间，有时而痛，即谓之痰癖。

8. 悬癖候

悬癖者，谓癖气在胁肋之间，弦亘而起，咳唾则引胁下悬痛，所以谓之悬癖。

9. 酒癖候

其状，胁下弦急而痛。

10. 酒癖宿食不消候

癖气停积，乘于脾胃，胃得癖气不能消化，故令宿食不消。腹内胀满，噫气酸臭，吞酸气急，所以谓之酒癖宿食不消也。

三十二、否噎病诸候

1. 八否候

其病，腹内气结胀满，时时壮热是也。

2. 诸否候

其病之候，但腹内气结胀满，闭塞不通，有时壮热，与前八否之势不殊，故云诸否。

3. 气噎候

令人喘悸，胸背痛也。

4. 食噎候

胸内痛，不得喘息，食不下，是故噎也。

5. 久寒积冷候

其病令人羸瘦，不能饮食，久久不瘥，更触犯寒气，乃变成积聚，吐利而呕逆也。

6. 腹内结强候

此由荣卫虚弱，三焦不调，则令虚冷在内，蓄积而不散也。又饮食气与冷气相搏，结强而成块，有上有下，或沉或浮，亦有根亦无根，或左或右也，故谓之腹内结强。久而不瘥，积于年岁，转转长大，乃变成癥瘕病也。

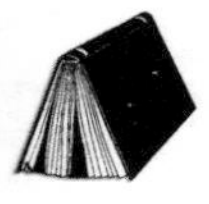

三十三、脾胃病诸候

1. 脾胃气不和不能饮食候

若虚实不等，水谷不消，故令腹内虚胀或泄，不能饮食。

2. 脾胀病候

脾胀病者，是脾虚为风邪所乘，正气与邪气交结，令脾气不宣调，拥聚而胀也。其病喜哕，四肢急，体重不能胜衣也。

3. 胃反候

则朝食暮吐，暮食朝吐，心下牢，大如杯，往往寒热，甚者食已即吐。

三十四、呕哕病诸候

1. 呕吐候

其状，长太息，心里澹澹然，或烦满而大便难，或溏泄，并其候也。

2. 噫醋候

噫醋者，由上焦有停痰，脾胃有宿冷，故不能消谷。谷不消则胀满而气逆，所以好噫而吞酸，气息醋臭。

三十五、宿食不消病诸候

1. 宿食不消候

令人腹胀气急，噫气醋臭，时复憎寒壮热是也，或头痛如疟之状。

2. 食伤饱候

夫食过于饱，则脾不能磨消，令气急烦闷，睡卧不安。

3. 谷劳候

脾胃虚弱，不能传消谷食，使腑脏气否塞，其状，令人食已则卧，肢体烦重而嗜眠是也

三十六、水肿病诸候

1. 水肿候

其状，目裹上微肿，如新卧起之状；颈脉动，时咳，股间冷；以手按肿处，随手而起，如物裹水之状；口苦舌干，不得正偃，偃则咳清水；不得卧，卧则惊，惊则咳甚，小便黄涩是也。

2. 水通身肿候

肾虚不能宣通水气，脾虚又不能制水，故水气盈溢，渗入皮肤，流遍四肢，所以通身肿也。令人上气体重，小便黄涩，肿处按之随手而起是也。

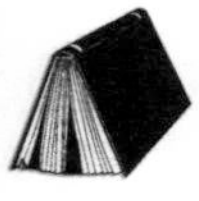

3. 身面卒洪肿候

肾主水，肾虚故水妄行；脾主土，脾虚不能克制水，故水流溢，散于皮肤，令身体卒然洪肿，股间寒，足骱瘇是也。

4. 风水候

令人身浮肿，如裹水之状，颈脉动，时咳，按肿上凹而不起也，骨节疼痛而恶风是也。

5. 皮水候

故令身体面目悉肿，按之没指，而无汗也，腹如故而不满，亦不渴，四肢重而不恶风是也。

6. 水肿咳逆上气候

肾虚不能制水，故水妄行，浸溢皮肤而身体肿满；流散不已，上乘于肺，肺得水而浮，浮则上气而咳嗽也。

7. 水肿从脚起候

肾虚则腰脚血气不足，水之流溢，先从虚而入，故腰脚先肿也。

8. 石水候

肾主水，肾虚则水气妄行，不依经络，停聚结在脐间，小腹肿大硬如石，故云石水。其候，引胁下胀痛而不喘是也。

9. 十水候

青水者，先从面目，肿遍一身，其根在肝。赤水者，先从胸肿，其根在心。黄水者，先从腹肿，其根在脾。白水者，先从脚肿，上气而咳，其根在肺。黑水者，先从脚趺肿，其根在肾。悬水者，先从面肿至足，其根在胆。风水者，先从四肢起，腹满大，身尽肿，其根在胃。石水者，先从四肢，小腹肿独大，其根在膀胱。暴水者，先腹满，其根在小肠。气水者，乍盛乍虚，乍来乍去，其根在大肠。皆由荣卫否涩，三焦不调，腑脏虚弱所生。

10. 二十四水候

寻其病根，皆由荣卫不调，经脉否涩，脾胃虚弱，使水气流溢，盈散皮肤，故令遍体肿满，喘息上气，目裹浮肿，颈脉急动，不得眠卧，股间冷，小便不通，是其候也。

11. 大腹水肿候

大腹水肿者，或因大病之后，或积虚劳损，或新热食竟，入于水自渍及浴，令水气不散，流溢肠外，三焦闭塞，小便不通，水气结聚于内，乃腹大而肿。故四肢小，阴下湿，手足逆冷，腰痛上气，咳嗽烦疼，故云大腹水肿。

12. 疸水候

此疸水者，言脾胃有热，热气流于膀胱，使小便涩而身面尽黄，腹满如水状，因名疸水也。

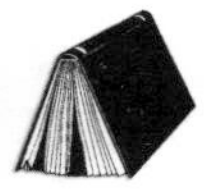

13. 水癥候

其病，腹内有结块硬强，在两胁间膨膨胀满，遍身肿，所以谓之水癥。

14. 水瘕候

水瘕者，由经络否涩，水气停聚在于心下，肾经又虚，不能宣利溲便，致令水气结聚而成形段，在于心腹之间，抑按作水声，但欲饮而不用食，遍身虚肿是也。

15. 水蛊候

此由水毒气结聚于内，令腹渐大，动摇有声，常欲饮水，皮肤粗黑，如似肿状，名水蛊也。

16. 水癖候

水癖，由饮水浆不消，水气结聚而成癖，在于两胁之侧，转动便痛，不耐风寒，不欲食而短气是也。

17. 水分候

但四肢皮肤虚肿，聂聂而动者，名水分也。

18. 燥水候

燥水，谓水气溢于皮肤，因令肿满，以指画肉上，则隐隐成文字者，名曰燥水也。

19. 湿水候

湿水者，谓水气溢于皮肤，因令肿满，以指画肉上，随

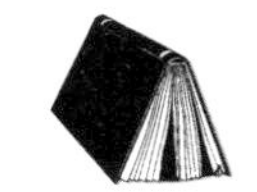

画随散，不成文字者，名曰湿水也。

20. 犯土肿候

令人身之肌肉头面遍体尽肿满，气急，故谓之犯土也。

21. 不伏水土候

病之状，身体虚肿，或下利而不能食，烦满气上是也。

三十七、霍乱病诸候

1. 霍乱候

霍乱者，由人温凉不调，阴阳清浊二气有相干乱之时，其乱在于肠胃之间者，因遇饮食而变发，则心腹绞痛。其有先心痛者，则先吐；先腹痛者，则先利；心腹并痛者，则吐利俱发。挟风而实者，身发热，头痛体疼而复吐利；虚者，但吐利，心腹刺痛而已。……水谷不消，则心腹胀满，皆成霍乱。

2. 霍乱心腹痛候

霍乱而心腹痛者，是风邪之气客于脏腑之间，冷气与真气相击，或上攻心，或下攻腹，故心腹痛也。

3. 霍乱呕吐候

霍乱而呕吐者，是冷气客于腑脏之间，或上攻于心，则心痛，或下攻于腹，则腹痛。

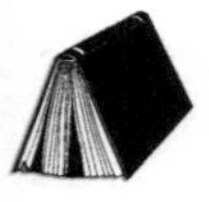

4. 霍乱心腹胀满候

霍乱而心腹胀满者，是寒气与脏气相搏，真邪相攻，不得吐利，故令心腹胀满。其有吐利过多，脏虚邪犹未尽，邪搏于气，气不宣发，亦令心腹胀满。

5. 霍乱下利候

霍乱而下利，是冷气先入于肠胃，肠胃之气得冷则交击而痛，故霍乱若先腹痛者，则先利也。

6. 霍乱下利不止候

利不止，虚冷气极，冷入于筋，则变转筋。

7. 霍乱欲死候

霍乱欲死者，由饮食不消，冷气内搏，或未得吐利，或虽得吐利，冷气未歇，致真邪相干，阴阳交争，气厥不理，则烦闷逆满困乏，故欲死也。

8. 霍乱心腹筑悸候

其状，起齐下，上从腹至心，气筑筑然而悸动不定也。

9. 霍乱四逆候

霍乱而大吐下后，其肠胃俱虚，乃至汗出，其脉欲绝，手足皆冷，名为四逆。

10. 霍乱转筋候

夫霍乱大吐下之后，阴阳俱虚，其血气虚极，则手足逆

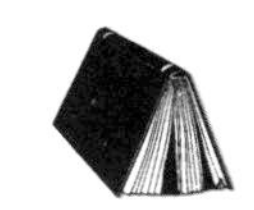

冷，而荣卫不理，冷搏于筋，则筋为之转。冷入于足之三阴三阳，则脚筋转；入于手之三阴三阳，则手筋转。

11. 干霍乱候

干霍乱者，是冷气搏于肠胃，致饮食不消，但腹满烦乱，绞痛短气，其肠胃先挟实，故不吐利，名为干霍乱也。

12. 中恶霍乱候

其状，卒然心腹绞痛，而客邪内击，与饮食、寒冷相搏，致阴阳之气亦相干乱，肠胃虚，则变吐利烦毒，为中恶霍乱也。

13. 霍乱诸病候

发则心腹绞痛吐利，腑脏虚弱，或烦或渴，或呕哕，或手足冷，或本挟宿疹，今因虚而发也。

14. 霍乱后不除候

霍乱之后而不除者，由吐胸膈宿食不尽，或不得吐而但利，其冷气不散，因而著食入胃，胃气未和，故犹胀痛烦满，谓之不除也。

15. 转筋候

若血气不足，阴阳虚者，风冷邪气中于筋，随邪所中之筋，筋则转。转者，谓其转动也。

16. 筋急候

体虚弱，若中风寒，随邪所中之筋，则挛急不可屈伸。

17. 结筋候

凡筋中于风热则弛纵，中于风冷则挛急。十二经之筋皆起于手足指，而络于身也。体虚者，风冷之气中之，冷气停积，故结聚，谓之结筋也。

三十八、中恶病诸候

1. 中恶候

其状，卒然心腹刺痛，闷乱欲死。凡卒中恶，腹大而满者，诊其脉，紧大而浮者死，紧细而微者生。

2. 中恶死候

中鬼邪之气，卒然心腹绞痛闷绝，此是客邪暴盛，阴阳为之离绝，上下不通，故气暴厥绝如死，良久，其真气复则生也。

3. 卒忤候

其状，心腹绞痛胀满，气冲心胸，或即闷绝，不复识人。

4. 卒忤死候

亦有虽瘥而毒气不尽，时发则心腹刺痛，连滞变成注。

5. 鬼击候

鬼击者，谓鬼厉之气击着于人也。得之无渐，卒着如人

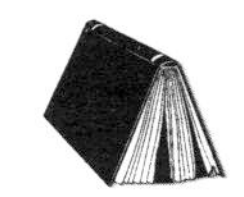

以刀矛刺状，胸胁腹内绞急切痛，不可抑按，或吐血，或鼻中出血，或下血。

6. 卒死候

凡中恶及卒忤，卒然气绝，其后得苏。若其邪气不尽者，停滞心腹，或心腹痛，或身体沉重，不能饮食，而成宿疹，皆变成注。

三十九、尸病诸候

1. 诸尸候

其发作之状，或沉沉默默，不的知所苦，而无处不恶；或腹痛胀急，或磥块踊起，或挛引腰脊，或精神杂错。

2. 飞尸候

其状，心腹刺痛，气息喘急胀满，上冲心胸者是也。

3. 遁尸候

亦令人心腹胀满刺痛，气息喘急，旁攻两胁，上冲心胸。

4. 沉尸候

沉尸者，发时亦心腹绞痛，胀满喘急，冲刺心胸，攻击胁肋。

5. 尸注候

尸注病者……或腹痛胀满，喘急不得气息，上冲心胸，旁攻两胁；或磥块踊起，或挛引腰脊；或举身沉重，精神杂错，恒觉惛谬。

6. 伏尸候

若发动，则心腹刺痛，胀满喘急。

7. 阴尸候

初著之状，起于皮肤内，卒有物状，似虾蟆，经宿与身内尸虫相搏，如杯大，动摇掣痛，不可堪忍。

8. 冷尸候

发动亦心腹胀满刺痛，气急。但因触冷即发，故谓之冷尸。

9. 寒尸候

发动亦令人心腹胀满刺痛，但以其至冬月感于寒气则发，故谓之寒尸。

10. 丧尸候

其发亦心腹刺痛，胀满气急，但逢丧处其病则发，故谓之丧尸。

11. 尸气候

其发亦心腹刺痛，胀满气急，但闻尸气则发，故谓之尸气。

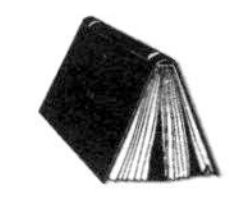

四十、注病诸候

1. 诸注候

一曰风注，皮肉掣振，或游易不定，一年之后，头发堕落，颈项掣痛，骨立解鸣，两目疼，鼻中酸切，牙齿虫蚀。……病人体热头痛，骨节厥强，此名汗风。或游肿在眼，或在手脚，此名柔风。

二曰寒注，心腹懊痛呕沫，二年之后，大便便血，吐逆青沫，心懊痛硬，腹满腰脊疼强痛。

三曰气注，走入神机妄言，百日之后，体皮肿起，乍来乍去，一年之后，体满失颜色。

四曰生注，心胁痛，转移无常，三日之后，体中痛，移易牵掣，冲绞心胁，一年之后，颜目赤，精泽青黑，二年之后，咳逆下痢，变虫难治。

五曰凉注，心下乍热乍寒，一年之后，四肢重，喜卧噫酢，体常浮肿，往来不时，皮肉黑，羸瘦，生澼目黄，爪甲及口唇青。

六曰酒注，体气动，热气从胸中上下，无处不痛，一年之后，四肢重，喜卧喜哕噫酸体面浮肿，往来不时。

七曰食注，心下硬痛懊侬彻背，一年之后，令人羸瘦虚肿，先从脚起，体肉变黑，脐内时绞痛。

八曰水注，手脚起肿，百日之后，体肉变黄，发落目失明，一年之后难治，三年身体肿，水转盛，体生虫，死不可治。

九曰尸注，体痛牵掣非常，七日之后，体肉变白驳，咽喉内吞如有物，两胁里硬时痛。

2. 鬼注候

人有先无他病，忽被鬼排击，当时或心腹刺痛，或闷绝倒地，如中恶之类。

3. 五注候

注病之状，或乍寒乍热，或皮肤淫跃，或心腹胀刺痛，或支节沉重，变状多端。

4. 气注候

风邪搏于肺气所为也，肺主气，气通行表里，邪乘虚弱，故相搏之，随气游走冲击，痛无定所，故名为气注。

5. 寒注候

其病之状，心腹痛而呕沫爪青，休作有时，至冬便剧，故名为寒注也。

6. 冷注候

阴阳偏虚，为冷邪所伤，留连腑脏，停滞经络，内外贯注，得冷则发，腹内时时痛，骨节痟疼，故谓之冷注。

7. 蛊注候

人中之者，心闷腹痛，其食五脏尽则死。有缓有急，急者仓卒十数日之间便死；缓者延引岁月，游走腹内，常气力羸惫，骨节沉重，发则心腹烦懊而痛。

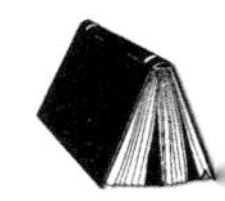

8. 毒注候

毒者，是鬼毒之气，因饮食入人腹内，或上至喉间，状如有物，吞吐不出；或游走身体，痛如锥刀所刺。

9. 恶注候

其状，往来击痛，痛不一处，故名为恶注。

10. 注忤候

人有卒然心腹击痛，乃至顿闷，谓之客忤，是触犯鬼邪之毒气。当时疗治虽歇，余毒不尽，留住身体，随血气而行，发则四肢肌肉淫奕，或五内刺痛，时休时作，其变动无常，是因犯忤得之成注，故名为注忤。

11. 遁注候

由人体虚，受邪毒之气，停遁经络脏腑之间，发则四肢沉重，而腹内刺痛，发作无时，病亦无定，以其停遁不瘥，故谓之遁注。

12. 走注候

人体虚，受邪气。邪气随血而行，或淫奕皮肤，去来击痛，游走无有常所，故名为走注。

13. 丧注候

若触见丧柩，便即动，则心腹刺痛，乃至变吐，故谓之丧注。

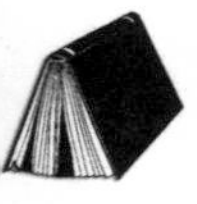

14. 食注候

人有因吉凶坐席饮啖，而有外邪恶毒之气，随食饮入五脏，沉滞在内，流注于外，使人肢体沉重，心腹绞痛，乍瘥乍发。以其因食得之，故谓之食注。

15. 水注候

令人身体虚肿，腹内鼓胀，淹滞积久，乍瘥乍甚，故谓之水注。

16. 微注候

人血气虚损，为微风所乘，搏人血气，在于皮肤络脉之间，随气游走，与气相击而痛，去来无有常处，但邪势浮薄，去来几微，而连滞不瘥，故谓之微注。

17. 石注候

人血气虚，为风冷邪气客在皮肤，折于血气，或痛或肿，其牢强如石，故谓之石注。

18. 土注候

其状，土气流注皮肤，连入腑脏，骨节沉重，遍身虚肿，其肿自破，故谓之土注。

四十一、蛊毒病诸候

1. 蛊毒候

著蛊毒面色青黄者，是蛇蛊，其脉洪壮。病发之时，腹

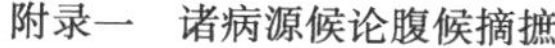
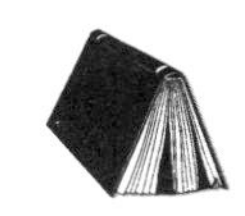

内热闷，胸胁支满，舌本胀强，不喜言语，身体恒痛。又心腹似如虫行，颜色赤，唇口干燥。

其面色赤黄者，是蜥蜴蛊，其脉浮滑而短。病发之时，腰背微满，手脚唇口悉皆习习，而喉脉急，舌上生疮。

其面色青白，又云其脉沉濡。病发时咽喉塞，不欲闻人语，腹内鸣唤，或下或上，天阴雨转剧，皮内如虫行，手脚烦热，嗜醋食，咳唾脓血，颜色乍白乍青，腹内胀满，状如虾蟆。

其脉缓而散者。病发之时，身体乍冷乍热，手脚烦疼无时节，吐逆，小便赤黄，腹内闷，胸痛，颜色多青。

昔有人食新变鲤鱼中毒，病心腹痛，心下硬，发热烦冤，欲得水洗沃，身体摇动如鱼得水状。

2. 蛊吐血候

其状，心切痛，如被物啮，或硬，面目青黄，病变无常，是先伤于膈上，则吐血也。

3. 蛊下血候

人中之者，心腹懊痛，烦毒不可忍，食人五脏，下血瘀黑，如烂鸡肝。

4. 氐羌毒候

其发病之状，犹如中蛊毒，心腹刺痛，食人五脏，吐血利血，故是蛊之类也。

5. 猫鬼候

其病状，心腹刺痛，食人腑脏，吐血利血而死。

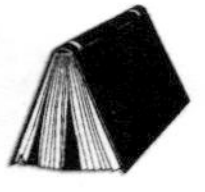

6. 射工候

初得时，或如伤寒，或似中恶，或口不能语，或身体苦强，或恶寒热，四肢拘急，头痛，骨难屈伸，张口欠款，或清朝小苏，晡夕则剧。

7. 沙虱候

初得时，皮上正赤，如小豆黍粟，以手摩赤上，痛如刺。过三日之后，令百节疼强痛，寒热，赤上发疮。

飞蛊白色，如韭叶大，长四五寸，初着腹胁，肿痛如刺。

8. 水毒候

初得恶寒，头微痛，目匡疼，心内烦懊，四肢振焮，腰背骨节皆强，两膝疼，或噏噏热，但欲睡，旦醒暮剧，手足指逆冷至肘膝。

又云：溪病不歇，仍飞蛊来人，或皮肤腹胁间突起，如烧痛，如刺，登破生鸡擒上，辄得白虫，状似蛆。

9. 解诸毒候

但被此诸毒药，发动之状，皆似劳黄，头项强直，背痛而欲寒，四肢酸洒，毛悴色枯，肌肉缠急，神情不乐。

又有两种毒药，并名当孤草。其一种着人时，脉浮大而洪，病发时涩涩恶寒，头微痛，干呕，背迫急，口噤不觉嚼舌，大小便秘涩，眼眶唇口指甲颜色皆青是也。又一种当孤草毒者，其病发时，口噤而干，舌不得言，咽喉如锥刀刺，

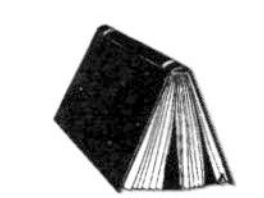

胸中甚热，髆胛满，不至百日，身体唇口手脚指甲青而死。

又着乌头毒者，其病发时，咽喉强而眼睛疼，鼻中艾臭，手脚沉重，常呕吐，腹中热闷，唇口习习，颜色乍青乍赤，经百日死。

10. 解诸药毒候

凡药物云，有毒及有大毒者……但着毒重者，亦令人发病时咽喉强直，而两眼睛疼，鼻干，手脚沉重，常呕吐，腹里热闷，唇口习习，颜色乍青乍赤，经百日便死。其轻者，乃身体习习而痹，心胸涌涌然而吐，或利无度是也。

11. 服药失度候

其为病也，令人吐下不已，呕逆而闷乱，手足厥冷，腹痛转筋。

12. 食牛肉中毒候

凡食牛肉有毒者……则令人心闷，身体痹，甚者乃吐逆下利，腹痛不可堪。

13. 食鱼脍中毒候

凡人食鱼脍者，皆是使生冷之物，食之甚利口，人多嗜之，食伤多则难消化，令人心腹否满，烦乱不安。

14. 饮酒腹满不消候

令人有荣卫否涩，痰水停积者，因复饮酒，不至大醉大吐，故酒与痰相搏，不能消散，故令腹满不消。

四十二、血病诸候

1. 吐血后虚热胸中痞口燥候

吐血之后，脏腑虚竭，荣卫不理，阴阳隔绝，阳虚于上，故身体虚热，胸中否而口燥。

2. 唾血候

唾血者……胁下痛，唾鲜血者，此伤肝。

3. 大便下血候

脏气既伤，则风邪易入，热气在内，亦大便下血，鲜而腹痛。冷气在内，亦大便血下，其色如小豆汁，出时疼而不甚痛。

四十三、咽喉心胸病诸候

1. 心痹候

思虑烦多则损心，心虚故邪乘之。邪积而不去，则时害饮食，心里愊愊如满，蕴蕴而痛，是谓之心痹。

2. 胸痹候

胸痹之候，胸中愊愊如满，噎塞不利，习习如痒，喉里涩，唾燥；甚者，心里强否急痛，肌肉苦痹，绞急如刺，不得俯仰，胸前皮皆痛，手不能犯，胸满短气，咳唾引痛，烦闷，自汗出，或彻背膂。

四十四、四肢病诸候

1. 代指候

代指者，其指先肿，焮焮热痛，其色不黯，然后方缘爪甲边结脓，极者爪甲脱也。

2. 足尰候

尰病者，自膝已下至踝及趾，俱肿直是也。

3. 五指筋挛不得屈伸候

筋挛不得屈伸者，是筋急挛缩，不得伸也。筋得风热则弛纵，得风冷则挛急。

4. 四肢痛无常处候

四肢痛无常处者，手足支节皆卒然而痛，不在一处。其痛处不肿，色亦不异，但肉里掣痛，如锥刀所刺。

5. 脚中忽有物牢如石如刀锥所刺候

言脚下有结物，牢硬如石，痛如锥刀所刺。

6. 土落脚趾内候

此由脚趾先有疮，而土落疮里，更令疮肿痛，亦令人憎寒壮热。

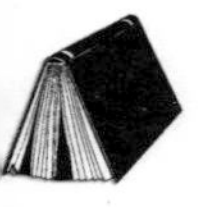

四十五、瘿瘤等病诸候

1. 瘿候

初作与瘿核相似，而当颈下也，皮宽不急，垂捶捶然是也。恚气结成瘿者，但垂核捶捶无脉也；饮沙水成瘿者，有核瘟瘟无根，浮动在皮中。

2. 瘤候

瘤者，皮肉中忽肿起，初梅李大，渐长大，不痛不痒，又不结强。

3. 疬疡候

疬疡者，人有颈边胸前腋下，自然斑剥点相连，色微白而圆，亦有乌色者，亦无痛痒，谓之疬疡风。

4. 疣目候

疣目者，人手足边忽生如豆，或如结筋，或五个，或十个，相连肌里，粗强于肉，谓之疣目。

四十六、丹毒病诸候

1. 丹候

丹者，人身体忽然焮赤，如丹涂之状，故谓之丹。或发手足，或发腹上，如手掌大，皆风热恶毒所为。

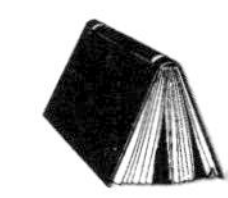

2. 白丹候

白丹者，初发痒痛，微虚肿，如吹轸，轸起不痛，不赤而白色，由挟风冷，故使色白也。

3. 黑丹候

黑丹者，初发亦痒痛，或熛肿起，微黑色，由挟风冷，故色黑也。

4. 赤丹候

赤丹者，初发轸起，大者如连钱，小者如麻豆，肉上粟如鸡冠肌理，由风毒之重，故使赤也。

5. 天灶火丹候

天灶火丹，发时必在于两股里，渐引至阴头而赤肿是也。

四十七、肿病诸候

1. 诸肿候

其风邪所作者，肿无头无根，浮在皮上，如吹之状也，不赤不痛，或肿或散不常肿。其寒气与血相搏作者，有头有根，色赤肿痛。其热毒作者，亦无正头，但急肿，久不消，热气结盛，壅则为脓。

2. 风肿候

凡人忽发肿，或着四肢，或在胸背，或着头项，水牢如

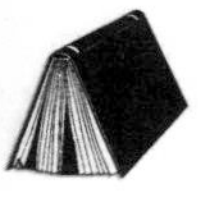

胖大虚肿，回回如吹之状，不痛不赤。着四肢者，乃欲不遂，令人烦满短气，身体常冷。

3. 卒风肿候

人卒有肿，不痛不赤，移无常处而兼痒。

4. 风毒肿候

风毒肿者，其先赤痛飙热，肿上生瘭浆，如火灼是也。

5. 毒肿入腹候

毒入腹之候，先令人涩涩恶寒，心烦闷而呕逆，气急而腹满，如此者杀人。

6. 恶核肿候

恶核者，肉里忽有核，累累如梅李，小如豆粒，皮肉燥痛，左右走身中，卒然而起，此风邪挟毒所成。

7. 气肿候

气肿者，其状如痈，无头虚肿，色不变，皮上急痛，手方着，便即痛，此风邪搏于气所生也。

8. 恶肉候

恶肉者，身里忽有肉，如小豆突出，细细长乃如牛马乳，亦如鸡冠之状，不痒不痛，久不治，长不已。

9. 日游肿候

日游肿，其候与前游肿相似，但手近之微痛，如复小痒为异。

10. 流肿候

冷肿者，其痛隐隐然，沉深着臂髆，在背上则肿起，凭凭然而急痛。若手按及针灸之即肿起是也。热肿者，四肢热如火炙之状，移无常处，或如手，或如盘，着背腹是。

四十八、丁疮病诸候

1. 丁疮候

发作时突起如丁盖，故谓之丁疮。令人恶寒，四肢强痛，兼忉忉然牵疼，一二日疮便变焦黑色，肿大光起，根硬强全不得近，酸痛，皆其候也。

2. 雄疔疮候

雄疔疮者，大如钱孔，乌黡似灸疮，四畔泡浆色赤，又有赤粟。乃言疮而不肿，刺之不痛，而兼热者，名为雄疔疮。

3. 雌疔疮候

雌疔疮者，头小黄向里黡，亦似灸疮，四畔泡浆外赤，大如钱孔而多汁。肿而不痛，疮内有十字画而兼冷者，谓之雌疔疮。

4. 犯疔疮候

更令疮热焮肿，先寒后热，四肢沉重，头痛心惊，呕逆烦闷，则不可治。

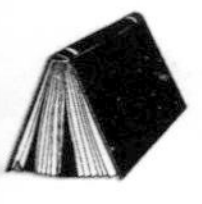

5. 犯疔疮肿候

犯疔疮肿，谓疮肿欲瘥，更犯触之，疮势转剧，乃甚于初。或肿热疼掣，或心闷恍惚，或四肢沉重，或呕逆烦心。

四十九、痈疽病诸候

1. 痈候

痈者，六腑不和所生也。……气者阳也，阳气蕴积，则生于热，寒热不散，故聚积成痈。腑气浮行主表，故痈浮浅皮薄以泽。久则热胜于寒，热气蕴积，伤肉而败肌，故血肉腐坏，化而为脓。

2. 痈有脓候

凡痈经久，不复可消者，若按之都牢硬者，未有脓也；按之半硬半软者，有脓也。又以手掩肿上，不热者，为无脓；若热甚者，为有脓。

3. 石痈候

其肿结确实，至牢有根，核皮相亲，不甚热，微痛，热时自歇。此寒多热少，硬如石，故谓之石痈也。

4. 附骨痈肿候

其状无头，但肿痛而阔，其皮薄泽，谓之附骨痈也。

5. 疽候

疽者，五脏不调所生也。……气者阳也，阳气蕴积，则

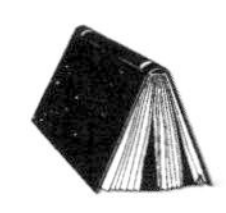

生于热，寒热不散，故积聚成疽。脏气沉行主里，故疽肿深厚，其上皮强如牛领之皮。久则热胜于寒，热气淳盛蕴结伤肉也。血肉腐坏，化而为脓，乃至伤骨烂筋，不可治而死也。

发于胸，名曰井疽也。其状如大豆，三四日起，不早治，下入腹中不治，十日死。

发于膺，名曰甘疽。其状如榖实瓠瓜，常苦寒热。

发于尻，名曰兑疽。其状赤硬，急治之，不治，四十日死。

赤疽发身肿，牢核而身热，不可以坐，不可以行，不可以屈伸。……赤疽发阴股，牢者死，濡者可治。

冲疽发在小腹，痛而战寒热冒，五日悁悁，六日而变。

6. 缓疽候

其寒盛者，则肿结痛深，而回回无头尾，大者如拳，小者如桃李。冰冰与皮肉相亲着，热气少。其肿与肉相似，不甚赤，积日不溃，久乃变紫黯色，皮肉俱烂，如牛领疮，渐至通体青黯，不作头而穿溃脓出是也。

7. 熛疽候

熛疽之状，肉生小黯点，小者如粟豆，大者如梅李，或赤或黑，乍青乍白，有实核，惨痛应心。

8. 行疽候

行疽候者，发疮小者如豆，大者如钱，往来匝身及生面上，谓之行疽。

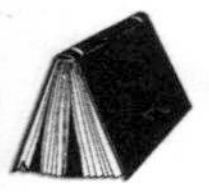

9. 石疽候

其寒毒偏多，则气结聚而皮厚，状如痤疖，硬如石，故谓之石疽也。

10. 水疽候

其肿状如物裹水，多发于手足，此是随肌肤虚处而发也。

11. 附骨疽候

其大人老人着急者，则先觉痛，不得转动，挼之应骨痛，经日便觉皮肉生急，洪洪如肥状则是也。

12. 痈发背候

痈初结之状，肿而皮薄以泽。又云，背上忽有赤肿，而头白摇根，入应胸里动，是痈也。

13. 疽发背候

疽发背者，多发于诸脏俞也。……疽初结之状，皮强如牛领之皮是也。

14. 内痈候

胸内痛，少气而发热，以手按左眼，而其右眼见光者，胸内结痈也；……肠内有结痈，或在胁下，或在脐左近，结成块而壮热，必作痈脓。

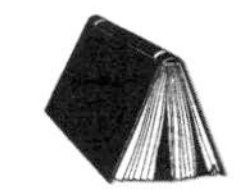

15. 肺痈候

肺痈之状，其人咳，胸内满，隐隐痛而战寒。

17. 肠痈候

其病之状，小腹重而微强，抑之即痛，小便数似淋，时时汗出，复恶寒，其身皮皆甲错，腹皮急，如肿状。……甚者腹胀大，转侧闻水声，或绕脐生疮，穿而脓出，或脓自脐中出，或大便去脓血。……小腹否硬，小便或难，汗出或复恶寒，脓为已成。

18. 膈病候

其状，赤脉起，如编绳，急痛壮热。……其溃去脓则筋挛也。

五十、瘘病诸候

1. 诸瘘候

蛴螬瘘者……始发之时，在其颈项，无头尾如枣核，或移动皮中，使人寒热心满，其根在心。

转脉瘘者……始发之时，在其颈项，濯濯脉转，身如振，使人寒热，其根在小肠。

其生身体皮肉者……其肿之中，按之累累有数核，喜发于颈边，或两边俱起，便是瘘证也。

2. 鼠瘘候

鼠瘘候者……出于颈腋之间，其浮于脉中，而未内着于

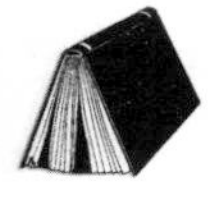

肌肉，而外为脓血者，易去也。

3. 蜂瘘候

出发于颈项，历历三四处，或累累四五处蜂台，或发胸前俱肿，以溃生疮，状如痈形，瘥而复移。

4. 蚁瘘候

多着颈项，濈濈然小肿核细，乃遍身体。

5. 蚍蜉瘘候

发于颈项，如疥癣，娄娄孔出。初生痒，搔之生痕。不治，一百日生蚍蜉瘘。

6. 蝼蛄瘘候

初生之时，其状如风矢，亦如蜗形，瘾胗而痒，搔之则引大如四寸。更其中生道，乃有数十。

7. 雕乌鹤瘘候

雕乌鹤瘘者，初肿如覆手，疼痛，一年生孔道数十处，黄水出，二年化生鹤、水鸟首而生口嘴是也。

8. 尸瘘候

颈腋之下结瘰疬，脓溃成瘘，时还冲击，则腹内胀痛，腰脊挛急是也。

9. 风瘘候

其风在经脉者，初生之时，其状如肿，有似覆手，搔之

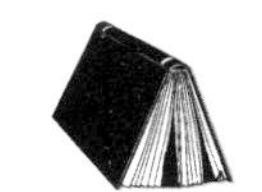

则皮脱，赤汁出，乍肿乍减，渐渐生根，结实且附骨间，不知首尾，即溃成瘘。

10. 鞠瘘候

肿痛初生痈，如大桃状，亦如瘤，脓溃为疮，不治成石瘘，化生鞠，作窍旁行，世呼为石鞠瘘。

11. 蜣螂瘘候

初生之时，其状如鼠窍直下，肿如覆手而痒，搔之疼痹。

12. 骨疽瘘候

初肿后乃破，破而还合，边旁更生。如是或六七度，中有脓血，至日西痛发，如有针刺。

13. 石瘘候

石瘘之状，初起两头如梅李核硬实，按之强如石而寒热，热后溃成瘘是也。

14. 瘰疬瘘候

此由风邪毒气客于肌肉，随虚处而停结为瘰疬，或如梅、李、枣核等大小，两三相连在皮间，而时发寒热是也。

15. 㿗瘘候

㿗病之状，阴核肿大，有时小歇，歇时终大于常。劳冷阴雨便发，发则胀大，使人腰背挛急，身体恶寒，骨节沉重。

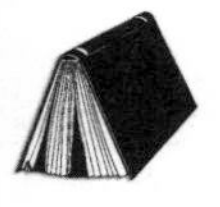

五十一、疮病诸候

1. 诸恶疮候

若风热挟湿毒之气者，则疮痒痛焮肿，而疮多汁，身体壮热，谓之恶疮也。

2. 病疮候

多着手足间，递相对，如新生茱萸子。痛痒抓搔成疮，黄汁出，浸淫生长，拆裂，时瘥时剧，变化生虫，故名病疮。

3. 燥病疮候

若湿气少，风气多者，其病则干燥但痒，搔之白屑出，干枯拆痛。

4. 湿病疮候

若风气少，湿气多，其疮痛痒，搔之汁出，常濡湿者。

5. 癣候

癣病之状，皮肉隐胗如钱文，渐渐增长，或圆或斜，痒痛，有匡郭，里生虫，搔之有汁。

6. 干癣候

干癣但有匡郭，皮枯索痒，搔之白屑出是也。

7. 湿癣候

湿癣者，亦有匡郭，如虫行，浸淫赤湿痒，搔之多汁成

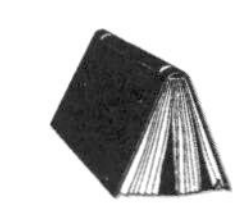

疮，是其风毒气浅，湿多风少，故为湿癣也。

8. 风癣候

风癣是恶风冷气客于皮，折于血气所生。亦作圆文匡郭，但抓搔顽痹，不知痛痒。

9. 牛癣候

其状皮厚，抓之硬强而痒是也。

10. 雀眼癣候

其文细似雀眼，故谓之雀眼癣，搔之亦痒。

11. 疥候

大疥者，作疮有脓汁，焮赤痒痛是也。马疥者，皮内隐嶙起，作根墌，搔之不知痛，此二者则重。水疥者，痞瘟如小瘭浆，摘破有水出。

12. 干疥候

干疥但痒，搔之皮起作干痂，此风热气深在肌肉间故也。

13. 湿疥候

湿疥起小疮，皮薄常有水汁出，此风热气浅在皮肤间故也。

14. 疽疮候

多发于肢节脚胫间，相对生，匝匝作细孔如针头，其里

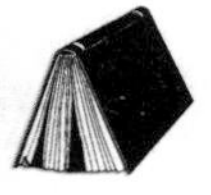

有虫，痒痛，搔之黄汁出，随瘥随发，皆是风邪客于皮肤血气所变生。

15. 甲疽候

甲疽之状，疮皮厚，甲错剥起是也，其疮亦痒痛，常欲抓搔之汁出。

16. 查疽候

查疽之状，隐胗赤起，如今查树子形是也。……其疮内有虫，亦痒痛，时焮肿汁出。

17. 疮建候

人身上患诸疮，热气盛者，肿焮痛，附畔别结聚，状如瘰疬者，名为疮建。

18. 疮中风寒水候

若久不瘥，多中风、冷、水气。若中风则噤痓，中冷则难瘥，中水则肿也。

19. 漆疮候

喜面痒，然后胸胜腨皆悉瘙痒，面为起肿，绕眼微赤，诸所痒处，以手搔之，随手辇展，起赤瘖瘤；瘖瘤消已，生细粟疮甚微，有中毒轻者，证候如此。

五十二、杂毒病诸候

1. 恶蚬啮候

初如疱状，中央紫黑，大如粟粒，四旁微肿，焮焮色赤，或有青色者，痒喜搔之。

2. 狐尿刺候

云是野狐尿棘刺头，有人犯之者，则多中于人手指足指，肿痛焮热。

3. 蠼螋尿候

其瘖瘟遍赤，中央有白脓如粟粒，亦令人皮肉拘急，恶寒壮热，极者连起，多着腰胁及胸，若绕腰匝遍者，重也。

五十三、金疮病诸候

1. 金疮血不止候

金疮血出不可止，前赤后黑，或黄或白，肌肉腐臭，寒冷硬急者，其疮难愈，亦死。

2. 金疮内漏候

凡金疮通内，血多内漏，若腹胀满，两胁胀，不能食者死。瘀血在内，腹胀，脉牢大者生，沉细者死。

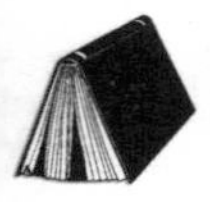

3. 毒箭所伤候

口噤唇干，血为断绝，腹满不言，其人如醉，未死之间，为不可治。

4. 金疮肠断候

若腹痛短气，不得饮食者，大肠一日半死，小肠三日死。

若肠腹腑从疮出……腑出如手，其下牢核，烦满短气，发作有时，不过三日必死。

5. 金疮筋急相引痛不得屈伸候

夫金疮愈已后，肌肉充满，不得屈伸者，此由伤绝经筋，荣卫不得循行也，其疮虽愈，筋急不得屈伸也。

6. 金疮伤筋断骨候

夫金疮始伤之时，半伤其筋，荣卫不通，其疮虽愈合后，仍令痹不仁也。若被疮截断诸解身躯，肘中及腕、膝、髀，若踝际，亦可连续，须急及热疗之，其血气未寒，即去碎骨便更缝连，其愈后直不屈伸，若碎骨不去，令人痛烦，脓血不绝，不绝者，不得安。

7. 金疮中风痉候

其状，口急背直，摇头马鸣，腰为反折，须臾十发，气息如绝，汗出如雨，不及时救治者皆死。

8. 金疮惊肿候

夫金疮愈闭后，忽惊肿，动起糜沸跳手，大者如盂，小者如杯，名为盗血。

9. 金疮着风候

夫金疮干无汗，亦不大肿者，中风也。寒气得大深者，至脏便发作痉，多凶少愈。中水者则肿，多汁或成脓。

10. 金疮着风肿候

此由疮着于风，风气相搏，故肿也。

11. 金疮中风水候

夫金疮裹缚不密，为风水气所中，则疼痛不止，而肿痛，内生青黄汁。

五十四、腕伤病诸候

1. 腕折中风肿候

此为风入疮内，而不入经络，其搏于气，故但肿也。

2. 卒被损瘀血候

病人胸满唇萎，舌青口燥，但欲漱水不欲咽。无寒热，脉微大来迟。腹不满，其人言我腹满，为有瘀血。汗当出不出，内结亦为瘀。病人胸满口干，髆痛，渴无寒热，为有瘀血。腹满，口燥不渴，唾如浆状，此有留血尔。从高顿仆，

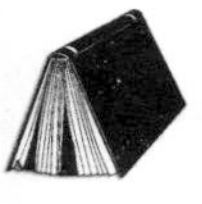

内有血，腹胀满。

3. 刺伤中风水候

此为竹木所刺伤，其疮中风水者，则肿痛，乃至成脓。

五十五、妇人杂病诸候

1. 中风口噤候

手三阳之筋络入于颔颊，足阳明之筋上夹于口，而风挟冷，乘虚而入其筋，则筋挛，故引牙关急而口噤。

2. 角弓反张候

风邪乘虚入诸阳之经，则腰背反折，挛急如角弓之状。

3. 贼风偏枯候

此由血气衰损，为风所客，令血气不相周荣于肌肉，故令偏枯也。

4. 风蛊候

其状，淫淫跃跃，若蛊物刺，一身尽痛，侵伤血气，动作如蛊毒之状，谓之风蛊。

5. 气病候

其气之病，有虚有实。其肺气实，谓之有余，则喘逆上气；其肺气虚，谓之不足，则短乏少气。而有冷有热，热则四肢烦热也，冷则手足逆冷也。

6. 心痛候

心为诸脏主而藏神，其正经不可伤，伤之而痛者，名为真心痛，朝发夕死，夕发朝死。心之支别络，为风冷所乘而痛者，故痛发乍间乍甚，而成疹也。

7. 心腹痛候

其痛随气下上，或上冲于心，或下攻于腹，故心腹痛。

8. 腹中痛候

腹痛者，由脏腑虚弱，风冷邪气乘之，邪气与正气相击，则腹痛也。

9. 小腹痛候

小腹痛者，此由胞络之间，宿有风冷，搏于血气，停结小腹，因风虚发动，与血相击，与血相击故痛。

10. 月水不调候

诊其脾脉，沉之而濡，浮之而虚，苦腹胀烦满，胃中有热，不嗜食，食不化，大便难，四肢苦痹，时不仁，得之房内。月事不来，来而频并。

11. 月水不利候

诊其脉，从寸口邪入上者，名曰解脉，来至状如琴弦，苦小腹痛，经月不利，孔窍生疮。又，左手关上脉，足厥阴经也，沉为阴，阴虚者，主月经不利，腰腹痛。……脉寸关

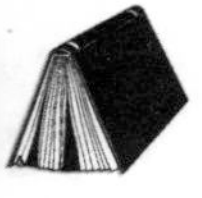

调如故，而尺脉绝不至者，月经不利，当患小腹引腰绞痛，气积聚上叉胸胁。

12. 月水来腹痛候

其经血虚，受风冷，故月水将下之际，血气动于风冷，风冷与血气相击，故令痛也。

13. 月水不通候

又云：肠中鸣，则月事不来，病本于胃。所以然者，风冷干于胃气，胃气虚，不能分别水谷，使津液不生，血气不成故也。

肝脉沉之而急，浮之亦然，时小便难，苦头眩痛，腰背痛，足为寒时疼，月事不来时，恐得之少之时有所堕坠也。

月水不通，久则血结于内生块，变为血瘕，亦作血癥。血水相并，壅涩不宣通，脾胃虚弱，变为水肿也。

14. 带下候

妇人年五十所，病下利，数十日不止，暮发热，小腹里急痛，腹满，手掌烦热，唇口干燥，此因曾经半产，瘀血在小腹不去，此疾必带下。

妇人年五十所，病但苦背痛，时时腹中痛，少食多厌。

妇人带下、六极之病，脉浮即肠鸣腹满；脉紧即肠中痛；脉数则阴中痒痛生疮；脉弦即阴疼掣痛。

15. 崩中候

诊其寸口脉微迟，尺脉微于寸，寸迟为寒在上焦，但吐

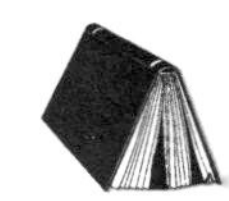

耳，今尺脉迟而弦，如此小腹痛，腰脊痛者，必下血也。

16. 积聚候

积者，五脏所生。聚者，六腑所成。五脏之气积，名曰积；六腑之气聚，名曰聚也。积者，其痛不离其部；聚者，其痛无有常处。

17. 癖病候

其状，弦急刺痛，得冷则发作也。

18. 疝瘕候

疝者，痛也；瘕者，假也。其结聚浮假而痛，推移而动。……其发腹痛逆满，气上行。此为妇人胞中绝伤，有恶血，久成结瘕，得病以冬时来，其鼻则赤。

19. 癥瘩候

癥瘩者，由冷热不调，饮食不节，积在腹内，或肠胃之间，与脏相结搏。其牢强，推之不移，名曰癥，言其病形征可验也；气壅塞为瘩，言其气瘩涩不宣畅也，皆得冷则发动刺痛。

20. 八瘕候

八瘕者，皆胞胎生产，月水往来，血脉精气不调之所生也。

若经血未尽而合阴阳，即令妇人血脉挛急，小腹重急，支满，胸胁腰背相引，四肢酸痛，饮食不调。结牢恶血不

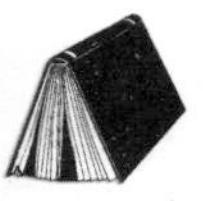

除，月水不时，或月前月后，因生积聚，如怀胎状。

黄瘕者……令人苦四肢寒热，身重淋露，不欲食，左胁下有血气结牢，不可得抑，苦腰背相引痛，月水不利，令人不产。小腹急，下引阴中如刀刺，不得小便，时苦寒热，下赤黄汁，病若如此，令人无子。

青瘕者……瘕聚在右胁，藏于背膂，上与髆，髀腰下挛，两足肿，面目黄，大小便难。

燥瘕者……大如半杯，上下腹中苦痛，还两胁下，上引心而烦，害饮食，欲吐，胸及腹中不得太息，腰背重，喜卧盗汗，足酸疼痛，久立而痛，小便失时，居然自出若失精，月水闭塞，大便难，病如此者，其人少子。

血瘕病……令人腰痛，不可以俯仰，横骨下有积气，牢如石，小腹里急苦痛，背膂疼，深达腰腹下挛。

脂瘕者……令人支满里急痛，疾痹引小腹重，腰背如刺状，四肢不举，饮食不甘，卧不安席，左右走腹中切痛，时瘥时甚，或时少气头眩，身体解堕，苦寒恶风，膀胱胀，月水乍来乍去，不如常度，大小便血不止。

狐瘕者……食人脏，令人月水闭不通，小腹瘀血，胸胁腰背痛，阴中肿，小便难，胞门子户不受男精。

蛇瘕者……上食心肝，长大其形若漆在脐上下，还疠左右胁不得吐气，两股胫间若漆疾，小腹急，小便赤黄，膀胱引阴中挛，腰背痛，难以动作，苦寒热，月水或多或少。

鳖瘕者……大如小盘，令人小腹切痛，恶气走上下，腹中苦痛，若存若亡，持之跃手，下引阴里，腰背亦痛，不可以息，月水不通，面目黄黑，脱声少气。

21. 月水不通无子候

月水久不通，非止令无子，血结聚不消，则变为血瘕；经久盘结成块，亦作血癥。血水相并，津液壅涩，脾胃衰弱者，水气流溢，变为水肿。

22. 结积无子候

其子脏劳伤者，积气结搏于子脏，致阴阳血气不调和，故病结积而无子。

23. 腹满少气候

腹满少气者，由脏虚而触风冷，风冷搏于血气，故腹满。腹满则气壅在内，而呼吸不足，常如少气之状，故云少气腹满也。

24. 胸胁胀满候

气得冷则逆，与血饮相搏，上抢胸胁，所以令胸胁胀满也。

25. 烦满候

烦满者，心烦，胸间气满急也。

26. 身体卒痛候

邪气与正气交击于肌肉之间，故身体卒痛也。

27. 左胁痛如刀刺候

今此左胁痛者，左边偏受病也。但风邪在于经络，与血

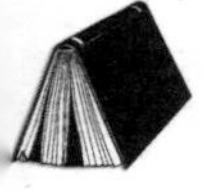

气相乘，交争冲击，故痛发如刀刺。

28. 咽中如炙肉脔候

咽中如炙肉脔者，此是胸膈痰结，与气相搏，逆上咽喉之间，结聚状如炙肉之脔也。

29. 瘿候

其状，颈下及皮宽膇膇然，忧恚思虑，动于肾气，肾气逆，结实所生。

30. 蛇皮候

人腠理受于风则闭密，使血气涩浊，不能荣润，皮肤斑剥，其状如蛇鳞，世呼蛇体也，亦谓之蛇皮也。

31. 手逆胪候

十二经筋脉，有起手指者，其经虚，风邪客之，使血气否涩，皮胪枯剥逆起，谓之逆胪。

32. 肿满水气候

肾水停积，脾土衰微，不能消，令水气流溢，浸渍皮肤而肿满。

33. 血分候

妇人月经通流，则水血消化，若风寒搏于经脉，血结不通，则血水蓄积，成水肿病也。

34. 卒肿候

其状，但结肿而不热是也。

35. 赤流肿候

其状，肿起色赤，随气流行移易，故云流肿。

36. 瘀血候

血瘀在内，则时时体热面黄；瘀久不消，则变成积聚癥瘕也。

37. 时气候

但言其病，若风寒所伤则轻，状犹如伤寒，少头痛壮热也。若挟毒厉之气则重，壮热烦毒，或心腹胀满，多死也。

38. 胞转候

其状，小腹急痛，不得小便，甚者至死。

39. 小便不通候

肾与膀胱俱主水，此二经为脏腑，若内生大热，热气入小肠及胞，胞内热，故小便不通，令小腹胀满，气喘急也。

40. 阴痛候

其风邪乘气冲击而痛者，无疮，但疼痛而已。

41. 乳肿候

因劳动则肤腠理虚，受风邪，入于荣卫，荣卫否涩，血气不流，热结于乳，故令乳肿。其结肿不散，则成痈。

42. 妒乳候

此由新产后，儿未能饮之，及饮不泄；或断儿乳，捻其乳汁不尽，皆令乳汁蓄结，与血气相搏，即壮热大渴引饮，牢强掣痛，手不得近是也。

43. 乳痈候

痈气不宣，与血相搏，则生热；热盛乘于血，血化成脓；亦有因乳汁蓄结，与血相搏，蕴积生热，结聚而成乳痈者。

44. 发乳下利候

因劳伤，其脉虚而受风寒，风寒搏血，气血否涩不通，故结痈肿。肿结皮薄以泽者，为痈，而风气乘虚入胃，则水谷糟粕，变败不结聚，肠虚则泄为利。

45. 发乳余核不消候

此谓发乳之后，余热未尽，而有冷气乘之，故余核不消，复遇热，蕴积为脓。

46. 疽发乳候

肿而皮强，上如牛领之皮，谓之疽也。

47. 乳结核候

足阳明之经脉，有从缺盆下于乳者，其经虚，风冷乘

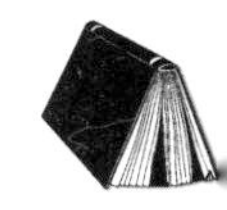

之，冷折于血，则结肿。夫肿热则变败血为脓，冷则核不消。又重疲劳，动气而生热，亦焮烊。

48. 发背候

五脏不调则致疽，疽者，肿结皮强，如牛领之皮。六腑不和则致痈，痈者，肿结薄以泽是也。腑与脏为表里，其经脉循行于身，俞皆在背；腑脏不调和，而腠理开，受于风寒，折于血，则结聚成肿，深则为疽，浅乃为痈。随寒所客之处，血则痞涩不通，热又加之，故成痈疽发背也。

49. 石痈候

石痈之状，微强不甚大，不赤，微痛热，热自歇，是足阳明之脉，有下于乳者，其经虚，为风寒气客之，则血涩结成痈肿。而寒多热少者，则无大热，但结核如石，谓之石痈。

五十六、妇人妊娠病诸候

1. 妊娠恶阻候

恶阻病者，心中愦闷，头眩，四肢烦疼，懈惰不欲执作，恶闻食气，欲啖咸酸果实，多睡少起……此由妇人元本虚羸，血气不足，肾气又弱，兼当风饮冷太过，心下有痰水，挟之而有娠也。

2. 妊娠胎间水气子满体肿候

胎间水气，子满体肿者，此由脾胃虚弱，脏腑之间有停

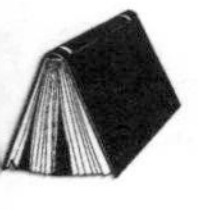

水，而挟以妊娠故也。……若初任而肿者，是水气过多，儿未成具，故坏胎也。坏胎脉浮者，必腹满而喘，坏娠为水肿。

3. 妊娠腹痛候

腹痛，皆由风邪入于腑脏，与血气相击搏所为。妊娠之人，或宿挟冷疹，或新触风邪，疞结而痛。

4. 妊娠心痛候

夫心痛，多是风邪痰饮，乘心之经络，邪气搏于正气，交结而痛也。

5. 妊娠心腹痛候

邪正相击，而并于气，随气下上，上冲于心则心痛，下攻于腹则腹痛，故令心腹痛也。

6. 妊娠腰腹痛候

肾主腰脚，其经虚，风冷客之，则腰痛，冷气乘虚入腹，则腹痛，故令腰腹相引而痛不止，多动胎。

7. 妊娠小腹痛候

妊娠小腹痛者，由胞络宿有冷，而妊娠血不通，冷血相搏，故痛也。

8. 妊娠胸胁支满候

若宿有停饮者，则血饮相搏，又因冷热不调，动于血饮，血饮乘气逆上，抢于胸胁，胸胁胀满，而气小喘，谓之支满。

9. 妊娠腹满候

妊娠腹满者，由腹内宿有寒冷停饮，挟以妊娠，重因触冷，则冷饮发动，邪气相干，故令腹满也。

10. 妊娠胸痹候

胸痹者，由寒气客于脏腑，上冲胸心，愊愊如满，噎塞不利，习习如痒而痹痛，胸中栗栗然，饮食不下，谓之胸痹也。

11. 妊娠大便不通候

三焦五脏不调和，冷热否结，津液竭燥，肠胃否涩，蕴积结于肠间，则大便不通，令腹否满烦热，甚者变干呕。

12. 妊娠大小便不利候

凡大小便不利，则心胁满，食不下，而烦躁不安也。

13. 妊娠小便不通候

小肠有热，热入于胞，内热结甚者，故小便不通，则心胁小肠俱满，气喘急也。

14. 妊娠痉候

体虚受风，而伤太阳之经，停滞经络，后复遇寒湿相搏，发则口噤背强，名之为痉。妊娠而发者，闷冒不识人，须臾醒，醒复发，亦是风伤太阳之经作痉也。

15. 妊娠两胎一生一死候

候其胎上冷，是胎已死也。

16. 妊娠胎痿燥候

其状，儿在胎都不转动，日月虽满，亦不能生，是其候也。而胎在内痿燥，其胎多死。

17. 妊娠堕胎后腹痛虚乏候

此由堕胎之时，血下过少，后余血不尽，将摄未复，而劳伤气力，触冒风冷，风冷搏于血气，故令腹痛。

18. 妊娠堕胎后著风候

若风挟冷入腹，内搏于血，结成刺痛；若入肠胃，亦下利；入经络，或痹或疼痛；若入太阳之经，则腰背强直成痉，或角弓反张，或口㖞僻，或缓弱不遂，或一边挛急，各随所伤处而成病也。

五十七、妇人产后病诸候

1. 产后血运闷候

若产去血过多，血虚气极，如此而运闷者，但烦闷而已。若下血过少，而气逆者，则血随气上掩于心，亦令运闷，则烦闷而心满急。

2. 产后恶露不尽腹痛候

或新产血露未尽，而取风凉，皆令风冷搏于血，血则壅

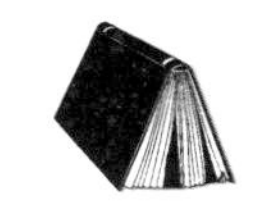

滞不宣消，蓄积在内，内有冷气，共相搏击，故令痛也。甚者则变成血瘕，亦令月水不通也。

3. 产后血上抢心痛候

产后气虚挟宿寒，寒搏于血，血则凝结不消，气逆上者，则血随上抢，冲击而心痛也。

4. 产后血瘕痛候

新产后，有血气相击而痛者，谓之瘕痛。瘕之言假也，谓其痛浮假无定处也。

5. 产后腹中痛候

产后脏虚，或宿挟风寒，或新触冷，与气相击搏，故腹痛。若气逆上者，亦令心痛胸胁痛也。

6. 产后心腹痛候

产后气血俱虚，遇风寒乘之，与血气相击，随气而上冲于心，或下攻于腹，故令心腹痛。

7. 产后心痛候

产后脏虚，遇风冷客之，与血气相搏，而气逆者，上攻于心之络则心痛。

8. 产后小腹痛候

此由产时恶露下少，胞络之间有余血者，与气相击搏，令小腹痛也。

9. 产后腰痛候

产则劳伤肾气，损动胞络，虚未平复，而风冷客之，冷气乘腰者，则令腰痛也。

10. 产后两胁腹满痛候

膀胱宿有停水，因产恶露下少，血不宣消，水血壅否，与气相搏，积在膀胱，故令胁腹俱满，而气动与水血相击则痛也，故令两胁腹满痛。

11. 产后风虚肿候

夫产伤血劳气，腠理则虚，为风邪所乘。邪搏于气，不得宣泄，故令虚肿。轻浮如吹者，是邪搏于气，气肿也；若皮薄如熟李状，则变为水肿也。

12. 产后余疾候

若气冷入于肠胃，肠胃虚冷，时变下利；若入搏于血，则经水否涩，冷搏气血，亦令腹痛。随腑脏虚处，乘虚伤之，变成诸疾。

13. 产后中风痉候

其状，口急噤，背强直，摇头马鸣，腰为反折，须臾十发。气急如绝，汗出如雨，手拭不及者，皆死。

14. 产后中柔风候

由阴阳俱虚，风邪乘之，风入于阳则表缓，四肢不收也；入于阴则里急，不得俯仰也。

15. 产后月水不通候

凡血结月水不通，则变成血瘕；水血相并，后遇脾胃衰弱，肌肉虚者，变水肿也。

16. 产后崩中恶露不尽候

凡崩中，若小腹急满，为内有瘀血，不可断之，断之终不断，而加小腹胀满，为难愈。

17. 产后利肿候

利而肿者，脾主土，候肌肉。土性本克水，今脾气衰微，不能克消于水，水气流溢，散在皮肤，故令肿也。

18. 产后小便不通候

然胞转则小腹胀满，气急绞痛。

19. 产后寒热候

凡产余血在内，亦令寒热，其腹时刺痛者是也。

20. 产后积聚候

产妇血气伤损，腑脏虚弱，为风冷所乘，搏于脏腑，与气血相结，故成积聚也。

21. 产后癥候

癥病之候，腹内块，按之牢强，推之不移动是也。产后

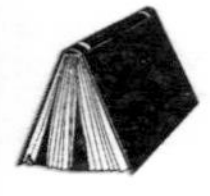

而有癥者，由脏虚，余血不尽，为风冷所乘，血则凝结，而成癥也。

22. 产后癖候

癖病之状，胁下弦急刺痛是也。……产后脏虚，为风冷搏于停饮，结聚故成癖也。

23. 产后内极七病候

凡产后气血内极，其人羸疲萎黄，冷则心腹绞痛，热则肢体烦疼，经血否涩，变为积聚癥瘕也。

五十八、小儿杂病诸候

1. 温壮候

若不节乳哺，则病易复，复则伤其胃气，令腹满。

2. 惊候

小儿惊者，由血气不和，热实在内，心神不定，所以发惊，甚者掣缩变成痫。

3. 痫候

其发之状，或口眼相引，而目睛上摇，或手足掣纵，或背脊强直，或颈项反折。……凡诸痫正发，手足掣缩，慎勿捉持之，捉则令曲突不遂也。

4. 风痫候

初得之时，先屈指如数，乃发掣缩是也。

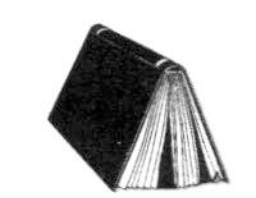

病发时，身软时醒者，谓之痫；身强直反张如尸，不时醒者，谓之痉。

5. 发痫瘥后更发候

痫发之状，或口眼相引，目睛上摇，或手足瘛疭，或背脊强直，或头项反折，或屈指如数，皆由当风取凉，乳哺失节之所为。

6. 发痫瘥后身体头面悉肿满候

初发之状，屈指如数，然后掣缩是也。其痫虽瘥，气血尚虚，而热未尽，在皮肤与气相搏，致令气不宣泄，故停并成肿也。

7. 伤寒挟实壮热候

其内虽有冷热之殊，外皮肤皆壮热也。

8. 伤寒已得下后热不除候

若四五日后，热归入里，则宜下之。得利后，热犹不除者，余热未尽，故其状，肉常温温而热也。

9. 伤寒大小便不通候

凡大小便不通，则内热不歇，或干呕，或言语而气还逆上，则心腹胀满也。

10. 伤寒腹满候

其腹满者，是热入腹，传于脏，脏气结聚，故令腹满。

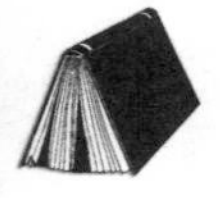

若挟毒者，则腹满、心烦、懊闷，多死。

11. 时气腹满候

而腹满者，是热入腹，与脏气相搏，气否涩在内，故令腹满。若毒而满者，毒气乘心，烦懊者死。

12. 温病结胸候

凡温热之病，四五日之后，热入里，内热腹满者，宜下之。若热未入里，而下之早者，里虚气逆，热结胸上，则胸否满短气，谓之结胸也。

13. 患斑毒病候

状如蚊蚤所啮，赤斑起，周匝遍体。

14. 黄病候

凡发黄而下利，心腹满者死。

15. 黄疸病候

若心腹满，小便涩者，多难治也。……脉沉细而腹满者，死也。

16. 患疟后胁内结硬候

其病正发，寒热交争之时，热气乘脏，脏则燥而渴，渴而引饮，饮停成癖，结于胁下，故瘥后胁内结硬也

17. 寒热往来腹痛候

风邪外客于皮肤，内而痰饮渍于腑脏，血气不和，则阴

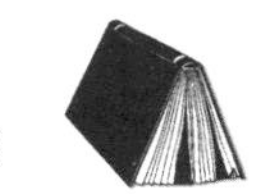

阳交争，故寒热往来。而脏虚本挟宿寒，邪入于脏，与寒相搏，而击于脏气，故寒热往来而腹痛也。

18. 寒热结实候

脏气本实，复为寒热所乘，则积气在内，使人胸胁心腹烦热而满，大便苦难，小便亦涩，是为寒热结实。

19. 胃中有热候

其状，大便则黄，四肢温壮，翕然体热。

20. 热烦候

小儿脏腑实，血气盛者，表里俱热，则苦烦躁不安，皮肤壮热也。

21. 中客忤候

小儿中客忤者……其状，吐下青黄白色，水谷解离，腹痛反倒夭矫，面变易五色，其状似痫，但眼不上摇耳，其脉弦急数者是也。

22. 中恶候

小儿中恶者……其状，先无他病，卒然心腹刺痛，闷乱欲死是也。凡中恶腹大而满，脉紧大而浮者死；紧细而微者生。

23. 注候

人无问大小，若血气虚衰，则阴阳失守，风邪鬼气因而客之，留在肌肉之间，连滞腑脏之内。或皮肤掣动，游易无常，或心腹刺痛，或体热皮肿，沉滞至死。死又注易旁人，故为注也。

24. 蛊注候

小儿有中者，病状与大人、老子无异，则心腹刺痛，懊闷。

25. 腹胀候

小儿腑脏嫩弱，有风冷邪气客之，搏于脏气，则令腹胀。

26. 呕吐逆候

儿啼未定，气息未调，乳母忽遽以乳饮之，其气尚逆，乳不得下，停滞胸膈，则胸满气急，令儿呕逆变吐。……冷乳入腹，与胃气相逆，则腹胀痛，气息喘急，亦令呕吐。……风冷因客肤腠，搏血气，则冷入于胃，则腹胀痛而呕吐也。

27. 胸膈有寒候

三焦不调，则寒气独留，膈上不通，则令儿乳哺不得消下，噫气酸臭，胸膈否满，甚则气息喘急。

28. 癥瘕癖结候

其状，按之不动，有形段者癥也，推之浮移者瘕也；其弦急牢强，或在左，或在右，癖也。

29. 否结候

其病腹内气结胀满，或时壮热是也。

30. 伤饱候

脾伤不能磨消于食，令小儿四肢沉重，身体苦热，面黄腹大是也。

31. 食不知饱候

小儿有嗜食，食已仍不知饱足，又不生肌肉，其但腹大，其大便数而多泄。

32. 大腹丁奚候

其病腹大颈小，黄瘦是也，若久不瘥，则变成谷癥。

33. 久利候

利久则变肿满，亦变病匶，亦令呕哕，皆由利久脾胃虚所为也。

34. 利兼渴候

若小便涩，水不行于小肠，渗入肠胃，渴亦不止，利亦不断。凡如此者，皆身体浮肿，脾气弱，不能克水故也。

35. 躽啼候

小儿在胎时，其母将养伤于风冷，邪气入胞，伤儿脏腑。故儿生之后，邪犹在儿腹内，邪动与正气相搏则腰痛，故儿躽张蹙气而啼。

36. 胎寒候

其状，儿肠胃冷，不能消乳哺，或腹胀，或时谷利，令儿颜色素䏶，时啼者，是胎寒故也。

37. 腹痛候

小儿腹痛，多由冷热不调，冷热之气与脏腑相击，故痛也。其热而痛者，则面赤，或壮热，四肢烦，手足心热是也；冷而痛者，面色或青或白，甚者乃至面黑，唇口爪皆青是也。

38. 心腹痛候

小儿心腹痛者，肠胃宿挟冷，又暴为寒气所加，前后冷气重沓，动与脏气相搏，随气上下，冲击心腹之间，故令心腹痛也。

39. 囟填候

其状，囟张如物填其上，汗出，毛发黄而短者是也。若寒气上冲，即牢硬；热气上冲，即柔软。又，小儿胁下有积，又气满而体热，热气乘于脏，脏气上冲于脑囟，亦致囟填。

40. 中风四肢拘挛候

小儿肌肉脆弱，易伤于风。风冷中于肤腠，入于经络，风冷搏于筋脉，筋脉得冷即急，故使四肢拘挛也。

41. 中风不遂候

夫风邪中于肢节，经于筋脉。若风挟寒气者，即拘急挛痛；若挟于热，即缓纵不遂。

42. 中风痉候

小儿风痉之病，状如痫，而背脊项颈强直，是风伤太阳之经。

43. 病气候

肺气有余，即喘咳上气。若又为风冷所加，即气聚于肺，令肺胀，即胸满气急也。

44. 肿满候

小儿肿满，由将养不调，肾脾二脏俱虚也。……其挟水肿者，即皮薄如熟李之状也；若皮肤受风，风搏于气致肿者，但虚肿如吹，此风气肿也。

45. 毒肿候

毒肿，是风热湿气，搏于皮肤，使血气涩不行，蕴积成毒，其肿赤而热是也。

46. 马痹候

其状，从颔下肿，连颊下，应喉内痛肿塞，水浆不下，甚者脓溃。毒若攻心，则心烦懊闷致死。

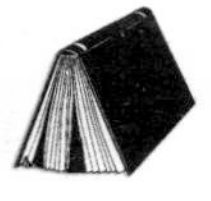

47. 丹火候

丹火之状，发赤，如火之烧，须臾熛浆起是也。

48. 天火丹候

丹发竟身体，斑赤如火之烧，故谓之天火丹也。

49. 火丹候

火丹之状，往往如伤赤着身，而日渐大者，谓之火丹也。

50. 风火丹候

丹初发，肉黑忽肿起，谓之风火丹也。

51. 留火丹候

留火丹之状，发一日一夜，便成疮，如枣大，正赤色，谓之留火丹也。

52. 朱田火丹候

丹先发背起遍身，一日一夜而成疮，谓之朱田火丹也。

53. 天灶火丹候

丹发两髈里尻间，正赤，流阴头，赤肿血出，谓之天灶火丹也。

54. 鬼火丹候

丹发两臂，赤起如李子，谓之鬼火丹也。

55. 石火丹候

丹发通身，自突起如细粟大，色青黑，谓之石火丹也。

56. 野火丹候

丹发赤，斑斑如梅子，竟背腹，谓之野火丹也。

57. 茱萸火丹候

丹发初从背起，遍身如细缬，谓之茱萸火丹也。

58. 萤火丹候

丹发如灼，在胁下，正赤，初从髂起，而长上，痛，是萤火丹也。

59. 赤游肿候

小儿有肌肉虚者，为风毒热气所乘，热毒搏于血气，则皮肤赤而肿起。其风随气行游不定，故名赤游肿也。

60. 诸淋候

小儿诸淋者，肾与膀胱热也。……其状，小便出少起数，小腹急痛引脐是也。

61. 石淋候

其状，小便茎中痛，尿不能卒出，时自痛引小腹，膀胱里急，砂石从小便道出，甚者水道塞痛，令闷绝。

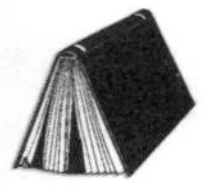

62. 气淋候

其状，膀胱小腹满，尿涩，常有余沥是也。

63. 蛔虫候

其动则腹中痛，发作肿聚，行来上下，痛有休止，亦攻心痛，口喜吐涎及清水，贯伤心者则死。

64. 寸白虫候

其发动则损人精气，腰脚疼弱。

65. 病㿗候

㿗者，阴核气结肿大也。小儿患此者，多因啼哭躽气不止，动于阴气，阴气下击，结聚不散所成也。

66. 差㿗候

差㿗者，阴核偏肿大，亦由啼哭躽气，击于下所致。其偏肿者，气偏乘虚而行，故偏结肿也。

67. 气瘿候

小儿啼未止，因以乳饮之，令气息喘逆，不得消散，故结聚成瘿也。

68. 胸胁满痛候

看养小儿，有失节度，而为寒冷所伤，寒气入腹内，乘虚停积，后因乳哺冷热不调，触冒宿寒，与气相击不散，在于胸胁之间，故令满痛也。

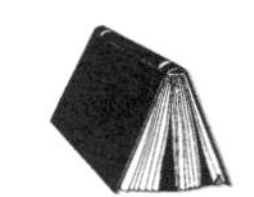

69. 蠼螋毒绕腰痛候

疮初生之状，匝匝起，初结瘖瘟，小者如黍粟，大者如麻豆，染渐生长阔大，绕腰，生脓汁成疮也。

70. 头面身体诸疮候

其状，初赤起瘖瘟，后乃生脓汁，随瘥随发。或生身体，或出头面，或身体头面皆有也。

71. 恶疮候

风湿之气，有挟热毒者，其疮则痛痒肿焮，久不瘥，故名恶疮也。

72. 漆疮候

人无问男女大小，有禀性不耐漆者，见漆及新漆器，便着漆毒，令头面身体肿，起隐胗色赤，生疮痒痛是也。

73. 痈疮候

其状，肿上皮薄而泽是也。热气乘之，热胜于寒，则肉血腐败，化为脓。脓溃之后，其疮不瘥，故曰痈疮。

74. 肠痈候

肠痈之状，小腹微强而痛是也。由寒热气搏于肠间，血气否结所生也。

75. 疽疮候

多发于指节脚胫间，相对生，作细瘖瘟子，匝匝而细

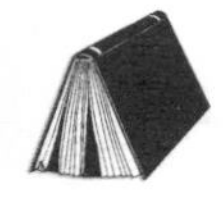

孔，疮里有虫痒痛，搔之有黄汁出，随瘥随发也。

76 病候

病者，风湿搏于血气所成，多着手足节腕间匝匝然，搔之痒痛，浸淫生长，世谓之病。

77. 瘰疬候

其状作结核，在皮肉间，三两个相连累也，是风邪搏于血气，焮结所生也。

78.. 恶核候

恶核者，是风热毒气，与血气相搏结成核，生颈边。又遇风寒所折，遂不消不溃，名为恶核也。

79. 瘘候

初生作细瘰疬，或如梅李核大，或如莆干，或圆或长者，至五六分，不过一寸，或一或两三相连，时发寒热，仍脓血不止，谓之漏也。

80. 冻烂疮候

小儿冬月，为寒气伤于肌肤，搏于血气，血气壅滞，因即生疮。其疮亦焮肿而难瘥，乃至皮肉烂，谓之为冻烂疮也。

（摘自南京中医学院《诸病源候论校释》，人民卫生出版社。上册 1980 年 10 月，下册 1982 年 9 月）

《通俗伤寒论》与腹诊

李文瑞　李小丹　黄飞

笔者经考证和考释有关文献资料，对《通俗伤寒论》出版前后的背景和评论简介于下。

《通俗伤寒论》原撰稿者俞根初（1734～1799），完稿于1776年，经其同邑又同龄人何秀山（生卒年月不详）对俞氏原稿加按，作了考证和评论，于道光乙未（1835）正式刊行。

时越80余年后，即1916年，何秀山氏之孙辈何廉臣（1861～1929）勘校审核校对，于1916年以《增订通俗伤寒论》出版，广为传播，颇受赞誉。嗣后何炳元于1929年逝世，其哲嗣何幼廉（生卒年月不详）携同曹炳章（1877～1956）对《增订通俗伤寒论》又加以整理并补阙，编定卷册匀分十二卷，于1932年再版。

《通俗伤寒论》自出版之后，医界认为“伤寒、温热病”治疗方案比较详细介绍了“伤寒本证、兼证、夹证、坏证、复证”的“因、证、脉、治”，从而体现了“绍派伤寒”的辨证特色。

一、通俗伤寒论版本

俞根初于乾隆四十一年丙申（1776）撰写《通俗伤寒论》由其友绍兴长东乡何秀山为《通俗伤寒论》选加按语，于1835年正式刊行。

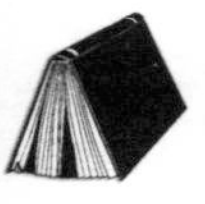

民国初年（1913），由何秀山之孙何廉臣校勘，初稿在《绍兴医学报》发表，随编随印，然刊行未及三分之二，至民国十八年（1929）因何廉臣先生逝世而停刊。民国五年（1916）绍兴医药学报为该书出过“大增刊”，很快售罄。

遗稿由何廉臣之子何幼廉、门人曹炳章共同编校，由曹氏执笔，于民国二十一年（1932）完稿，民国二十三年（1934）由上海六也堂书药局刊出《通俗伤寒论》十二卷本。

1955年由徐荣斋先生对《通俗伤寒论》进行了重订，“点缀者删削之，繁杂者合并之，罅漏者补而正之，并加按语以发明之”，从而使原书更臻完善。《重订通俗伤寒论》1956年1月在杭州新医书局、上海卫生出版社出版，1959年又在上海科技出版社出版。

2001年由连建伟氏对1956年《重订通俗伤寒论》中存在的谬误或费解之处，则加撰简要按语，或直指其误，或解释疑难，通过修订，臻于完善的《三订通俗伤寒论》由中医古籍出版社2002年出版。浙江中医药大学2010年12月范永升氏作序，于2011年1月由中国中医药出版社再版。

沈元良氏编著《通俗伤寒论新编》论述绍派俞根初方应用，着重对俞氏101方的组方含义、用药特色、临证应用、随证加减、现代应用进行了阐述，尤其是现代应用部分的内容，结合临证观察进行介绍，为本书增色不少。由金盾出版社2009年6月出版。

总观《通俗伤寒论》由清代绍兴名医俞根初原著，后经何秀山撰按，何廉臣校勘，再经近人曹炳章增订，徐荣斋重订，近由连建伟三订，通过整理研究，留下一个更臻完善的版本。全书分十二章，以六经理论统治所有外感热病，又将

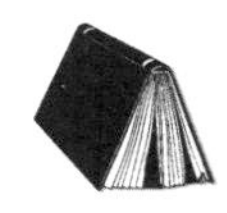

八纲、卫气营血、三焦辨证汇入六经辨证之中，翔实介绍了伤寒本证、兼证、夹证、坏证，复证的因、证、脉、治，充分体现了“绍派伤寒”的辨证论治特色。书中专列“六经方药”一章，载方101首，组方严谨，疗效确切。本书可谓一部博采历代各家之长，理法方药齐备的外感热病专著，具有很高的临证实用价值。

二、涉及《通俗伤寒论》人物

1. 俞根初

俞根初（1734～1799），清代医学家，浙江绍兴人，世业医。精研《伤寒论》，擅治外感热病，名噪乡里，深受前辈医家器重，人称“俞三先生”（排行第三）。俞氏认为江南风土与中原迥异，虽同为外感，论治殊途，发展了外感热病治疗学说，于按脉、察舌、扪腹诸诊法发明尤多。所撰《通俗伤寒论》12卷（1776）为后世奉为四时外感证的诊疗全书，其书后经何秀山加按、何廉臣增订、曹炳章补缺、徐荣斋重订，改名《重订通俗伤寒论》，连建伟《三订通俗伤寒论》，流传甚广。

2. 何秀山

何秀山（生卒年月不详），清，绍兴人，尝云“老医断病，如老吏断狱，善断有病者，必善断病”（《丛桂草堂医案》），1915年何廉臣续纂有《古医格言》、《珍本医书集成》。秀山君所撰之《通俗伤寒论》，兹书也，推广介绍，医分诊断，辨虚实，察舌脉，旁及兼证、夹证、坏证、复证，洒洒十二卷，如烛龙照耀幽都，纤悉毕举，如温峤燃犀牛

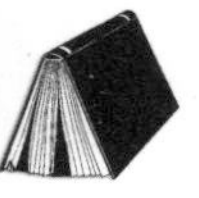

渚，物无遁情，乃清乾隆越人俞君根初手著本，秀山君为加按而筐藏者也。

3. 何炳元

何炳元（1861～1929），字廉臣，号印岩，晚号越中老朽，浙江绍兴人，出身于世医之家，幼习举业，为庠生，后弃儒攻医，尝从名医樊开周临证三载，后研究叶桂、王世雄诸家之说，而临证仍有不效者，乃于光绪十二年（1886）放弃诊务，出游访道，寓苏州一年，居沪上三载，遇名医辄相讨论，仍不自满足，又取西医译本，悉心研读。归乡后，与绍派名医赵晴初结为忘年之交，深受其影响。炳元自光绪三十二年（1906）起，出任绍兴医学会会长、绍兴医药学会会长、绍兴中西医学会监察委员会委员。光绪三十四年（1908）任《绍兴医药学报》副总编，1915年出任神州医学会绍兴分会评议长。生平著述甚富，主要有《全国名医验案类编》、《增订通俗伤寒论》（1916年由绍兴医学报铅印出版，之后于1932、1933、1934年又由上海六也堂书局先后陆续铅印出版）、《内科证治全书》、《中风新论》、《痛风新论》、《湿温热疾治疗法》、《儿科诊断学》、《实验药物学》、《药物记讲》、《肺痨记篇》、《喉痧白喉证治全书》、《何廉臣医案》等三十余种（见《何廉臣生平及对祖国医学之贡献》，《中华医史杂志》1984年第二期，《中国历代医史》）。

“何氏医学丛书”，何炳元（廉臣）编。收以下四种，即《新增伤寒广要》12卷，丹波元坚撰，何炳元增订；《伤寒论述义》5卷，丹波元坚撰，何炳元鉴定；《伤寒论识》6卷，浅田栗园撰，何炳元增；《增订伤寒百证歌注》4卷，

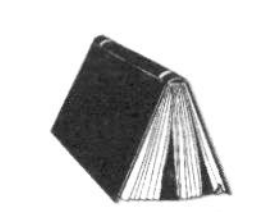

许叔微撰，何炳元增订。1931 年由上海六也堂书药局绍兴育斋新书局出版铅印本。

4. 曹炳章

曹炳章（1877～1956），近代医家，浙江鄞县人，世营商业，幼年习经商，暇则读医经，少年从师方晓安，得习《内经》、《难经》、《金匮要略》等历代医书，历时七载而妙语医理，声誉鹊起，年二十余，应聘药栈经理兼行医，并广搜医药书籍，研习揣摩，学术益精。光绪二十九年（1903）与名医何廉臣协同编辑《绍兴医药日报》，得以问业于何氏，兼研叶、薛、吴、王四家温暑治法，医道益增。后应诊同善、同义药局，并创设“和洛药局”，曾任上海神州医学总会绍兴分会评议，首创改良医药，并创办《医药卫生报》，后曾出任绍兴医药学会会长、南京中央医馆名誉理事、中医公会主席、浙江国医公馆董事。一生致力于中医事业，对中医书籍的保存、普及贡献尤多，1935 年，精选切合实用之医学著作，上自轩岐神农，下迄近代，计 365 种 2000 余卷，分为医理、药理、诊断、方剂、临床各科、医案、杂著等 13 类，每书均撰写提要，以明书之来历及内容大概等，编成《中医学大成》。1936～1937 年，已印行 128 种。各书提要又附编为《中国医学大成总目提要》，刊于世，另著有《霍乱寒热辨证》、《辨舌指南》等及遗稿 22 种。

曹氏于 1932 年受何廉臣之子何幼廉之请，携其整理其父《增订通俗伤寒论》。炳章则以次编述其原稿有未就缺失者，根据平时与先生朝夕讨论之经验学识，为其撰补之间，有实验心得，别列廉勘之后，附入发明之，历寒暑两周始告

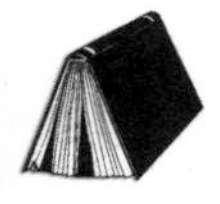

全部杀青，可谓“方法美备，学理新颖，不但四季外病无一不备而重要杂证亦无遗漏矣”。曹炳章这段自述，即后人所说的“再经曹炳章增补，补之缺漏”之佐证。

5. 徐荣斋

徐荣斋（1911～1982），字国椿，晚年自号三补老人，浙江绍兴人，师从名医杨哲安先生，又曾问业于曹炳章先生，析疑问难，虚心求教，深得曹先生的赏识，遂成忘年之交。

徐氏1959年毕业于南京中医院，其治学严谨，博览群书，勤于著述，崇尚“读书破万卷，下笔如有神”，对中医经典著作，特别是《黄帝内经》有较深的研究。著有《重订通俗伤寒论》、《妇科知要》、《（内经）精要汇编》、《读书教学与临证》，校点了《医宗必读》等，并在国内外中医药刊物上发表学术论文50多篇。

徐氏对《增订通俗伤寒论》由于何炳元先生引证太渊博之故，于是节目和词句之间不免呈露出繁复，而且编撰时失于合理安排，以致原书中存在着好些问题。现在经重订者徐荣斋先生给予整理爬梳，考订删初，纠正了不少缺点，业已达到“精益求精”，比原书“更臻完善”。

原书共一百十八节，重订时删去十节，合并三节，增补三节，现为一百十八节，仍十二章。第一章是纲领，贯穿着后面的十一章；第二章把应用方剂按治疗分类汇总起来；三至六章是伤寒看法；七至十一章是伤寒疗法，其中也包括看法；第十二章专讲伤寒病中和病后的调养法。全书理论完全是以积累经验为基础而结合实际应用的，于2011年1月由中国中医药出版社出版。

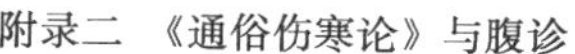
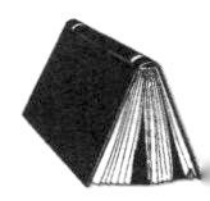

6. 连建伟

连建伟为《三订通俗伤寒论》订校者，浙江中医药大学副校长，余不知也。

7. 沈元良

沈元良为《通俗伤寒论新编》编著，余不知为何许人也。从书之“前言”提及“浙江中医药大学副校长、博士生导师连建伟教授的支持并为本书题字，深表感谢”，其人是否也为浙江中医药大学员工?

三、评析

笔者持有吾室黄飞大夫托中医研究院其同学某君复印1933年由上海六也堂书药局印行的《通俗伤寒论》的“张序”（张山雷）、“王序”（王恕常）、“杜序”（杜子极）、“何后序”（何廉臣）、“何前序”（何秀山）以及该书之“第四节按胸腹”和“何廉臣先生传（王恕常1930）”、“何廉臣先生事略”（周小农1930）。

除上述外，还持有徐荣斋《重订通俗伤寒伦》（中国中医药出版社，2011）、连建伟的《三订通俗伤寒论》（中医古籍出版社，2002）、沈元良的《通俗伤寒论新编》（金盾出版社，2009）四本著作。

以上的文献和四本专著书均已读过了，有的反复读几遍，以求了然其内涵，尤其还对徐荣斋氏的《重订通俗伤寒论》详细统计何秀山“秀按”405次，何廉臣“廉勘”141

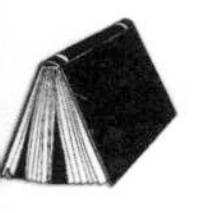

次，曹炳章“炳章按”9次，徐荣斋“荣斋按”76次，四人之“按、勘”共计631次。全书共计435千字，其“按和勘”的数字约330千字，而俞之原撰数字约100千字。

综上观之，《通俗伤寒论》是清代一大名著，历经何秀山、何廉臣、何幼廉、曹炳章、徐荣斋等几代人整理并加按和勘成于《重订通俗伤寒论》，后又由近人连建伟氏进行三订，使之更臻完善，诚为可喜。

在上述之按和勘的统计可谓大观也，仅从《通俗伤寒论》何秀山按语，何廉臣勘语统计中不难看出，何氏祖孙对《黄帝内经》、《伤寒论》、《金匮要略》等经典著作研究有素，溯本求原，完必有据；对吴又可、叶天士、薛生白、吴鞠通、王孟英等后世温病大家的治疗理论与疗效经验，理解极深。同时，又吸取了历代200余位著名医家的医学理论和实践经验，博采众长，融会贯通。由于何氏子孙如此旁引作按，从而使《通俗伤寒论》内蕴丰富，更贴近临证实践，便与应用。此外，何氏祖孙还在中介绍了自家辨证论治的心得体会，给后世留下一个更臻于完善的《通俗伤寒论》，留下一部理法方药备全、理论结合临证的外感热病专著。

四、对俞氏“按胸腹”的疑惑

笔者近年来，在业余时间编译所搜集到手的日本汉方腹诊书籍，曾惜吾中华无腹诊书籍专著，可谓千古憾事。为此，常以“《内经》以降，乃至历代医家所著书籍，均无‘腹诊’之词，腹证也很少提及”之用词语述怀。但在编译日本汉方腹诊书即将结束之际，撰回顾一文时，经再检索，发现了俞

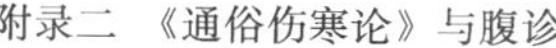
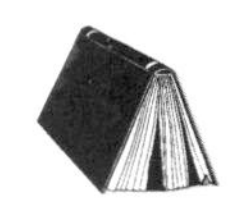

根初氏《通俗伤寒论》第四节“按胸腹”以及购得《重订通俗伤寒论》、《三订通俗伤寒论》和《通俗伤寒论新编》等，并一一阅读。在阅读《通俗伤寒论·第四节按胸腹》时，遽然出现了腹诊一词，且下了定义“胸腹为五脏六腑之宫城，阴阳气血之发源，若欲知脏腑何如，则莫如按胸腹，名曰腹诊”。由于我中华医籍无腹诊专书，所以笔者一直围绕日本汉方腹诊书籍为蓝本打转转，包括跟踪腹诊、研究腹诊、编译腹诊，今之发现真乃给笔者一大惊喜。啊！我中华医籍，终于出现了腹诊的记载，并有明文的定义，从心里喜之于外。于是对俞氏这段“按胸腹”爱惜而亲切不已，熟读数遍之多。

然而，冷静之后，俞氏之“按胸腹”的内容，与笔者编译的日人多纪元坚（1795～1857）撰写的《诊病奇侅》有的相似，又有雷同。于是使笔者产生疑惑而不解，是互相引用，抑或是抄袭？为此，笔者不惜花费时间，将《通俗伤寒论》与《诊病奇侅》相似和雷同段落一一摘为两者对照表如下，以示分析和解惑释疑。

腹诊定义

日本汉方腹诊书籍	胸腹者，五脏六腑之宫城也，乃一身资养之根本，阴阳气血之发源，外感内伤所位是也。古之诊法多矣，若欲知其脏腑如何？则莫如诊胸腹。（《诊病奇侅》堀井对时） 胸腹者，乃五脏六腑之宫城，一身资养之根本，阴阳气血之发源，内伤外感之所由也。设有多数之诊法，由此可知脏腑之诊所矣。（堀井对时《腹诊书》） 古说曰：胸腹者，五脏六腑之宫城也，乃一身资养之根本，阴阳气血之发源，内伤外感之所位也。此者，设有数多之诊法，由此可知脏腑之诊处，甚亲切之谓也。（浅井南溟《内证诊法》）
通俗伤寒论	胸腹为五脏六腑之宫城，阴阳气血之发源，若欲知其脏腑何如，则莫如按胸腹，名曰腹诊。

腹诊之诊法

诊病奇侅	下手之轻重，大抵可准于《难经》技法也。轻手循抚，自鸠尾至脐下，而知皮肤之润燥，定部位之相应，中手寻扪，而问疼不疼，以知邪气之有无，察膈下诸空所之强弱，动气之静否，重手推按，更要问疼否，察脏腑之虚实，沉积之如何，动气之深浅。（堀井对时）
通俗伤寒论	其诊法，宜按摩数次，或轻或重，或击或抑，以察胸腹之坚软，拒按与否。并察胸腹之冷热，灼手与否，以定其病之寒热虚实，又如轻手循抚自胸上而脐下，知皮肤之润燥，可以辨寒热，中手寻扪，问其痛不痛，以察邪气之有无，重手推按，察其硬否，更问痛否，以辨脏腑之虚实，沉积之何如，即诊脉中浮沉之法也。

诊　　肝

诊病奇侅	诊肝脏气法，时论曰：肝病者，两胁下痛引小腹为肝郁。轻按摩胁下，皮肉满实而有力者，肝之平也。两胁下空虚无力者，肝虚及中风一切筋病之候。 男子积在左胁者，多属疝气。女子块在左胁者，属瘀血。动气在左胁者，肝火亢也。（无名氏）
通俗伤寒论	若肝病须按两胁，两胁满实有力者，肝平；两胁下痛引小腹者，肝郁。 男子积在左胁下者，属疝气；女子块积在右胁下者属瘀血。两胁空虚，按之无力者，为肝虚；两胁下胀痛，手不可按者，为肝痈。

肾间动气

诊病奇侅	诊肾之法，诊肾间动气者，密排右之三指，以按脐间，和缓有力，一息二至，达脐充实者，肾气之足也。一息五六至者，属热。手下虚冷，其动沉微者，命门大虚也。手下热燥不润，其动细数上支中脘者，阴虚之动也。（有积聚之人，或有寸口不细数，而诊决于此者，宜详审焉）。按之分散者，一息一至者，元气虚败之候也。吐血咯血动甚，而溢中脘者，不治。虽愈而复发（秦长同更有一则曰：脐中闭结，上下空虚者，吐而愈）。（无名氏） 诊腹先可诊脐，按之有力者，无病也。按之无力者，难治也。按之无力，如指入香灰中者，难治。（白竹子）

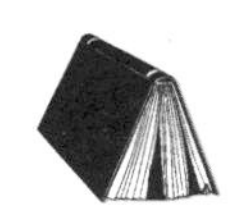

通俗伤寒论	凡诊脐间动脉者，密排右三指，或左三指，以按脐之上下左右，动而和缓有力，一息二至，绕脐充实者，肾气充也。一息五六至，冲任伏热也。按之虚冷，其动沉微者，命门不足也。按之热燥，其动细微，上支中脘者，阴虚气冲也。按之分散，一息一至者，为元气虚败。按之不动，而指如入灰中者，为冲任空竭之候。

虚里动气

诊病奇侅	古传曰：腹诊先诊虚里之动否，虚里者，左乳下三寸，有动是也，其动应衣内。《内经》曰：虚里无脉者，必死。（浅井南溟） 夫人之身，以胃气为本，故虚里之动，可以辨病机之轻重，按之应手，动而不紧，缓而不迫者，宗气积于膻中，是为常也。其动洪大而弹手，宗气外泄，上贯膻中气势及缺盆者，宗气外泄也。诸病有此候者，死证也。若虚里动数而时绝者，病在胃中之候也。若动结涩者，内有癥瘕之候也。凡此动大者，与绝而不应者，俱胃气绝也。在病为凶兆。（竹田阳山） 虚里者，胃之大络，乃元气表胜，死生之分间也。若其绝而不至，动而甚者，皆死兆，然间有反于此者，能错综九候之形色，可以与之言明，否则不免疏率之悔。动盛而肩息短气者难治。动已绝，九候俱散者，死不治，动盛而却筹者，质瘦气寒，为有胃火之人；动虽盛而不死者，惊伤愤怒，过酒欲之人；动欲绝而不死者，痰饮食积疝瘕之人；卒死九候虽绝，而与脐间未绝者，亦不死。（无名氏） 动气三候，浅按便得，深按不得者，气虚之候；轻按洪大，重按虚细，血虚之候；有形而动者，积聚之候（沉迟之中，或带一止者，寒积也；浮数之中，或带一止者，热积也）。（无名氏） 平人膻中静者为佳。虚里：寸口、人迎、趺阳、一切脉之宗气也。其动在乳下一三之间，视之不见，按之渐动，如应如不应者，为吉。若胸中之阳气衰，其动高逾乳，至中府云门，甚者，至膻中，及胸中者凶。所谓胸中多气者，死是也。虚劳，痨瘵，逐日动高者死。其初动独见，后诸证见者，不久死。虚里与寸口相应，虚里高者，寸口亦高，寸口结者虚里亦结。（无名氏） 虚里之动，应手数而高者，恶候也。妊妇最忌，若产后或发危急之证及黄胖病者，虚里动必高，则非恶候，宜分别焉。（原南阳）

通俗伤寒论	按胸必先按虚里（在左乳三寸下，脉之宗气也。廉勘：即左心房尖与脉总管口衔接之处），按之微动而不应者，宗气内虚，按之跃动应衣者，宗气外泄，按之应手动而不紧，缓而不急者，宗气积于膻中也，是为常。按之弹手洪大而搏，或绝而不应者，皆心胃气绝也，病不治。虚里无动脉者，必死，即虚里搏动而高者，亦为恶候。 孕胎前病最忌，产后三冲症尤忌，虚损痨瘵症，逐日动高切忌。唯猝惊疾走大怒后，或强力动肢体者，虚里脉虽高，移时即如平人者不忌。 总之，虚里脉之宗气，与寸口六部脉相应，虚里高者，寸口脉亦多高，寸口脉结者，虚里脉亦必结，往往脉候难凭时，按虚里脉确有可据，虽多属阴虚火旺，或血虚风动之候，阴竭阳厥之际，然按之却有三候。 浅按便得，深按不得者，气虚之候，轻按洪大，重按虚细者，血虚之候，按之有形或三四至一止，或五六至一止，积聚之候。

不可发汗，不可下

诊病奇侅	按动气一证，本因脾土衰弱，不能约制肾水，水饮凝结而成，虽水乘土位，微邪，而仲景汗下俱禁者，以汗下必动脾之津液也。凡动气在脐之右者，不可发汗，肺气应之，故发汗则动肺气，气虚则不能护卫其血，或妄行而为衄，衄则亡津胃燥，故渴而心中苦烦，要更饮水，伤其肺胃，故饮水即吐，或下之则伤胃动肺，心立不宁，故烦悸眩晕也。凡动气在脐之左者，不可发汗。汗不止，亡阳外虚，则头眩筋惕肉瞤，或下之则损脾而肝气复行于脾，动气更剧，腹内拘，急食不下，表热里寒，故虽有身热，下则欲蜷也。凡动气在上，不可发汗，心气应之，故发汗则愈损心气，肾乘心虚欲上凌心，气上冲，正在心端，或下之则掌握热烦，身上浮冷，表寒里热故热，汗自泄，欲得水自灌也。凡动气在下者，不可发汗，肾气应之，故发汗则无汗，心中大烦，骨节苦疼，目运恶寒，食则反吐，舌不得前，肾水不足，不能制心火，皆为肾病。或下之则伤脾，肾气则动，故腹胀满，卒起头眩，食则下清谷，心下痞也。（竹田阳山）

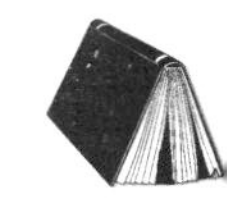

通俗伤寒论	按腹之要，以脐为先，脐间动气，即冲任脉，在脐之上下左右，经云：动气在右，不可发汗，汗则衄而渴心烦，饮水即吐；动气在左，不可发汗，汗则头眩，汗不止，筋惕肉瞤；动气在上，不可发汗，汗则气上冲，正在心中；动气在下，不可发汗，汗则无汗，心大烦，骨节痛，目眩，食入则吐，舌不得前。 又云：动气在右，不可下，下之则津液内竭，咽燥鼻干，头眩心悸；动气在左，不可下，下之则腹内拘急，食不下，动气更剧。虽有身热，卧则欲蜷；动气在上，不可下，下之则掌握烦热，身得汗泄，欲得水自灌；动气在下，不可下，下之则腹满头眩，食则圊谷，心下痞，且不可涌吐，涌吐则气上逆而晕厥，亦不可提补，提补则气上冲而眩疼。

水肿胀满

诊病奇侅	水肿胀满，按之至脐，脐随手移左右，应手按之离乎脊，失脐根者，必死。（竹田阳山）
通俗伤寒论	水肿胀满症，按之至脐，脐随手移左右，应手按之近乎脊，失脐根者，必死。

虫（蛔）三候

诊病奇侅	蛔病之腹有三候： 腹有凝结如筋而硬者，医以指按摩之，久则其硬者，移他处，又按摩之，则亦移他处，或大腹，或脐旁，或小腹，无定处，是其一候也。 右手轻轻按腹，停手稍久，潜心候之，有物如蚯蚓蠢动，隐然应手，而又腹底微鸣，是其二候也。 高低凸凹如畎亩，熟按之彼此起伏骤散，上下往来，浮沉出没，是其三候也。（橘玄祐）
通俗伤寒论	虫病按腹有三候： 腹有凝结如筋而硬者，以指久按其硬移他处，又就所移者按之，其硬又移他处，或大腹，或脐旁，或小腹无定处，是一候也。 右手轻轻按腹，为时稍久，潜心候之，有物如蚯蚓蠢动，隐然应手，是二候也。 高低凸凹如畎状，熟按之，起伏聚散，上下往来，浮沉出没是三候也。

按腹灼手

诊病奇侅	按腹而热如灼手者，伏热。（原南阳）
通俗伤寒论	按腹而其灼手，愈按愈甚者，伏热。

食　积

诊病奇侅	中脘积连右胁下，或连脐上，按之有痛者，为食积。（无名氏）
通俗伤寒论	痛在心下脐上，硬痛拒按，按之则痛益甚者，食积。

三　脘

诊病奇侅	上中下三脘，以指抚之，平而无涩滞者，胃中平和而无宿也。按之中脘虽痞硬，而不如石者，饮癖也。其按抚之间，应手滑然。（荻野台州） 中脘积连右胁下，或连脐，按之有痛，为食积。（无名氏）
通俗伤寒论	凡仲景所云胃家者，指上中二脘而言。以手按之痞硬者，为胃家实。 按其中脘，虽痞硬，而揉之漉漉有声，饮癖也。 如上中下三脘，以指抚之，平而无涩滞者，胃中平和而无宿滞也。 痛在心下脐上，硬痛拒按，按之则痛益甚者，食积。

从上述对照表观之，在11个章节中，有的词句完全一致（雷同），有的章节内容相似，只是有些用词不一而已。此者，乃笔译中的用词不一，而内容之意思相似或相同使然。

为此，笔者依据此对照表中二者的内容进行分析，以下诸例为多纪元坚氏《诊病奇侅》与俞根初氏《通俗伤寒论·按胸腹》的连接关系何如？以示分析待考之。

1. 经查阅，笔者编译的《诊病奇侅》采摭诸家，包括

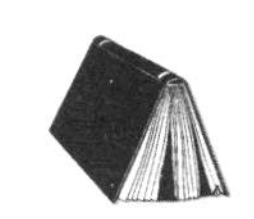

竹田阳山所著《腹诊精要》（1793刊行）、香川修庵所著《一本堂行余医言》（1807刊行）、荻野台州（1737～1806）所著《台州腹诊书》（1864刊行）、《台州先生腹诊论》（1786刊行）及无名氏（不知何许人也）所著几本腹诊书，上述书籍均有汉文书写的段落。以上四人的腹诊著作虽已被《诊病奇侅》部分采摭（引用），但这四人的单行本腹诊书并未输入中国。因此，他们的腹诊书与俞根初《通俗伤寒论·按胸腹》无连接关系。

2. 俞氏《通俗伤寒论》完稿年代为1776年，经查阅，有关日本汉方腹诊众多资料，在1776年前后没有日本腹诊书籍输入中国，因此，俞氏未接触过日本汉方腹诊书籍。

3. 堀井对时氏生于1720年前后，其撰写的《腹诊书》刊行于日本宽延三年（1750），故从堀井对时年龄和出书时间大于和早于俞氏；同时《腹诊书》通篇为日文稿（未译汉文），也未输入中国。因此，“对照表”中所引用堀井对时“腹诊定义”和“腹诊下手法”的条文，绝非为俞氏《通俗伤寒论·按胸腹》所引用或说抄袭者。

4. 真正与《诊病奇侅》有关联者，可能是何廉臣先生。他生卒年代为1861～1929年，笔者认为何先生是与《诊病奇侅》有关联之人。

（1）他在光绪十六年（1886）放弃诊务，出游访道，寓苏州一年，居上海三载。

（2）在上海期间，对日本西洋医学译本，悉心研读，还对当时的日人多纪元坚氏编著的汉文本中医学书籍进行增订。笔者查阅《全国中医图书联合目录》771页，载有“何氏医学丛书”何廉臣（炳元、印岩）编，子目：①新增伤寒

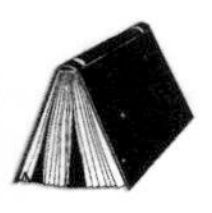

广要十二卷（日）丹波元坚撰，②伤寒论述义五卷（日）丹波元坚撰，③伤寒论识六卷（日）浅田栗园撰，④增订伤寒百证歌注四卷（南宋）许叔微撰。以上四本1931年上海六也堂书局绍兴育新书局铅印。

此四部书籍，均由何廉臣先生增订、鉴定。就是说，何氏在上海居住三年当中，对日本汉方书籍和西洋医学书籍悉心研读过，对日本汉方诸多书籍也潜心研究过，因而编辑了上述的“何氏医学丛书”。由此引申之，丹波元坚（即多纪元坚）的《诊病奇侅》何氏有可能也研读过（指1888年汉译本）。

这里再予说明之事实，丹波元坚的汉文功底渊博，他的大作《伤寒论述义》、《伤寒论广要》等都是用汉文书写的，因此，何氏才能为这两本书增订或鉴定而编入“何氏医学丛书”（何氏不懂日文）。

(3)《诊病奇侅》汉译本于光绪十四年戊子（1888）由日人松井操（子静）翻译为汉文并正式出版，当年在东京使署的王仁乾氏（剔斋）速印多部携带回国。他不仅如此，当年还在上海正式铅印出版。是故何先生在上海居住时，有可能研究此腹诊书。

(4) 何廉臣在《通俗伤寒论》第四节按胸腹之章节，何先生有两处“廉勘”：“在左乳三寸下，脉之宗气也，即左心房尖，与总管口衔接之处”；“俞氏按胸以诊虚里，按腹以诊冲任，较太溪趺阳，尤为可据，故腹诊之法，迄今崇拜西医如日人，亦谓诊断上之必要。”由此说明，何氏研究过日本汉方腹诊。

(5) 徐荣斋重订《通俗伤寒论》第四节按胸腹一节，徐

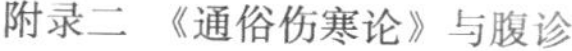
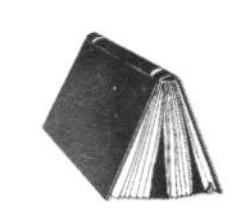

荣斋、曹炳章、何秀山均未加按，而何廉臣则在该节中有两处“廉勘”，其在“然按胸必先按虚里（在左乳下三寸下，脉之宗气也。廉勘即左心房尖，与脉总管口衔接之处）”中的“廉勘”被徐荣斋删除；又在此节的“廉勘虚里冲任……故腹诊之法，迄今崇拜西医如日人。亦谓诊断之必要”中的“迄今崇拜西医如日人”被徐荣斋删除。此之删除，不知徐氏何意，但笔者分析，徐氏是否已察觉此之“按胸腹”是引之于日人的腹诊，故将此删除?!

综上分析，对“按胸腹”之疑惑，笔者认为：从对照表所引用《通俗伤寒论》与《诊病奇侅》相似和雷同，俞氏原稿中可能无“按胸腹”这一节，即便有也很简略，如此节之初即以“内经云胸腹者脏腑之郭也。考其部位层次，胸上属肺……脐以下为下停，有膀胱，有冲任，有直肠，男子有外肾，女子有子宫，即下焦也”。可能是原稿?

笔者编译《诊病奇侅》属于腹诊的定义或曰为纲领者的条目，即“胸腹者，五脏六腑之宫城也，乃一身资养之根本，阴阳气血之发源，外感内伤之所位是也。古之诊法多矣。若欲知其脏腑如何，则莫如诊其胸腹”（堀井对时）此之定义，俞氏《通俗伤寒论》和多纪元坚《诊病奇侅》两者的内容基本相同，是谁用谁的呢？在对照表中有的词句相似，有的词句雷同，这又是谁引用谁的呢?

笔者分析，何廉臣的经历曾在上海三年居住，当时他对日本汉方书籍研读较多，已如前对多纪元坚等日本汉方家的著作，曾有“增”、“鉴定”，以及在《通俗伤寒论·第四节按胸腹》之末条目，“廉勘……故腹诊之法，迄今崇拜西医如日人”，何氏忘年之交者周小农氏，有文献记载周氏对日

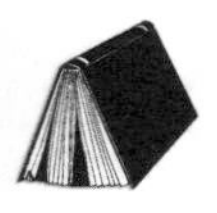

本腹诊有研究，如曰："四诊之外，兼以腹诊"（中医辞典，中国医药科技出版社）由此引出，何氏是否对腹诊亦有所研究?!

综上所述，除对照表所示和诸多分析，如若据以"蛛丝马迹"查明，俞氏《通俗伤寒论》的按胸腹和多纪元坚撰《诊病奇侅》中之腹诊诸多记载，是谁引用谁的真相，隐约或说迹象，昭然若揭。

其中《诊病奇侅·叙述》之头条（也是全书的头条）："胸腹者，五脏六腑之宫城也，乃一身资养之根本，阴阳气血之发源，外感内伤之所位是也。古之诊法多矣。若欲知真脏腑如何，则莫如诊其胸腹。"（堀井对时）

此条原载于堀井对时《腹诊书》，该本完稿于 1742 年，1750 年正式刊（印刷版），而俞根初的《通俗伤寒论》完稿于 1776 年。《通俗伤寒论》第四节按胸腹为腹诊下的定义："故胸腹为五脏六腑之宫城，阴阳气血之发源，若欲知其脏腑如何，则莫如按胸腹，名曰腹诊。"与堀井对时的《诊病奇侅·叙述》多么相同！

据此一则之腹诊定义确定，堀井对时《腹诊书》刊行于 1750 年，俞氏《通俗伤寒论》完稿于 1776 年，晚于堀井对时《腹诊书》26 年。再者，堀井的《腹诊书》为日文，未输入中国，所以俞氏不可能见到该书。因此，何氏引用《腹诊奇侅》堀井对时的腹诊定义，是在理之据。

除上述腹诊定义之外，对照表所示二者相似和雷同的蛛丝马迹条目，也应认为《通俗伤寒论》第四节按胸腹也是引用《诊病奇侅》。这些引用按上述分析，可能是何廉臣在上海三年获得了《诊病奇侅》的中译本，是他由该书引用一部

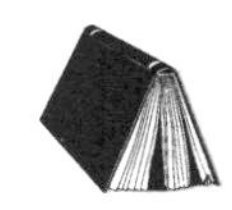

分，从而为《通俗伤寒论》第四节按胸腹的内容。以上是否正确，留待考究吧。

众所周知，科学成果是无国界的，任何一种科学成果都可以为己之所用。何况中医药学是救死扶伤的人道主义者，理应施于全世界人民。日本的汉方医学源于中国的中医药学，中医药学的四大经典著作和历代医家大作，无不被日本汉方医学引用，为其所用。因此，如若何廉臣先生确实引用了《诊病奇侅》腹诊、腹证内涵的精要，而编入俞氏《通俗伤寒论·按胸腹》是正当的又谓可佳哉，由此而发扬了中医药学的腹诊、腹证，并应用于临证，有何可怪呢！这不但不为其过，而理所应当予以肯定使然。

回　顾

腹诊和腹证之词，虽在中医药学古籍四大经典和《诸病源候论》未曾发现过，但有关腹诊和腹证的内容在这些古医籍中大有其说，并有形象描述。

经考察和考释，腹诊和腹证之论述始于《内经》，发展于《伤寒杂病论》，尤《诸病源候论》以病为纲，以证为目，论述内、外、伤、产、小儿、五官疾病 71 类，计 1739 种病证，其中多处述及腹诊和腹证的征象。

宋以后由于封建礼教意识的束缚，腹诊停滞不前，甚而萎缩，很少有人问津，于是临证亦被忽略而弃置不顾了（清朝年间大兴文字狱，烧毁大量书籍，其中是否包括腹诊类书籍亦不可知）。经考察，自宋以降的中医药书籍和有关文献，对胸腹有形之征象（症候），如癥瘕、积聚等大多以症状（腹证）的描述。医者临证实践中，有者也偶尔触摸患者胸腹，所以笔者在上段中用“忽略”和“弃置不顾”之词，没有把腹诊和腹证说成绝对不用。

笔者今次编译日本汉方腹诊过程中，以温故而知新座右铭为自警、自励和自勉思想指导下，检索了大量中医药古籍和近代的文献，从中发现三本书对腹诊和腹证有了比较翔实的记载。即清代俞根初 1776 年完稿的《通俗伤寒论》、清代张振鋆 1888 年刊行的《厘正按摩要术》（又名《小儿按摩术》）和清代汪宏 1875 年刊行的《望诊遵经》。

《通俗伤寒论》清代俞根初（1734～1799）于 1776 年完

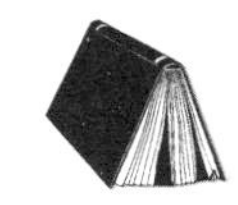

稿，后由其同邑又同龄人何秀山加按，于道光乙未（1835）刊行。书中专列“按胸腹”（第五章第四节），明确提出腹诊一词，并下了定义。如曰“胸腹为五脏六腑之宫城，阴阳气血之发源，若欲知脏腹何如，则莫如按胸腹，名曰腹诊”。与此同时，还划分多项，阐明腹诊之要。兹摘如下。

腹诊部位：“按胸必先按虚里，按之微动而不应者，宗气内虚，按之跃动而应衣者，宗气外泄，按之应手而不紧，缓而不急者，宗气积于膻中也，是为常。按之弹手，洪大而博，或绝而不应者，皆心胃气绝也，病不治。虚里无动脉者必死，即虚里搏动而高者，亦为恶候”；“脐名神阙，是神气之穴，为保生之根，凡诊脐间动脉者，密排右三指或左排三指，以按脐之上下左右，动而和缓有力，一息二至，绕脐充实者，肾气充也。一息五六至，冲任伏热也。按之虚冷，其动沉微者，命门不足也。”

腹诊方法：“宜按摩数次，或轻或重，或击或抑，以察胸腹之软坚，拒按与否，并察胸腹之冷热，灼手与否，以定其病之寒热虚实。”

腹诊意义：“望闻问切四诊之外，更增一法，推为诊法上第四要诀，先胸腹胁肋，按之胸痞者，湿阻气机，或肝气上逆，按之胸痛者，水结气分，或肺气上壅，按其膈中气塞者，非胆火横窜包络，即伏邪盘踞膜原，按其胁肋胀痛者，非痰热与气结，即蓄饮与气相搏，胸前高起，按之气喘者，则为肺胀，隔间突起，按之实硬者，即龟胸。”

脉冲任之变：“诊冲任预后与虚里同动，而辨寒热真假尤为可据。按冲任脉动而热，热能灼手，症虽寒战咬牙，肢厥不和，湿疹热而假寒，若按腹两旁虽热，于冲任久按之，

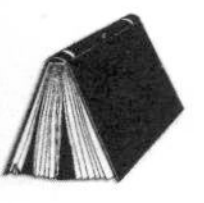

无热而冷，症虽面红口渴，脉数舌赤，是为真寒而假热。”

诊有形实积：“水积胸者，按之疼痛，按之漉漉；食积胸者，按之满痛，摩之嗳腐；血结胸者，痛不可按，时或昏厥；腹诊者，按皮肤之润燥冷热以辨寒热，按其软坚拒按否，以察邪之有无，应按察其痞硬，以辨脏腑之虚实也。”

（注：有关俞氏《通俗伤寒论》的按胸腹部分和完稿时间等诸多故事，请详参附件之“《通俗伤寒论》与腹诊”。）

《厘正按摩要术》作者张振鋆，原名醴泉，字筱衫，又字广文，号惕厉子，清末宝应人（今江苏扬州）。此书为张氏代表作，成书于清光绪十四年戊子（1888），又名《小儿按摩术》，系《述古斋医书》之一。

经考证，书中有众多之腹诊、腹证的论述，其书为四卷本。卷一辨证，包括四诊及按胸腹等儿科诊断，在按胸腹中有十八条目腹诊、腹证的论述；卷二立法，包括按摩、推、运、掐、揉、搓、摇等各种按摩手法；卷三取穴，包括各种取穴及手法图说 29 个；卷四叙述惊风痟等二十四类疾病的病候及推拿法，其中对“腹中痛”、“肿胀”、“积聚”、“食积”等有腹诊、腹证的专题论述。兹摘录卷一辨证和卷四列证有关腹诊、腹证诊述如下。

诊虚里：“虚里者，脉之宗气也。视之不见，按之渐动，如应如不应者为吉，若胸中阳气衰，其动高逾乳，至中府、云门者凶。虚劳痨瘵，逐日高动者为无治。”（台州）台州者，即荻野台州（1737～1806）字子元，号台州，著《台州先生腹诊秘诀》、《腹诊书》等，该氏为《诊病奇侅》采摭诸家之一。

“虚里与寸口相应，虚里高者，寸口亦高，寸口结者，虚里亦结也。”（《诊病奇侅》）

“虚里动而高者，为恶候，妊娠最忌。若产后而发危急之证，以及黄胖病，或惊惕，或奔怒，或强力而动肢体者，虚里动虽高无患也，是不可不辨。”（南阳）南阳者，即原南阳（生卒年月不详），著书《医事小言》、《左方漫笔》，为《诊病奇侅》采摭诸家之一。

诊脐：“诊腹之要，以脐为先，人身之有脐，犹天之有北斗也，故名曰天枢，又曰神阙。是神气之穴，为保生之根。徐按之而有力，其气应手者，内有神气之守也。若按之而气不应者，其守失常也。”（阳山）阳山者，即竹田定快（生卒年月不详），号阳山。其人曾保存某隐士家藏腹诊小册子，经其删正补阙编纂，完稿于日本宽永三年（1620）命名为《腹诊精要》，为《诊病奇侅》采摭诸家之一。

“脐上下左右之推者，常也。然气弱者推之则移于一方，右移者左绝也，左移者右绝也。上下亦然，是谓脐绝。病者见之为无治，唯高年无害。”（南溟）南溟者，即浅井南溟（1741～1789），字正路，世称和气正路。著《内证诊法》，为《诊病奇侅》采摭诸家之一。

“脐之上下任脉见者，胀大如箸，为脾肾虚。此脉见平人则发病，病人则难治，劳伤阴虚火动之证，多有此候。有郁气者亦常有之，不为害。医者宜精察。”（白竹）白竹者，白竹子也，其姓氏已佚，其书亦无题名，为《诊病奇侅》采摭诸家之一。

诊胸腹：“胸腹者，五脏六腑之宫城，阴阳气血之发源。若欲知其脏腑如何，则莫如诊胸腹。”（对时）

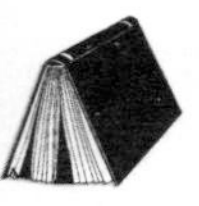

“诊胸腹，轻手循抚，自鸠尾至脐下，知皮肤之润燥，可以辨寒热；中手寻扪，问疼不疼者，以察邪气之有无，重手推按，更问痞否，以察脏腑之虚实，沉积之何如。即诊脉中浮中沉之法也。”（对时）对时者，即堀井元仙（18世纪人，生卒年月不详）字对时，江户人（今东京）撰《腹诊书》，其子元隆（字直昌）校正，宽保二年（1742）刊。有宽保二年元仙序，一色范通跋。宽延三年（1750）重修，为《诊病奇侅》采摭诸家之一。

腹痛：腹有寒痛，热痛，食痛……肝木乘脾痛……

寒痛：气滞阳衰，面色白，口气冷……痛之来也，迂缓不速，绵绵不已。痛时，喜以热手按之，其痛稍止，肚皮冷冷者是也。

热痛：面赤，口气热，唇红……时痛时止，痛来迅厉，腹形如常，不肿不饱，弹之不响，以热手按之，其痛愈甚，肚皮热如火灼，此真热也。

肝木乘脾痛：肝木克脾，肝气无所泄，乘脾衰而痛也。……痛时则腹连两胁，重按之则痛止，手起又痛也。

肿胀：胀在外属水，胀在内属气。肿分阳水阴水，胀分气实气虚。

气肿：皮厚色苍，一身尽肿，自上而下，按之窅而不起。由寒气客于皮肤也。

水肿：先喘后肿，皮露色泽，自下而上，按之随手而起。因烦渴喜饮，脾虚不能利水，水反侮土上冲肺，皮肤肿如裹水之状。

积聚：诸有形而坚者不移为积；诸无形而留止不定者为聚。积在五脏，主阴，病属血分；聚在六腑，主阳，病属气

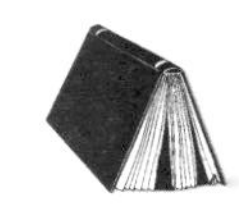

分。《难经》即以积聚分属脏腑，《巢氏病源》别立癥瘕之病名，以不动者为癥，动者为瘕。亦犹是《难经》积聚之说也。第无形之瘕聚，散之易；有形之癥积，其破难。治之者，辨有形无形，在气在血，可得其概矣。

食积：由乳食积滞，胸闷肠鸣，嗳气酸腐，见食则恶，或胀或痛。大便臭秽，矢气有伤食之味。夹寒积面色㿠白，舌苔白腻，口吐清水，食物不化，手足时冷；夹热则面赤唇干，口渴，舌苔黄腻，积久脾伤，延成疳疾。

综上摘录，《厘正按摩要术》卷一按胸腹之腹诊，腹证论述和描绘与笔者编译日人多纪元坚（1795～1857）所撰纂之《诊病奇侅》有关条目大致相同。同时，张振鋆氏凡引用有关每一条目之末，均注有《诊病奇侅》所采摭诸家之作者如阳山、台州、白竹、对时。据此，张振鋆撰辑之《厘正按摩要术》所引用以上各条腹诊、腹证条目确实转录于《诊病奇侅》。而笔者，对张氏所引用条目之后的原作者，均一一加以注明作者，身份为佐证。

张氏在《厘正按摩要术》转录于《诊病奇侅》的腹诊、腹证诸多条目，是充实其书的内涵，同时还把引用的条目注了出处，理所当然的正确，为发扬腹诊可佳之作使然。

《望诊遵经》作者，清代汪宏（生卒年月不详），字广庵，安徽歙县人。此书刊行于1875年，全书分上下卷，共109条目。该氏主张四诊合参，望诊又为之首。人之一身，大至体位、坐卧居养、四时五方、气质老少，小至手足、毫毛、爪甲、尺脉、筋骨、脐等，以及排泄物汗、痰、大小便、月经等，均在望诊之列。

纵观全书109条目，有70％大多都涉及腹诊和腹证的

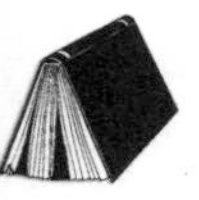

记载，有的很具体又形象，耐人揣摩。举例如下。

面貌分应脏腑条："经曰：面热者，足阳明病。仲景云：阳明病，面合赤色，是皆可为阳明之诊也。更有腹胁膈之分焉，所谓颊下逆颧为大瘕，下牙床为腹满，颧后为胁痛，颊上者，膈上也。此皆部位之分，病色之辨也。言明望诊病色，又描述各部之腹证。"

五色主病提纲："……色之于病也，何以言之，肝色青，心色赤，脾色黄，肺色白，肾色黑。肝病者，两胁下痛引少腹……气逆则头痛，耳聋不聪，颊肿；心痛者，胸中痛，胁支满，胁下痛，膺背肩胛间痛，两臂内痛，虚则胸腹大胁下与腰相引而痛。脾病者，身重，善肌肌肉痿，足不收，行善瘛，脚痛，虚则腹满，肠鸣飧泻，食不化；肺病者，喘咳逆气，息肩背痛，汗出，尻阴股膝髀腨胻足皆痛，虚则少气不能喘息，耳聋，嗌干；肾病者，腹大，胫肿，身重……虚则胸中痛，大腹腹痛……此五脏之病证，五色之所主也。

"胆病者，寒热，口苦，呕宿汁……数唾；小肠病者，小腹痛，腰脊控睾而痛，时窘之后，当耳前热。若寒甚，若独肩上热甚，及手小指次指之间热；胃病者，腹䐜胀，胃脘当心而痛，上肢两胁咽不通，食饮不下；大肠病者，肠中切痛，而鸣濯濯，名冬重感于寒，即泄，当脐而痛，不能久立；三焦病者，腹胀气满，小腹尤坚，不得小便窘急，溢则水留即为胀；膀胱病者，小腹偏肿而痛，以手按之，即欲小便而不得，肩上热，若脉陷及足小趾外廉，及胫踝后皆热。此六腑之病证，五脏之所合也。"

气色病症合参：引《难经十六难》曰："假令得肝脉……其内证，脐左有动气，按之牢若痛，其病四肢满，闭

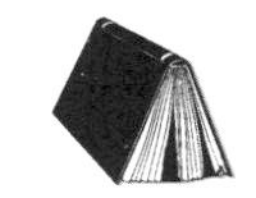

淋，溲便难，转筋。……假令得心脉……其内证，脐上有动气，按之牢若痛，其病烦，心痛，掌中热而啘。……假令得脾脉……其内证，当脐有动气，按之牢若痛，其病腹胀满，食石消，体重节痛，怠惰嗜卧，四肢不收。……假令得肺脉……其内证，脐右有动气，按之牢若痛，其病喘咳，洒淅寒热；假令得肾脉……其内证，脐下有动气，按之牢若痛，其病逆气，小腹急痛，泄如下重，足胫寒而逆……夫千变万化，种种不同，而究不能出手四诊之范围者，何哉？盖天以阴阳五行，化生万物。有诸内，必行诸外；隐于此，必显于彼。月晕而风，础润而调，一本万殊，万殊而一本也。"此条目前引《难经·十六难》为腹诊之纲；后段则"有诸内，必行诸外……"为中医诊断学的基本原理，当然亦是中医腹诊之基本原理。

从上述汪氏四则，对腹诊和腹证之形象描述，不难看出，他始终主张临证诊病四诊合参，即参伍是也。虽以望诊为首，但其中的"切"之切胸腹，即按胸腹，无不涉及五脏六腑。笔者认为，汪氏遵《灵枢·胀论》"夫胸腹，脏腑之郭也。膻中者，心主之宫城也。胃者，大仓也。……故五脏六腑者，各有畔界，其病各有形状"为其源，而发扬腹诊和腹证之种种，"其病各有形状"在《望诊遵经》109 节的条目中论述腹诊和腹证，不仅仅上述三则。笔者前已申述，《望诊遵经》109 条目中有 70％涉及腹诊和腹证之记述，如果再仔细阅读之大约 90％左右的页面有零星腹诊和腹证的描述。汪氏虽未把腹诊和腹证列出明文定义，但全书中大量描述腹诊和腹证，可称为历代医家论著之重头者（《诸病源候论》除外）。

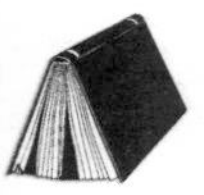

然而，在上述俞、张、汪三氏之后，百余年的历史长河中，则没有医家或书籍继续跟踪俞、张、汪三氏腹诊、腹证之论，更谈不上对腹诊的发扬。直至20世纪50年代，中华人民共和国成立后中医学院在二版教材《中医诊断学》以“按诊”之词列为专章，在其论述内容中出现了“腹诊”一词。如曰：“近代对中医腹诊及腧穴诊断做了较为深入的研究。”笔者前已多次提过，吾每阅读日本汉方腹诊书籍，或有关文献，尤其在编译过程中，在思想深处惋惜吾中华这朵鲜花在日本结果。这虽曰科学的成果可以跨越国界，其成果益于人类，互通互用，然则任何民族都有各自的民族自尊心和民族之情怀。因笔者深受日本军国主义奴化教育之痛苦，当然更不例外。自1980年赴日访问，接触日本汉方腹诊书籍实物之后，在内心即下定主意，想方设法把吾中华这朵鲜花在日本结成的果实介绍回来，借以“完璧归赵”。此之用词虽谓过激或用词不当，但确为吾之心愿。故在此对日本汉方腹诊即将结束撰述对其“回顾”一文，在前半部分悉述中医药学腹诊和腹证在历史之中有其源，有其具体论载，有其花无其果，没有其归宿应用于中医药学的临证。

诚然，中医药学腹诊和腹证，《内经》四大经典以降，在古医籍中，对胸腹出现实体之癥，如癥瘕、积聚等，个别医者临证以手触摸有其记载，所以说腹诊和腹证并非在吾中华绝迹，或说无人从根本上问津，尚有少数医家应用于临证。以上三医家，尤以俞根初氏《通俗伤寒论》，不仅论述了“五脏六腑者，各有畔界，其病各有形状”的腹证描述，还为腹诊下了明确的定义，从而说明，中医药学的腹诊和腹证在祖国大地开花结果的事实。它为笔者增添勇气和毅力编译日本汉方腹诊，把吾中华这朵鲜花的果实介绍国人，使其在中医药学界继续挖掘整理而丰富之，发扬光大，应用于临证，在诊断上，确定辨证论治，造福于病友。笔者以上述怀中医药学的腹诊和腹证曲折的良苦用心昭然矣。

笔者1958年进入北京中医学院中医学系（今之北京中医药大学），在攻读六年中，吾是学院图书馆每周必至光顾之客，当时馆内竟有日文本《汉方临床》杂志（月刊），因吾人懂日文，所以每入馆必查阅此杂志，也经常做摘录笔记，从中得知日本汉方诊断有腹诊一法。凡每一论文或验案介绍病历时，大多都列有腹诊图，借以说明该病的症状，如“心下满”、“少腹硬”、“胸胁苦满”……当时对这些专用词不甚理解，在一年级下半年进入由陈慎吾老师讲授《伤寒论》时，则接触到了上述相类似的众多症状。课后我曾几次请教于陈老，“心下满”、“心下痞”、“少腹硬”、“少腹不仁”是否为腹诊，陈老答曰：“你提出这类症状，应列为某病或某证的症状之一，我未将其定为腹诊或腹证。据我所知，日本汉医界称此为腹诊或腹证，但我未引导学员们往这方面理解。”那时我明白了“心下痞”等症列为腹诊或腹证者，原来是日本汉方诊断手法之一。

中医学院毕业后来到北京医院中医科执医，于1979年冬，我接卫生部外事司来电称：“卫生部办公厅主任梁济民推荐你将于1980年春访问日本，请做准备，对日本汉医学事先多了解情况。”

其实在中医学院六年攻读时，我在《汉方临床》杂志中搜集了大量的汉方医学资料。另一特殊者，于1960年3月时经老战友川越敏孝同志介绍，与日本汉方界名人矢数道明

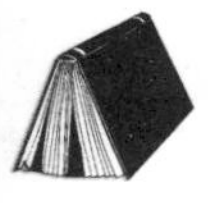

先生相识并拜其为师，矢数老师通过川越转赠给我一些日本汉方古籍和现代书籍。因此，对日本汉方医学已有所了解，并于1979年冬，由辽宁中医学院出版了我的《中医学在日本》一书。此书是以矢数道明编著《明治110年中医学的变迁》为蓝本并参考“日本的传统医学——汉方”等十几本日本文献编译而成册。

据上述证之，1980年访问之前即在思想上考虑以考察日本汉方腹诊为主题，去寻找有关书类。这次访问，接待单位将我作为访问学者安置在日本东洋医学综合研究所。当时诊所的所长为大塚敬节，副所长为吾恩师矢数道明。到研究所的第二日矢数道明老师接待了我，互相寒暄后，我主动提出对日本汉方腹诊为专题学习，老师答应在隔日上午9时至11时专场与我交谈。我隔日按时至其办公室，矢数老师专题为我讲述了日本汉方腹诊起源、发展、立论成书……讲解了一个多小时，吾边听边做笔记。当时有录音，会后将录音带原本赠给我。不仅如此，老师当场赠给我六本线装腹诊书，计《诊病奇侅》、《腹证奇览》初编和后编、《腹证奇览翼》四编和《医圣方格》，每部书都签署其大名和加盖其印，赠书时间为“1980年10月13日为纪念”。另在访问告别宴会上还赠一部当代新版《腹证奇览》全精装本，1981年医道日本社出版，此书由矢数道明解题。

此次访日回京后，除向北京医院领导汇报外，还赴卫生部向时任副部长的胡熙明同志做了专题汇报。汇报后胡部长责成吾，待有机会“专派你赴日，把日本的腹诊书籍尽量搜集回来”。因吾起自1959年对日本汉方腹诊有了情愫的萌发，之后在1980年访问日本接受恩师矢数道明的指教，并

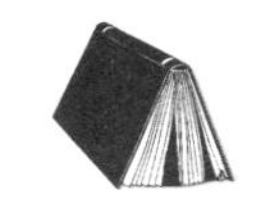

得以其赠书而选读等，业已掌握了日本汉方腹诊的基本情况，故撰写了《日本汉方医腹诊简介》发表于《中医杂志》1982 年 3 号，这是第一次将日本汉方腹诊介绍给国人。

1985 年春上，胡熙明副部长责成我赴日再详细考察日本汉方腹诊，尽量搜集腹诊书籍。但他说："我无处提款给你经费，请你自找关系，将此事办成。"天从人愿，恰好此时吾老战友高野广海同志的朋友佐藤乙四郎先生（1933～2007）开办的日本中国医学研究所有意特邀我帮其开展业务，吾将此情况汇报给胡部长，他当即决定通知外事司给吾办理出国手续。于是吾以访问学者身份寓于该所四个月，每周一到六上午在其所帮忙门诊和对几项中医药研究课题进行中医药学理论设计等为其策划，午后由吾自己支配。每周五午后 2 时许，去矢数医院，给矢数老师抄方，学习他老人家的临床经验。此文写到这里，恕吾加一历史人物插曲。

某周五午后，吾正在给矢数老师抄方时，来一老妪，岸然道貌，神态庄重，落座后静听矢数老师与吾交谈前一病人的辨证，这位老妪插话问吾，您是北海人吗（因吾说的日语有点口音）？吾答：不是，我是中国人。老妪有点惊诧（以下开始用中文交谈），遂说：我是李香兰，您看不出来吗？吾答，您与青年时代面貌有点不一样呀！所以没能看出来，您是李香兰呀?！我真的没有看出来，请谅解，请谅解！我在少年时代，用中国现代新的词语之说，是您的"粉丝"（追星族）呀！她答，哪！我谢谢你对我的崇拜呀！矢数老师听我俩的问答，也开心地笑容满面！老师给她看完病后，她约请吾到她家做客，当时考虑到她已是政客，吾以工作忙，在东京逗留时间短，而婉言谢绝了——李香兰在日伪统

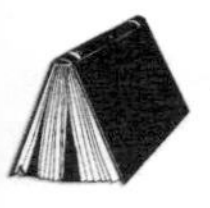

治我东北时期是伪满洲中央电影制片厂（满映）人人皆知的大明星，当时喧嚣于我东北三省。

在东京四个月期间，矢数老师除了资助吾一部分复印费之外，特别难能可贵的是他老人家还亲自写介绍信打电话与有关图书馆或他的朋友，借阅腹诊资料进行复印以及向珍藏腹诊书籍的个人借书复印。在吾即将告别他老人家时，他特地在其家中设宴为吾饯行，同时又面赠吾汉方腹诊书30部复印本。

这次在东京逗留期间，除帮助佐藤的日本中医学研究所工作，和16次在矢数医院学习矢数老师的临证治疗经验之外，其他时间都是四处找寻腹诊书。除恩师又新赠复印本腹诊书外，大塚恭男老友还赠吾20余部腹诊书复印本，再加上其他友人赠送和在几家图书馆的复印，共计竟达100余部，虽是复印本，亦实为可观，而且基本上已包括了日本汉方腹诊的全部内容了。完成了胡熙明副部长这一使命，吾之心情可以说是十分惬意而快慰！

首次出版从所带回来的腹诊书中遴选其中有代表性的部分编译了难经派、伤寒派和折衷派的腹诊，以《日本汉方腹诊选编》为书名，全书近60万字，于1990年8月由光明日报出版社出版，出版后很快售罄。10年后（2009）应学苑出版社之约，拟重新出版日本汉方腹诊书，经双方协商，以浓缩日本汉方腹诊之精华，在1990年光明日报社出版的《日本汉方腹诊选编》基础上再增选20余部日本汉方腹诊书，进行编译，分别出版《日本汉方腹诊选编·难经派腹诊》、《日本汉方腹诊选编·伤寒派腹诊》、《日本汉方腹诊选编·折衷派腹诊》出版。其中《伤寒派腹诊》已于2010年8月出版，《难

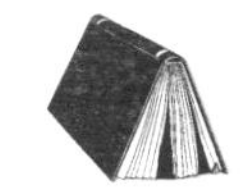

经派腹诊》已于2013年9月出版，今次出版《折衷派腹诊》。这样，时间跨越6年之久，是因我们中医科内设国家临床重点专科、北京市中西医结合老年病研究所等研究室，工作繁忙而拖延了这三本书的出版时间，但经过大家的努力，最后终于完成了这三大部头的编译并出版，以偿读者诸君，发扬吾中华这朵鲜花在日本结之果——腹证研究与腹诊的成果，使其继续发扬光大，应用临证，则吾等极为欣慰焉！

附录：为了使读者诸君能对日本汉方腹诊书的原貌了解和欣赏，特附原书封面和部分内容的影印本，共选伤寒派、难经派、折衷派计六部，共十一本，在这十一本腹诊古籍中，分别选出木刻本、铜板本、誊写本（油印本）和手抄本（包括毛笔、钢笔）。这里要说明的是，每本封面均有笔者"李文瑞藏书印"，这是因为敝人爱书如命，故藏书几千本，每本都加盖此印以示对书的爱好而藏书使然。

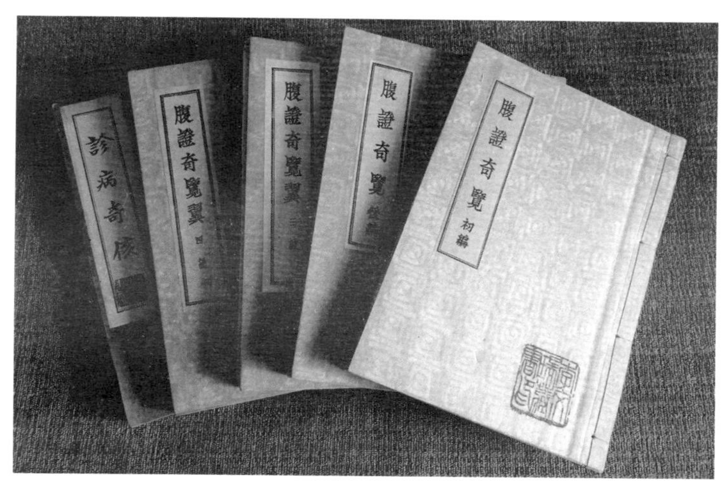

图1

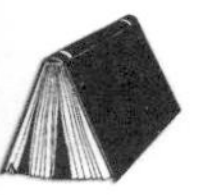

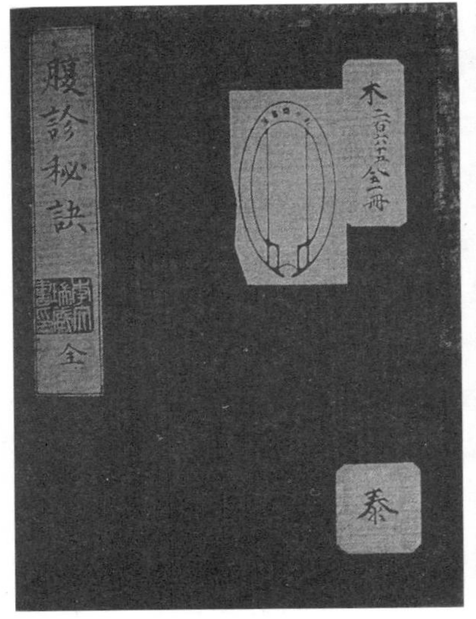

图 2

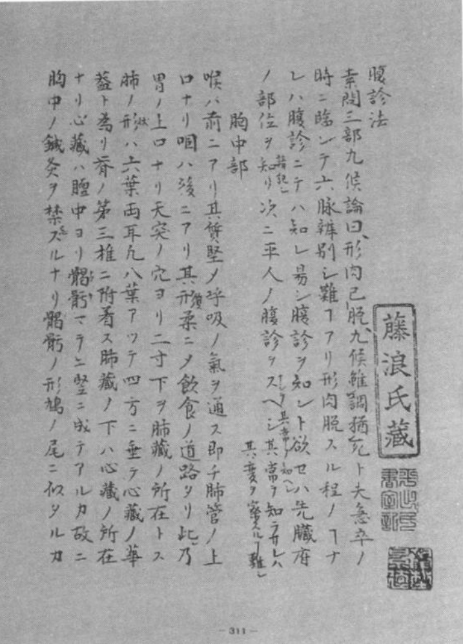

腹診法
素問三部九候論曰、形肉已脱九候雖調猶死ト夫急卒ノ時ニ臨ンテ六脉辨別シ難キコトアリ形肉脱スル程ノコトナレハ腹診ニテハ知レ易シ腹診ヲ知レト欲セハ先臓府ノ部位ヲ知リ次ニ平人ノ腹診ヲスヘシ其常ヲ知テ后ハ其変ヲ察スルコト難シ

胸中部
喉ハ前ニアリ其質堅ノ呼吸ノ氣ヲ通ス即チ肺管ノ上口ナリ咽ハ後ニアリ其形柔ニシテ飲食ノ道路タリ此乃胃ノ上口ナリ天突ノ穴ヨリ二寸下ヲ肺藏ノ所在トス肺ノ形ハ六葉両耳凡八葉アツテ四方ニ垂テ心藏ノ華蓋ト為リ脊ノ第三椎ニ附着ス肺藏ノ下ハ心藏ノ所在ナリ心藏ハ膻中ヨリ鳩尾マテニ堅ニ成テアルカ故ニ胸中ノ鍼灸ヲ禁スルナリ鳩尾ノ形鳩ノ尾ニ似タルカ

藤浪氏藏

—311—

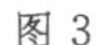

图 3

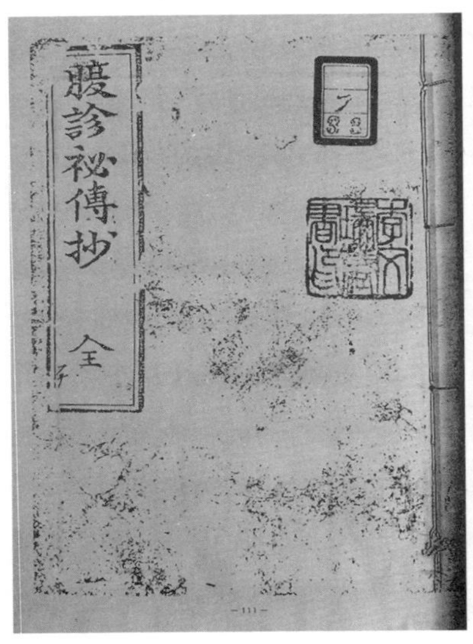

图 4

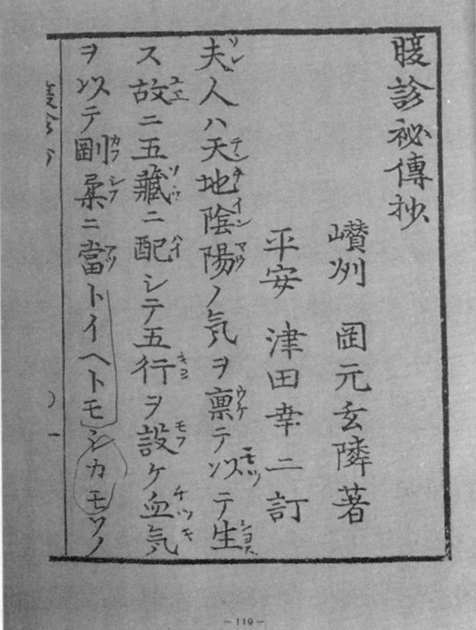

腹診秘傳抄
讃州 岡元玄隣著
平安 津田幸二訂
夫人ハ天地陰陽ノ気ヲ稟テ以テ生ス故ニ五臓ニ配シテ五行ヲ設ケ血気ヲ以テ剛柔ニ當トイヘトモ

—119—

图 5

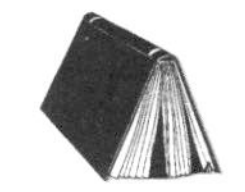

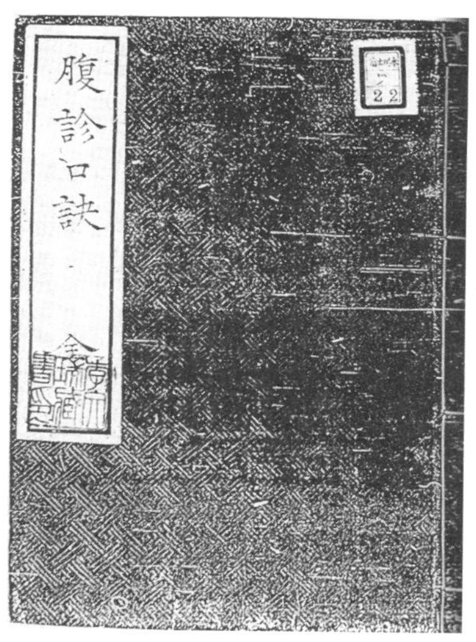

腹診口訣 全

图 6

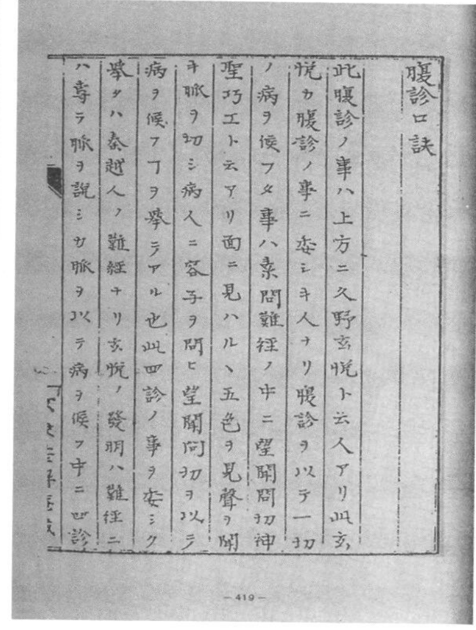

腹診口訣

此腹診ノ事ハ上方ニ久野玄悦ト云人アリ此玄悦カ腹診ノ事ニ委シキ人ナリ腹診ヲ以テ一切ノ病ヲ候フタ事ハ素問難経ノ中ニ望聞問切神聖巧工ト云アリ面ニ見ハルヽ五色ヲ見聲ヲ聞キ脈ヲ切シ病人ニ容子ヲ問ヒ望聞問切ヲ以テ病ヲ候フ丁ヲ擧テアル也此四診ノ事ヲ委シク擧タハ秦越人ノ難経ナリ玄悦ノ發明ハ難経ニハ専ラ脈ヲ說シカ脈ヲ以テ病ヲ候フ中ニ四診

— 419 —

图 7

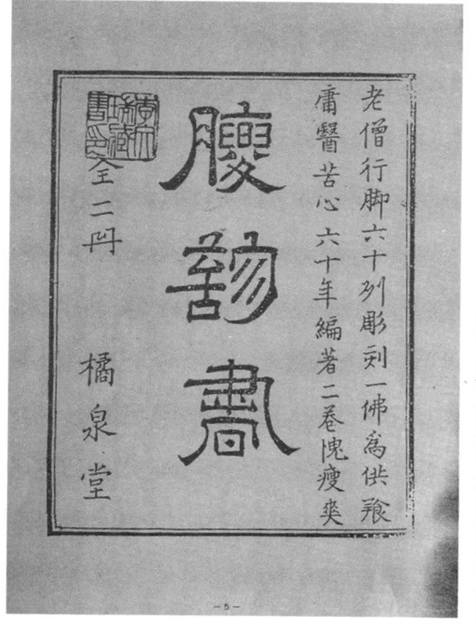

老僧行脚六十州彫刻一佛爲供養

庸醫苦心六十年編著二卷愧痩矣

腹診書

全二冊

橘泉堂

— 5 —

图 8

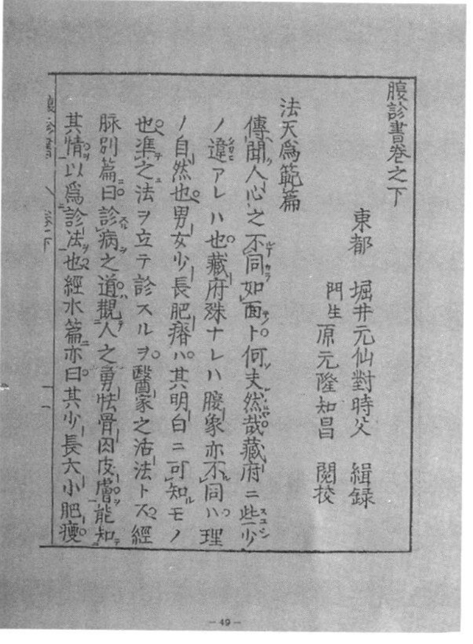

腹診書巻之下

東都 堀井元仙對時父 緝録

門生 原元隆知昌 閲校

法天爲範篇

傳聞人心之不同如面ト何夫然哉藏府ニ些少ノ違アレハ也藏府殊ナレハ腹象亦不同ハ理ノ自然也男女少長肥瘠ハ其明白ニ可知モノ也準之法ヲ立テ診スルヲ醫家之活法ト不經脉別篇曰診病之道觀人之勇怯骨肉皮膚能知其情以爲診法也經水篇亦曰其少長大小肥瘦

— 49 —

图 9

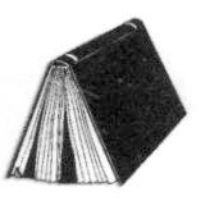

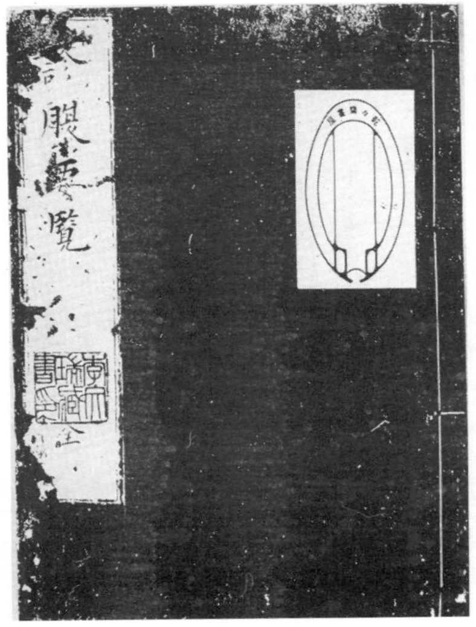

图 10

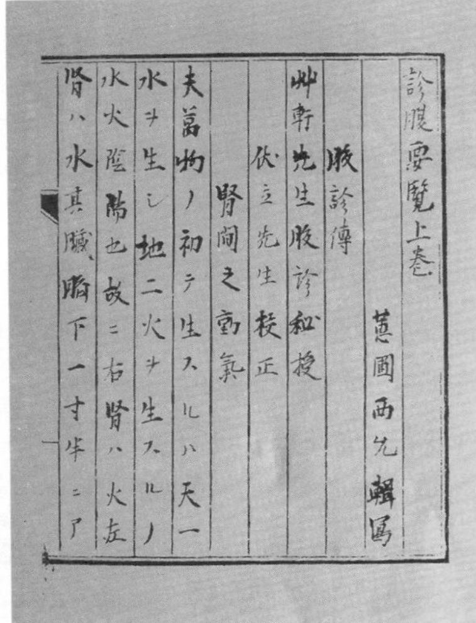

診腹要覧上巻

蕙圃西允輯寫

腹診傳

艸軒先生腹診秘授

伏立先生校正

腎間之動氣

夫萬物ノ初テ生スルハ天一水ヲ生シ地二火ヲ生スルノ水火陰陽也故ニ右腎ハ火左腎ハ水其臓臍下一寸半ニア

— 287 —

图 11

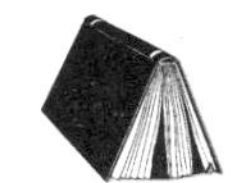

腹诊腹证腹候图索引

（页码为黑体的腹诊图见导论）

二　画

三　画

四　画

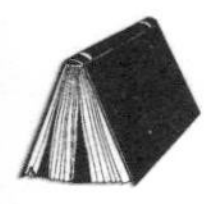

五　画

六　画

七　画

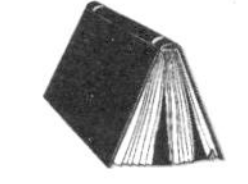

八　画

九　画

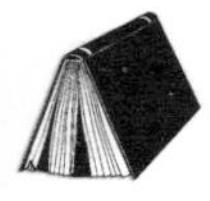

十　画

十一画

十二画

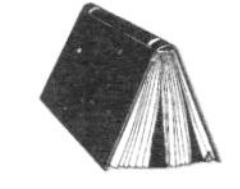

十三画

十五画

十六画

十七画

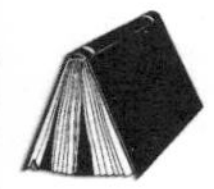

十八画

十九画

二十画